骨质疏松症影像诊断与骨密度测量

主　　审　蒋协远
主　　编　程晓光
副 主 编　王　亮　李春霖　李　娜

人民卫生出版社
·北京·

图书在版编目（CIP）数据

骨质疏松症影像诊断与骨密度测量 / 程晓光主编
. —北京：人民卫生出版社，2024.10
ISBN 978-7-117-35516-2

Ⅰ.①骨…　Ⅱ.①程…　Ⅲ.①骨质疏松 – 影像诊断②
骨密度 – 测量　Ⅳ.①R681.04②R336

中国国家版本馆 CIP 数据核字（2023）第 202291 号

人卫智网	www.ipmph.com	医学教育、学术、考试、健康， 购书智慧智能综合服务平台
人卫官网	www.pmph.com	人卫官方资讯发布平台

骨质疏松症影像诊断与骨密度测量
Guzhishusongzheng Yingxiang Zhenduan yu Gumidu Celiang

主　　编：程晓光
出版发行：人民卫生出版社（中继线 010-59780011）
地　　址：北京市朝阳区潘家园南里 19 号
邮　　编：100021
E - mail：pmph @ pmph.com
购书热线：010-59787592　010-59787584　010-65264830
印　　刷：北京华联印刷有限公司
经　　销：新华书店
开　　本：889×1194　1/16　印张：23
字　　数：567 千字
版　　次：2024 年 10 月第 1 版
印　　次：2024 年 12 月第 1 次印刷
标准书号：ISBN 978-7-117-35516-2
定　　价：198.00 元

打击盗版举报电话：010-59787491　E-mail: WQ @ pmph.com
质量问题联系电话：010-59787234　E-mail: zhiliang @ pmph.com
数字融合服务电话：4001118166　E-mail: zengzhi @ pmph.com

编者名单

主　　审　蒋协远

主　　编　程晓光

副 主 编　王　亮　李春霖　李　娜

编　　者（按姓氏笔画排序）

马丽超	中国人民解放军总医院第二医学中心	杨　芳	首都医科大学附属北京积水潭医院
王　玲	首都医科大学附属北京积水潭医院	杨　洁	首都医科大学附属北京积水潭医院
王　亮	中国人民解放军总医院第八医学中心	杨海涛	重庆医科大学附属第一医院
王　莉	天津市天津医院	吴　艳	郑州大学第一附属医院
王　晨	首都医科大学附属北京积水潭医院	沈　霖	华中科技大学同济医学院附属协和医院
王　燕	河北医科大学第三医院	张　伟	河北医科大学第三医院
王天天	中国人民解放军总医院第八医学中心	陈白如	郑州大学第五附属医院
王毅翔	香港中文大学医学院	陈建宇	中山大学孙逸仙纪念医院
邓　微	首都医科大学附属北京积水潭医院	荣杰生	哈尔滨医科大学附属第二医院
帅　波	华中科技大学同济医学院附属协和医院	娄路馨	首都医科大学附属北京积水潭医院
冯　剑	潍坊市人民医院	宫丽华	中国医学科学院肿瘤医院
过　哲	首都医科大学附属北京积水潭医院	钱占华	首都医科大学附属北京积水潭医院
朱丽华	南京鼓楼医院	徐良洲	武汉市中医医院
朱泽章	南京鼓楼医院	徐晓杰	首都医科大学附属北京积水潭医院
闫　东	首都医科大学附属北京积水潭医院	诸静其	同济大学附属第十人民医院
汤光宇	同济大学附属第十人民医院	陶天遵	哈尔滨医科大学附属第二医院
孙晓雷	天津市天津医院	黄际远	四川省医学科学院·四川省人民医院
孙般若	中国人民解放军总医院第二医学中心	曹光明	陕西省延安大学附属医院
苏永彬	首都医科大学附属北京积水潭医院	程克斌	首都医科大学附属北京积水潭医院
李　凯	首都医科大学附属北京积水潭医院	程晓光	首都医科大学附属北京积水潭医院
李　娜	首都医科大学附属北京积水潭医院	裴萌萌	潍坊市人民医院
李永丽	河南省人民医院	潘亚玲	浙江省人民医院（杭州医学院附属人民医院）
李春霖	中国人民解放军总医院第二医学中心		

编写秘书　秦学军

序

　　随着我国进入老年化社会,骨质疏松症越来越引起大家的关注。流行病调查显示,我国 50 岁以上的男性和女性骨质疏松症患病率分别为 6% 和 30%,共约 6 千万人。骨质疏松症可防可治,关键是早期发现、早期诊断和早期干预。骨质疏松症是"静悄悄"发生的,所以被称为"寂静的杀手"。早期发现主要依靠骨密度测量或影像学检查。

　　影像学检查和骨密度测量在骨质疏松症的诊疗中具有重要作用,是诊断骨质疏松症和疗效监测的主要手段。影像学检查方法包括 X 线平片、CT、磁共振和核医学等。各种影像学检查如何选择,骨质疏松症影像表现如何鉴别诊断;骨密度测量方法各具不同优缺点,如何选择骨密度检查方法,对骨密度测量结果如何正确解读,这些问题困扰着骨质疏松症诊治相关从业人员。而且,目前缺乏这方面的专著。相信一本关于骨质疏松症影像学和骨密度测量方面的专著是大家所期待的。

　　由首都医科大学附属北京积水潭医院程晓光教授主编的《骨质疏松症影像诊断与骨密度测量》,正是契合了广大读者的需求。程晓光教授长期从事骨科放射临床和研究工作,在骨质疏松症影像诊断和骨密度测量方面有丰富经验。由他组织,并由全国多学科影像诊断和骨密度测量的专家参与编写的这本专著,内容涵盖了骨质疏松症基础知识、影像学检查方法介绍、骨质疏松症诊断与鉴别,重点介绍了各种骨密度测量的原理、质控和结果解读,内容翔实,图文并茂;是一本非常实用的专著。

　　我很荣幸为本书作序,并向大家推荐。

上海交通大学医学院附属第六人民医院　骨质疏松和骨病专科
中华医学会骨质疏松和骨矿盐疾病分会　主任委员
2024 年 8 月

前　言

随着我国人口老龄化的进程,骨质疏松症和骨质疏松性骨折的患病率逐年升高,骨质疏松症对人们健康的危害及其带来的社会负担日益引起大家的重视。

骨质疏松症是以骨量减少、骨微结构破坏、骨强度下降、容易发生骨折为特征的一种全身性骨病。骨的丢失是"静悄悄"的,没有症状,不易被发现。骨质疏松症的结局是骨折,常发生在脊柱、髋部和前臂。其中,脊柱脆性骨折最常见,且不伴有明显外伤史和特异性的临床症状。这些都给骨质疏松症的发现和诊断带来了一定的困难。

因为多数骨质疏松症患者没有明显的临床症状,所以在临床工作中,骨质疏松症更需要通过辅助检查来明确诊断。骨密度测量和影像学检查是骨质疏松症诊断和病情监测最重要的检查手段。

目前,临床工作中常用的骨密度测量方法有多种,包括双能 X 射线吸收法、定量 CT 和四肢骨密度测量技术;影像学检查包括 X 线平片、CT、磁共振等。由于骨质疏松症的诊治常涉及多个学科,若临床相关科室的医生对骨密度测量和各种影像学检查在骨质疏松症诊断中的应用和诊断标准不够熟悉,则可能在实际临床应用中遇到各种困难。

了解各种骨密度测量方法和影像学检查手段,明确其在骨质疏松症诊断和评估中的价值和优缺点,规范检查并正确选用合适的检查方法,对检查结果进行正确的解读,已成为广大临床医生的迫切需求。目前,国内尚缺乏一部能解决上述问题的专业书籍。为此,我们组织了全国骨质疏松影像学与骨密度测量领域的专家编撰此书,旨在帮助临床医生了解各种骨密度测量和影像学检查的优缺点,掌握在骨质疏松症诊断和监测中辅助检查方法的正确选用和对检查结果的正确判读,提高骨质疏松症诊断水平,提升为患者服务的能力。

　　本书涵盖了骨质疏松症的基础知识和治疗原则,重点是介绍各种影像学检查方法在骨质疏松症诊断以及鉴别诊断中的应用。骨密度测量技术是本书的核心部分,尤其是对临床应用最广泛的双能 X 射线吸收法和定量 CT 骨密度测量做了详细介绍,是目前国内在该领域介绍最为详尽的专业书籍。同时,本书也是多项国家重大课题[骨质疏松性骨折综合防治体系及关键技术研究(国家重点研发计划资助,项目编号:2021YFC2501700),基于多维度大队列的骨质疏松骨折风险预测系统研究(国家自然科学基金,项目编号:82371956),基于影像组学的老年髋部骨折风险评估(国家自然科学基金,项目编号:81771831)]创新成果的集中体现。希望本书能为广大医生在骨质疏松症的临床诊治中提供帮助。

程晓光

2024 年 8 月

目　录

第一篇
骨质疏松症基础与临床

第一章
骨的构筑与功能

骨骼是人体的重要器官，是人体运动系统的主要组成部分。人体骨骼系统由 206 块形态各异的骨块组成，每块骨均有特殊的形态结构和功能（图 1-0-1）。骨骼系统约占体重的 1/5，骨结构与功能之间存在

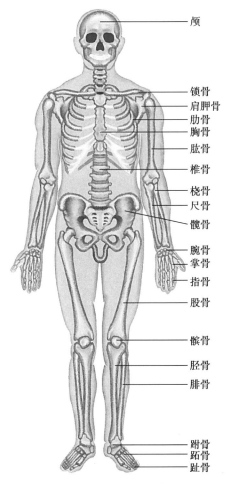

图 1-0-1　骨骼系统

引自丁文龙,刘学政. 系统解剖学 [M]. 9 版. 人民卫生出版社,2018.

密切联系,不同的骨结构具有不同功能,不论是骨的整体构型与形态,还是骨微结构,都是进行骨骼功能的结构基础。骨骼具有支撑身体、保护内脏、完成运动和参与代谢、造血等功能。在物种进化过程中,骨结构随着功能的变化与需要,也在不断地进化和优化。

第一节　骨的结构、细胞和基质

一、骨的结构

骨的外部形态和内部结构不论是从解剖学还是生物力学的角度来看,都是十分复杂的。这种复杂性是由骨的功能适应性所决定的,骨的功能适应性,是指对所担负工作的适应能力。从力学观点来看,骨是理想的等强度优化结构。它不仅在一些不变的外力环境下能表现出承受负荷的优越性,而且在外力条件发生变化时,能通过内部调整,以有利的新的结构形式来适应新的外部环境,这种变化十分缓慢,但骨的微结构可发生迅速的代谢适应性变化,这种变化是局部骨塑建(bone modeling)和骨重塑(bone remodeling)变化的结果。骨重塑是指成骨和破骨的循环变化过程,骨重塑与各种调节因子偶联,并不断适应功能的需要,最终出现经济而完美的骨结构构型。

骨骼矿化骨组织在正常情况下被包裹在纤维(即骨膜)内,具有丰富的神经和血液供应。骨骼肌通过肌腱胶原纤维(collagen fiber)和骨膜附着在骨骼上,经过骨塑建与骨重塑,完善其结构变迁,适应作用力的传导,抵抗损伤。在持续存在的地心引力作用下,维持人的正常功能姿势。因此,骨骼不是静止的矿化组织,而是一种动力结构(dynamic structure)组织。骨骼的结构成分和整体结构设计,经过骨组织细胞的持续活动,构型出骨的最优微结构(图1-1-1)。一般认为,每块骨的轮廓从遗传学上是可以预测的,但其内部结构却有很大不同,且在不断变化中。例如,皮质骨(cortical bone)厚度、骨膜和骨髓腔直径的变化以及骨小梁的性质、尺寸和方向等,都随着承受力和环境的影响而不断变化。

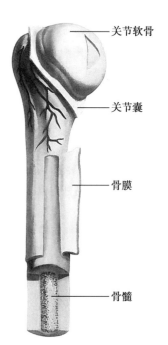

图1-1-1　长骨的构造

引自丁文龙,刘学政.系统解剖学[M].9版.人民卫生出版社,2018.

骨膜的形态和骨重塑能力还与遗传因素、年龄和健康状态有密切关系。因此,在病理情况下,骨的形态改变与骨的微结构变化并不能用 Wolff 定律来解释。此外,骨生长发育中的骨塑建现象与骨损伤修复的形态变化也不完全符合 Wolff 定律。Wolff 定律是一种骨重塑定律,指的是骨小梁为适应外力负荷而发生的一种形态变化。近年,用计算机结构优化算法(structural optimization algorithm)和最优空间设计(design space optimization,DSO)对人类股骨进行骨重塑三维有限元模拟,再次证实了 Wolff 定律,并赋予了新的内涵。

骨组织的构建:无论是皮质骨还是松质骨(trabecular bone),都是由骨板按一定方式组成的。构成骨组织最小的骨板,称为骨结构单位(bone structure unit,BSU)。根据显微镜下骨板排列的情况,可以把骨组织分为两型,即编织骨(woven bone)和板层骨(lamellar bone)。前者骨质(osseous substance)的胶原纤维和骨板杂乱无序地交织成网状结构,生理状态下骨骺板下的原始松质骨和骨折愈合过程中新生的骨性骨痂是由编织骨组成。板层骨的胶原和骨细胞(osteocyte)排列成规则的板层,结构比较致密。骨骼应力负荷的大小、方向及其变化,对于骨组织构建的方式和变化有决定性影响。此外,骨组织是机体代谢所必需的、最重要的钙离子"库";红骨髓是机体的造血器官;骨组织合成及分泌一些细胞因子参与机体造血、内分泌和免疫等许多系统的机能调节。以下介绍一些骨组织构筑的特点。

(一)骨结构单位

组织学研究发现构成骨组织最小的结构单位是"小骨片",它们被一种不含胶原的结缔组织黏合在一起,小骨片的结合面称为黏合线或黏合面。在电镜下黏合线是电子致密的锯齿线。这种"小骨片"被命名为骨结构单位。骨结构单位由厚约 $7\mu m$ 的同心圆排列的板层骨组成。骨细胞呈同心圆的环状分布。相邻骨结构单位内的骨细胞是交错分布的,它们借微管系统内的突起互相连接,骨的微管系统在三维空间呈放射状分布,有时可以穿过 2~3 个板状骨层。

成人松质骨的骨结构单位是扁平的骨板,与骨小梁表面平行。皮质骨的骨结构单位是骨单位(osteon),也称哈弗斯系统(Haversian system)或继发性骨单位(secondary osteon),其直径大约为 $200\mu m$,与骨的长轴平行,其内有少量结缔组织和穿行的血管、淋巴管和神经。它们与骨髓和骨外膜相应的组织相连接,即骨单位可以从骨外膜下蜿蜒伸抵骨内膜的深方。中央管(又称哈弗斯管)彼此靠横向的穿通管(perforating canal),又称福尔克曼管(Volkmann's canal)相连接并形成网络结构。

(二)松质骨

松质骨又称为小梁骨或海绵骨(spongy bone),由三维排列的骨板和骨柱组成并互相交错,组成复杂的网状结构。组成松质骨的骨板和骨柱称为骨小梁。骨小梁位于皮质骨围成的封闭"骨壳"中,并与皮质骨的内面相连。松质骨的数量因部位而异,在长骨的干骺端(metaphysis)、短骨与不规则骨内充满了松质骨,而在长骨骨干,却十分稀少。

松质骨结构疏松,其内的腔隙约占松质骨总体积的75%,但是松质骨骨板是薄而坚硬的。构成骨小梁的骨板常不分层,但是其厚度和宽度各不相同。其厚度通常介于 $100~200\mu m$ 之间。在骨板和骨柱纵横交错形成的海绵状网眼内,充满了红骨髓。松质骨的骨单位发育得比较差,比皮质骨的小且松散。

松质骨的形状和排列因所在部位的功能而异,通常可以分为3型。

1. 动力型松质骨 分布在运动灵活而多样化的部位,如肱骨的近端,该部位的骨小梁比较纤细,形状比较均匀一致,骨板间的腔隙大而均匀,骨小梁排列方向的趋向性不明显。

2. 静力型松质骨 分布在躯干的中轴骨,即椎骨的椎体内,此区是人体重心线通过的中轴线,而运动幅度不大,持重功能明显地超出其运动功能。椎体松质骨的主要骨板都顺应压力传导的方向呈垂直排列。

3. 动静结合型松质骨 分布在下肢,如股骨的干骺端,这些部位既要承担强大的持重功能,又具有比较灵活多样的运动活动,此区的骨板粗壮且分布密集,骨板间的腔隙十分细密。

(三)皮质骨

皮质骨又称密质骨(compact bone),它们约占成人骨总量的80%,包含人体99%的总钙和90%的磷酸盐。它们分布在所有骨的表面,形成了骨的外皮,并且包裹着松质骨。皮质骨有薄有厚,例如椎体皮质骨薄,长骨骨干皮质骨厚。皮质骨由密集排列的骨板构成,根据长骨骨干内骨板排列的形式,可以分为四种骨板:外环骨板、内环骨板、骨单位骨板(又称哈弗斯骨板)及间骨板。

皮质骨结构具有多孔性,在微观下,皮质骨的结构就如同海绵一样,在致密的骨板内有无数的孔道和腔隙。这种结构模式称为皮质骨结构的多孔性。早已证明,在皮质骨内存在着两个网络样管道系统,即骨细胞生存网络和骨血管通行网络。其中骨血管通行网络系统是由中央管和穿通管纵横交错组成,它们相互吻合,在皮质骨内形成了复杂的三维隧道系统,骨内的血管神经穿行其中。典型的骨单位走向与骨的纵轴一致,由20~30层同心圆筒状骨板黏合而成,每层骨板厚度7~10μm,中心管直径约为40μm。皮质骨的骨板厚5~7μm,但各部位的骨矿物质分布不相同。在内外环骨板和间骨板内,骨矿物质含量(bone mineral content,BMC)高,分布较一致。在同一骨单位中,各板层骨的骨矿物质分布也不一致。新生成骨单位的骨矿物质沉积较少,随着骨生长,骨矿物质由中央管附近的骨板逐渐向周围沉积,含量不断增多,而陈旧的骨单位沉积着更多的骨矿物质。

(四) 编织骨和板层骨

编织骨属于非板层骨,是骨生成早期的、未经改建的、构造比较原始的骨组织。在正常机体,编织骨主要分布在骺板的下面和肌腱或韧带附丽点的深方,属于新生的、未经重塑的骨组织。在骨折愈合早期出现的编织骨痂,也主要由编织骨组成。板层骨是指成熟的骨板,也是皮质骨和松质骨的基础结构。板层骨是由多层骨间质构成的骨板,各层骨间质内胶原纤维排列的方向不同。板层骨内胶原纤维走行的方向不仅与骨组织机化和矿化过程有关,而且板层骨内胶原纤维的方向与骨单位的力学性能直接相关。

二、骨组织的细胞

在人体的生长、发育、成熟及衰老过程中,骨组织的形状、密度及其内部结构都在不断地进行自身调整和更新,通过骨塑建和骨重塑来维持骨骼的分布、质量、数量与微结构完整性。一旦骨塑建和骨重塑功能被破坏,就会出现骨发育成熟障碍或骨骼功能的异常,在维持骨骼代谢平衡过程中,骨组织细胞的功能起着中心作用。骨组织由骨系细胞和骨基质组成。骨系细胞主要指骨祖细胞(osteoprogenitor cell)、成骨细胞(osteoblast)、骨细胞(osteocyte)与破骨细胞(osteoclast)等,有时也涉及中胚层间充质的多能干细胞。其中骨细胞最多,埋于骨基质内部,其他细胞均位于骨基质的表面(边缘)。

(一) 骨祖细胞

骨祖细胞也称前成骨细胞或骨原细胞,它们是骨组织的干细胞,其分化程度低,具有较强的增殖分化潜能,可进一步分化成具有特殊功能的成熟细胞。骨祖细胞位于骨外膜和骨内膜的深方,也就是在骨膜与骨质的表面之间,覆有一层骨祖细胞。此外,在骺板的毛细血管周围及其软骨组织处,也有少量骨祖细胞。

骨祖细胞的形态与内皮细胞(endothelial cell,EC)或成纤维细胞相似。骨祖细胞的胞体较小,呈扁平形,表面有细小突起,核呈圆形或椭圆形,染色质颗粒细小,胞质含量少,呈嗜酸性或弱嗜碱性。在生理条件下,骨祖细胞与骨的生长和重塑有关;它也参与骨折愈合的修复。另外骨祖细胞可以通过有丝分裂、增殖和分化,形成成骨细胞和破骨细胞。

骨祖细胞分化为各种骨组织细胞的过程受许多转录因子调节,这些转录因子主要包括核心结合因子

α1（core-binding factor α1，Cbfα1/Runx2）、AP1、c-Fos、c-Jun、JunB、Tra-1 等。

（二）成骨细胞

成骨细胞又称骨母细胞，位于骨膜的深方，新生骨的表面。成骨细胞体积比较大，呈多形性，形状多变，可以是立方形、矮柱状、椭圆形或扁平梭形。细胞直径大约在 20~50μm 之间，胞质丰富，细胞核较大，核呈圆形或椭圆形。

成骨细胞表面有许多长短不一的突起，细胞之间借突起相互连接形成网络，形成缝隙连接（gap junction）。当成骨细胞转化为骨细胞后，这些突起则成为骨小管内的骨细胞突起。幼儿的成骨细胞较多。在电镜下，成骨细胞内可见大量发育良好的粗面内质网、游离核糖体、发达的高尔基复合体、线粒体、溶酶体、胞饮小泡、空泡和糖原颗粒等。

成骨细胞的主要功能：①合成与分泌骨基质的胶原和蛋白质；②参与类骨基质的矿化过程；③分泌细胞因子如胰岛素样生长因子（insulin-like growth factor，IGF）、转化生长因子（transforming growth factor，TGF）和血小板衍生生长因子（platelet-derived growth factor，PDGF）等，调节破骨细胞、造血和免疫系统的功能。

依据成骨细胞的形态和功能状态可以分下述几型。

1. 前成骨细胞（preosteblast） 是处于静止状态、未被激活的成骨细胞，呈扁平状，无合成骨基质的功能。

2. 柱状或立方形成骨细胞（cubic osteoblast） 是处于最活跃状态的成骨细胞，当这类细胞增多时，类骨质的面积扩大，其厚度增加。

3. 中间型成骨细胞（intermediate osteoblast） 当柱状成骨细胞合成与分泌骨基质的功能达到高峰时，其功能将逐渐减弱，细胞也逐渐变为扁平，它们分布在新生骨基质的表面。

4. 覆盖型成骨细胞（lining osteoblast） 由中间型成骨细胞转化而来，当成骨细胞分泌完骨基质后，多数成骨细胞将自身埋于骨间质内，则成为骨细胞。部分成骨细胞恢复到静止状态，停留在新生类骨质的表面，变成扁平的覆盖型成骨细胞，也称骨衬细胞，它们具有界膜的作用，分隔血管与新生的骨基质，一些营养成分、矿物质和水可通过此层从血液进入骨组织。骨衬细胞对于成骨细胞的增殖和分化具有重要的意义。

（三）骨细胞

骨细胞是成骨细胞系列中无法增殖的终端分化细胞，是成人骨骼系统成熟骨中最常见的细胞。骨细胞位于骨基质的骨陷窝（bone lacuna）内。成骨细胞逐渐丧失成骨功能，而转变为骨细胞。骨细胞是多突起细胞，突起细长，数量较多，位于骨小管（bone canaliculus）内，相邻骨细胞的突起之间形成缝隙连接。骨细胞及其突起与骨陷窝和骨小管之间，存在少量骨液，即骨组织的细胞外液。骨细胞的合成活性下降，不能进行有丝分裂，但是它们仍然活跃地通过不同应力感应机制进行骨基质的常规降解，骨破坏降解后可见羟基磷灰石、碳酸钙和磷酸钙沉积在细胞周围。骨细胞的完整和活力不仅是骨生命力的标志，而且也是保持骨组织完整性的重要成分。由于骨细胞经历着逐渐发育、成熟、衰老和死亡的过程，故可以把骨细胞大致分为 4 型。

1. 形成期骨细胞 位于矿化骨基质的浅层，形态酷似成骨细胞，胞体肥胖较大，骨陷窝也比较大。

形成期骨细胞仍具有微弱的合成与分泌细胞间质的功能,使骨陷窝壁逐渐沉积一些新生的基质而腔隙变小,骨细胞体积也逐渐缩小而转变为成熟的骨细胞。

2. 成熟期骨细胞 位于板状骨的内部,其长轴平行于板状骨的板层。细胞体积比形成期骨细胞略瘦小,呈扁平或卵圆形,有许多细而长的细胞突起。

3. 吸收期骨细胞 体积进一步减小,而骨陷窝则扩大,骨细胞周围的骨质出现溶解现象,细胞功能低下。在骨细胞周围的间隙内,可见骨细胞间质的崩解产物,此期常出现骨内膜下破骨性吸收。

4. 变性期骨细胞 在这个时期,骨细胞胞质内出现大量空泡,粗面内质网、线粒体和高尔基复合体基本消失。此期表明骨细胞衰老死亡的新旧更迭过程和成人骨的重塑。骨重塑是在应力负荷的作用下,通过破骨细胞吸收骨质、成骨细胞分泌骨基质形成新骨,而进行的细微的、周期性的骨质更新活动。

骨细胞的功能概括为:①骨细胞是构成骨组织最基本的细胞成分和功能单位,它具有骨组织生命力和生物力学的特性;②骨细胞具有合成与分泌原胶原的功能;③骨细胞可能与骨盐代谢和/或骨的矿化有关;④在甲状旁腺激素(parathyroid hormone,PTH)和骨液钙浓度的调节下,骨细胞通过激活或抑制骨陷窝壁的骨质溶解,以维持血清钙含量的稳定;⑤通过骨细胞的突起进行骨细胞之间信息和物质传递;⑥通过微骨小管(microcanal,骨小管分出的放射状微管)进行骨细胞与体液之间信息传递和物质交换;⑦形成骨祖细胞,再转变为成骨细胞,实现成骨循环。

(四) 破骨细胞

破骨细胞的起源与成骨细胞完全不同。大多数学者认为,破骨细胞起源于骨髓造血系统——造血干细胞或髓系祖细胞。

破骨细胞来源于造血干细胞的髓样细胞,含有丰富血管生成的胚胎移行至血液细胞生成部位,软骨内成骨(endochondral ossification)完成后,移行至骨髓腔中,在造血过程中引导膜内成骨(intramembranous ossification)。因此,所有这些部位的干细胞和血液均存在发育为破骨细胞前身细胞的可能。

破骨细胞成熟:成骨细胞和间质细胞表达核因子κB受体激活蛋白配体(receptor activator of nuclear factor kappa-B ligand,RANKL),核因子κB受体激活蛋白(receptor activator of nuclear factor kappa-B,RANK)信号通路,引起单核的破骨细胞前身细胞相互融合,树突细胞特异性跨膜蛋白和其他基因产物调节多核破骨细胞的骨吸收能力。在破骨细胞的成熟过程中,静息细胞丧失增殖能力。循环血液中存在静息破骨细胞前身细胞的因子,巨噬细胞集落刺激因子(macrophage colony-stimulating factor,M-CSF)受体和RANK激活破骨细胞后,前破骨细胞转录因子表达上调,促进其分化和存活,M-CSF受体和RANK激活破骨细胞。

破骨细胞的表面具有许多特征性的抗原分子,例如:23C6及13C2抗体能特异性地和破骨细胞的玻连蛋白(vitronectin)受体发生反应;降钙素(calcitonin)受体被认为是破骨细胞上最主要的分化标志,其主要原因是在多核巨噬细胞及单核细胞上没有降钙素受体(calcitonin receptor,CTR)表达,因而可以作为区分多核巨噬细胞和破骨细胞的标志物。

破骨细胞的功能概括为:

1. 骨吸收 破骨细胞形成后具有骨吸收能力,骨吸收分为3个阶段,即破骨细胞吸附于矿化的骨组织,破骨细胞极化,破骨细胞吸收骨组织和终止骨吸收过程。

2. 参与骨组织的塑建和重塑 破骨细胞的基本功能是吞噬老化变性的矿化骨,并参与骨组织的代谢更新过程,通过新骨形成和骨组织破坏二者的协同活动完成骨塑建和重塑。

3. 其他功能 除了上述的骨吸收和骨重塑功能外,破骨细胞还表现出许多其他功能,例如调节造血功能和血管生成过程、成骨细胞调节功能和免疫调节功能等。修复微损伤的骨重塑过程称为靶向骨重塑。骨重塑是骨损伤修复的重要方式,因此破骨细胞在修复微损伤中起了重要作用。

(五)间充质干细胞

骨的间充质干细胞是由胚胎时期中胚层间充质细胞分化而来,数量不多,主要分布在骨膜下。间充质干细胞属于成人干细胞,在组织修复和再生中起了重要作用。

平时间充质干细胞多处于静息状态,当机能需要时,可以分化为成纤维细胞和多能骨祖细胞,后者可以进一步分化为成骨细胞和破骨细胞。所以间充质干细胞是骨的储备细胞。

三、骨基质

骨基质(bone matrix)即骨的细胞间质(intercellular substance of bone),指骨组织细胞周围的物质,包括有机成分和无机成分。骨基质是骨细胞生存和进行机能活动的外环境,对于骨细胞的发育、功能具有重要的调节作用。

(一)骨有机质

骨有机质是由骨细胞分泌形成的,主要为胶原(蛋白)、少量多糖和蛋白质。骨有机质约占骨干重的35%,胶原约占有机质的90%以上,骨生长因子占非胶原蛋白的总量不到1%,但它是骨细胞代谢的主要调节者。而有些蛋白质成分则具有促进成骨及矿化等特殊作用。有机成分使骨具有韧性。

1. 胶原 胶原是骨组织的主要成分,已发现的骨及软骨组织中存在15种胶原成分,分为纤维形成胶原(Ⅰ型、Ⅱ型、Ⅲ型、Ⅴ型、Ⅷ型、Ⅺ型、Ⅻ型)和非纤维形成胶原(包括未知胶原型)两大类。纤维形成胶原类型与所在组织相关,骨基质内几乎都是Ⅰ型胶原,软骨内主要是Ⅱ型胶原。Ⅰ型和Ⅲ型胶原分子还存在于结缔组织的纤维成分中。Ⅴ型、Ⅷ型、Ⅺ型、Ⅻ型胶原位于骨组织中。成骨细胞、成软骨细胞和成纤维细胞都可以合成与分泌可溶性原胶原分子,在基质内它们互相聚合,紧密排列,形成胶原原纤维(collagen fibril)和胶原纤维。

2. 糖蛋白(glycoprotein)和蛋白聚糖(proteoglycan) 糖蛋白是碳水化合物与蛋白质的络合物,在体内分布十分广泛。糖蛋白的蛋白质部分与一般蛋白质没有明显的差别,而其糖链是受遗传决定的,具有种系和功能差异的结构集团。糖链的数目、种类及其在肽链上的空间分布等对于糖蛋白的功能、特性具有决定性意义。成纤维细胞、成软骨细胞和成骨细胞都有合成与分泌糖蛋白的功能。人体常见的蛋白聚糖有透明质酸,硫酸软骨素A、B和C,肝素,硫酸乙酰肝素和硫酸角质素等。在软骨内含有大量(约50%)硫酸软骨素和透明质酸,而骨质内硫酸软骨素含量仅有5%。糖蛋白和蛋白聚糖的功能因所在的组织而异。在骨组织内,其作用可以概括为:①促进钙盐沉积和成骨;②促进骨折愈合,氨基多糖的释放可以促进胶原的合成与分泌,产生更多的骨基质,有利于骨痂的形成和骨折愈合;③调节骨基质内的成分。

3. 非胶原骨蛋白 骨有机质含有少量非胶原骨蛋白,其中包括骨钙素(osteocalcin,OC)、骨粘连蛋白(osteonectin,ON)和骨桥蛋白(osteopontin,OPN)等。它们是成骨细胞转化最重要的调控蛋白,在体内外均能诱导多种前体细胞定向分化为成骨细胞和软骨细胞,而对于骨生成及其矿化没有直接作用。

4. 脂质(lipid) 脂质占骨有机质不到 0.1%,主要为游离脂肪酸、磷脂类和胆固醇等。在电镜下发现,磷脂类正好在矿化发生之前消失。但是,脂质在佝偻病动物的骨骼骺板中缺乏,说明脂质在骨生长代谢过程中起一定作用。

(二)无机成分

由骨盐和水组成。骨盐主要是羟基磷灰石和磷酸钙。

1. 骨盐(bone salt) 在电镜下观察,骨盐里细针状结晶大都沉积在胶原纤维中。结晶链沿纤维长轴平行排列,具有很强的抗压力效能,因而使骨骼保持了坚硬的机械性能。在成熟的皮质骨中,矿物质含量可高达干骨总量的 86%。脊椎动物骨的矿物质主要是羟基磷灰石和磷酸钙,其分子结构与自然界存在的羟基磷灰石相似,其基本分子式为 $Ca_{10}(PO_4)_6(OH)_2$ 或 $Ca_5(PO4)_3(OH)$。骨含有的钙是全身钙总量的 99%,骨磷为全身磷总量的 90%。成熟骨的钙/磷比值为 2.15,而幼稚或部分矿化骨组织的钙/磷比值约为 1.95。除以上钙盐外,在骨内还含有碳酸钙、柠檬酸钙、磷酸氢二钠和一些微量元素,如铜、锰、硒、硅、镁、钴和铁等。

2. 水 通常以"游离水"和"结合水"两种形式存在于骨组织中。"游离水"指的是组织液,是骨组织细胞间液的主要成分,组成羟基磷灰石内的一部分水,并且与胶原原纤维分子的氢链连接。在骨化开始后,由于磷酸钙复合物的沉积,使骨盐结晶、离子、胶原原纤维和蛋白聚糖之间的间隙变小,在静水压和渗透压的驱使下,"游离水"渗入骨间质的组织成分内,并且与之结合,成为"结合水"。

第二节 骨的功能

骨组织属于结缔组织,是由细胞和矿化的细胞外间质组成的坚硬的结缔组织。在生活状态下,骨组织有活跃的新陈代谢,其对于环境的变化,特别是应力变化有积极的反应,并且以其微细结构周期性的重塑适应内外环境和应力的变化。

一、骨的基本功能

骨的基本功能可以概括为支持、运动和保护 3 个主要方面。此外,骨组织是机体代谢所必需的、最重要的钙离子"库";红骨髓是机体的造血器官;骨组织合成及分泌一些细胞因子参与机体造血、内分泌和免疫等许多系统的机能调节。

(一)支持功能

骨构成身体坚固支架,是全身最坚硬的组织。全身 206 块骨骼互相连结成一个完整的、坚硬的骨架结构,使身体保持一定的形态和姿势,对人体起着支撑和负重的作用。人之所以能站立、行走、负重和劳动,骨骼支架起着非常重要的作用,也是骨骼最主要的功能。这种支架功能主要是由躯干骨中的脊柱及四肢骨来负担,一旦发生骨质疏松症(osteoporosis,OP)(常见于椎体、髋部、尺桡骨远端和肱骨近端),就会损害这种支架功能,危害人体健康。

（二）保护功能

骨构成体腔的外壁,保护内部的重要器官。人体部分骨骼按特定的方式互相连结而围成特定形状的体腔,以其坚硬的结构保护腔内的各种重要脏器。例如肋骨和胸椎(thoracic vertebra)骨围成桶状的胸腔保护胸腔内的心脏、肺脏和纵隔中的器官、组织;颅骨围成坚硬的颅腔,保护大脑免受外力打击;骨盆围成的盆腔,保护子宫、膀胱等器官;骨性椎管保护脊髓等。这种保护作用,对于防止内脏重要器官免受外力的打击和伤害是非常重要且必不可少的。

（三）运动杠杆功能

骨为肌肉提供附着面,在神经系统作用下,肌肉收缩牵动骨以关节为中心做各种运动。骨骼本身没有自主的或主动运动功能,它是在神经支配下的肌肉、韧带和其他软组织的共同作用下,使身体能够完成各种运动和动作的,如行走、劳动、吃饭、跑步等活动。骨骼是运动的基础,骨骼起到运动杠杆作用,关节连结起到枢纽作用。

（四）造血功能

骨是重要的造血器官,红骨髓具有制造与释放血细胞的作用,维持血液中各种血细胞的生成、发育、释放、死亡及清除的动态平衡,保持人体的正常血液循环和生理活动。人在胎儿、幼儿时期的骨髓全是红骨髓,5岁以后,长骨骨干内的红骨髓逐渐被脂肪组织代替,称为黄骨髓,失去造血功能。人到成年后,部分松质骨内仍存在具有造血功能的红骨髓。

（五）储存钙、磷的功能

骨组织为机体代谢所需钙、磷最可靠永久的来源。体内的大量的钙、磷储存在骨中,通过骨细胞在维持钙的转运过程中起到的作用和其促进骨组织中钙的扩散能力,来调节和维持血钙的平衡。并且通过骨细胞分泌的特异性因子来调节磷代谢和生物矿化。

二、骨的结构与功能

（一）骨

骨有不同的形态及相应的功能,基本可分为4类:长骨、短骨、扁骨和不规则骨。

（1）长骨:呈长管状,分布于四肢,在运动中起杠杆作用,分为骨干和干骺端。

（2）短骨:呈立方形,多数成群地连接在一起存在,位于运动复杂又承受重量的部位,如腕骨和跗骨。

（3）扁骨:呈板状,常见分布于头、胸等处。常构成骨性腔的壁,对腔内器官起保护作用。

（4）不规则骨:呈不规则状,如椎骨、上颌骨和筛骨等。

（二）松质骨与密质骨

密质骨和松质骨是骨骼结构的两种形态(图1-2-1)。

密质骨主要分布在长骨骨干、扁骨和不规则骨骼表层。密质骨结构致密,密质骨中含有交错连通的小管道,其中含有神经和血管,血管可以供给骨组织营养和排出代谢物。

骨干主要由密质骨构成,内侧有少量松质骨形成骨小梁。密质骨在骨干的内外层形成环骨板,在中层形成骨单位和间骨板。骨干中有与骨干长轴几乎垂直的穿通管,里面有血管神经和疏松结缔组织,结缔组织中有较多祖细胞。穿通管在骨外表面开口为滋养孔(图1-2-2)。由于密质骨质地致密,其抗压抗

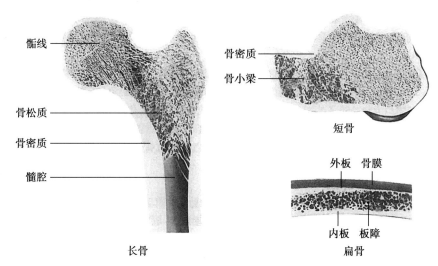

图 1-2-1　松质骨与密质骨

引自丁文龙,刘学政. 系统解剖学 [M]. 9 版. 人民卫生出版社,2018.

扭曲性较强。

长骨的骨端主要由松质骨构成,表面覆盖薄层皮质骨。松质骨的骨小梁粗细不一,它们相互连成蜂窝状结构。骨小梁由骨板构成,但层次较薄,一般没有骨单位。在较厚的骨小梁中,可以看到小而不完整的骨单位。骨小梁的排列分布完全符合机械力学规律。骨小梁按照形态可分为:Ⅰ型,曲杆状骨小梁;Ⅱ型,杆状和板状骨小梁;Ⅲ型,板状骨小梁。

松质骨符合最佳构筑原则。骨小梁按照一定方向排列,形成相互交织的结构组成松质骨。虽然松质骨质地疏松,但却有坚固轻便的性能。骨小梁的空间结构可以容纳红骨髓,参与人体造血。松质骨相对于密质骨来说,其抗压能力与抗拉能力相对较差,因此多数骨折都会发生在松质骨。

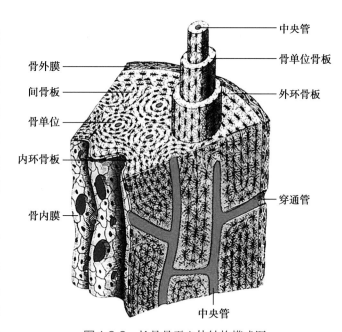

图 1-2-2　长骨骨干立体结构模式图

引自李继承,曾园山. 组织学与胚胎学 [M]. 9 版. 人民卫生出版社,2018.

(三) 骨单位与骨小梁

骨小梁是由少数环形骨板围绕而成,其表面覆盖有破骨细胞和成骨细胞,中间含有骨细胞(图 1-2-3)。作为造血细胞支架,它有支持造血组织、参与造血微环境形成的功能。

环骨板包括外环骨板和内环骨板,它是指环绕在骨干内外表面排列的骨板。外环骨板较厚,居骨干的浅部,由数层到十多层骨板构成,环绕骨干平行排列比较整齐,表面覆盖骨外膜。内环骨板居于骨髓腔表面,仅由少数几层骨板组成;其排列不如外环骨板平整,内环骨板表面有骨内膜,后者与被覆于松质骨

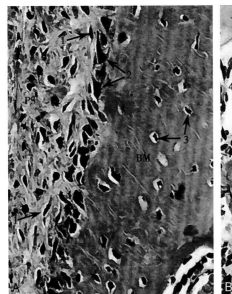
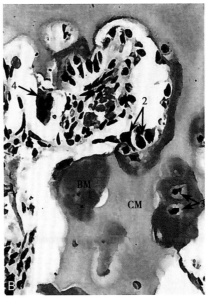

图1-2-3 骨组织的细胞光镜图（人胎儿指骨）

A. 骨领；B. 成骨区。1. 骨祖细胞；2. 成骨细胞；3. 骨细胞；4. 破骨细胞；PS：骨膜（periosteum）；BM：骨基质（bone matrix）；CM：软骨基质（cartilage matrix）。引自李继承，曾园山. 组织学与胚胎学 [M]. 9 版. 人民卫生出版社，2018.

表面的骨内膜相连。间骨板位于骨单位之间或者骨单位和环骨板之间，是形状不规则的平行骨板，是骨生长和改建过程中未被吸收的残留部分。骨单位骨板位于内外环骨板之间，是骨干皮质骨的主要部分；它们以中央管为中心呈同心圆排列，并与中央管共同组成骨单位（图 1-2-4）。

骨单位有传递信息功能、组织液交换功能、传递营养物质功能，是骨内流体力学和分子传输的基础；它是构成骨的基本结构，对骨起支持作用。就力学性能而言，尽管轴向的力学性能仍然高于径向的力学

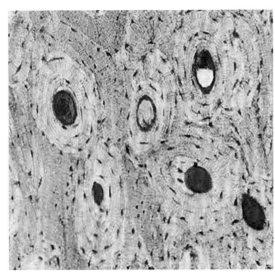
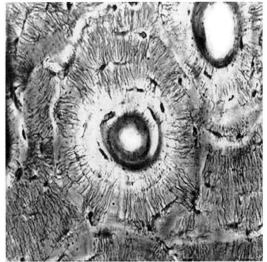

图1-2-4 骨单位光镜图

引自邹仲之，李继承. 组织学与胚胎学 [M]. 8 版. 人民卫生出版社，2013.

性能,但骨单位力学各向异性程度(degree of anisotropy,DA)已经大大减弱;这对于骨组织适应多种类型的力学环境是必要的。

(四)胶原纤维束排列

胶原纤维束的排列有平行阵列、无序编织排布、板层状结构、放射状阵列。

(1)平行阵列:胶原纤维束最为常见的排列是平行阵列。在平行编织骨中,其结构上的各向异性使得其在增强特定方向上的力学性能最为有效。

(2)无序编织排布:胶原纤维束无序编织排布常出现在骨折愈合的早期或胚胎骨;这种结构的骨组织生成速度较快但不具有承重功能。

(3)板层状结构:板层状结构是板层骨的典型特征,具有由一系列骨板构成的层状结构。每个骨板中的胶原纤维相互平行排列;相邻骨板中的胶原纤维取向相互成一定角度。

(4)放射状阵列:放射状阵列是牙本质中的特征性结构。骨板中的胶原纤维围绕中央管螺旋状走行,相邻骨板的纤维互成直角。骨单位骨板4~20层不等,所以骨单位粗细不一;其功能包括机械设计、矿物钝化、矿物形核、空间轮廓和组织。

(五)胶原纤维素(矿化的胶原纤维)

多股胶原原纤维通过黏合质的作用矿化形成坚固富有弹性的胶原纤维。矿化开始后,2个骨钙素与1个骨桥蛋白形成OC-OPN-OC蛋白复合物。骨钙素能直接吸引钙盐沉积形成矿物板,决定了骨密度(bone mineral density,BMD)的高低;而相距较远的骨桥蛋白通过富含天冬氨酸的序列以离子键形式结合于骨的羟基磷灰石基质,刺激骨的矿化,最终形成了矿化的胶原纤维,具有很好的抗拉与抗压能力。过大的负载首先引起该蛋白复合体的分解,决定后续的纤维断裂部位;其功能具有良好的生物力学性能。

(六)胶原原纤维

Ⅰ型胶原蛋白两端1/4部分相互重叠,延伸形成胶原原纤维。因此,重叠段呈黑带,非重叠段呈白带;周期长度为64nm;其功能增强了骨基质的强度。

(七)水、羟基磷灰石、胶原蛋白及其他基质成分

细胞分泌羟基磷灰石结晶为细针状,10~20nm长,沿胶原原纤维长轴排列并且紧密结合。胶原蛋白三股α肽链通过三螺旋方式形成Ⅰ型前胶原,再通过酶切作用切除N端与C端,形成Ⅰ型胶原蛋白。纳米磷灰石结晶复合有机基质的人工骨具有较高的张力强度与抗压的纳米无机磷灰石晶体巧妙结合,可激发和诱导细胞黏附、增殖和分化行为的生物活性,主要应用于短缺的自体骨,解决排斥反应。

(吴 艳)

建议阅读

[1] BOYLE C,KIM I Y. Three-dimensional micro-level computational study of wolff's law via trabecular bone remodeling in the human proximal femur using design space topology optimization[J]. Journal of Biomechanics,2011,44(5):935-942.

[2] KEN-ICHI T,YUSUKE S,TOMONORI Y,et al. Computer simulation of trabecular remodeling in human proximal femur using large-scale voxel FE models:Approach to understanding Wolff's law[J]. journal of Biomechanics,2009,2(8):1088-1094.

[3]　RUFF C,HOLT B,TRINKAUS E. Who's afraid of the big bad Wolff？："Wolff's law" and bone functional adaptation[J]. American Journal of Physical Anthropology,2006,129（4）:484-498.

[4]　TEITELBAUM S L. The osteoclast and its unique cytoskeleton[J]. Annals of the New York Academy of Sciences,2011, 1240:14-17.

[5]　WHYTE M P,KURTZBERG J. Marrow cell transplantation for infantile hypophosphatasia[J]. Journal of Bone and Mineral Research,2003,18（4）:624-636.

[6]　PHILIPPE H,BEAUJEAN F. Treatment of osteonecrosis with autologous bone marrow grafting[J]. Clinical Orthopaedics and Related Research,2002（405）:14-23.

[7]　刘胜男,张德纯. 与钙化相关的骨基质蛋白研究的现状与展望[J]. 中国微生态学杂志,2012,24（1）:94-96.

第二章

骨的发生和代谢

第一节　骨的发育和生长

一、骨的细胞来源

骨组织中的细胞来源于三种不同的胚胎原始细胞谱系：①神经嵴细胞(形成颅面骨骼)；②生骨节细胞(形成中轴骨)；③中胚层细胞(形成骨的附件)。

骨组织中的两种主要细胞系(破骨性谱系细胞和成骨性谱系细胞)的来源不同。破骨性谱系细胞来源于造血干细胞；成骨性谱系细胞来源于间充质干细胞。间充质干细胞经过非对称性分裂、增殖，生成各种类型的间充质前身细胞，最后形成成骨细胞、成脂肪细胞、成软骨细胞、成肌细胞和成纤维细胞。成骨性谱系细胞分化增殖的不同时期受不同转录调节因子的调节，并表达不同的基因产物。其中的转录调节因子大致有以下几类：转录因子，激素、生长因子、细胞因子及其受体，抗增殖蛋白及骨的基质蛋白等。

二、骨骼生成分期

骨骼生成可分为以下 4 期：①胚胎细胞向骨骼生成部位移行期；②上皮细胞-间充质细胞相互作用期；③致密体形成期；④成软骨细胞和成骨细胞分化与增殖期。

由软骨板起源发育成骨骼的过程称为软骨内成骨；不仅生成骨骼，而且还是出生后个体骨塑建和骨折修复的重要方式之一。膜内成骨过程无软骨胚基的参与，直接由骨化中心的间充质细胞致密化并转型为成骨细胞而形成成骨组织。成骨细胞发育的调节机制尚未阐明。研究表明，核心结合因子 α1（Cbfα1/Runx2）是调节成骨细胞生成的关键因子，它可调节骨钙素基因表达。

三、骨组织发生的基本过程

骨组织发生的基本过程包括骨组织形成和吸收两方面的变化，成骨细胞与破骨细胞通过相互调控机制，共同完成骨组织的形成和吸收。

（一）骨组织的形成

骨组织形成经过两个步骤。首先是形成类骨质，即骨祖细胞增殖分化为成骨细胞，成骨细胞产生类骨质。成骨细胞被类骨质包埋后转变为骨细胞。然后类骨质矿化为骨质，从而形成了骨组织。在形成的骨组织表面又有新的成骨细胞继续形成类骨质，然后矿化；如此不断地进行。新骨组织形成的同时，原有骨组织的某些部分又被吸收。

（二）骨组织的吸收

骨组织形成的同时，原有骨组织的某些部位又可被吸收，即骨组织被侵蚀溶解。在此过程中破骨细胞起主要作用，称为破骨细胞溶骨。破骨细胞溶骨过程包括 3 个阶段：首先是破骨细胞识别并黏附于骨基质表面；然后细胞产生极性，形成吸收装置并分泌有机酸和溶酶体酶；最后使骨矿物质溶解和有机物降解。

四、骨发生的方式

骨来源于胚胎时期的间充质，骨的发生有两种方式：一种是膜内成骨，即在原始的结缔组织内直接成骨；另一种是软骨内成骨，即在软骨内成骨。虽然发生方式不同，但骨组织发生的过程相似，都包括了骨组织形成和骨组织吸收两个方面。自胚胎第 7 周以后开始出现膜内成骨和软骨内成骨。

（一）膜内成骨

膜内成骨是指在原始的结缔组织内直接成骨。

颅的一些扁骨如额骨和顶骨以及枕骨、颞骨、上颌骨和下颌骨的一部分，这些骨的生长都是膜内成骨方式。

在将来要成骨的部位，间充质首先分化为原始结缔组织膜，然后间充质细胞集聚并分化为骨祖细胞；后者进一步分化为成骨细胞。成骨细胞产生胶原纤维和基质。细胞间隙充满排列杂乱的纤细胶原纤维束，并包埋于薄层凝胶样的基质中，即类骨质形成。嗜酸性的类骨质呈细条索状，分支吻合成网。由于类骨质形成在血管网之间，靠近血管大致呈等距离沉积，不久类骨质矿化，形成原始骨组织，即称骨小梁。最先形成骨组织的部位，称为骨化中心。骨小梁形成后，来自骨祖细胞的成骨细胞排列在骨小梁表面，产生新的类骨质，使骨小梁增长、加粗。一旦成骨细胞耗竭，立即由血管周围结缔组织中的骨祖细胞增殖、分化为成骨细胞。膜内成骨是从骨化中心向四周呈放射状地生长，最后融合起来，取代了原来的原始结缔组织，成为由骨小梁构成的海绵状原始松质骨。在发生密质骨的区域，成骨细胞在骨小梁表面持续不断产生新的骨组织，直到血管周围的空隙大部分消失为止。与此同时，骨小梁内的胶原纤维由不规则排列逐渐转变为有规律地排列。在松质骨将保留的区域，骨小梁停止增厚。位于其间的具有血管的结缔组织，则逐渐转变为造血组织；骨周围的结缔组织则保留，成为骨外膜。骨生长停止时，留在内、外表面的成骨细胞转变为成纤维细胞样细胞，并作为骨内膜和骨外膜的骨衬细胞而保存。在修复时，骨衬细胞的成骨潜能再被激活，成为成骨细胞。胎儿出生前，顶骨的外形初步建立。两块顶骨之间留有窄缝，由原始结缔组织连接。顶骨由一层初级密质骨和骨膜构成。

（二）软骨内成骨

软骨内成骨是指在预先形成的软骨雏形的基础上，将软骨逐渐替换为骨。人体的大多数骨，如四肢长骨、躯干骨和部分颅底骨等,都以此种方式发生。

软骨内成骨的基本步骤是:①软骨细胞增生、肥大,软骨基质钙化,致使软骨细胞退化死亡;②血管和骨祖细胞侵入,骨祖细胞分化为成骨细胞,并在残留的钙化软骨基质上形成骨组织。主要过程如下。

1. 软骨雏形形成 在将要发生长骨的部位,间充质细胞聚集、分化形成骨祖细胞;后者继而分化为成软骨细胞,成软骨细胞进一步分化为软骨细胞。软骨细胞分泌软骨基质,细胞自身被包埋其中,于是形成一块透明软骨。其外形与将要形成的长骨相似,故称为软骨雏形。周围的间充质分化为软骨膜。已成形的软骨雏形通过间质性生长不断加长,通过附加性生长逐渐加粗。骨化开始后,软骨雏形仍继续其间质性生长,使骨化得以持续进行;因此,软骨的加长是骨加长的先决条件。软骨的生长速度与骨化的速度相适应,否则可能导致骨的发育异常。

2. 骨领形成 在软骨雏形中段,软骨膜内的骨祖细胞增殖分化为成骨细胞;后者贴附在软骨组织表面形成薄层原始骨组织。这层骨组织呈领圈状围绕着雏形中段,故名骨领。骨领形成后,其表面的软骨膜即改名骨膜。

3. 初级骨化中心与骨髓腔形成 软骨雏形中央的软骨细胞停止分裂,逐渐蓄积糖原,细胞体积变大而成熟。成熟的软骨细胞能分泌碱性磷酸酶(alkaline phosphatase,ALP)。由于软骨细胞变大,占据较大空间,其周围的软骨基质相应变薄。当成熟的软骨细胞分泌碱性磷酸酶时,软骨基质钙化,成熟的软骨细胞因缺乏营养而退化死亡,软骨基质随之崩溃溶解,出现大小不一的空腔。随后,骨膜中的血管连同结缔组织穿越骨领,进入退化的软骨区。破骨细胞、成骨细胞、骨祖细胞和间充质细胞随之进入。破骨细胞消化分解退化的软骨,形成许多与软骨雏形长轴一致的隧道。成骨细胞贴附于残存的软骨基质表面成骨,形成以钙化的软骨基质为中轴、表面附以骨组织的条索状结构,称为初级骨小梁(又称过渡型骨小梁)。出现初级骨小梁的部位为初级骨化中心。初级骨小梁之间的腔隙为初级骨髓腔;间充质细胞在此分化为网状细胞。造血干细胞进入并增殖分化,从而形成骨髓。

初级骨化中心形成后,骨化将继续向软骨雏形两端扩展。初级骨小梁也将被破骨细胞吸收,使许多初级骨髓腔融合成一个较大的腔,即骨髓腔;其内含有血管和造血组织。在此过程中,雏形两端的软骨不断增生,邻接骨髓腔处不断骨化,从而使骨不断加长。

4. 次级骨化中心出现与骨骺形成 次级骨化中心出现在骨干两端的软骨中央;此处将形成骨骺。出现时间因骨而异,大多在出生后数月或数年。次级骨化中心成骨的过程与初级骨化中心相似;但是它们的骨化是呈放射状向四周扩展,供应血管来自软骨外的骺动脉,最终由骨组织取代软骨,形成骨骺。骨化完成后,骺端表面残存的薄层软骨即为关节软骨。在骨骺与骨干之间仍保存一片盘形软骨,称为骺板(图 2-1-1)。

五、骨的生长

在骨的发生过程中和发生后,骨仍不断生长;具体表现在加长和增粗两个方面。

(一)加长

长骨的变长主要是由于骺板的成骨作用,此处的软骨细胞分裂增殖,并从骨骺侧向骨干侧不断进行软骨内成骨过程,使骨的长度增加,故骺板又称生长板。从骨骺端的软骨开始,到骨干的骨髓腔,骺板依

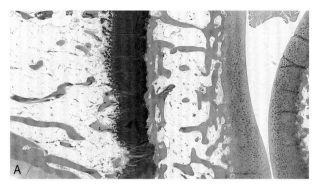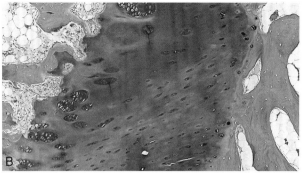

图 2-1-1　骺板

A. 关节软骨及其下的骨骺结构；B. 骺板。

次分为四个区（图 2-1-2）。

1. 软骨储备区　此区紧靠骨骺，软骨细胞分布在整个软骨的细胞间组织。软骨细胞较小，呈圆形或椭圆形，分散存在，软骨基质呈弱嗜碱性。此区细胞不活跃，处于相对静止状态，是骺板幼稚软骨组织细胞的前体（细胞生发层）。

2. 软骨增生区　由柱状或楔形的软骨细胞堆积而成。同源细胞群呈单行排列，形成一串串并列纵行的软骨细胞柱。细胞柱的排列与骨的纵

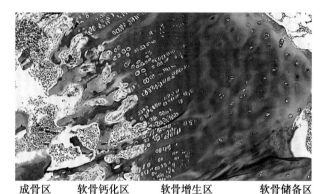

成骨区　　软骨钙化区　　软骨增生区　　软骨储备区

图 2-1-2　骺板的四区结构

轴平行。每一细胞柱约有数个至数十个细胞。软骨细胞生长活跃，数目多，有丰富的软骨基质与胶原纤维，质地较坚韧。

3. 软骨钙化区　软骨细胞以柱状排列为主。软骨细胞逐渐成熟与增大，变圆，并逐渐退化死亡。软骨基质钙化，呈强嗜碱性。

4. 成骨区　钙化的软骨基质表面由骨组织形成，构成条索状的初级骨小梁。这是因为增生区和钙化区的软骨细胞呈纵行排列，细胞退化死亡后留下相互平行的纵行管状隧道。因此，形成的初级骨小梁均呈条索状，在长骨的纵行切面上，似钟乳石样悬挂在钙化区的底部。在钙化的软骨基质和初级骨小梁表面，都可见到破骨细胞。这两种结构最终都会被破骨细胞吸收，从而骨髓腔向长骨两端扩展。新形成的骨小梁和软骨板融合在一起；此区是骨骺与骨干连接的过渡区，软骨逐渐被骨所代替（干骺端）。

以上各区的变化是连续进行的，而且软骨的增生、退化及成骨在速率上保持平衡。这就保证了在骨干长度增加的同时，骺板能保持一定的厚度。到 17~20 岁，骺板增生减缓并最终停止，导致骺软骨完全被骨组织取代，在长骨的干、骺之间留下线性痕迹，称骺线。此后，骨再不能纵向生长。

（二）增粗

骨外膜内层骨祖细胞分化为成骨细胞，以膜内成骨的方式，在骨干表面添加骨组织，使骨干变粗。而在骨干的内表面，破骨细胞吸收骨小梁，使骨髓腔横向扩大。骨干外表面的新骨形成速度略快于骨干的吸收速度，这样骨干的密质骨适当增厚。到 30 岁左右，长骨不再增粗。

第二节 骨 的 矿 化

羟基磷灰石是矿化的主要形式。

一、骨的矿化

矿化（mineralization）分布于胶原分子的孔洞区内，这并不影响胶原的空间结构。这一过程是被紧密调控的，机制仍不清楚。矿物质最初是在中性 pH 下作为无定形的磷酸钙沉积下来，随机无定形无方向性排列。接下来一系列的转化发生可使羟基磷灰石以最终稳定的方式沉积下来。矿化的初始可能是由异源性成核、活跃的钙结合、成核部位基质内磷酸钙和磷酸复合物的形成引起，而不单单是简单的沉淀。在成熟骨组织，是包含羟基磷灰石的碳酸钙晶体沉积而不是无定形的磷酸钙或羟基磷灰石沉积。

二、矿化的过程

矿化的过程非常复杂，可能处于基因调控下。如同凝血过程一样，是一个多事件的级联反应。在此过程中，需要促进因子与抑制因子间保持精细的平衡。在发生矿化的局部微环境中，基质小泡是重要的一环。它是一种来源于软骨细胞和成骨细胞的膜包的无细胞结构，在这些细胞内呈离心性排列。发生矿化时，基质小泡从细胞表面挤出。基质小泡内富含碱性磷酸酶和 ATP 酶，能聚合钙和磷，并移除钙化的抑制物。

羟基磷灰石的形成包括下面两个过程：成核及增殖。其中包括基质小泡和胶原介导的羟基磷灰石沉淀。最初，基质小泡在软骨细胞和成骨细胞中形成。这些小泡直径在 100nm 左右，包含钙和无机磷离子（inorganic phosphorus，Pi），最初形成羟基磷灰石结晶及成形的骨矿物质块。无机焦磷酸盐（inorganic pyrophosphate，PPi）抑制 Pi 的促晶体化能力。因此，在这种环境下，无机磷离子和无机焦磷酸盐的水平必须保持适当平衡。焦磷酸钙结晶沉积症（假痛风），就是一种平衡失衡的临床疾患。最后，基质小泡到达细胞表面形成小泡，并出芽释放至细胞外环境中。一旦暴露于细胞外环境，就可以形成晶体并不断增大。硫和/或磷酸化的蛋白，作为晶体增长的刺激因子或成核剂。钙、磷、OH⁻浓度对该过程的进行十分重要。碱性磷酸酶与矿化相关，但其作用尚不清楚。

基质小泡也包含了基质金属蛋白酶（matrix metalloproteinase，MMP），用以裂解并转换基质。如基质金属蛋白酶 13（MMP-13）由肥大的软骨细胞产生，并分泌至基质小泡中。基质小泡中钙的聚集至少部分依赖于膜连蛋白（annexin），一个钙离子通道超家族；其中，膜连蛋白Ⅱ、Ⅴ和Ⅵ在基质小泡的脂质双分子层中，是钙离子聚集所必需的。

三、组织矿化的机制假说

（一）软骨的矿化

矿化发生在来源于软骨细胞的基质小泡，为来源于细胞膜 2~4μm 大小的结构，是羟基磷灰石沉积的部位，其膜包含了磷酸酶，从而提高磷的水平。膜的脂质成分有助于浓集钙，诱导基质小泡内晶体形成。

接下来,整个小泡或部分小泡从细胞内挤出,晶体沉淀。晶体的生长过程是物理化学过程,基质因子起关键作用。这些基质因子包括胶原、G 蛋白、磷蛋白、糖蛋白等。

(二) 编织骨的矿化

1. 矿化前沿(钙化前沿) 在骨的形成过程中,成骨细胞产生胶原化的蛋白质,经过一系列过程后形成骨;这些组织被称作骨样基质。骨样基质由胶原和骨形成蛋白组成,正常情况下将矿化。正常状态下大约 20% 的骨表面被覆骨样基质,大约有 $10\mu m$ 厚,约占骨结构的 2%,被认为是成骨细胞产生的胶原沉积。骨样基质沉积后 10d 开始矿化。在常规组织切片上,沉积区为一条嗜碱性的线,被称为矿化前沿或钙化前沿。通常认为矿物质替代水分;而水分占骨样基质的体积接近 50%。矿化前沿其他的名称包括分界线或磷酸盐峰,与软骨中称为潮标的钙化区相似,为在关节部位中正常关节软骨和钙化的软骨之间的连接带。发生在矿化前沿的改变现在还不是很明确,但其中包括了胶原的改变或非胶原化的蛋白质的数量与类型改变。矿化前沿有十分重要的临床意义,它是骨扫描剂(锝-99m-亚甲基二磷酸盐)、骨标记物(四环素)和矿物抑制剂(如铝)的沉积部位。

在临床骨扫描检查中,有两种情况可以出现"阳性"结果:一是骨扫描剂(通常是锝-99m-亚甲基二磷酸盐)进入富血管区域;二是锝稍晚聚集于正在活跃矿化的部位(也就是矿化前沿)。放射自显影技术通过锝-99m-亚甲基二磷酸盐扫描剂来确定活跃矿化的部位;因此,骨扫描在活跃矿化的部位表现为热灶。这种定位十分敏感,但不特异。科研中所广泛应用的骨标记技术即利用此种现象。四环素通过附着于羟基磷灰石结晶来定位矿化前沿。实际上,利用这种现象,过去使用过很多种骨标记物。显然,四环素进入活跃矿化部位,可以用来决定骨的矿化和骨形成率。

实际上,在某些临床情况下如铁过多(如地中海贫血)或铝过多(过多使用磷酸盐结合的铝胶),会吸附于矿化前沿,引起疾病。这一点已经通过铝诱导的肾脏相关骨软化症(osteomalacia)中得到证实。关于铁诱导的骨软化症也有报道。在临床上还有许多矿化前沿在代谢中重要性的例子。在用氟化物治疗骨质疏松症中,在氟沉积部位有新骨形成,可能形成不可溶的氟磷灰石复合物。在组织病理切片上,在矿化前沿和骨细胞陷窝周围的嗜碱性线即氟化物。实际上,在治疗骨质疏松症中,氟化物不伴随钙同时使用,可能产生骨样基质增多症,类似骨软化症。

2. 黏合线 黏合线常为皮质骨和松质骨基质中清晰的嗜碱性线(图 2-2-1),是旧骨吸收完成与新骨形成开始的分界线。在 HE 染色中,通常为嗜碱性线,常有一个平滑的线样轮廓。对骨重塑的经典解释中,黏合线代表骨吸收后新的骨单位的产生。在这种情况下,黏合线显示着骨吸收后新骨开始形成的时期。另外,黏合线也可看作静止线,其出现位置为骨经过一段时期静止后重新开始形成的部位。黏合线提示皮质骨和松质骨中骨

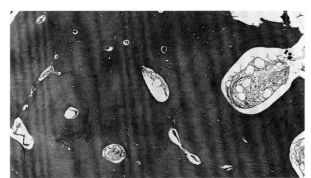

图 2-2-1 黏合线

黏合线表现为皮质骨中的清晰的嗜碱性线。

形成和重构的次数。有诸多染色方法来显示黏合线,但只有当常规 HE 染色不能很好显示时才会用到。一般情况下,黏合线厚 $1\sim2\mu m$,位于骨的机械薄弱区。事实上,他们是骨折线永久保存的部位。

组织化学上,黏合线包含一种原纤维外基质;其主要由糖蛋白、蛋白聚糖和磷酸脂构成。黏合线是高度种属特异的。在皮质骨和松质骨、编织骨和板层骨之间不同。事实上,黏合线的数量随年龄而变。黏合线及其组成的微细结构仍不清楚。超微结构下,呈不规则颗粒性暗性结构,电子不透明状。黏合线中胶原稀少,较周围骨或间骨板中的矿化少。钙磷比例较其余部位的骨中的更大。

在有活跃的或不规则的骨重塑时,例如在畸形性骨炎(Paget病),黏合线变得不规则。在这种非典型的骨状态时,黏合线呈弯曲、波浪状、十字形的编织骨形态。这种现象在用氟化物治疗时的骨中十分明显,而且在区分宿主骨与新的氟化物骨时十分有用。

第三节 骨 的 重 塑

一、骨的改建

骨的生长既有新的骨组织形成,又伴随着原有骨组织的部分被吸收,使骨在生长期间保持一定的形状。同时,在生长过程中还进行一系列的改建活动,外形和内部结构不断地变化,使骨与整个机体的发育和生理功能相适应。在骨生长停止和构型完善后,骨仍需不断进行改建。

(一)骨改建过程

骨改建是局部旧骨的吸收并代之以新骨形成的过程。Parfitt将正常成年的骨改建过程按程序分为5期:静止期、激活期、吸收期、逆转期和成骨期。

1. 静止期 骨改建发生于骨表面,即骨外膜和骨内膜处(包括骨小梁的表面、中央管和穿通管的内表面以及骨髓腔面)。

2. 激活期 骨改建的第1步是破骨细胞激活,包括破骨细胞集聚、趋化和附着骨表面等一系列细胞活动过程。

3. 吸收期 破骨细胞沿骨表面垂直方向进行吸收,骨细胞也参与骨吸收。吸收后的骨表面形态不一;在吸收腔表面和整个吸收区均存在细丝状的胶原纤维。

4. 逆转期 从骨吸收转变为骨形成的过程为逆转期。结构特征是吸收腔内无破骨细胞,而出现一种单核细胞。

5. 成骨期 吸收腔内出现成骨细胞标志着成骨期开始。在骨形成最旺盛阶段,表面有相互平行的层状胶原纤维以及突出于表面的类骨质。

(二)长骨的外形改建

长骨的骨骺和干骺端(骺板成骨区)呈圆锥形,比圆柱形的骨干粗大。改建过程中,干骺端骨外膜深层的破骨细胞十分活跃,进行骨吸收;而骨内膜面的骨组织生成比较活跃。结果是近骨干一侧的直径渐变小,成为新一段圆柱形骨干;新增的骨干两端又形成新的干骺端。如此不断地进行,直到长骨增长停止。

(三)长骨的内部改建

最初形成的原始骨小梁,纤维排列较乱,含骨细胞较多,支持性能较差。经过多次改建后才具有整齐的骨板,骨单位也增多;骨小梁依照张力和应力线排列,以适应机体的运动和负重。骨单位是长骨的重要支持性结构,在1岁后才开始出现。此后不断增多和改建,增强长骨的支持力。原始骨单位逐渐被次级骨单位取代;初级密质骨改建为次级密质骨。其过程如下:在最早形成原始骨单位的部位,骨外膜下的破骨细胞进行骨吸收;吸收腔扩大,在骨干表面形成许多向内凹陷的纵行沟。沟的两侧为嵴。骨外膜的血管及骨祖细胞随之进入沟内。嵴表面的骨外膜内含有骨祖细胞,逐步形成骨组织,使两侧嵴逐渐靠拢融合形成纵行管。管内骨祖细胞分化为成骨细胞,并贴附于管壁,由外向内形成同心圆排列的骨单位骨板。其中轴始终保留含血管的通道,即中央管,含有骨祖细胞的薄层结缔组织贴附于中央管内表面,成为骨内膜。至此,次级骨单位形成。在改建过程中,大部分原始骨单位被消除,残留的骨板成为间骨板。骨的内部改建是终生不断进行的。在长骨原始骨单位改建中,骨干表面与中央管之间留下的一些来自骨外膜血管的通道,即为穿通管;其周围无环形骨板包绕。在次级骨单位最先形成的一层骨板与吸收腔之间总是存在一明显的界限,即黏合线。成年时,长骨不再增粗,其内外表面分别形成永久性内外环骨板。骨单位的改建就在内外环骨板之间进行。

人一生中骨的改建是始终进行的。幼年时骨的建造速率大于吸收;成年人渐趋于平衡;老年人则骨质的吸收速率往往大于建造,使骨质变得疏松,坚固性与支持力也减弱。

二、骨的损伤修复

骨折通常可分为外伤性骨折和病理性骨折两大类。骨的再生能力很强,经过良好复位后的单纯外伤性骨折,几个月内便可完全愈合,恢复正常结构和功能。骨外膜、内膜中成骨细胞的增生和新骨质的产生是骨折愈合的基础。骨折愈合过程与软组织的愈合不同。软组织主要通过纤维组织完成愈合过程;而骨折愈合还需使纤维组织继续转变为骨来完成骨愈合过程。

(一)骨折愈合过程

实验结果表明,骨折愈合(fracture healing)过程可分为以下几个阶段。

1. 血肿形成 骨组织和骨髓都有丰富的血管,在骨折的两端及其周围伴有大量出血,形成血肿;6~8h内形成含有纤维蛋白网架的血凝块。纤维蛋白网架被认为是纤维细胞长入血肿的支架。血肿周围的吞噬细胞、毛细血管和幼稚的结缔组织很快长入血肿;后者主要分化为产生胶原纤维的成纤维细胞(图2-3-1A)。与此同时常出现轻度的炎症反应。由于骨折伴有血管断裂,在骨折早期,常可见到骨髓组织的坏死。骨皮质亦可发生坏死。如果坏死灶较小,可被破骨细胞吸收;坏死灶较大时,可形成游离的死骨片。

2. 纤维性骨痂形成 骨折后的2~3d,血肿被清除机化;新生血管长入;血管周围大量间质细胞增生,形成肉芽组织;血肿开始由肉芽组织取代,继而发生纤维化形成纤维性骨痂(图2-3-1B),或称暂时性骨痂;肉眼及X线检查见骨折局部呈梭形肿胀。约1周,上述增生的肉芽组织及纤维组织可进一步分化,形成透明软骨。透明软骨的形成一般多见于骨外膜的骨痂区,骨髓内骨痂区则少见。

3. 骨性骨痂形成 骨折后的新骨形成,大约始于骨折后7~10d。上述纤维性骨痂逐渐分化出成骨细胞,并形成类骨组织。此后出现钙盐沉积,类骨组织转变为编织骨(图2-3-1C)。纤维性骨痂中的软骨组织也经软骨化骨过程演变为骨组织(图2-3-1D)。至此骨性骨痂形成。

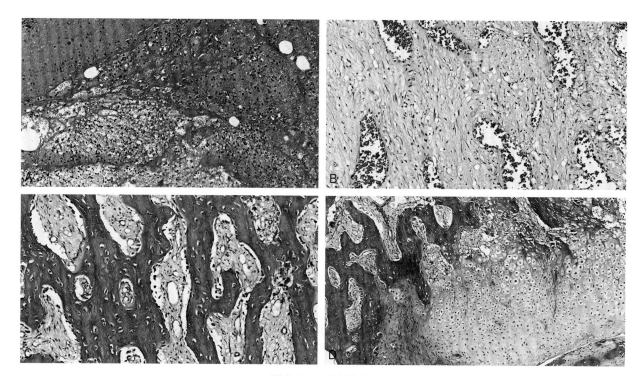

图 2-3-1 骨折愈合

A. 血肿形成;B. 纤维性骨痂形成;C. 骨性骨痂形成;D. 软骨组织的软骨化骨。

（1）按照骨痂的细胞来源及部位不同,可将骨痂分为外骨痂和内骨痂。外骨痂是由骨外膜的内层即成骨层细胞增生,形成梭形套状,包绕骨折断端。在长骨骨折时以外骨痂形成为主。内骨痂由骨内膜细胞及骨髓未分化间叶细胞演变为成骨细胞,形成编织骨。

（2）从部位来说,骨痂可分为骨外膜骨痂、桥梁骨痂、连接骨痂和封闭骨痂。在血肿机化之前,来自骨外膜的成骨细胞(骨外膜骨痂)只能绕过血肿,沿其外围与骨折线两端的外骨痂相连的骨痂称为桥梁骨痂。随着血肿的机化,纤维组织经软骨骨化,使内外骨痂相连称之为连接骨痂。大约在 2 周内,髓腔损伤区大部分被成纤维细胞样的肉芽组织填充,逐渐转化为编织状骨,由编织状骨形成的新骨,从骨折两端开始,横过髓腔,称之为封闭骨痂。

4. 骨痂改建或重塑 编织骨由于结构不够致密,骨小梁排列紊乱,故仍达不到正常功能需要。为了适应骨活动时所受应力,编织骨经过进一步改建成为成熟的板层骨,皮质骨和髓腔的正常关系以及骨小梁正常的排列结构也重新恢复。改建是在破骨细胞的骨质吸收及成骨细胞的新骨质形成的协调作用下完成的。

骨折愈合过程中塑形在骨愈合过程中已开始。在骨折愈合后,仍持续较长的一段时间。最初塑形较快,当骨折牢固愈合后逐渐变慢。这样可使骨折愈合处塑造结实,髓腔再通,骨髓组织恢复,骨折线消失。恢复以前的正常结构通常要几个月至几年。

（二）影响骨折愈合的因素

凡影响创伤愈合的全身及局部因素对骨折愈合都有影响。

1. 全身因素 主要有年龄、营养因素,以及某些疾病如骨软骨病、糖尿病、维生素 C 缺乏症、梅毒、老年性骨质疏松症等。

2. 局部因素

（1）局部血液供应：影响骨折愈合最根本的因素是局部的血液供应。一切影响血液供应的因素都会直接影响骨折愈合过程。

（2）局部损伤程度：损伤严重的骨折，周围软组织损伤也较重，对周围组织和骨折断端血供影响较大，加重了骨断端的坏死程度。局部创伤性炎症改变较重时骨折愈合较慢。

（3）骨折断端及时正确复位：完全性骨折由于肌肉的收缩，常常发生错位或有其他组织、异物的嵌塞，可使愈合延迟或不能愈合。及时、正确地复位是为以后骨折完全愈合创造必要的条件。

（4）骨折断端及时牢靠固定：骨折断端即便已经复位，由于肌肉活动仍可错位，因而复位后及时、牢靠的固定（如石膏外固定、小夹板或髓腔钢针固定）更显重要；一般要固定到骨性骨痂形成后。可靠的固定可使骨折愈合在良好的功能位置。

（5）感染：感染是影响骨折愈合的另一因素。感染加重了骨的坏死程度，使骨折愈合过程受到干扰，可导致骨折延迟愈合和不愈合。

此外，应早日进行全身和局部功能锻炼，保持局部良好的血液供应。骨折后常须复位、固定及卧床，虽然有利于局部愈合，但长期卧床，血供不良，又会延迟愈合。局部长期固定不动也会引起骨及肌肉的失用性萎缩，关节强直等不利后果。因此，在不影响局部固定情况下，应尽早离床活动。

骨折愈合障碍者，有时新骨形成过多，形成赘生骨痂。愈合后有明显的骨变形，影响功能的恢复。有时纤维性骨痂不能变成骨性骨痂并出现裂隙，骨折两端仍能活动，形成假关节。

（三）病理性骨折

病理性骨折是指已有病变的骨，在通常不足以引起骨折的外力作用下发生的骨折，或没有任何外力而发生的自发性骨折。

1. 骨的原发性或转移性肿瘤是病理性骨折最常见的原因。原发性骨肿瘤如多发性骨髓瘤（multiple myeloma，MM）、骨巨细胞瘤及骨肉瘤等；骨转移瘤有转移性肾癌、乳腺癌、肺癌、甲状腺癌及神经母细胞瘤等。

2. 骨质疏松。老年、各种营养不良和内分泌等因素可引起全身性骨质疏松，表现为骨皮质萎缩变薄，骨小梁变细、数量减少。肢体瘫痪、长期固定或久病卧床等可引起局部失用性骨质疏松。

3. 内分泌紊乱。由甲状旁腺腺瘤或增生引起的甲状旁腺功能亢进（hyperparathyroidism，HPT）（简称甲旁亢），可导致骨的脱钙及大量破骨细胞堆积，骨小梁为纤维组织所取代。

4. 骨的发育障碍，如先天性成骨不全。

（四）旺炽性反应性骨膜炎

旺炽性反应性骨膜炎是一种罕见的良性病变，多累及手、足的小骨，表现为骨膜的过度反应性增生，形成类似恶性的表现，可偶然被发现或由创伤导致，也可由持续（几周或几年）的肿胀引起。

该病变多见于 20 岁左右。X 线显示软组织肿胀，骨膜反应明显且不规则（图 2-3-2A）。皮质骨完整，表面可有浅表的侵蚀，但仍保持完整；此变化与骨表面恶性肿瘤不同。某些病例可累及 2 个部位。

在镜下可见增生的纤维组织、骨和软骨形成紊乱排列的管状结构（图 2-3-2B、图 2-3-2C）。有时可呈

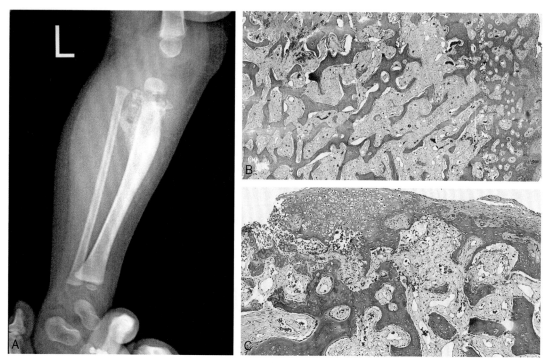

图 2-3-2　旺炽性反应性骨膜炎

A. X 线表现为明显增生的骨膜反应,形态不规则;B、C. 软骨增生伴骨化。L:左腿。

现出与骨化性肌炎相似的分带现象;中央部梭形细胞丰富,外周形成骨壳,可见多核巨细胞。有时细胞呈现非典型性,易与骨肉瘤相混淆。可见核分裂象,但无非典型核分裂象。

第四节　骨代谢的调节机制

影响骨生长发育的因素很多。内因有遗传基因和激素的作用等;除此之外,环境、气候以及社会因素等对青春期起始年龄也有一定的影响。氨基酸、钙、磷和各种维生素也是影响骨矿化的重要因素。某些生物活性物质对骨的生长发育也有直接影响。

一、维生素

(一) 维生素 A

维生素 A 可影响骨的生长速度,它可协调成骨细胞和破骨细胞的活动能力。维生素 A 严重缺乏时,骨的重吸收和改建不足,引起骨的畸形发育。维生素 A 缺乏还可影响骺板软骨细胞的发育,使长骨生长迟缓。维生素 A 过多时,破骨细胞特别活跃,骨吸收过度而容易骨折。若骺板受损而变窄或消失,则骨的生长停止。

(二) 维生素 C

维生素 C 主要是影响中胚层起源的组织,还能影响骨祖细胞的分裂增殖,并与成骨细胞合成胶原和有机基质的功能直接相关。

（三）维生素 D₃

维生素 D_3（又称胆钙化醇）是骨代谢重要的调节激素，是肠道钙、磷吸收和骨矿化所必需的，能促进小肠对钙、磷的吸收，提高血钙和血磷水平，有利于类骨质的矿化。维生素 D_3 在肝内 25-羟化酶作用下形成 25-羟维生素 D_3 [25-$(OH)D_3$]，在肾近端小管 1α-羟化酶催化下成为活性更高的 1,25-二羟维生素 D_3 [1,25-$(OH)_2D_3$]，通过维生素 D 受体（vitamin D receptor, VDR）介导发挥其调节钙、磷代谢的经典作用。1,25-$(OH)_2D_3$ 促进小肠黏膜细胞合成钙结合蛋白，增加小肠黏膜对钙的吸收，随之增加磷的吸收和近端肾小管对钙、磷的重吸收，升高血钙、磷水平。

成骨细胞表面有维生素 D_3 受体。维生素 D_3 直接作用于骨的矿物质代谢，促进骨的矿化。大剂量维生素 D_3 会成为破骨细胞成熟的主要激活因子，诱导破骨细胞前体细胞发育成熟，促进破骨细胞的分化，促进骨吸收。生理剂量下，可促进成骨细胞的增殖、刺激成骨细胞活性、促进骨基质形成。维生素 D 严重缺乏时，可影响钙的吸收和钙在骨内的沉积，使类骨质不能及时矿化；在儿童易患佝偻病；在成人则可发生骨软化症。两者的组织学特征是软骨基质和类骨质都不能矿化。

二、激素

骨的生长发育受多种激素影响，包括生长激素（growth hormone, GH）、甲状旁腺激素、降钙素、甲状腺激素、糖皮质激素和性激素等。

（一）生长激素

生长激素是腺垂体分泌的能促进身体生长的一种激素，能通过促进肝脏产生生长激素介质间接促进生长期的骨骺软骨形成，促进骨及软骨的生长，从而使躯体增高。人在幼年时，如果生长激素分泌不足，会导致生长发育迟缓，身体长得特别矮小，称"侏儒症"。如果生长激素分泌过多，可引起全身各部过度生长，骨骼生长尤为显著，致使身材异常高大，称"巨人症"。成年后，骨骺已融合，长骨不再生长。此时如生长激素分泌过多，将刺激肢端骨、面、软组织等增生，表现为手、足、鼻、下颌、耳、舌以及肝、肾等内脏显示出不相称的增大，称"肢端肥大症"。

（二）甲状腺激素

甲状腺激素能使骺板软骨细胞成熟、肥大和退化死亡，还能促进骨骼中钙的代谢。甲状腺激素对骨代谢的调节主要分为直接作用和间接作用。其中直接作用主要表现在甲状腺激素对成骨细胞的刺激方面。甲状腺激素可以通过生长激素/胰岛素样生长因子、成纤维细胞生长因子（fibroblast growth factor, FGF）、甲状旁腺激素相关蛋白（parathyroid hormone-related protein, PTHrP）等多条信号通路抑制细胞增殖、促进细胞分化，从而促进骨的纵向生长。对于成骨细胞，甲状腺激素通过与其核受体、膜受体结合发挥细胞效应。其中三碘甲腺原氨酸（triiodothyronine, T_3）通过成纤维细胞生长因子受体（fibroblast growth factor receptor, FGFR）的活化来促进成骨细胞的增殖与分化。甲状腺激素调节骨代谢的间接作用主要通过对破骨细胞来实现。破骨细胞由骨祖细胞在 RANKL 介导下发育成熟。甲状腺细胞产生的白介素-6（interleukin-6, IL-6）与成骨细胞膜上的受体结合，激活多种转录因子，诱导 RANKL 表达。

（三）甲状旁腺激素

甲状旁腺激素（PTH）是由甲状旁腺分泌的一种多肽类激素，通过促进肠道钙吸收和肾脏对钙离子的重吸收,刺激骨细胞和破骨细胞介导的骨钙释放来调节机体内钙离子浓度处于正常水平。PTH 主要与甲状旁腺激素受体(parathyroid hormone receptor,PTHR)结合而发挥其生物功能。PTH 信号通路是重要的参与骨合成代谢的信号通路。PTH 不但可抑制近曲小管对磷的重吸收,促进远曲肾小管钙的重吸收,减少钙从尿中排泄,还能促进肾脏活性维生素 D 的转化,间接促进肠道钙的吸收;同时增加破骨细胞的活性和数量,刺激成骨细胞释放胰岛素样生长因子 1(insulin-like growth factor 1,IGF-1)。PTH 通过反馈机制调节血钙含量,血钙水平的高低对甲状旁腺有直接影响。PTH 增多可引起骨溶解,释放骨钙入血。其作用机制是,首先激起骨细胞的溶骨;若血钙仍不能上升到正常水平,则 PTH 继续升高,激发破骨细胞的溶骨作用,使血钙恢复到正常水平。原发性甲状旁腺功能亢进(primary hyperparathyroidism,PHPT)者可引起骨的纤维囊性骨炎。

(四)降钙素

降钙素是由甲状腺滤泡旁细胞(又称 C 细胞)产生和分泌的多肽激素。其与 PTH 作用的靶组织相同,但作用与 PTH 相反;主要生理功能是抑制小肠对于钙离子的吸收,降低体内血钙浓度,使血中游离钙向骨组织中转化,抑制肾小管对钙和磷的重吸收,增加尿钙流失;同时抑制破骨细胞骨吸收作用,减少骨骼中的钙离子流失到血液中。生理情况下,骨不断摄取血钙,以供类骨质矿化所需;同时骨盐不断溶解,将骨钙释放入血。大量骨钙入血是通过骨细胞或破骨细胞的活动;血钙入骨则依靠降钙素刺激成骨细胞分泌类骨质;而后钙沉积于类骨质。PTH 与降钙素共同作用,维持着血钙的相对平衡。

(五)性激素

性腺和肾上腺皮质分泌的性激素都有促进成骨细胞合成代谢的作用,故与骨的生长和成熟有关,已证实成骨细胞表面有雌激素受体。雌激素对于维持骨吸收与骨形成的平衡具有极其重要的作用。成骨细胞活跃时,产生的骨钙素增多,有利于矿化作用。雌激素不足时,成骨细胞处于不活跃状态,破骨细胞的活动相对增强,往往出现重吸收过多的失骨现象。雌激素通过成骨细胞和破骨细胞雌激素受体来限制骨转换。当雌激素缺乏时,这种限制开始丧失,则整个骨转换增加。雌激素缺乏引起的骨丢失导致骨髓腔增大,骨皮质变薄,小梁骨骨量减少,最终引发骨质疏松。此外,雌激素还能降低甲状旁腺激素对骨的吸收,防止骨量减少,促进分泌降钙素,抑制破骨细胞活性功能。

(六)糖皮质激素

肾上腺皮质分泌的糖皮质激素,既抑制小肠对钙的吸收,又抑制肾小管对钙的再吸收,同时影响骨的形成。长期使用糖皮质激素造成的骨质疏松的机制复杂,包括抑制成骨细胞的增殖和分化,增加成熟成骨细胞和骨细胞的凋亡,延长破骨细胞的寿命和活性,促进骨吸收等。

三、细胞因子

(一)表皮生长因子

在位于血管侵入和软骨钙化隔之间的骺板内皮细胞中可发现表皮生长因子(epidermal growth factor,EGF)。在颅骨培养中,EGF 能够引起细胞复制,抑制胶原合成和碱性磷酸酶的活性。对于发生于结缔组织的细胞来说,一般认为源于血小板的生长因子是一种有效的促细胞分裂素。在骨折等损伤期间,生长因子的激活是一种重要的炎症和引导愈合及骨形成的启动因素。

（二）成纤维细胞生长因子

成纤维细胞生长因子可以积极促进软骨细胞再生和新血管形成,这两个方面是骺板重要的生理功能。

（三）转化生长因子-β

转化生长因子-β（transforming growth factor-β,TGF-β）超家族由各种各样的生长因子组成。TGF-β由成骨细胞产生。新形成的 TGF-β 是一种无生物活性的复合物,主要储存于骨基质中,在破骨细胞作用下可使之激活,成为有效的 TGF-β;其作用是抑制破骨细胞的形成和骨的吸收,同时激活成骨细胞的骨形成作用。因此,TGF-β 被认为是生理性骨改建中的骨吸收与骨形成偶联因子。

（宫丽华）

建议阅读

[1] 成令忠,钟翠平,蔡文琴. 现代组织学 [M]. 上海:上海科学技术文献出版社,2003.
[2] BUCKWALTER J A,GLIMCHER M J,COOPER R R,et al. Bone biology[J]. Journal of Bone and Joint Surgery-American Volume,1995,77:1256.
[3] CROWDER C H,STOUT S. Bone Histology[M]. London:CRC Press,2012.
[4] DEYRUP A T,SIEGAL G P. Practical Orthopedic Pathology:A Diagnostic Approach[M]. Philadelphia:Elsevier,2015.
[5] FLETCHER C D M,BRIDGE J A,HOGENDOORN P C W,et al. WHO Classification of Tumors of Soft Tissue and Bone[M]. 4th ed. Lyon:IARC,2013.
[6] KNIZETOVA P,EHRMANN J,HLOBILKOVA A,et al. Autocrine regulation of glioblastoma cell cycle progression,viability and radioresistance through the VEGF-VEGFR2（KDR）interplay[J]. Cell cycle,2008,7（16）:2553-2561.
[7] KRONENBERG H M. Developmental regulation of the growth plate[J]. Nature,2003,423（6937）:337-342.
[8] 廖二元,谭利华. 代谢性骨病学 [M]. 北京:人民卫生出版社,2003.

第三章

骨生物力学

第一节　骨生物力学的基本特性

　　骨生物力学（biomechanics）是以骨骼肌肉系统为对象,利用生物力学的方法将工程原理,尤其是机械力学原理应用于临床医学来解决骨科所遇到的问题的一门生物力学领域中相当重要的分支学科。

　　骨骼肌、肌腱和韧带、关节、脊柱等骨骼肌肉系统都具有多个基本力学特性参数。它们可以用来对这些组织、标本进行一系列的综合评价。这些基本力学特性参数包括①应力（stress）:被测样本的每单位面积所承受的力称为应力。应力可以是拉伸、压缩、剪切、弯曲、扭转等。②应变（strain）:被测样本在应力作用下产生的长度的改变或者是产生的相对变形的百分比称为应变。③应力-应变曲线（stress-strain curve）:以被测样本所承受的负荷与负荷下产生的变形之间的关系可做出的曲线,称为负荷-变形曲线。当负荷为应力,变形为应变时,此曲线称为应力-应变曲线（图3-1-1）。④弹性模量（elastic modulus）:又称杨氏模量（Young's modulus）,当测量样本的力学特性时,所形成的应力-应变曲线,包括弹性变形区和塑性变形区两部分;其中弹性变形区的斜率为弹性模量。它反映的是材料内在的抗弹性变的刚度。⑤硬度（stiffness）:又称刚度,是每单位应变产生时被测材料所能承受的应力程度;其通过弹性模量来反映材料的硬度。弹性模量越大则硬度越大;反之亦然。⑥韧度（toughness）:在应力-应变曲线下的面积为导致材料的结构破坏所需的能量。此力学特性称为韧度或能量吸收。⑦强度（strength）:在应力-应变曲线的弹性变形区与塑性变形区的交点称为屈服点。在此点的应力开始对被测组

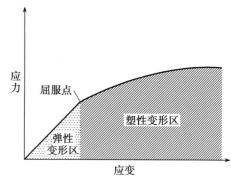

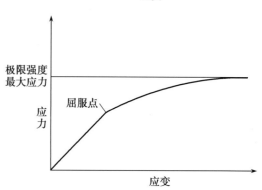

图 3-1-1　应力-应变曲线

织或材料的结构产生永久的破坏时,该应力称为该组织或材料的强度。⑧极限强度(ultimate strength):是各种组织或材料所能承受的最大限度的应力,称为极限强度。⑨破坏强度(breaking strength):在组织或材料实际产生破坏时的应力。不同组织的破坏强度跟极限强度关系不一致;例如骨组织的破坏强度与其极限强度是一致的;而软组织是在极限强度下先产生拉伸力,而后在破坏强度下才断裂的。

由于人体组织在生长过程中的各种差异(年龄、营养状况、环境、种族等),导致同一类型组织的力学性能数据也有一定的分散性。同时由于生命组织在实验方法上及实验标准试样制作方面所引起的难度,使得这些测量数据的分散性进一步变大。所以,对骨组织这样的材料进行测试时,不同的人、不同的方法、不同的取材部位及甚至上述各项都相同时,仍然会得到有一定的分散性的结果。因此,本章在阐述骨组织的力学特性时,不仅要从骨的材料力学特性上,而且还要从骨的结构力学特性上去学习。下面根据骨组织结构层次上的分层等级,对骨力学特性的研究从3级层面上进行:第1级层面也是最宏观的层面,是对整个骨骼系统进行的结构力学研究;第2级层面指的是骨组织例如皮质骨或松质骨的结构形态的力学特性研究;第3级是最微观的层面,是对局部组织矿化骨力学特性的研究。本单元重点讲述第2级层面皮质骨和松质骨的骨组织力学特性。

一、皮质骨的力学特性

皮质骨的应力应变同其骨结构的排列方向和载荷的方向关系密切。皮质骨纵向上的强度和刚度要大于其横向上的强度和刚度。另外,若骨的受力方向垂直于骨单位,则骨以更脆的方式断裂,即屈服后仅发生很小的非弹性变形。所以,长骨在纵向上的抗应能力强于横向上的,表现出各向异性的特点。皮质骨的材料力学特性会受到加载速度力学试验的影响,导致皮质骨的弹性模量和极限应力的测量值发生变化,可表现为强度和应力-应变性依赖于力学试验的应变率,并表现出黏弹性材料的特点。

(一)骨弹性

各向同性的材料弹性取决于材料的弹性模量。泊松比是指物体受挤压或拉伸的膨胀率或收缩率,是反映各向同性材料弹性的重要参数。皮质骨的纵向弹性模量约为横向模量的1.5倍,切向弹性模量的5倍以上。单轴压力试验证明,皮质骨的泊松比接近0.6。另外,皮质骨的横向弹性特征近似于各向同性。因骨单位与纵轴平行,纵向力有所不同。所以,皮质骨通常是横向的各向同性材料和纵向的各向异性材料的两性力学材料;并且,皮质骨的弹性模量随着中央管骨含量的增加而降低。

(二)骨强度

皮质骨的强度与受力方向和受力方式有关。皮质骨承受拉伸或压缩载荷时,压力和拉力分别从横轴与纵轴两个方向作用于皮质骨,皮质骨承受压力的能力明显强于承受拉力的能力。力学试验表明,当沿纵轴方向的拉应力为130MPa,压应力可达190MPa;但沿横轴方向的拉应力很低(50MPa),而压应力可达130MPa。这些数据表明皮质骨具有较强的抗压能力。当压力达到屈服能力时,骨的弹力形变达到极限而发生骨折。因此,影响骨强度的因素主要有:压应力和骨的大小和形状。

(三)骨的黏弹性与蠕变

根据速度的不同,骨骼的应变率差别可达10倍以上。当运动越激烈时,骨骼所产生的应变率越大,皮质骨的弹性模量也越高。在应变率变动的范围内,皮质骨的屈服强度和最大强度随应变率增加而加大。活动越激烈,皮质骨的强度和硬度就越高。如果应变率变化范围相同,则强度变化大于弹性模量变化。在一定应力作用下,其蠕变将随时间而变化,蠕变在开始时速度快;继之变慢,最后速度又变快。

(四)骨的韧性和脆性

皮质骨是一种既坚韧又脆弱的材料,这取决于它所承受的压力或张力。在压力作用下,皮质骨能承受的横向拉力很低。

(五)骨的疲劳损伤

在周期不断重复的负荷作用下,骨骼所发生的力学改变称为疲劳特性。疲劳损伤(fatigue damage)可导致骨内部微结构的破坏。随着年龄的增长,骨重塑率下降而导致骨微损伤的修复能力也逐渐下降。如果骨组织的修复能力缺乏,骨组织的疲劳寿命会明显降低而导致骨折的发生。因此,导致应力骨折的主要原因是来自骨组织疲劳损伤的积累,主要分为3个阶段:①最初期时,骨微结构内部裂痕出现,导致骨组织弹性模量下降,骨的刚度和强度也会轻微降低;②裂痕逐渐扩大时刚度和强度进一步下降;③最后阶段则出现载荷能力的急剧下降,最终导致骨折的发生。

在日常生活中,骨骼内的应力一般在5~7MPa(Bonfield,1974)。正常人体的皮质骨不会发生疲劳损伤。只有当皮质骨内的应力达到其极限强度的60%左右(约75MPa)时,才会很快受损。这时候其弹性模量会不断降低。在骨组织的力学试验中,会发现骨标本内部出现一些微裂纹。其拉伸标本中的微裂纹要明显多于压缩标本;而压缩标本中的微裂纹要比拉伸标本中的微裂纹长。

二、松质骨的力学特性

松质骨的力学性能研究数据比较分散。因为取样形态和尺寸的难度,研究松质骨的力学相关实验难度较大。松质骨和皮质骨之间的主要差别是松质骨有骨髓液和骨髓腔。松质骨的应力-应变特征与皮质骨有很大的差别。骨骺部位松质骨的结构和强度符合Wolff定律。松质骨的强度和弹性模量与其表观密度或组织的多孔性有密切关系;整个骨组织的强度与表观密度的平方成正比;其弹性模量与表观密度的立方成正比。由于松质骨的力学强度取决于其骨密度和结构,随增龄而发生的退化显著减弱了力学强度。例如,随着骨小梁变细长和数量减少会发生骨小梁的断裂,最后导致骨折。在骨折的主要危险因素中,骨小梁数目减少和厚度变薄最关键。

由于松质骨的多孔性与类网状结构,对松质骨力学性能的研究,还必须结合骨的生理及其变化以及骨的电特性等,开展多学科研究才能取得突破性进展。

第二节 骨生物力学的调控机制

骨组织的主要功能是满足机体的生物力学需要,同时亦满足机体的代谢需要。骨组织能够对其形状、骨量以及内部结构进行不断地自我调整和更新,使其自身在质量、数量、分布及微结构完整性等方面以最佳状态来适应变化的力学环境。外部应力对骨生长、构建和重建都起着调节作用;外部载荷可以不同程度调节骨力学性能;这一结果从理论和试验中都得到了充分证明。最早由Meyer和Culmann提出骨小梁沿主应力方向排列理论。到了19世纪,Wolff进一步提出了"Wolff定律"并指出主应力方向发生改变时,骨小梁也会随之发生改变;骨的形态和功能的每一种改变,将导致相应的内部结构以及外部形状改变;骨质中的骨细胞能够感应这种局部的应力;并据此来调整细胞的成骨、吸收作用。

Frost 提出骨组织中可能存在着引起骨量重新分配而适应力学环境的机制,称为"mechanosat"(力学调控系统)(图 3-2-1)。力学调控机制:骨内存在一个网状信号传导系统。当外界载荷引起骨骼变形或微裂纹,骨细胞(力学感应细胞)感受力学环境的变化,将力学信号转换为生物化学信号并传到骨表面,激活骨重塑骨生理调节机制,引发破骨细胞骨吸收并偶联成骨细胞骨形成。

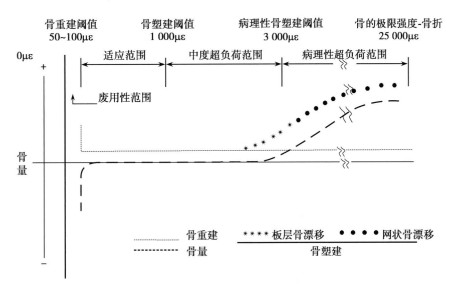

图 3-2-1　力学调控系统

在力学调控系统中,生物力学因素是主要的控制因素,决定着骨组织是否需要改变、改变的方向和部位。骨量的增减取决于外力作用的幅度,并由骨组织内部对外力作用的敏感性所决定,这种敏感性称为阈值。力学调控系统中有 3 个重要的阈值,即骨重建阈值(minimum effect strain threshold of remodeling,MESr),约 50~100με;骨塑建阈值(minimum effect strain threshold of modeling,MESm),约为 1 000με;病理性骨塑建阈值(minimum effect strain threshold of pathologic microdamage,MESp),约为 3 000με。这 3 个阈值将骨组织的应变范围划分为 4 个区:失用区、适应区、中度超负荷区和病理性超负荷区。外力作用的幅度与阈值进行对比,判断其在力学调控系统中所处的区域,从而可明确骨平衡的方向,进而调整骨量的增加或减少。当力学载荷引起的界面骨内最大应变小于 MESr 时,骨组织处于失用状态,感受到目前的骨量超出了承受力学载荷的需要,进而激活骨塑建机制,使骨吸收大于骨形成,总骨量减少。当力学载荷引起的界面骨内最大应变处于 MESr 和 MESm 之间时,骨组织处于适应状态,总骨量基本不变。当力学载荷引起的界面骨内最大应变处于 MESm 和 MESp 之间时,骨组织处于中度超负荷状态,感受到目前的骨量不能满足承受力学载荷的需要,进而激活骨塑建机制,使骨形成大于骨吸收,总骨量增加,并逐渐减小骨内应变,恢复至适应状态。当力学载荷引起的界面骨内最大应变大于 MESp 时,骨组织处于病理性超负荷状态,感受到目前的骨量明显小于力学载荷的需要,激活骨重塑机制,快速而大量生成编织骨,并使骨形成明显大于骨吸收,总骨量迅速增加。但当力学载荷引起的界面骨内最大应变大于 MESp 时,反复的应变会引起界面骨组织的细微损伤,过多的细微损伤随时间的累积会导致骨的力学性能下降,骨折的风险增加;而且界面骨内最大应变若达到骨折极限应变 $25\,000\mu\varepsilon$ 时,也会引起板状骨骨折。近年来更多的研究指出负荷频率是调节骨适应性反应的关键因素。负荷频率和应变率是骨适应性反应的主要决定因素;同应力大小一样,也直接影响骨形成反应。

力学载荷主要有两种类型:静态载荷和动态载荷。静态载荷是指随着作用时间的变化,大小和方向均不发生变化的力。动态载荷是指随时间变化而有规律重复的力学加载,包括循环载荷、间歇载荷、交变载荷等,是日常生活和试验中最常见的加载方式。骨组织承受的主要是周期性动态载荷,人们日常活动中的走、跑、跳、扭转等基本运动形式均可看作周期性动态载荷对骨组织的作用。动态载荷作用于界面骨组织,可有效提高骨组织的力学性能,促进界面骨整合,而静态载荷基本不会引起界面骨增加。但也有研究表明静态载荷和动态载荷均可增加新骨的形成。此外,动态载荷相比静态载荷可产生更多的骨重塑,可明显增加骨小梁的数目和宽度,并且提高松质骨的强度。由于特性不同,同样水平的静态载荷和动态载荷作用于骨组织时,它们的作用效应也不同,且动态载荷的成骨效果要优于静态载荷。

载荷大小的定义有所差异。部分研究以力学调控系统中骨内应变的阈值作为衡量载荷大小或载荷强度的标准,即载荷引起的界面骨内应变小于 MESm 时,骨所承受的载荷为低强度;骨内应变大于 MESp 时,骨所承受的载荷为高强度;而骨内应变介于 MESm 和 MESp 之间时,骨所承受的载荷为中等强度。既往在细胞层面的研究也发现,载荷过大会抑制成骨细胞的增殖和分化减弱,并能诱导成骨细胞凋亡。然而,也有研究表明高强度振动刺激可加强成骨反应,强度是刺激骨形成的重要因素。此外,载荷过小的情况下,骨组织缺少应力的刺激也会出现骨质的吸收,从而阻碍界面骨整合。尽管许多学者就载荷大小对骨组织力学性能的影响进行了探究,但由于不同实验所采用的研究对象、测试方法以及设定的阈值等均不完全相同,所得出的结论也不尽一致,但均表明适当载荷的应力刺激可促进界面骨整合。而在适当载荷刺激下界面骨整合的质量不仅会随着愈合时间的增加而提高,而且会随着作用时间的延长而提高。

骨的力学性能也与载荷频率和幅度有关。大量动物实验和临床研究表明,高频(20~90Hz)低载(小于 $0.3g$,g 为重力加速度)的垂直全身性振动力学载荷可以促进骨形成,并且抑制骨吸收。不同频率的载荷刺激对成骨效果的促进作用有所不同,而且促进骨重塑的力学载荷可能有一个最佳的频率范围。骨组织对低于某一频率阈值的载荷刺激不能做出响应,而且过高频率的载荷刺激促进成骨的作用可能也不明显。频率和幅度是动态载荷的两个重要影响参数。目前的研究表明,高频低幅的动态载荷促进骨重塑的效果可能最佳,但未形成明确的理论。

骨的"力学调控系统"从组织层面初步阐述了骨组织的生物力学适应性。随着力学生物学的发展,骨组织的生物力学研究也深入到了细胞分子层面。骨组织根据局部力学应变的变化不断进行自我调整和自我更新的关键是力学刺激的传递及细胞间的响应。力学刺激的传递主要依靠应力或应变等物理信号;而细胞间的响应则主要依靠生物化学信号的传递,如机械特异敏感性离子通道、细胞缝隙连接等。骨组织中骨细胞的数目约占95%,而且骨细胞是主要的力学感受细胞;其对应力的感知、传导以及反应起着重要的作用。在适当力学载荷刺激下,骨细胞轴突可以感受力学信号刺激并激活 Wnt/β-Catenin 等信号通路,上调促进成骨的基因表达,分泌促进成骨的细胞因子和诱导骨祖细胞向成骨细胞分化的细胞因子,同时下调促进破骨的基因表达,减少促进破骨的细胞因子分泌,调控成骨细胞与破骨细胞的活性,从而激活骨塑建与骨重塑的过程。

综上所述,骨组织对机械负荷的反应遵循应变速率原则、细胞脱敏原则以及适应性原则。力学环境对骨的影响是通过骨的力学调控来完成的。加载载荷使骨组织产生不同大小的应变,对骨组织水平的构建和重建进行调控,控制骨量增减以影响骨强度。在生理可承受范围内加载力学载荷,尤其是交变载荷,能增加骨量。骨量值在中度超负荷区与载荷的大小呈非线性正相关。在有效频率范围内,选择合适的载荷强度,可以显著提高骨力学性能,对骨质疏松起到一定的预防和缓解作用,但是无法完全弥补骨质疏松带来的骨强度的损失。

第三节　骨生物力学的测量方法

近年来由于对生物力学研究测试及测量方法的改进,使得对于人体各组织的生物力学特征以及疾病的机制有了更深层次的理解,并且为临床治疗方案的选择提供了更多的依据。骨科生物力学研究中选择合适的测试方法和测量方法将会明显提高研究水平。目前骨生物力学的测量方法基本包括6大类。

一、机械性能测试的基本方法

(一) 抗压试验

抗压试验包括拉伸试验(tensile test)和压缩试验(compression test),是用来测定材料的弹性模量最常用的方法。

1. 拉伸试验　是生物力学测试中最常用的方法之一。通过拉伸试验,研究者可以测量出试样的弹性模量、最大载荷、最大位移、极限强度、破坏强度、破断延伸率、断面收缩率、能量吸收、结构强度等指标。骨主要承受压力负荷,而拉伸试验对骨生物力学特性的测试意义不大。

2. 压缩试验　常用于松质骨和椎骨的力学性能测试。压缩试验常通过以下指标来综合评价样本的特点:弹性模量、最大载荷、最大位移、极限强度、最大应变、能量吸收、结构刚度等。该方法的不足之处在于"终端"效应引起骨强度的弹性模量减少,以及应变值在样本边缘较大、中心部位较低的现象。对于作为再生关节的生物工程材料的水凝胶来说,压缩试验是能通过测量弹性模量和剪切模量来评价其韧度的最直接的测量方法。

(二) 弯曲试验

弯曲试验(bending test)常用在长骨的骨干皮质骨以及干骺端的松质骨的力学特性的测量中,包括以下力学指标:最大载荷、挠度、最大应力、最大应变、破坏载荷、破坏移位、破坏应力、破坏应变、最大破坏弯矩、强度极限、弹性模量、结构强度、能量吸收等。弯曲试验包括三点弯曲试验和四点弯曲试验(图3-3-1)。

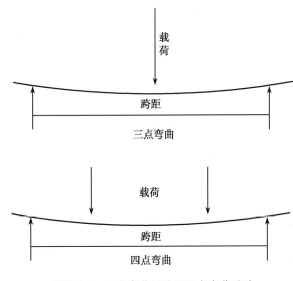

图 3-3-1　三点弯曲试验和四点弯曲试验

三点弯曲试验因操作简单而常用于力学研究,其不足之处在于试验中部的骨截面产生较大的剪切力。四点弯曲试验常用来检测骨折的愈合质量,它能克服三点弯曲试验的不足。

(三)扭转试验

扭转试验(torsion test)目前常用于测定管状长骨骨干的剪切力学特性的生物力学研究。该方法通常测量:最大扭矩、最大扭转剪切力、最大抗应力、最大压应力、扭转角等力学特性,用来综合评估样本。

(四)纯剪切试验

纯剪切试验(pure shear test)以特殊的测试装置来有效测试样本的剪切弹性模量。剪切试验常用于松质骨和5~10mm厚的皮质骨标本生物力学研究,可测量剪切面的剪切力和剪应变等参数。

(五)复合载荷试验

由于骨形态不规律和复杂的载荷作用下,在体骨骨折主要以压缩与弯曲载荷、压缩与扭转载荷、弯曲与扭转载荷的作用下形成的。

(六)疲劳试验

疲劳试验(fatigue test)可以综合应用不同的测试方法,如压力、拉伸、弯曲和扭转试验来测定骨样本的疲劳断裂需要的循环次数,以及断裂载荷对骨组织和生物材料进行抗疲劳能力的评价。由于对试验仪器的要求特殊,试验过程时间较长,而体内疲劳试验标本最好在24h内完成测试,因此疲劳试验在骨科生物力学研究中应用受限。该方法也可与其他测试技术联合进行对力学特性的测试,如结合有限元分析(finite element analysis,FEA)或X线检查。

(七)拔出试验与阻力矩试验

这两种试验与传统力学特性的测量不同。拔出试验(pull-out test)主要用来测定骨折内固定的固定物与骨之间或固定物之间的稳固程度;而阻力矩试验(torque test)则是在螺钉的固定或松起时测定阻力矩大小的试验。由于此方法主要用于骨折固定治疗方面,因此该力学试验使用范围局限。

(八)微力学试验

微力学试验(micromechanical test)目前主要用于单个骨小梁和小型动物如啮齿动物骨骼的力学性质的研究。此试验特点是被测标本比较小。

二、接触式力学测量方法

(一)电阻应变测量方法

其主要原理是被测样本表面的微小应变使其面电阻片的电阻丝产生微小变形而导致微小电阻发生变化,最后此电学变化被放大并按照设定好的比例转化并以应变值的形式出现。电测法测量系统由应变片、应变仪、测量结果记录仪器以及测量结果的数据处理仪器构成(图3-3-2)。电测法的优点比较多,测量精确度高,应变片的结构简单且操作简单易行,应用范围比较广。

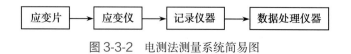

图3-3-2 电测法测量系统简易图

（二）硬度测量方法

硬度反映当有硬物用力压样本时,样本对其抵抗的能力,需要通过强度、韧性、弹性及塑性等力学特性综合评价。根据不同硬度测试方法可以分为 5 种:①静压法(包括布氏硬度、洛氏硬度、维氏硬度);②划痕法(莫氏硬度);③回跳法(肖氏硬度);④显微硬度;⑤纳米压痕技术。通过不同的硬度测量方法测出材料的硬度,最终以此做出对该材料的疲劳极限的评价。

1. 布氏硬度（Brinell hardness）　代号 HB,应用范围是 HB 8~450 公斤力/mm^2（N/mm^2）。布氏硬度的测量方法是用一定直径的钢球以指定的载荷垂直压入受试样本表面,并在表面停留指定时间后卸载,最后测出样本上留下的钢球压痕直径,代入公式得出每单位压痕面积承受的平均压力,即 HB 值,是目前硬度测试中应用频率较多的静态压入的硬度。此测量方法的优点在于测量精确度高且易于操作,对于结果有很高的重复性和可比性。测试时需要注意尽量减少测量误差。此方法不适合测量薄材料和成品部件。在布氏硬度测试中可以影响试验结果的因素有:①钢球压头表面粗糙度和钢球的硬度;需定期检查钢球压头是否符合设备标准。②试验力的大小、方向、保持时间、加速度均需要符合标准。③样本表面的粗糙程度和清洁度也能影响测试的准确性。④温度的影响,20℃左右的环境为标准规定。⑤压痕直径测量误差是硬度值的主要误差来源。

2. 洛氏硬度（Rockwell hardness）　代号 HR,当 HB 大于 450 时可用此测量方法。目前在静态硬度试验时常被应用。其测试的原理是使用金刚石圆锥体或钢球,通过一定试验力下压入样本表面,并测出压痕深度来测定硬度。根据不同的载荷量可分为:①HRA,60kg 载荷;②HRB,100kg 载荷;③HRC,150kg 载荷。

3. 维氏硬度（Vickers hardness）　代号 HV,适用于显微镜分析,维氏硬度（HV）以 120kg 以内的载荷和顶角为 136° 的金刚石方形锥压入器压入材料表面。用材料压痕凹坑的载荷值除以表面积（HV=F/S）,即为维氏硬度值。由于维氏硬度试验的压痕是正方形,轮廓清晰,对角线测量准确,因此维氏硬度的测量精确度在静态测试方法中是最高的。维氏硬度可以用于测定细小、非常薄的试样和金属材料的硬度测试;同时它的重复性也很好。维氏硬度试验最大的优点在于其硬度值与试验力的大小无关;只要是硬度均匀的材料,可以任意选择试验力,其硬度值不变。这就相当于在一个很宽广的硬度范围内具有一个统一的标尺。此方法存在几个误差来源,①试验力:在测量软金属和非均匀材料的硬度时,较大的试验力的作用下,材料很难抵抗压头载荷,因而将导致硬度值的下降。②加载速度:由于大的加载速度产生附加惯性力,因此加载速度大使得测出的硬度值变小。③试验力保持时间:由于保持时间越短,样本越来不及充分变形,导致压痕变小,继而使硬度值变大。④温度:试验温度越高,硬度值结果越低。⑤金刚石压头对面间夹角也对硬度值造成误差。⑥金刚石压头横刃的长度和样本表面状态也是误差的来源。维氏硬度测试所施加的外力不能超过疲劳极限强度。也就是说,样本产生无扩展的疲劳裂缝,而且施加的载荷力不同和湿度的不同程度对维氏硬度测试结果有显著差异。

4. 肖氏硬度（Shore hardness）　代号 HS。其测试方法非常简单,使用规定重量的金刚石或者钢球制作的压头,让其一高度进行自由落体在样本表面进行撞击之后,观察压头会跳的最大高度来评价材料的硬度。但此方法在两者弹性模量相等的情况下才能进行比较,因此现在硬度测试中应用不多。

5. 显微硬度（microhardness）　代号 HM。维氏硬度测试方法可以测出金属显微组织里的一个非常小的范围的硬度值,此时测出的硬度称作显微硬度。显微硬度的测试和试验原理与维氏硬度测试相同,是材料表面小于1kg的微小载荷形成压痕而测出来的硬度。显微硬度测试并不是最理想的,但是它可以适用于不同湿度的组织的测试,而且对骨小梁的硬度测试可靠性比较大。另一种努氏显微硬度(HK),方法与维氏硬度测量方法一样。

6. 纳米压痕技术(nanoindentation test) 近年来,纳米压痕技术在骨生物力学研究中大量应用于骨骼的组成和微结构的力学特性的研究中。该方法对薄层纳米结构、骨单位等微结构以及致密骨和骨小梁等结构进行研究,目的是深入和全面地评价骨骼的力学特性。纳米压痕技术具有压入痕迹小、高位置空间分辨率及小尺寸的纳米压痕仪探针等优点,从而可以测量小而薄的、各向异性的样本材料,且不损伤试样。

此外,硬度测试研究方法中还有莫氏硬度、高温硬度、锤击布氏硬度测试等。但由于这些测试方法自身各种局限性而目前并不常用。

三、非接触式力学测量方法

非接触式力学测量方法包括光测法、声测法及磁测法等。

(一)光测法

1. 光弹性方法(photoelastic method) 是一种测试被测样本的应力分布的方法。光弹性法通过拥有暂时双折射性的光敏感材料,在被外部载荷的施加过程中,经偏振镜照射获得由黑白或彩色条纹构成的应力光图,最后对此应力光图进行计算和分析,获得被测样本表面和内部的应力应变情况。目前使用的数字光弹性法(digital photoelasticity),是由计算机辅助设计技术和计算机图像处理技术以及光弹性法结合在一起的新型研究方法。其包括光弹性参数的自动采集处理与样本应力分析的自动化两大内容。数字光弹性法在实时裂纹分析、动态应力分析和各向异性材料的损伤等研究中得到了应用。

2. 光力学方法(photodynamic method) 主要测试样本表面的变形方法。包括①投影云纹法(projection moiré method):是通过光线照射普通的密栅板,并在透镜作用下投影于物体的表面以形成试件栅;通过测试相邻两投影栅条纹之间的高度差来测定三维物体的外形和变形以及离面位移。此方法有以下优点:较大的覆盖面积,容易制造栅板,测量的灵敏度有大范围的选择空间,可直接测出整个被测物体面积的位移分布状况。②云纹干涉法(moiré interferometry):云纹干涉法的原理是一对准直光束照射试件栅使试件表面形成两倍于试件栅频率的虚栅。当样本受到负荷变形时,试件栅发生变形,继而空间虚栅与试件栅互相干涉并呈现云纹图,通过特定公式可得出试件表面方向的位移。此测量方法具有设备简单、试验易实施、灵敏度高、量程大、条纹质量好、非接触测量以及能实时全场观测的优点。亚动态云纹干涉可以在光照下测试和在没有设置防振台的条件下实行。③全息干涉法(holographic interferometry):此方法适用于小区域形变样本,在骨的力学变形和位移测试研究中常被应用。全息干涉法是通过全息干涉图来测定出干涉条纹之间的距离而得出被测样本的位移或形变。其优点包括测量精确度高,且恶劣环境下也可应用。若获得细分条纹时精确度则更高,可测出被测物体的空间位移场和全场分布。④电子散斑干涉法(electronic speckle pattern interferometry,EDPI):其原理是一束激光在样本粗糙表面上照射时,因漫射造成的散射光形成干涉并产生随机分布的明暗斑点。通过透镜成像后测出像平面上的物光波振幅,得出样本的变形。此方法的优点包括:高精确度、非接触测试、隔震方面要求低以及可实时显示出干涉条纹等。⑤数字图像相关法(digital image correlation,DIC):是使用摄像机记录并通过利用灰度分布的相关性测出样本变形前后两幅图像里事先选定好的相应子区的像素位移来反映样本的位移和应变场信息的一种测量方法,包括二维和三维测量。三维测量需要使用2台摄像机,试验步骤较琐碎;而二维测量只需要1台摄像机,设备要求简单、对环境的要求低、测量精确性高,因此该方法在材料力学性能试验中应用广泛。⑥激光多普勒测速(laser Doppler velocimeter,LDV)技术:是利用激光多普勒效应。光电检测器手机由同一光源的两个光束产生的多普勒频移,并进行信号处理,最后获得样本速度的数值。目前应用于骨生物力学研究不是很广泛。

(二) 声测法

声测法(acoustic measuring method)代表为超声测试方法。此方法是基于声音在固体介质的传导速度明显大于在空气介质中的传播,并且声音在固体介质中传播速度与固体的弹性性能和密度相关,在此机制的基础上测定声音传播速度,并通过公式的计算得出固体的弹性模量。其优点在于它不需要力学试验机,其样本不被破坏,而且也能对一般测试无法检测的样本(小于10mm)进行测试。声测法适合于治疗组样本量小的研究。由于声测法对声音的强度没有直接的测量方法,因此一般用扫描式声波显微镜的刻度来间接测量声波的速度。

(三) 磁测法

以磁共振弹性图(magnetic resonance elastography,MRE)技术为代表,利用磁共振成像(magnetic resonance imaging,MRI)设备加上能制造机械振动的设备,并在进行MRI时施加一定的外力于测试部位表面,最终通过重建算法可得出组织内部的弹性系数为对象的空间分布图。磁共振弹性图技术具有可测出操作者不能触及的活体内软组织的弹性系数,并且有密度分辨率比计算机断层扫描(computed tomography,CT)、MRI和超声成像高的优点。不过该方法目前应用最多的是临床诊断方面,在基础研究还没充分展现出其潜力。

四、计算机三维图像重建和有限元分析方法

计算机三维图像重建技术可弥补之前生物力学测试方法只局限于测试样本外部的力学特性的改变,而样本内部在力学作用下的相互作用情况不能测量。这项技术在临床中已经成熟应用。计算机三维重建的不足之处是图像的动作跟踪精确性暂不足以满足试验的要求,而有限元分析方法仍存在试验支持不足的问题;因此需要进行现实与虚拟互动的仿真试验来解决。

有限元分析法(图3-3-3)的不足之处为有限元模型中单元选取的数目越多,模型的精确性越强;反之亦然。近年来有限元分析模型建立方法取得了不少新进展。在模型建立的细致化方面,Swider等人提出了子结构技术与有限元模型结合的方法。子结构定义的提出使得整个计算时间从20min左右减少到几秒。Travert等人以皮质骨和松质骨的弹性模量、载荷位置与断裂载荷为测量指标;研究显示模型载荷位置对模型结果的准确度的影响更大。

根据单元几何空间的性质,有限元分析方法可分为:①杆件(一维)有限单元法;②平面(二维)有限单元法;③空间(三维)问题有限单元法。

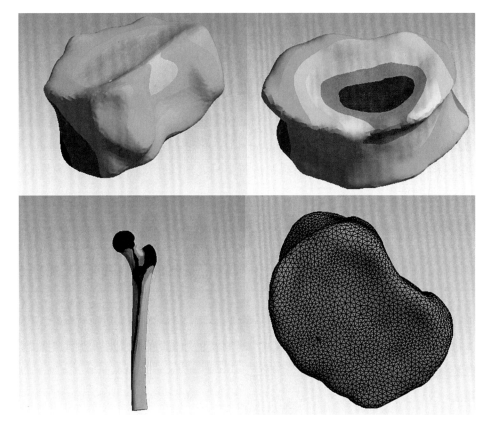

图 3-3-3 有限元分析法

五、分子生物力学研究技术与方法

随着蛋白质组学和结构生物学的快速发展,以更深入了解蛋白质的结构和功能的生物力学研究方法已形成并得到迅速发展,包括微管操控技术、原子力显微技术、光镊操控技术、平行流室技术、力致分子动力学模拟等。这些技术的基本原理差不多,即对一个细胞、分子或两个能产生黏附作用的不同细胞、分子通过微小负压吸引力将其拉伸或分开,研究此过程中的黏附力和分开所需的抗黏附力等参数可以得出细胞或分子的弹性模量、剪切黏度、伸展模量、弯曲强度和弹性剪切模量等力学特性。

六、三维捕捉和步态分析方法

步态分析方法是目前骨科生物力学中主要通过对人体步行功能的观察和相关指标的定量分析,客观地表现出患者的康复功能状态的一种动态测试方法。这种方法可以对运动中模型的力臂、韧带和肌肉等骨骼肌肉系统的长度做出三维重建,从而全方位地对运动过程进行力学分析,并获取其动力学特性数据包括加速度、惯性力矩、简化离体技术所测算的面力、肌肉活动、静态载荷、动态载荷等;也可测得运动学力学特性,如运动范围测量、关节面活动、关节稳定性、行走时的各关节活动情况。它通过结合观察分析和定量分析两个步骤来对患者的步态功能进行评价。

(一) 观察分析

是用肉眼或录像观察受试者在步态训练的整个过程中行走时身体每个部位的改变。录像分析具有可重复观察的优点。

（二）定量分析

是对于步态分析的状况提供客观的评价。定量分析主要包括：

1. 运动学分析（kinematic analysis）　在受试者运动时，采集大量关节和躯体的运动轨迹加以分析并利用计算机进行运动模型三维重建。

2. 动力学分析（kinetic analysis）　受试者进行步行或者其他活动时，采用足下的三维测力板测出运动过程中的垂直、水平以及侧向的作用力，再与运动学分析结果一起综合分析得出受试者的运动功能。

3. 时空参数分析（time-spatial analysis）　利用带有 10 万个压力感受器的电子步态垫测出受试者步行过程的步长、步幅、步频、步宽、足偏角、步行周期等参数，从而评价受试者步态功能情况。

4. 动态肌电图分析（dynamic electromyography）　是通过测试受试者在步行过程的实时肌肉电活动来分析其与步态情况的关系。

5. 氧价分析　是受试者在步行过程中每单位步行距离消耗的氧量。通过对呼出的气体分析氧量，再除以已步行的距离而得出结果。其中最节省能量的步行方式是氧价最低的步行方式，即自然步态。步态分析方法在国外使用较多，并在临床治疗方面也起到了较大的作用。

上述方法在骨科生物力学研究的测试和测量中有各自的应用范围以及各自的优点以及不足。通过对这些方法的原理、应用范围以及优缺点的理解，以便在骨科生物力学研究中选择合适的测量方法。

（吴　艳）

建议阅读

[1]　LANE N E，YAO W. Glucocorticoid-induced bone fragility[J]. Ann of the New York Academy of Sciences，2010，1192：81-83.

[2]　LEWIS G，LI Y. De Dependence of in vitro fatigue properties of PMMA bone cement on the polydispersity index of its powder[J]. Journal of the Mechanical Behavior of Biomedical Materials，2010，3（1）：94-10.

[3]　KANE R J，CONVERSE G L，ROEDER R K. Effects of the reinforcement morphology on the fatigue properties of hydroxyapatite reinforced polymers[J]. Journal of the Mechanical Behavior of Biomedical，2008，1（3）：261-268.

[4]　PATSCH J M，BURGHARDT A J，KAZAKIA G，et al. Noninvasive imaging of bone microarchitecture[J]. Annals of the New York Academy of sciences，2011，1240：77-87.

[5]　FROST H. Bone "mass" and the "mechanostat"：a proposal[J]. The Anatomical Record，1987，219（1）：1-9.

[6]　FROST H M. Skeletal structural adaptations to mechanical usage（SATMU）：2. Redefining wolff's law：the remodeling problem[J]. The Anatomical Record，1990，226（4）：414-422.

[7]　FROST H M. Bone's mechanostat：A 2003 μpdate[J]. The Anatomical Record Part A Discoveries in Molecular Cellular and Evolutionary Biology，2003，275（2）：1081-1101.

[8]　朱东，马宗民，麻文焱等. 带有力学调控系统的各向异性骨再造模型[J]. 生物医学工程学杂志，2006，23（3）：525-529.

[9]　FROST H M. On rho，a marrow mediator，and estrogen：their roles in bone strength and "mass" in human females，osteopenias，and osteoporoses——insights from a new paradigm[J]. Journal of Bone and Mineral Metabolism，1998，16（2）：113-123.

[10]　AZUMA C，YASUDA K，TANABE Y，et al. Biodegradation of high-toughness double network hydrogels as potential

materials for artificial cartilage [J]. Journal of Biomedical Materials Research Part A, 2007, 81 (2): 373-380.

[11] HUANG A H, YEGER-MCKEEVER M, STEIN A, et al. Tensile properties of engineered cartilage formed from chondrocyte-and MSC-laden hydrogels [J]. Osteoarthritis Cartilage, 2008, 16 (9): 1074-1082.

[12] SANT S, HANCOCK M J, DONNELLY J P, et al. Biomimetic gradient hydrogels for tissue engineering [J]. Canadian Journal of chemical Engineering, 2010, 88 (6): 899-911.

[13] XIAO Y, FRIIS E A, GEHRKE S H, et al. Mechanical testing of hydrogels in cartilage tissue engineering: beyond the compressive modulus [J]. Tissue Engineering Part B Reviews, 2013, 19 (5): 403-412.

[14] CHEN B, LI Y, YANG X, et al. Femoral metaphysic bending test of rat: introduction and validation of a novel biomedical testing protocol for osteoporosis [J]. Journal of Orthopaedic Science, 2012, 17 (1): 70-76.

[15] IOSIPESCU N. New accurate procedure for single shear testing of metals [J]. Journal of Materials, 1967, 2: 537-566.

[16] 杨桂通, 陈维毅, 徐晋斌. 生物力学 [M]. 重庆: 重庆出版社, 2000.

[17] 宋超, 刘祖德. 腰椎棘突间内固定器生物力学测试方法的研究进展 [J]. 中国脊柱脊髓杂志, 2011, 21 (10): 870-873.

[18] ITÄLÄ A, KOORT J, YLÄNEN H O, et al. Biologic significance of surface microroughing in bone incorporation of porous bioactive glass implants [J]. Journal of Biomedical Materials Research, 2003, 67 (2): 496-503.

[19] RHO J Y, ASHMAN R B, TURNER C H. Young's modulus of trabecular and cortical bone material: ultrasonic and microtensile measurements [J]. Journal of Biomechanics, 1993, 26 (2): 111-119.

[20] WU H, HAMADA S, NOGUCHI H. Fatigue strength prediction for inhomogeneous face-centered cubic metal based on Vickers hardness [J]. International Journal of Fatigue, 2013, 48: 48-54.

[21] CASAGRANDE A, CAMMAROTA G P, MICELE L. Relationship between fatigue limit and Vickers hardness in steels [J]. Materials Science and Engineering A, 2011, 528 (9): 3468-3473.

[22] DALL'ARA E, OHMAN C, BALEANI M, et al. The effect of tissue condition and applied load on Vickers hardness of human trabecular bone [J]. Journal of Biomechanics, 2007, 40 (14): 3267-3270.

[23] 樊东黎. 维氏和努氏显微硬度测量 [J]. 热处理, 2013, 28 (5): 66-72.

[24] ZYSSET P K, GUO X E, HOFFLER C E, et al. Elastic modulus and hardness of cortical and trabecular bone lamellae measured by nanoindentation in the human femur [J]. Journal of Biomechanics, 1999, 32 (10): 1005-1012.

[25] 张宪忠, 张楠, 王强. 影像云纹法在医学中的应用 [J]. 黑龙江大学自然科学学报, 2001, 18 (1): 61-63.

[26] STINCHCOMB W W, DUKE J C, HENNEKE E G, et al. Mechanics of Nondestructive Testing[M]//POST D. Optical Interference for deformation measurements--classical, holographic and moiré interferometry. Boston: Springer, 1980: 1-53.

[27] 李砚明. 云纹干涉法测试技术在力学实验课中的应用 [J]. 实验室科学, 2011, 14 (2): 93-96.

[28] 吴学科, 吴次南, 宋洪庆, 等. 全息干涉法在实验应力分析中的应用 [J]. 大学物理实验, 2009, 22 (1): 69-74.

[29] 陈益萍. 激光多普勒测速技术原理及其应用 [J]. 电子世界, 2013 (7): 35-37.

[30] 陈俊, 黄永峰, 宋朝昀, 等. 磁共振弹性图 [J]. 国际生物医学工程杂志, 2005, 28 (2): 65-69.

[31] SWIDER P, PÉDRONO A, AMBARD D, et al. Substructuring and poroelastic modelling of the intervertebral disc [J]. Journal Biomechanics, 2010, 43 (7): 1287-1291.

[32] TRAVERT C, JOLIVET E, SAPIN-DE BROSSES E, et al. Sensitivity of patient specific vertebral finite element model from low dose imaging to material properties and loading conditions [J]. Medical and Biological Engineering, 2011, 49 (12): 1355-1361.

第四章

骨质疏松症概述

第一节　骨质疏松症的定义和分类

一、骨质疏松症的定义

骨质疏松症（OP）是随着年龄增加而逐渐发生的骨骼生理性退行性疾病。1885年，欧洲病理学家Pommer首先提出"骨质疏松"一词，意为骨质减少，组织学上可见布满空隙的骨骼；1948年，Albright明确提出"骨质疏松症"的概念，指出本病为骨小梁减少、蛋白质代谢异常的一种疾病。1993年，第四届国际骨质疏松症大会确认骨质疏松的定义。随着研究的进步，1994年世界卫生组织（World Health Organization，WHO）定义为：骨质疏松包括骨密度减低和骨折史两个方面。2001年，美国国立卫生研究院（National Institutes Of Health，NIH）定义为：以骨强度下降和骨折风险增加为特征的骨骼疾病。发展至今，世界公认的骨质疏松症的定义为：以骨量减低、骨组织微结构破坏及骨强度降低，导致骨脆性增加、骨折风险增高为特征的全身性代谢性骨病。

二、骨质疏松症的分类

骨质疏松症分为两大类：原发性骨质疏松症（primary osteoporosis）和继发性骨质疏松症（secondary osteoporosis）。

（一）原发性骨质疏松症

原发性骨质疏松症好发于绝经后女性和老年男性，占骨质疏松症中的70%~80%。原发性骨质疏松症分为3型。

1.Ⅰ型：绝经后骨质疏松。当女性50岁左右卵巢萎缩引起雌激素分泌缺失，骨量呈断崖式下降。在绝经后5~10年骨量丢失最快，尤其在绝经后3~5年骨量丢失更快，每年丢失5%~10%骨量。10年后丢失骨量逐渐减慢；15年后丢失速度与男性同步。骨量丢失的快慢可能与绝经年限的长短有关，还与单侧卵巢是否切除、生育次数、激素调控等相关。绝经超过20年以上，骨质疏松症发病率高达92.65%。对骨质疏松症的影响除雌激素外,卵巢生理分泌的雄激素也利于促骨形成。雄激素是通过直接作用于骨细胞或转化成雌激素间接起作用。最新研究发现氧化应激(oxidative stress,OS)会导致骨细胞凋亡。因雌激素有抗氧化作用,绝经后雌激素水平下降,降低了其抗氧化能力,导致成骨细胞和骨细胞凋亡增快,骨代谢转化加快,骨吸收超过骨形成。所以雌激素及卵巢所分泌的激素在骨代谢中起重要调节作用。女性绝经后骨质疏松属于高转换型。

2. Ⅱ型:老年性骨质疏松症(senile osteoporosis)。老年男性65~70岁以后,性腺功能衰退,血清睾酮随年龄增长而降低。由于雄激素水平的降低呈渐进性并有明显的个体差异,1994年将之命名为"中老年男性雄激素部分缺乏症"。该症可出现一系列生理和心理方面的改变。又因男性骨峰值量高于女性,所以骨质疏松症发病年龄迟于女性,属于低转换型。在大于50岁的老年人骨折中仅40%发生于男性。雄激素双重影响着骨代谢,它既促进肌肉骨骼的发育,又抑制破骨细胞活性。同时,老年性骨质疏松症又与肌少症(sarcopenia)明显相关。已有报道称,男性骨质疏松症与肌少症有关,女性髋部骨折与肌少症有明显相关性。髋部骨折中男性占30%,但死亡率是女性的两倍,可能与男性髋部骨折后并发症的严重程度相关。因此男性骨质疏松性骨折已逐渐成为影响男性健康的社会问题。

3. Ⅲ型:特发性骨质疏松症(idiopathic osteoporosis),是原因不明的骨质疏松症。包括①特发性幼年骨质疏松症(idiopathic juvenile osteoporosis):指发生在儿童和青少年的骨质疏松症,可能是因为基因突变的影响。临床表现为成骨不全,年龄介于1~13岁,平均发病年龄是7岁。由于查不出根本原因,故分在原发性骨质疏松症中。②妊娠哺乳期骨质疏松症:从围产期至分娩后3个月左右发病,可见到分娩后一过性腰痛和椎体压缩性骨折。③特发性成年骨质疏松症:其发生于青中年男性和绝经前非妊娠哺乳期妇女,原因不明。

(二)继发性骨质疏松症

凡是影响骨代谢的疾病和/或药物及其他有明显病因而导致的骨质疏松均称为继发性骨质疏松症。如内分泌系疾病糖尿病性骨质疏松症、类风湿性关节炎(rheumatoid arthritis,RA)、慢性肾病、糖皮质激素、抗癫痫药物等。需要治疗原发病后,同时抗骨质疏松治疗。

(朱丽华　朱泽章)

第二节　骨质疏松症及骨质疏松性骨折的流行病学

骨质疏松症是一种与增龄相关的骨骼系统疾病,随年龄增长发病率增高。目前,世界卫生组织已经将骨质疏松症纳入世界五大疾病之一。我国是世界人口大国,据第七次全国人口普查数据,截至2020年底,我国60岁以上人口已超过2.6亿,占18.70%(60岁及以上人口为26 402万人,其中,65岁及以上人口为19 064万人,占总人口13.50%),与2010年(第六次全国人口普查数据)相比,60岁及以上人口的比重上升5.44个百分点,人口老龄化程度进一步加深。我国人口老龄化现状见图4-2-1。

随着我国人口老龄化进程,骨质疏松症及骨质疏松性骨折的发病率不断上升,已成为严重影响中老年人群健康的慢性病之一,是我国面临的重要公共卫生问题。

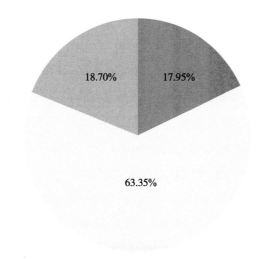

A ■ 0~14岁 ■ 15~59岁 ■ 60岁及以上

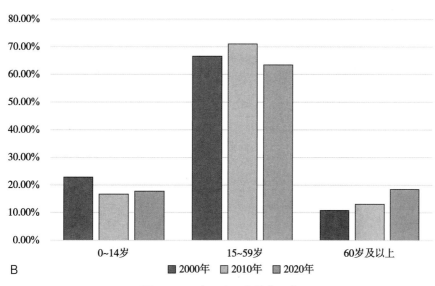

B 2000年 2010年 2020年

图 4-2-1 我国人口老龄化现状

A. 第七次全国人口普查年龄构成情况,按照联合国关于老龄化的划分标准,当一个国家 60 岁以上人口占总人口比重超过 10% 或 65 岁以上人口比重超过 7%,表示进入轻度老龄化社会;60 岁以上人口占总人口比重超过 20% 或 65 岁以上人口比重超过 14%,表示进入中度老龄化社会。B. 2000 年、2010 年和 2020 年 3 次全国人口普查年龄构成情况比较。

一、骨质疏松症流行病学

我国幅员辽阔,各地区间的自然环境、社会经济发展、文化、饮食习惯等各不相同,因此,各地区人群的平均骨密度也略有差异。对骨质疏松症的患病率研究一般采用双能 X 射线吸收法(dual energy X-ray absorptiometry,DXA)骨密度测量。国内学者曾做过不少研究对我国不同年龄骨密度及骨质疏松症患病率进行报道,但大多存在一定局限性,如:调查人群局限于某个省份或市,调查人群局限于男性或女性或局限于某一年龄段(如绝经后女性),调查样本量太少、不同厂家不同设备测量骨密度数据略有差异,采用不同的诊断标准(如部分研究采用峰值骨量下降 2SD 作为诊断标准,而不是采用 WHO 推荐的-2.5SD),不同中心的研究设备之间未进行横向校准等。这些研究结果缺乏对我国骨质疏松症患病率总体情况的代表性。

2018 年,在国家卫生健康委的组织带领下,由中国疾病预防控制中心慢性非传染性疾病预防控制中心联合中华医学会骨质疏松和骨矿盐疾病分会完成的包括北京、山西、吉林、江苏、浙江、湖北、湖南、广东、四川、重庆、陕西等 11 个省(市)、44 个县(区)2 万余人的流行病学调查结果表明,骨质疏松症已经成为我国 50 岁以上人群的重要健康问题,中老年女性骨质疏松问题尤为严重。我国 40~49 岁人群骨质疏松症患病率为 3.2%,其中男性为 2.2%,女性为 4.3%;城市地区为 3.5%,农村地区为 3.1%。50 岁以上人群骨质疏松症患病率为 19.2%,其中男性为 6.0%,女性为 32.1%;城市地区为 16.2%,农村地区为 20.7%。65 岁以上人群骨质疏松症患病率达到 32.0%,其中男性为 10.7%,女性为 51.6%;城市地区为 25.6%,农村地区为 35.3%。我国男性骨质疏松症患病率水平与各国差异不大;女性患病率水平显著高于欧美国家,与日韩等亚洲国家相近。调查还发现,作为骨质疏松症的高危人群,我国低骨量人群庞大。40~49 岁人群低骨量率达到 32.9%,其中男性为 34.4%,女性为 31.4%;城市地区为 31.2%,农村地区为 33.9%。50 岁以上人群低骨量率为 46.4%,其中男性为 46.9%,女性为 45.9%;城市地区为 45.4%,农村地区为 46.9%。

2019 年,程晓光等采用双能 X 射线吸收法(DXA)对我国不同地区成年体检人群共 75 321 人的平均骨密度水平和 50 岁以上人群骨质疏松症患病率的多中心调查研究表明:腰椎(lumbar spine)和髋关节(hip)各测量部位平均骨密度值随着年龄增长呈下降趋势;从东北地区、华北地区、华东地区到西南地区呈递减趋势;男性峰值骨密度出现在 20~29 岁,L_{1-4}、股骨颈(femoral neck,FN)和全髋(total hip)峰值骨密度分别为 1.088g/cm²、0.966g/cm² 和 0.973g/cm²。女性峰值骨密度值出现在 35~39 岁,L_{1-4}、股骨颈和全髋峰值骨密度分别为 1.114g/cm²、0.843g/cm² 和 0.884g/cm²。50 岁以上男性腰椎和髋部 DXA 测量中骨质疏松症患病率最高的部位为股骨颈(4.58%);女性为 L_{1-4}(23.38%)。50 岁以上人群年龄标准化的骨质疏松症总患病率男性为 6.46%;女性为 29.13%。按照第六次全国人口普查数据,骨质疏松症患者男性 10 879 115 例;女性 49 286 542 例。

二、骨质疏松性骨折流行病学

骨质疏松性骨折又称为脆性骨折(fragility fracture),与骨质疏松症导致的骨强度降低有关,是指无外伤或日常生活活动中的轻微外伤情况下发生的骨折。所谓轻微外伤一般指在人体站立位高度或更低位置跌倒时发生的轻微暴力。骨质疏松性骨折是骨质疏松症最严重的并发症,严重影响老年人的生活质量;尤其是髋部骨折和椎体多发骨折的致残率及致死率均显著增高,给患者本人、家庭和社会带来沉重的经济负担。2013 年,国际骨质疏松基金会(International Osteoporosis Foundation,IOF)报告称全球每 3 秒就有 1 例骨质疏松性骨折发生。2010 年,我国骨质疏松性骨折患者达 233 万,其中椎体骨折(vertebral fracture,VF)111 万,髋部骨折 36 万,其他骨折 86 万,为此医疗支出 649 亿元。据预测,至 2050 年,我国骨质疏松性骨折患病人数将达 599 万,相应的医疗支出将高达 1 745 亿元。

女性一生发生骨质疏松性骨折的危险性约 40%,高于乳腺癌、子宫内膜癌和卵巢癌的总和。男性一生发生骨质疏松性骨折的危险性约 13%,高于前列腺癌的风险。在骨质疏松性骨折中,椎体骨折的发生率最高;髋部骨折的病死率和病残率最高,肱骨近端、桡骨远端、踝关节、骨盆等都是骨质疏松性骨折的好发部位。

(一) 骨质疏松性椎体骨折

椎体骨折是骨质疏松性骨折中最常见的骨折类型,与骨量减低和骨的微结构破坏密切相关,在体重的重力作用下即可导致椎体压缩变形。骨质疏松性椎体骨折(osteoporotic vertebral fracture,OVF)以胸腰段多见;其次是胸椎,出现后凸驼背畸形。由于在椎体结构中,松质骨占60%~75%,40岁以后,椎体骨密度下降较快。早期无明显诱因,发生椎体轻度压缩性楔形变,往往无明显症状,故称之为"静悄悄的流行病"。偶尔在胸部X线发现椎体压缩变形,只有1/3的患者有诱因或者外伤史。椎体骨折发现后须即刻抗骨质疏松治疗,少负重,否则椎体骨折会越来越加重,且一年内再骨折的风险为20%。根据Genant等X线分型标准,将骨质疏松性椎体压缩骨折分为:轻度(压缩20%~25%)、中度(压缩>25%~40%)和重度(压缩>40%)。因此,椎体压缩>20%已构成轻度骨折,即便无症状也要开始治疗。脆性骨折多为低能量、非暴力性骨折,所以椎弓根不发生骨折,脊髓损伤少见。椎体发生骨质疏松性骨折后,身高变矮、胸腰段后凸、驼背、胸肋部疼痛、难以支撑躯干直立、被迫卧床、体位改变剧痛及不能深呼吸等各种并发症接踵而来,再骨折的风险是未发生骨折者的4倍,并降低患者预期寿命。

骨质疏松性骨折的患病率与年龄、性别、种族等因素密切相关。欧洲地区妇女椎体变形率50岁以下妇女中为3.5%,85岁及以上老龄人群中达27.9%。徐苓等报告的北京地区50岁以上女性椎体骨折患病率为15%。据张英泽统计,2010—2016年成人胸腰椎骨折占成人脊柱骨折的93.36%,其流行病学特点为:①女性多于男性;②胸腰椎骨折的高发年龄为56~60岁,男性高发年龄为41~45岁,女性高发年龄为71~75岁。长期以来椎体压缩性骨折的流行病学资料比较难获得,因为大多椎体骨折患者无症状,而采用X线摄片法普查需要巨大的人力和物力。应用胸腰椎侧位X线摄片形态计量法和半定量方法对我国北京、成都和上海50岁以上女性椎体骨折的研究结果显示:骨质疏松性椎体骨折总患病率为15%,呈增龄性增高;80岁以上患病率达36%~39%;其中,仅20%的骨折患者到医院诊治。根据中老年人口增长数计算,椎体骨折的每年新发病例约1 808 619人,预计至2050年椎体骨折患病人数将高达4 850万人(根据2050年老年人口数和15%的女性患病率估算)。男性的椎体骨折发病低于女性,在50~54岁和75~79岁人群中,男性发病密度分别为0.9/1 000人年和13.6/1 000人年,女性分别为3.6/1 000人年和29.3/1 000人年。

(二) 骨质疏松性髋部骨折

髋部骨折主要包括股骨颈骨折和股骨粗隆间骨折,致残率和死亡率较高。髋部骨折可导致患者失去站立、行走能力。骨折发生后1年内死于卧床后肺炎、静脉血栓及褥疮等各种并发症者达30%,致残率高达50%。髋部骨折后2年仍有20%的女性和37.5%的男性死亡,所以有人称髋部骨折是"最后一次骨折"或"临终骨折"。

研究表明,股骨颈骨密度每降低1SD,髋部骨折风险增加2.6倍。此外,髋部骨折的其他临床危险因素还包括高龄、既往骨折史、跌倒、糖皮质激素治疗、髋部骨折家族史及吸烟等。老年人50~80岁髋部骨折风险增加30倍,其中骨密度因素仅使髋部骨折风险增加4倍。因此,骨密度并不是预测髋部骨折风险的唯一指标,还应参考年龄、性别、维生素D水平、跌倒等其他因素。髋部骨折大多由跌倒所致,多发生在缺少活动的个体,在行动中没有重心向前的姿势下由站立位跌倒,且多为一侧跌倒或直接压在臀部上。有研究发现,骨关节炎所致的膝关节疼痛可使跌倒风险增加 26%,髋部骨折风险增加 2 倍。

随着人口老龄化加剧,髋部骨折的发病率在世界上大多数地区呈增高趋势。有研究表明髋部骨折在75 岁以后增多,到 90 岁时,35% 的女性和 17% 的男性有髋部骨折史。预计到 2050 年,世界范围内髋部骨折的患者数量将达 626 万,其中亚洲将占 50% 以上。

近年来,我国髋部骨折的发病率也有明显的上升趋势。据报道,2002—2006 年北京地区 50 岁以上髋部骨折发病率为男性 138/10 万,女性 254/10 万。1990 年上海地区 60 岁以上老年人髋部骨折患病率男性、女性分别为 93.28/10 万和 230.84/10 万;1997 年分别为 217.66/10 万和 277.01/10 万。预计到 2050年,男性和女性髋部骨折发病率将分别达到 626/10 万和 1 444/10 万。

髋部骨折后有 20% 患者发生再次骨折,可以是同一侧或另一侧发生骨折。女性髋部骨折发生与肌少症相关。芬兰的一项研究显示,髋部再骨折的发病率在骨折后 1 年为 5%;2 年后约为 8%。所以,高龄老人因骨质疏松伴肌少症、神经肌肉协调功能下降是髋部骨折患者发生再骨折的危险因素。

(三) 其他部位骨质疏松性骨折

肱骨近端、前臂和桡骨远端骨折约占老年人骨折的 1/3。

1. 骨质疏松性肱骨近端骨折 肱骨近端骨折是常见的肩关节周围骨折,在老年人群中的发生率排在髋部和桡骨远端骨折之后。肩关节由含松质骨丰富的肱骨头与较小面积的肩胛骨关节盂组成,是上肢活动范围最大的关节。肱骨近端的解剖结构包括肱骨头、大结节、小结节及外科颈。Hall 等早在 1963 年就提出,随年龄增长肱骨近端骨密度下降,外科颈最显薄弱;肱骨头中心、大结节均易发生骨质疏松。骨质疏松症患者站立位跌倒时肩部着地,或跌倒时上肢处于外展外旋位,可发生肱骨近端骨折,包括肱骨大结节、肱骨小结节、肱骨外科颈骨折等骨折类型。肱骨近端骨折在 60 岁以上老年人中较为常见,发生率为 2.5%,其中女性占 80%。

2. 骨质疏松性腕部骨折 骨质疏松性腕部骨折主要是桡骨远端骨折。据流行病学统计,2000 年全球发生桡骨远端骨折约 170 万人,其中女性占 80%。桡骨远端骨折中约 95% 是因跌倒所致,常发生在患骨质疏松症的老年人,多因站立位高度不慎平地滑倒,跌倒瞬间的前倾力导致手掌撑地、前臂内旋,外力集中作用于桡骨远端距关节面 3cm 左右的松质骨区,引起脆性骨折,包括 Colles 骨折、Smith 骨折、Barton骨折等。

桡骨远端骨折治愈率高、致残率低。流行病学研究表明:同时存在不同类型脆性骨折的患者,再发生其他部位骨折的风险是增加的。与无桡骨远端骨折人群相比,桡骨远端骨折后再发生髋部骨折的风险在女性增加 1.4 倍,在男性增加 2.7 倍。对于 40 岁以上人群发生桡骨远端骨折要高度怀疑脆性骨折,须排除是否患有骨质疏松症,若确诊则需及时抗骨质疏松治疗,避免二次骨折的发生。

3. 骨质疏松性盆骨骨折 骨盆为坚固的环形结构,是躯干与下肢联结的桥梁,由富含松质骨的髂骨、骶骨、骶髂关节构成后弓;由耻骨、坐骨、耻骨联合构成前弓。骨盆前部另有两条约束弓,上部经耻骨上支与耻骨联合至双侧髋关节,下部经耻骨下支及坐骨连结双侧坐骨结节。

骨盆经骶股弓支持站立位姿势,经骶坐弓支持坐位的力线。当绝经后女性与老年男性发生骨质疏松症时,骨盆骨中大量的松质骨与其他部位的松质骨一样发生骨小梁穿孔、断裂、稀疏,使骨盆环脆弱易骨折。骨质疏松症是老年人骨盆骨折的第一危险因素,多为低能量损伤,如老人平地跌倒等情况;部分病例甚至无明显外伤史。发生骨折的部位多以薄弱的前弓为多,如耻骨支、坐骨支及坐骨结节骨折;还可能在骶骨发生裂隙骨折或不完全性骨折。髂前上棘、髂前下棘等边缘性撕脱骨折偶见。与髋部骨折类似,老年骨质疏松性骨盆骨折并发症发病率、残障率及伤后死亡率较高。Burge 等的研究显示老年骨盆骨折约占全部骨质疏松性骨折的 7%,其发病率与年龄、性别相关;女性多于男性;发病率随年龄增大而增高。

(朱丽华　朱泽章)

第三节　骨质疏松症的病因和病理生理学

一、骨质疏松症发病因素和危险因素

(一)遗传、种族、环境因素

骨量峰值的个体差异 50%~80% 是由多基因共同决定的,也受环境因素、锻炼、饮食和青春期等的影响。同卵双生子的研究显示,60%~85% 的骨量、50%~75% 的骨代谢取决于遗传因素。目前研究显示骨质疏松症与基因多态性有关,较明确的有维生素 D 受体(VDR)基因、雌激素受体(oestrogen receptor,ER)基因、低密度脂蛋白受体相关蛋白 5(low-density lipoprotein receptor-related protein 5,LRP5)基因、护骨因子(osteoprotegerin,OPG)基因、白介素-6(interleukin-6,IL-6)基因、Ⅰ型胶原基因、胰岛素样生长因子(IGF)基因、降钙素受体(CTR)基因、转化生长因子-β(TGF-β)基因等。一级亲属中有骨折史的人群骨质疏松症发生的可能性要高于没有骨折史的。身材矮小者较身材高大者易发生骨质疏松症。不同种族的骨量不尽相同,白种人易发生骨质疏松症,亚洲黄种人居中,黑种人较少发生骨质疏松症。社会经济状况不佳人群、长期制动者较易发生骨质疏松症。环境中有毒金属(如:铅、镉、铝)、氟化物和雌激素摄入等均可影响骨代谢。

(二)年龄、性别

绝经后骨质疏松主要是由于雌激素缺乏导致骨吸收增加;老年性骨质疏松症主要是由于骨吸收增加或骨形成减少导致的。随着年龄增长,肾脏 1,25-(OH)$_2$D$_3$ 的生成、肠道维生素 D 受体的减少、低钙膳食等都会导致钙摄入不足或摄入不良,容易导致骨质疏松症。目前还认为,年龄相关性骨质疏松症与下丘脑-垂体-性腺轴的进行性损害有关。老年男性没有女性围绝经期那种明显的性激素水平下降过程,但雄激素的持续减少和有效睾酮量的改变与骨质疏松症是强相关的。不过由于老年男性的睾丸还能分泌足够的雄激素并转化为雌激素,而卵巢功能衰竭的绝经后女性只有依靠肾上腺分泌的少量雄激素,所以老年男性骨质疏松症的发病年龄相对绝经后女性要晚 10 年左右。此外,骨生长因子是骨细胞增殖的重要调节因子,对维持骨量也起到作用,而随着年龄增长,骨生长因子如 IGF-1、TGF-β 逐渐减少,在老年性骨质疏松症的发病过程中也起着重要作用。

(三)营养因素

钙摄入不足会影响骨矿化,尤其在妊娠、哺乳、生长发育等钙需要量增加时。钙摄入不足可影响骨形成和峰值骨量,进而导致骨质疏松症的发生发展。血离子钙浓度下降时,机体须动员骨钙以维持血钙浓度,通过甲状旁腺激素(PTH)分泌增加,从而出现骨吸收超过骨形成。不同地区、不同年龄阶段推荐的钙摄入量不同,美国成人推荐摄入量是 1 500~2 000mg/d,我国多推荐为 1 000~1 200mg/d。由于体内钙磷浓度的乘积维持在较恒定的水平,故高磷会导致血钙浓度下降,PTH 分泌亢进,骨吸收增加,诱发骨质疏松。

镁、锌、铜、锰、氟等也是骨基质形成与骨矿化的必需元素。蛋白质是合成骨骼有机成分;但动物蛋白质摄取过多时,钙的肾小球滤过率(glomerular filtration rate,GFR)增加,肾小管重吸收率降低,导致尿钙清除率增加。然而,不同于动物蛋白,植物蛋白质可通过减少骨吸收提高骨量,从而预防骨质疏松症。但也有研究提示进食肉类较少时,腰椎和髋关节的骨密度会下降。

(四)生活方式

在生长发育期保证足够的体力活动能通过神经内分泌调节为骨骼提供更多的矿物质营养,提高骨峰值,增加骨量,延缓骨质疏松症的发生。由于成骨细胞具有接受物理刺激的受体,所以成年后保持一定的活动量也可以刺激成骨细胞活化,增加骨矿化等以提高骨量,但是其效果不如生长发育期明显。活动量减少的人群,如:长期卧床或瘫痪患者,骨量明显减少。长期大量吸烟对成骨细胞有直接毒性作用,影响雌激素的代谢,导致骨量减少。长期吸烟女性的围绝经期比一般人群提前 1~2 年。此外,酗酒、大量饮用咖啡或过多的碳酸饮料等均会增加骨质疏松症的危险性。

(五)性激素

已有研究发现骨组织能够局部产生性类固醇激素,如:雌激素和雄激素的代谢产物,而且骨细胞表达有雄激素、雌激素的受体及芳香化酶类,故性激素可能通过内分泌、旁分泌、自分泌的方式影响骨细胞。

1. 雌激素 成骨细胞和破骨细胞有雌激素受体;雌激素可通过对靶细胞受体的直接作用而发挥对骨的调节作用。雌激素不仅可以促进骨生长,还具有抑制骨吸收的作用。雌激素直接作用于成骨细胞,增加骨量,保持骨形成与骨吸收的平衡,以及增强骨细胞的表达并减少诱导骨吸收的环磷酸腺苷形成,使得骨形成不少于骨吸收。较大剂量的雌激素还可以有效增加骨密度,促使骨骼再矿化。绝经后、卵巢去除或早衰妇女正是由于雌激素的缺乏从而导致骨质疏松症。

2. 孕激素 成骨细胞和骨祖细胞均存在孕激素和雄激素的受体。孕激素与成骨细胞受体结合,促进成骨细胞的骨钙素信使核糖核酸(messenger RNA,mRNA)表达,使骨量增加,对血钙有正调节效应。孕激素还可拮抗骨细胞的糖皮质激素受体,增强雌激素的抗骨质疏松作用。在绝经后骨质疏松的治疗中,采用雌激素加孕激素替代治疗不仅可以减少骨丢失、减少骨转换、增加骨密度,还可以防止子宫内膜过度增生从而降低子宫内膜癌的发生率,治疗骨质疏松症的效果也比单用雌激素更好。

3. 雄激素 雄激素主要包括睾酮、雄烯二酮、脱氢表雄酮及雄酮。睾酮可以在骨细胞的 5α 还原酶作用下转化为对雄激素受体结合更紧密的双氢睾酮。雄激素可以促进骨骼生长、骨矿物质沉积和抑制骨吸收等,以维持骨量和调节骨代谢。雄激素不仅可以通过增加成骨细胞增殖分化、蛋白质的合成而调节骨基质的合成和骨矿化,还可以增加成骨细胞对 PTH 敏感性或结合成骨细胞的前列腺素 E_2(prostaglandin E_2,PGE_2)受体,从而加速骨的形成,减少骨的吸收。雄激素的产生减少或缺乏时,骨形成过程减弱,骨破坏相对增多。即使食物中钙质和维生维 D 摄入充足且在体内功能也完全正常时,若体内雄激素水平明显不足,骨密度值也将明显降低。

（六）甲状旁腺激素

甲状旁腺激素（PTH）是由甲状旁腺主细胞分泌的由 84 个氨基酸组成的单链多肽激素。PTH 直接作用于破骨细胞,通过增强其溶骨活性和增加其数量使骨吸收增加、骨量减少、血钙升高,增加成骨细胞的数目,促进成骨细胞释放骨生长因子,促进骨形成;同时,促进远曲肾小管对钙的重吸收和肠道钙磷的吸收,抑制近曲小管对磷和碳酸盐的重吸收和近曲小管 $1,25-(OH)_2D_3$ 的合成,降低其代谢降解和失活,从而促进肠钙磷吸收,减少尿钙排泄。

PTH 合成和分泌主要受血钙水平调节。血钙水平对 PTH 分泌负反馈调控是维持血钙浓度相对恒定的主要机制。当血钙低于正常时,刺激甲状旁腺分泌 PTH;血钙高于正常时,PTH 合成和分泌减少。PTH 水平随年龄增大而增加,老年人肾功能减退可导致 $1,25-(OH)_2D_3$ 生成减少、血钙降低,从而刺激 PTH 分泌。成骨细胞膜和肾小管细胞膜均有 PTHR。小剂量 PTH 激动成骨细胞膜 PTHR,通过腺苷酸环化酶系统,刺激成骨细胞分泌骨胶原形成新骨,骨形成大于骨吸收;但大剂量 PTH 通过 PTHR 激活磷脂酶 C 系统,加强破骨细胞功能,抑制成骨细胞,使骨吸收超过骨形成。

（七）$1,25-(OH)_2D_3$

维生素 D 包括维生素 D_2、维生素 D_3、$25-(OH)D_3$ 和 $1,25-(OH)_2D_3$（钙三醇）。维生素 D_2 来自植物组织,维生素 D_3 来自动物组织。皮肤 7-脱氢胆固醇（又称维生素 D_3 原）经阳光中紫外光照射后转化为维生素 D_3 前体,经过变构而成为维生素 D_3。维生素 D_3 首先在肝脏 25-羟化酶作用下羟化为 $25-(OH)D_3$,之后在肾脏 1α-羟化酶作用下转化为具有生物活性形式 $1,25-(OH)_2D_3$。目前发现成骨细胞也表达 25-羟化酶 mRNA,也可以将维生素 D_3 转化为活性形式。$1,25-(OH)_2D_3$ 与维生素 D 核受体结合后在转录因子作用下促使靶基因转录。

$1,25-(OH)_2D_3$ 受血钙或血磷调节。当低血钙或低血磷时,刺激 $1,25-(OH)_2D_3$ 产生;相反,高血钙和高血磷抑制 $1,25-(OH)_2D_3$ 的产生。在骨重塑过程中,$1,25-(OH)_2D_3$ 可增加成骨细胞活性。老年人一方面肾脏 1α-羟化酶活性下降,$1,25-(OH)_2D_3$ 合成减少,肠钙吸收下降;另一方面肾功能下降,肌酐清除率降低,导致血磷升高,最终均使 PTH 水平继发性升高,导致骨重塑过程受损,骨吸收增加,发生骨质疏松。

（八）降钙素

降钙素是甲状腺内的滤泡旁细胞分泌的一种 32 肽激素。主要作用为抑制骨吸收、降低骨转换,使骨钙释放减少,血钙向骨中移动、沉积从而降低血钙。降钙素直接作用在破骨细胞上的降钙素受体,刺激环磷酸腺苷（cyclic adenosine monophosphate,cAMP）的产生,再激活蛋白激酶,抑制破骨细胞的活性并抑制单核细胞转变为破骨细胞,减少破骨细胞数量,抑制成熟的破骨细胞的骨吸收和溶骨作用,降低骨转换。降钙素可以抑制近端肾小管对钙、磷的重吸收,使尿钙、磷排泄增加,小剂量降钙素可以抑制肠道钙吸收,而大剂量降钙素则增加肠道钙吸收。降钙素可以刺激 1α-羟化酶,增加 $1,25-(OH)_2D_3$ 生成。血钙过度升高或骨转换增高时降钙素分泌随之增加,血液中的钙进入骨骼,使得血钙浓度降低。绝经后降钙素水平降低则抑制骨吸收的作用减弱,促进骨质疏松的发生。

（九）其他激素

1. 糖皮质激素　正常生理情况下,糖皮质激素刺激骨细胞增长和胶原合成,大剂量糖皮质激素则直接抑制成骨细胞的增殖、分化和功能,使骨形成延迟,骨量丢失;另外还通过减少性激素的分泌,直接刺激破骨细胞等减少肠道钙的吸收和肾脏钙的重吸收,促进肾脏钙的排泄,血钙降低引起继发性甲状旁腺功能亢进(secondary hyperparathyroidism,SHPT),促进骨吸收,抑制骨形成,增加破骨细胞数量和活性,抑制胶原合成,导致骨质疏松。

2. 生长激素(GH)　生长激素是骨组织尤其是长骨发育成熟的重要调节激素。生长激素作用于骨细胞的生长激素受体,促进骨钙素、Ⅰ型胶原、碱性磷酸酶的表达和分泌,加速骨重塑,增加骨量和骨强度。儿童 GH 缺乏可以导致身材矮小和发育迟缓;成人 GH 缺乏也存在骨密度低下的风险。

3. 胰岛素样生长因子1(IGF-1)　胰岛素样生长因子1是骨吸收和骨形成重要偶联因子。骨吸收时,破骨细胞释放 IGF-1,IGF-1 可以与成骨细胞上的 IGF 受体结合,促进Ⅰ型胶原蛋白的合成;同时抑制胶原酶的合成,刺激新骨形成和促进骨的矿化。IGF-1 既可由生长激素通过作用于肝脏产生释放入血液循环中,也可直接作用于成骨细胞的生长激素受体由成骨细胞产生。在骨形成过程中,IGF-1 与转化生长因子-β、成纤维细胞生长因子、前列腺素等共同参与骨重塑过程。IGF-1 还可以影响肠道内钙的转运。

4. 三碘甲腺原氨酸(T_3)　三碘甲腺原氨酸使成骨细胞和破骨细胞的活性均增加,促进骨的发育和成熟。当甲状腺激素、三碘甲腺原氨酸分泌过多时,在高代谢综合征和 T_3 的作用下,体内蛋白质大量分解造成骨基质形成不足;骨转换率加快,但骨吸收大于骨形成;骨钙大量释放入血,同时尿钙、尿磷的排泄增加,体内出现负钙平衡;胃肠道蠕动加快,对钙、磷及各种骨营养物质吸收减少,活性维生素 D 的水平降低导致发生骨质疏松症。

5. 瘦素　瘦素主要是由白色脂肪组织分泌的蛋白,可以通过与成骨细胞膜上的受体结合直接促进骨形成。瘦素可以通过影响碱性磷酸酶的活性而促使成骨细胞的分化,抑制破骨细胞的形成。此外,瘦素水平还影响与骨矿物质密切相关的体重指数(body mass index,BMI)。

此外,胰岛素、前列腺素、促胃液素等对骨量也有一定的影响。

(十) 慢性疾病和遗传性疾病

肝、肾、胃肠道等疾病由于 25-羟化酶和 1α-羟化酶活性下降、肠钙磷吸收不良等而导致维生素 D 吸收和活化障碍、血钙磷稳态破坏,通过继发性甲状旁腺功能亢进以及肝脏对骨吸收因子的灭活减少等机制促进骨质疏松的发生。

内分泌疾病如甲状旁腺功能亢进症、库欣综合征(Cushing syndrome,CS)、糖尿病、甲状腺功能亢进症、肢端肥大症等,造成体内激素水平异常使骨吸收和骨形成不平衡,易导致骨质疏松。

血液系统疾病包括多发性骨髓瘤、淋巴瘤等,瘤细胞可分泌多种细胞因子以激活破骨细胞,使骨吸收增加从而导致骨质破坏及骨质疏松。

其他系统性疾病如:类风湿性关节炎、强直性脊柱炎等,或先天性遗传代谢疾病如:成骨不全症、同型胱氨酸尿症、马方综合征等也可以导致骨质疏松。

(十一) 药物

长期大量使用某些药物时,可以发生骨质疏松。最常见发生继发性骨质疏松症的药物是糖皮质激素。服用糖皮质激素 6 个月以上的患者,几乎 50% 都发生骨质疏松症。

抗癫痫药物(如苯妥英钠)可直接影响肠道和骨组织对钙的吸收,导致低钙、高碱性磷酸酶血症,出现骨质软化、骨矿物质含量减低,部分患者可合并骨质疏松症。

甲状腺素过量替代治疗、抗凝血药物(肝素和华法林)、含铝抗酸剂(如保护胃黏膜药)、甲氨蝶呤、环孢素、促黄体素释放素(luteinizing hormone releasing hormone,LHRH)和促性腺激素释放激素(gonadotropin-releasing hormone,GnRH)激动剂等也可以通过影响钙磷代谢、致使骨峰值低于正常、增加骨吸收或骨形成量低于骨吸收量等机制导致骨质疏松症。

二、骨质疏松症的病理生理学

破骨活动相对强于成骨活动、骨重塑处于负平衡,是骨质疏松症发生发展的基本病理环节。

(一)骨质疏松症的骨骼力学强度变化

骨骼需要有足够的刚度和韧性来维持骨强度,以承载外力,避免骨折。为此,要求骨骼具备完整的层级结构,包括Ⅰ型胶原的三股螺旋结构、非胶原蛋白及沉积于其中的羟基磷灰石。骨质疏松症的病理特征是骨量减少和/或骨组织微结构的破坏,导致骨强度下降、骨脆性增加,极易发生骨折。其病理变化主要包括两个方面:骨量的减少和骨质量的下降。

骨量是一个变量。随着年龄的增长,人类大体经历了骨量增长期、骨量缓慢增长期、骨量相对稳定期、骨量丢失前期、骨量快速丢失期和骨量缓慢丢失期6个时期。男性骨量在骨量增长期的增长速度快于女性,这就决定了男性骨密度峰值高于女性。成年人骨量取决于骨生长发育期的骨建造、最大峰骨量以及骨重塑方式和骨重塑单位(bone remodeling unit,BRU)的激活率。若青春期骨量积累不足或成年后发生失用型骨丢失,都能够导致骨量下降。

关于骨质量,具体内容目前尚无统一的认识。综合诸学者的意见认为,骨质量包括骨组织内各成分的比例、排列及特性。正常情况下,骨组织中胶原纤维排列紧凑而成板层结构,多层胶原纤维板以相互垂直的方向重叠黏合而成,这种结构有利于防止微裂痕的延伸。当发生骨质疏松后,胶原纤维排列成疏松的网状结构,且矿化不全,导致骨组织微细结构完整性的破坏,降低了骨的质量。

(二)骨质疏松症的病理形态学变化

骨质疏松症的发生表明骨重塑过程中破骨细胞的骨吸收活性明显强于成骨细胞的骨形成活性,骨丢失大于骨形成。

骨重塑发生在骨表面。成人松质骨体积和骨量仅占骨骼的20%,而其表面积却占骨总表面积的60%以上。松质骨的面积与体积比是皮质骨的面积与体积比的8~10倍,这一特点是骨质疏松较易和较早发生于松质骨的原因之一。松质骨骨小梁的空间排列是适应骨骼所受的应力方向相互交织而成。椎体骨丢失主要表现为横向骨小梁减少、消失和骨板穿孔,而与椎体压力轴线平行的纵向骨小梁则相对保存(图4-3-1)。

骨质疏松症患者骨小梁体积、骨小梁表面密度、骨小梁数目均下降,而骨小梁间距和骨髓间隙星状体积却增大。这种骨结构的变化与骨小梁穿孔有关,其结果是骨小梁网状连续性中断。光学显微镜下观察其病理形态学可见:骨小梁稀疏、断裂,骨小梁表面成骨细胞和破骨细胞增多,吸收陷窝增加(图4-3-2)。运用骨计量学分析显示:骨小梁体积、平均骨小梁板密度和厚度减少,平均骨小梁板间隙和类骨质宽度增加,矿化延迟时间和类骨质成熟时间延长。扫描电镜显示:骨小梁重建活动分布于骨小梁微构筑各个部

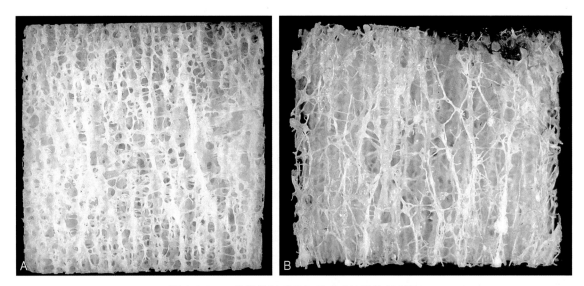

图 4-3-1　正常椎体松质骨与骨质疏松椎体松质骨

A. 正常椎体松质骨大体标本,椎体内松质骨呈横向与纵向骨小梁交织的较密集的蜂窝状结构;B. 骨质疏松椎体松质骨大体标本,横向与纵向骨小梁数目均减少,以横向骨小梁减少为主,而与椎体压力轴线平行的纵向骨小梁则相对保存,伴多发微骨痂形成。

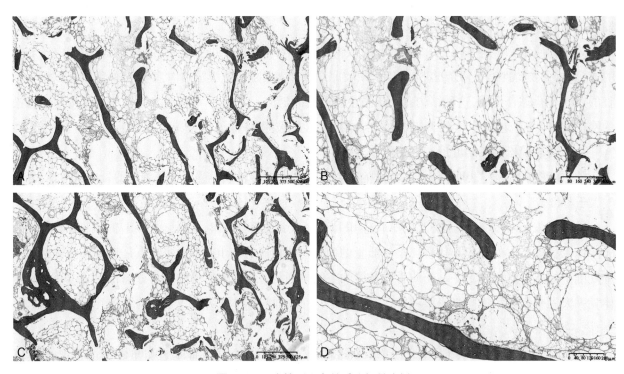

图 4-3-2　光镜下观察骨质疏松骨小梁

光镜下显示骨质疏松的骨小梁纤细、变薄,连续性中断。骨髓腔内为脂肪组织,未见造血组织。A、B. 放大 40 倍观察;C. 放大 70 倍观察;D. 放大 100 倍观察。

位,骨小梁穿孔、断裂多见于横向骨小梁,骨小梁网状结构破坏,骨小梁表面的胶原纤维逐渐变得杂乱、稀薄。此外,极化的破骨细胞增多,胞体内见大小不等、电子密度不均的溶酶体包含物。成骨细胞少见,胞体边缘不光滑,周围出现骨陷窝。

皮质骨的骨重塑主要发生在髓腔侧,发生骨质疏松时,骨量丢失增多,骨孔增多,甚至骨松质化。对骨质疏松的长骨组织的横断面和纵切面观察,均表现为骨皮质变薄(图4-3-3)。

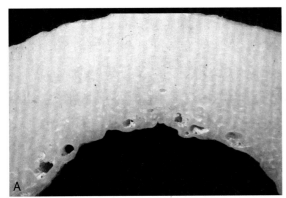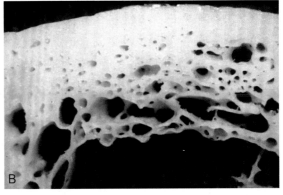

图 4-3-3　正常皮质骨与骨质疏松皮质骨

A.正常长骨皮质骨横断面大体标本,皮质骨致密;B.骨质疏松皮质骨横断面大体标本,皮质骨变薄,骨孔增多。

（沈 霖　帅 波　程晓光）

第四节　骨质疏松症的发病机制

一、骨重塑负平衡

无论是在人的生长发育过程中,还是发育基本成熟、身高停止增长后,骨组织都始终处于新陈代谢之中。成熟骨的新陈代谢主要是以骨重塑的形式进行的;其基本单位是骨重塑单位。

骨重塑是指骨的同一部位少量骨质发生循环性代谢过程,是为了维持骨的相对稳定状态而进行的骨形成与骨吸收,而不改变骨的形态与大小的骨更新现象。骨重塑由成骨细胞、破骨细胞和骨细胞等多种骨骼细胞共同完成;其主要作用是促进骨生长发育,骨微损伤的修复和动员骨钙以维持血钙浓度的稳定。骨重塑的主要方式是骨形成和骨吸收,量和速度主要取决于骨的转换率和类骨质总量。骨吸收和骨形成的不平衡将导致骨量和骨的组织微结构的改变,例如,骨形成过快时新骨形成量和质不足,基质尚未充分矿化;骨吸收过缓则使陈旧骨不能得到及时吸收清除,进而骨无法正常发育和及时修复损伤,最终使骨骼的强度降低。任何过高或过低的骨转换率均可造成骨量的减少、骨质量的降低。

绝经期妇女雌激素缺乏,可以引起钙调节激素降钙素和维生素 D 活性产物分泌异常,正常的调节机制发生紊乱,使过多的骨重塑单位被激活,骨转换速度加快,破骨细胞活性在总体上强于成骨细胞。因此,当每一个骨重塑完成时,都会有不同程度的骨质丢失。若干个负骨平衡的骨重塑周期后,骨小梁变细、变薄或断裂,骨强度下降,并最终发展为绝经后骨质疏松,又称为高转换型骨质疏松。

进入老年期后,人体整体机能状态趋于降低。肠钙吸收和肾脏对钙的再吸收减少,加之运动量不足等原因,易引起钙摄入量不足。为了维持血钙平衡,甲状旁腺激素会动员骨骼中的钙进入血液循环,可导致骨质的丢失。这种老年期血钙水平下降引起的继发性甲状旁腺功能亢进,又使骨量进一步减少。老年期骨代谢水平低下,新骨形成速度低于旧骨清除速度。但此时骨转换的速度比较慢,骨丢失的速度也慢;因此,这类老年性骨质疏松症又称为低转换型骨质疏松症。

骨量的重要影响因素是峰值骨量和骨丢失率。峰值骨量大致可以反映骨量的储备情况。峰值骨量越高则发生骨质疏松的年龄越晚。决定峰值骨量的最主要因素是基因;但营养状况(如青少年时期钙摄入不足)、药物使用(如糖皮质激素、抗癫痫药)、内分泌激素(如性激素、甲状旁腺激素)、体力活动等也对峰值骨量的高低有明显影响。骨密度或骨矿物质含量随年龄增长逐渐降低。青少年时期与青春期骨形成速度大于骨分解吸收速度,骨皮质增厚,骨密度增高,骨重塑的速度最快。成年后钙质丢失加快,在35~40岁左右开始出现骨吸收大于骨形成,松质骨的骨小梁首先出现骨量减低;骨重塑速度在一段时期稳定后也开始下降。绝经期女性体内雌激素水平迅速降低,骨量流失速度明显加快。围绝经期平均每年丢失骨量的4%;时间可长达十年之久。与女性相比,男性激素水平减低速度较缓慢,引起的骨量丢失发生年龄较晚,一般在65~70岁才发生。个体间骨丢失率也存在差异。体脂和非卵巢源性雌激素等可影响骨丢失率,体脂较多对围绝经期的骨丢失起拮抗作用。体重指数较低的老年女性患者对常规抗骨质疏松治疗的疗效也较差。

骨重塑过程受到基因遗传、营养状态、生活方式、内分泌激素、局部微环境因子等因素的影响。破骨与成骨过程的相对平衡可保证骨的正常新陈代谢,保持维持一定的骨量、微结构和力学特性等。若是年龄相关性或是其他体内、体外各种影响因素干扰了骨组织的正常新陈代谢,影响了骨重塑过程,使得破骨与成骨严重失衡,骨吸收超过骨形成,骨量减少和骨的微结构破坏;最终可导致骨质疏松的发生。

二、成骨细胞、破骨细胞的功能或活性异常

骨形成主要是由成骨细胞介导,骨吸收主要是由破骨细胞介导。在骨代谢病中,成骨细胞和破骨细胞活性是相互影响的。血清骨特异性碱性磷酸酶、骨钙素、I型前胶原羧基端前肽等可以反映成骨细胞的活性;血浆抗酒石酸酸性磷酸酶、胶原降解产物等可以反映破骨细胞活性。血清和尿液中都可以检测到这些相互作用的肽类。

成骨细胞由骨祖细胞分化而来,能够合成分泌骨胶原蛋白、新骨基质等形成类骨质,并在矿化的基质中形成骨细胞;此外,还分泌细胞因子、蛋白质和酶类等促进骨形成以及分泌活化破骨细胞的细胞因子。在胚胎和青少年时期,骨重塑和骨替换是通过软骨内成骨和膜内成骨方式实现的。细胞的增殖、分泌并矿化基质、肥大、凋亡,可使骨的长度和宽度不断加大,并且为软骨内成骨提供基质和因子。这一过程受局部因子,如IGF-1、IGF-2、甲状旁腺激素相关蛋白(PTHrP)和成纤维细胞生长因子(FGF)、内分泌激素如生长激素、糖皮质激素和雌激素调节。

成骨细胞发育过程中有几个关键基因:①核心结合因子α1(CBFα1/Runx2),在软骨细胞、成骨细胞祖细胞和成熟成骨细胞中特异表达的转录因子,可调节Osterix(一种新近发现的含锌指结构的转录因子)、骨桥蛋白、骨唾液蛋白、I型胶原、骨钙素、核因子κB受体激活蛋白(RANK)等。*CBFα1*基因敲除可造

成小鼠不能表达成骨细胞。但是若只敲除一条等位基因（*CBFα1*⁺ᐟ⁻）则表现为锁骨和部分颅骨形成延迟。人的颅骨锁骨发育不良也是由于 *CBFα1* 杂合子成熟失活导致的。②印度波状蛋白（Indian hedgehog，Ihh），一种旁分泌信号分子，在成骨细胞发育过程中也起着重要作用；Ihh 缺失小鼠在软骨层中缺乏成骨细胞。③*Wnt*（无翼型鼠乳腺瘤病毒整合位点）基因家族的信号分子也很重要。人类和鼠若是缺乏 *Wnt* 家族共受体 LRP5 也会发生骨质疏松。若 LRP5 活性增加，骨量将随之增加。还有很多其他生长调节因子影响成骨细胞的作用，包括三个密切相关的转化生长因子：成纤维细胞生长因子（FGF）-2 和 FGF-18、IGF-1 和 IGF-2、血小板衍生生长因子。多种内分泌激素如甲状旁腺激素（PTH）、1,25-二羟维生素 D_3［1,25-$(OH)_2D_3$］可以激活成骨细胞上的受体来维持体内钙磷稳态和影响骨细胞多种作用。

破骨细胞是由血液系统的单核巨噬细胞或间充质的多能前体细胞分化而来的多核细胞。破骨细胞介导的骨吸收部位呈凹陷状。破骨细胞通过一种特殊的整联蛋白 α、β 与骨基质上的骨桥蛋白相连，形成一个局部相对封闭的空间，并且分泌氢离子、蛋白酶等，有些类似细胞外的"溶酶体"。活化的破骨细胞形成波状缘，内含 ATP 酶依赖性质子泵，可以泌酸以溶解矿物质，并形成低 pH 的酸性环境。在这种酸性环境下才能起作用的蛋白酶，如组织蛋白酶 K 活化，溶解骨基质。PTH 和 1,25-$(OH)_2D_3$ 增加破骨细胞数目和活性；而雌激素反之。但降钙素是直接与破骨细胞表面受体结合而阻断破骨细胞活性。

大多数内分泌激素不是直接作用于破骨细胞，而是通过成骨细胞源性的巨噬细胞集落刺激因子（M-CSF）和核因子 κB 受体激活蛋白配体（RANKL）信号途径作用调节破骨细胞的发育和活性。M-CSF 在破骨细胞前体细胞分化为多核、活化的破骨细胞过程中起着关键作用；其作用是通过与细胞膜上巨噬细胞集落刺激因子受体（c-Fms）来实现的。M-CSF 是最重要的可溶因子，不仅可以诱导破骨细胞的形成，并调节骨吸收活性。RANKL 是肿瘤坏死因子（tumor necrosis factor，TNF）家族中一员，在成骨细胞前体和间质成纤维细胞膜上表达。通过细胞间作用方式，与破骨细胞前体细胞上的 RANK 结合，从而激活核因子 κB，促进破骨细胞分化和活化。成骨细胞分泌的护骨因子（OPG）也作为可溶性 RANKL 的受体，与 RANK 竞争性结合 RANKL，从而抑制破骨细胞的生成。RANKL/OPG 的比值决定了骨吸收的程度。

此外，增龄和雌激素缺乏使免疫系统持续低度活化，处于促炎症状态。炎症介质 TNF-α、IL-1、IL-6、IL-7、IL-17 及前列腺素 E_2 均诱导 M-CSF 和 RANKL 的表达，刺激破骨细胞，并抑制成骨细胞，造成骨量减少。雌激素和雄激素在体内均具有对抗氧化应激的作用。老年男性性激素结合球蛋白持续增加，使睾酮和雌二醇的生物利用度下降，体内的活性氧（reactive oxygen species，ROS）堆积，促使间充质干细胞、成骨细胞和骨细胞凋亡，使骨形成减少。老年人常见维生素 D 缺乏及慢性负钙平衡，导致继发性甲状旁腺功能亢进。年龄相关的肾上腺源性雄激素生成减少、生长激素-胰岛素样生长因子轴功能下降、肌少症和体力活动减少造成骨骼负荷减少，也会使骨吸收增加。此外，随增龄和生活方式相关疾病引起的氧化应激及糖基化增加，使骨基质中的胶原分子发生非酶促交联，也会导致骨强度降低。

骨骼系统是一种由间质干细胞、骨祖细胞和成骨细胞组成的在机体整个寿命中持续进行骨形成的有层次的体系。成骨作用是平衡性骨更新以及再生性骨折愈合所必需的。但这些进程通常在老龄化机体中减弱，从而导致骨量流失，发生骨质疏松症及其骨折。理论上，骨骼系统中血管网络的生长和骨的形成（包括骨愈合）作用是相互联系的。血管除了对循环性细胞、氧气、营养物质和废物的运输具有调节作用外，还提供可以控制器官生长和体内平衡的被称为血管释放因子（angiocrine factor）的信号。

三、骨骼 H 型内皮细胞的微血管减少

近年来发现,人类和鼠骨骼系统中的毛细血管内皮细胞(EC)分为 H 亚型和 L 亚型。H 型内皮细胞是骨微血管中 $CD31hiEmcnhi$ 的所占比例较小的内皮细胞亚型;而 L 型内皮细胞则是窦状血管中 $CD31^{lo}/Emcn^{lo}$ 的内皮细胞亚型。H 型血管主要分布在骨骼干骺端。成骨细胞的骨祖细胞更偏好于与 H 型内皮细胞相接触;因为 H 型内皮细胞分泌头蛋白(noggin),这种蛋白能够维持成骨细胞活性,促进骨量增多,加速骨的形成。反过来,成骨细胞分泌的血管内皮生长因子(vascular endothelial growth factor, VEGF)又有支持该血管生成作用。H 型内皮细胞的增殖受到缺氧诱导因子-1α(hypoxia-inducible factor-1α,HIF-1α)和 Dll4-Notch 信号传导途径的正向调节作用。HIF-1α 蛋白的缺失会极大地减少 H 型内皮细胞和骨祖细胞的数量,但对 L 型内皮细胞则没有影响。相反 HIF-1α 水平的提高会增加 H 型内皮细胞的数量,特别是在长骨的干骺端区域;而这种现象会伴随骨祖细胞数量和骨形成作用的显著性增加。

随着机体年龄老化,H 型内皮细胞和骨祖细胞的群体数量都发生大量减少。对于这种减少,使用甲磺酸去铁胺(deferoxamine mesylate,DFM),这种对降解 HIF-1α 的脯氨酰羟化酶(Prolyl-hydroxy-lases,PHD)具有抑制作用的药物,可以使 H 型内皮细胞、骨祖细胞以及成骨细胞大量扩增,同时骨质量增加。这表明诱导性的 H 型内皮细胞是老化过程中维持骨重塑的关键。骨骼微血管组织中的变化与原发性骨质疏松症发病或老龄化的个体中造血作用和成骨作用受到损伤相关。

骨质疏松症及骨折的发生往往是多种原因(包括遗传因素和非遗传因素)综合作用的结果。遗传因素主要影响骨骼大小、骨量、结构、微结构和内部特性。峰值骨量的 60%~80% 是由遗传因素决定的。有多种基因的遗传变异被证实与骨量调节相关。非遗传因素主要包括增龄、性激素不足、环境因素、生活方式、疾病、药物、跌倒及骨骼微血管变化等。

因此,骨质疏松症的发病机制是由多种基因-环境作用等微小作用积累的结果,使得破骨活动相对强于成骨活动、骨重塑处于负平衡状态。

(沈 霖 帅 波)

建议阅读

[1] ALMEIDA M,HAN L,MARTIN-MILLAN M,et al. Skeletal involution by age-associated oxidative stress and its acceleration by loss of sex steroids[J]. Journal of Biological Chemistry,2007,282(37):27285-27297.

[2] ROSEN C J. Primer on the Metabolic Bone Diseases and Disorders of Mineral Metabolism[M]. Washington:American Society for Bone and Mineral Research,2008.

[3] ROSEN CJ. 美国骨矿研究学会骨矿盐疾病与代谢性骨病学 [M]. 邓伟民,刘丰,主译. 8 版. 北京:北京大学医学出版社,2014.

[4] VERMEULEN A,KAUFMAN J M. Ageing of the hypothalamo-pituitary-testicular axis in men[J]. Hormone Research,1995,43(1/3):25-28.

[5] 印平,马远征,马迅,等. 骨质疏松性椎体压缩性骨折的治疗指南 [J]. 中国骨质疏松杂志,2015(6):643-648.

[6] 薛庆云.《骨质疏松症防治中国白皮书》的编写和解读 [C]//中华医学会第十二届骨科学术会议暨第五届 COA 国际学术大会教程汇编. 2010.

[7] XIA W B,HE S L,XU L,et al. Rapidly increasing rates of hip fracture in Beijing,China[J]. Journal of Bone and Mineral

Research,2012,27（1）:125-129.

[8]　EIJA LÖNNROOS,KAUTIAINEN H,KARPPI P,et al. Incidence of second hip fractures. A population-based study[J]. Osteoporosis International,2007,18（9）:1279-1285.

[9]　JOHNELL O,KANIS JA. An estimate of the worldwide prevalence and disability associated with osteoporotic fractures[J]. Osteoporosis International,2006,17（12）:1726-1733.

[10]　QU B,MA Y,YAN M,et al. The economic burden of fracture patients with osteoporosis in western China[J]. Osteoporosis International. 2014,25（7）:1853-1860.

[11]　张英泽. 临床创伤骨科流行病学[M]. 北京:人民卫生出版社,2014.

[12]　潘源城,李毅中. 骨质疏松性髋部骨折研究进展[J]. 中国骨质疏松杂志,2012,18（12）:1140-1144.

[13]　中华医学会骨质疏松和骨矿盐疾病分会. 原发性骨质疏松症诊疗指南（2017）[J]. 中华骨质疏松和骨矿盐疾病杂志,2017,10（5）:413-444.

[14]　马远征,王以朋,刘强,等. 中国老年骨质疏松症诊疗指南（2018）[J]. 中国骨质疏松杂志,2018,24（12）:1541-1567.

[15]　KIM K M,MOON J II,CHOI S II,et al. Lower baseline value and greater decline in BMD as independent risk factors for mortality in community dwelling elderly[J]. Bone,2019,121:204-211.

[16]　EASTELL R,SZULC P. Use of bone turnover markers in postmenopausal osteoporosis[J]. Lancet Diabetes Endocrinol,2017,5（11）:908-923.

[17]　SZEKANECZ Z,RATERMAN H G,PETHÖ Z,et al. Common mechanisms and holistic care in atherosclerosis and osteoporosis[J]. Arthritis Research and Therapy,2019,21（1）:15-19.

[18]　YI S S,CHUNG S H,KIM P S. Sharing Pathological Mechanisms of Insomnia and Osteoporosis,and a New Perspective on Safe Drug Choice[J]. Journal of Menopausal Medicine,2018,24（3）:143-149.

[19]　KHOSLA S,HOFBAUER L C. Osteoporosis treatment:recent developments and ongoing challenges[J]. Lancet Diabetes Endocrinol,2017,5（11）:898-907.

[20]　WANG P,CAO Y,ZHAN D,et al. Influence of DNA methylation on the expression of OPG/RANKL in primary osteoporosis[J]. International Journal of Medical Sciences,2018,15（13）:1480-1485.

[21]　ROSALES ROCABADO J M,KAKU M,NOZAKI K,et al. A multi-factorial analysis of bone morphology and fracture strength of rat femur in response to ovariectomy[J]. Journal of Orthopaedic Surgery and Research,2018,13（1）:318-325.

[22]　NOGUCHI T,EBINA K,HIRAO M,et al. Apolipoprotein E plays crucial roles in maintaining bone mass by promoting osteoblast differentiation via ERK1/2 pathway and by suppressing osteoclast differentiation via c-Fos,NFATc1,and NF-κB pathway[J]. Biochemical and Biophysical Research Communications,2018,503（2）:644-650.

[23]　PANG T,GONG M,HAN J,et al. Relationship between osteoporosis and expression of Bcl-2 and CXCL12[J]. Experimental and Therapeutic Medicine,2018,15（2）:1293-1297.

[24]　KUSUMBE A P,RAMASAMY S K,ADAMS R H. Coupling of angiogenesis and osteogenesis by a specific vessel subtype in bone[J]. Nature,2014,507（7492）:323-328.

[25]　KUSUMBE A P,ADAMS R H. Osteoclast progenitors promote bone vascularization and osteogenesis[J]. Nature Medicine,2014,20（11）:1238-1240.

第五章

骨质疏松症的诊治和预防原则

第一节　骨质疏松症诊断原则

骨质疏松症之所以被称为"静悄悄的流行病",是由于骨量的丢失常在不知不觉中发生。因此,早期的症状十分隐匿,有时仅仅表现为全身不适感或身高减低;很多患者在发生骨折后才得以最终确诊。我国是骨质疏松症的高发地区,2006年流行病学数据显示我国骨质疏松症患者近 7 000 万,存在骨质疏松风险的骨量减低者已超过 2 亿人。随着老龄化社会进程的加快和人口寿命的延长,目前我国骨质疏松症患者及骨量减低者远远超过 2006 年的统计数据,而这一比例在未来一段时期还将继续扩大。

骨质疏松症的就诊率、诊断率及治疗率均处于较低水平,而骨质疏松性骨折后的致残率、致死率较高,严重影响国民健康,给社会和家庭带来沉重的经济负担。但应认识到,骨质疏松症是可防可治的。"早诊断、早治疗"对于改善预后至关重要。做好早期筛查、准确诊断、全面评估,才能为后续的治疗和骨折预防打下坚实的基础。

一、早期筛查

骨质疏松症的症状并不典型。部分患者甚至可没有任何临床症状,仅在发生骨质疏松性骨折等严重并发症后才被诊断为骨质疏松症。很多人认为骨质疏松是衰老该有的正常表现之一,从而忽视预防和治疗,待其骨折等并发症发生后严重影响生活质量,增加经济负担,降低预期寿命。因此,早期筛查危险因素,识别高危人群,定期随访复查,可以有效提高骨质疏松症的诊断率和治疗率。

骨质疏松症的危险因素包括不可控因素和可控因素。不可控因素包括种族(患骨质疏松症的风险:白种人>黄种人>黑种人)、老龄化、女性绝经及脆性骨折家族史。可控因素包括不健康生活方式、影响骨代谢的疾病及药物(表 5-1-1)。

虽然骨质疏松症的风险因素众多,也分为不可控因素和可控因素,但令人遗憾的是,大部分骨质疏松症的危险因素都在个人的控制范围之外。这些因素包括骨质疏松/骨折的家族病史、某些损害骨骼健康

表 5-1-1 骨质疏松症的主要危险因素

危险因素	
不健康的生活方式	体力活动少、吸烟、过量饮酒、过多饮用含咖啡因的饮料、营养失衡、蛋白质摄入过多或不足、钙和/或维生素 D 缺乏、高钠饮食、体重过低等
影响骨代谢的疾病	内分泌系统疾病:甲状旁腺功能亢进症、腺垂体功能减退症、库欣综合征、性腺功能减退症、糖尿病、甲状腺功能亢进症、神经性厌食、雄激素不敏感综合征、高钙尿症等
	风湿免疫性疾病:类风湿性关节炎、系统性红斑狼疮、强直性脊柱炎等
	胃肠道疾病:炎性肠病、胃肠道旁路或其他手术、原发性胆汁性肝硬化、胰腺疾病、乳糜泻、吸收不良
	血液系统疾病:多发性骨髓瘤、白血病、淋巴瘤、单克隆免疫球蛋白病、血友病、镰状细胞贫血、系统性肥大细胞增多症、地中海贫血
	神经肌肉疾病:癫痫、卒中、肌萎缩、帕金森病、脊髓损伤、多发性硬化
	肾脏疾病:慢性代谢性酸中毒、慢性肾脏病
	心肺疾病:慢性阻塞性肺病、充血性心力衰竭、结节病
影响骨代谢的药物	糖皮质激素、抗癫痫药物、芳香化酶抑制剂、促性腺激素释放激素类似物、抗病毒药物、噻唑烷二酮类药物、质子泵抑制剂和过量甲状腺激素等

的疾病/药物,特别是类风湿性关节炎、糖尿病、慢性阻塞性肺病、腹腔疾病/炎症性肠病患者发生骨质疏松症的风险会更大一些。使用糖皮质激素、雄激素剥夺治疗/芳香化酶抑制剂的人群也更容易发生骨质疏松症。因此,一旦发现危险因素聚集的个体,应尽快评估其发生骨质疏松症的风险大小,以便筛选高危人群,开展随访工作,为及时准确的诊断打下良好的基础。

目前,临床上常使用国际骨质疏松基金会(IOF)骨质疏松症风险一分钟测试题(表 5-1-2)和亚洲人

表 5-1-2 国际骨质疏松基金会骨质疏松症风险一分钟测试题

问题	回答
是否实际年龄超过 60 岁(女性)/70 岁(男性)?	是□/否□
50 岁之后是否有骨折史?	是□/否□
是否体重过轻(BMI<19.0kg/m^2)?	是□/否□
是否于 40 岁后身高减少超过 4cm?	是□/否□
父母任何一方是否有髋部骨折史?	是□/否□
是否存在以下任一情况:类风湿关节炎、消化道疾病(炎症性肠病、乳糜泻)、糖尿病、慢性肾脏病、甲状腺或甲状旁腺疾病(甲状腺或甲状旁腺功能亢进)、肺病(慢性阻塞性肺病)、长时间制动、艾滋病(HIV)?	是□/否□
是否接受过以下药物治疗:曾服用类固醇激素(如持续服用泼尼松 3 个月及以上)、噻唑烷二酮类药物、器官移植术后免疫抑制剂、抗抑郁药物、抗惊厥药物、抗癫痫药?	是□/否□
女士回答:是否存在以下任一情况:乳腺癌、接受芳香化酶抑制剂治疗乳腺癌、早绝经、不正常闭经、卵巢切除或由于性腺功能减退导致低雌激素水平?	是□/否□
男士回答:是否存在以下任一情况:前列腺癌、接受雄激素剥夺治疗前列腺癌、低睾酮(性腺功能减退)	是□/否□
过量饮酒(每日超过 3 个单位)和(或)是否目前吸烟?	是□/否□

结果判断:如果上述问题中只要其中有一题回答结果为"是",即为阳性。尽管并不代表患有骨质疏松症,但提示患者已经存在罹患骨质疏松症的风险因子,提示可能导致骨质疏松症及骨折,需要进行骨密度检查或骨折风险评估工具(Fracture Risk Assessment Tool,FRAX)进行风险评估。

骨质疏松自我筛查工具（Osteoporosis Self-Assessment Tool for Asians，OSTA）作为骨质疏松风险人群初步筛选的评估工具。

除了 IOF 的骨质疏松风险一分钟测试题，目前应用较为广泛的还有基于亚洲人群的亚洲人骨质疏松自我筛查工具，主要是根据年龄和体重筛查骨质疏松症的风险。OSTA 指数的计算公式为：

$$\text{OSTA 指数} = [\text{体重}(kg) - \text{年龄}(岁)] \times 0.2 \qquad 式 5\text{-}1\text{-}1$$

但需要特别指出的是，其判断指标仅为体重和年龄，特异性较差，须结合其他危险因素进行综合判断，且仅适用于绝经后妇女（表 5-1-3）。

表 5-1-3 OSTA 指数评价骨质疏松风险级别

OSTA 指数	风险级别
>-1	低
-1~-4	中
<-4	高

骨质疏松症的早期筛查是整个诊断过程第一步，也是提高诊断率的先决条件。由于我国人口众多，且正在大跨步进入老龄化社会，成为骨质疏松症在世界范围内的高发地区，只有做好早期筛查，才能提高骨质疏松症的诊断效率，做到有的放矢、重点排查，从而节约社会和医疗资源。

二、准确诊断

通过各种筛查手段确定骨质疏松症的高危人群后，应进一步利用影像学检查进行准确诊断。目前临床上常用的影像学检查方式包括：双能 X 射线吸收法（DXA）、定量 CT（quantitative computed tomography，QCT）、外周定量 CT（peripheral quantitative computed tomography，pQCT）和定量超声（quantitative ultrasound，QUS）等。其中，DXA 是目前各类骨质疏松症指南公认的用于骨质疏松症诊断的影像学检查方式，QCT 对骨质疏松症的诊断价值在近年来国内外多个骨质疏松症诊疗指南中也得到了确认。

DXA 测量的骨密度和通过公式计算所得的 T 值或 Z 值是目前用于诊断骨质疏松症的关键指标。T 值用于绝经后女性、50 岁及以上男性骨质疏松的诊断；诊断标准详见表 5-1-4。

$$T 值 = \frac{\text{骨密度测定值} - \text{同种族同性别正常青年人峰值骨密度}}{\text{同种族同性别正常青年人峰值骨密度的标准差}} \qquad 式 5\text{-}1\text{-}2$$

表 5-1-4 基于 DXA 测定骨密度分类标准

分类	T 值
正常	T 值 $\geq -1.0SD$
低骨量	$-2.5SD < T$ 值 $< -1.0SD$
骨质疏松	T 值 $\leq -2.5SD$
严重骨质疏松	T 值 $\leq -2.5SD$ 合并脆性骨折

但是,对于儿童、绝经前女性和50岁以下男性,骨密度水平的判断建议采用同种族的 Z 值表示:将 Z 值≤−2.0SD 视为"低于同年龄段预期范围"或低骨量。

$$Z\ 值=\frac{骨密度测定值-同种族同性别同龄人骨密度均值}{同种族同性别同龄人骨密度标准差}$$ 式 5-1-3

需要特别指出的是,对于一些已经发生脆性骨折的患者而言,即使 DXA 结果未达到骨质疏松症的诊断标准(T 值≥−1.0SD),仍可以诊断为骨质疏松症。根据骨折部位的不同,骨质疏松症的诊断标准略有差别:如髋部或椎体发生脆性骨折,则无论骨密度测定结果如何,临床上即可诊断骨质疏松症;而在肱骨近端、骨盆或前臂远端发生的脆性骨折,即使骨密度测量显示低骨量,也可诊断骨质疏松症。具体标准见表 5-1-5。

表 5-1-5　骨质疏松症诊断标准

根据骨质疏松指南,骨质疏松症诊断标准
髋部或椎体脆性骨折
DXA 测量的中轴骨骨密度或桡骨远端 1/3 骨密度的 T 值≤−2.5SD
骨密度测量符合低骨量(−2.5SD<T 值<−1.0SD)+肱骨近端、骨盆或前臂远端脆性骨折

QCT 骨质疏松症诊断标准详见第十三章第五节。

骨质疏松症的准确诊断是整个诊断过程的第二步,也是提高治疗率的先决条件。由于骨质疏松症的病因众多,要进一步确定骨质疏松症的分型及影响因素,评估骨折风险,才能及早开展治疗,预防骨折,改善预后,从而防患于未然。

三、全面评估

由于骨质疏松症可由多种病因所致,因此,在诊断骨质疏松症后,还应进一步对其进行分型。骨质疏松症常分为原发性骨质疏松症和继发性骨质疏松症。在诊断原发性骨质疏松症之前,一定要重视和排除其他影响骨代谢的疾病,特别强调需要详尽地了解患者的既往病史,评价可能导致骨质疏松症的各种病因、危险因素及药物,尤其是部分导致继发性骨质疏松症的疾病可能缺少特异的症状和体征,有赖于进一步辅助检查,以免发生漏诊或误诊。

此外,骨质疏松症患者骨折风险显著增加,可能轻微的撞击和站立时跌倒即可引起骨折。在全球年龄50岁以上的人群中,大约 1/3 的女性和 1/5 的男性遭遇过骨质疏松症导致的骨折,每 3 秒就会发生一起由骨质疏松症引起的骨折事件。更为严重的后果是,在遭遇髋部骨折后的一年里,1/3 的患者依然需要照顾,而另外接近 1/4 的患者则因各种原因死亡。

因此,骨质疏松症在诊断之后,还要进行分型诊断和骨折风险评估。分型诊断的目的主要是除外继发性骨质疏松症,需要重点排查有无影响骨代谢的内分泌疾病(甲状旁腺疾病、性腺疾病、肾上腺疾病和甲状腺疾病等)、类风湿性关节炎等免疫性疾病、影响钙和维生素 D 吸收和代谢的消化系统或肾脏疾病、神经肌肉疾病、多发性骨髓瘤等恶性疾病、多种先天和获得性骨代谢异常疾病、长期服用糖皮质激素或其他影响骨代谢药物等。

有助于诊断和鉴别诊断的检查项目包括：①常规实验室检查：血常规，尿常规，普通生化检查，肝、肾功能，血钙、血磷、血钠和碱性磷酸酶、乳酸脱氢酶水平，血清蛋白电泳，24h 尿钙、磷及骨转换标志物等。②可选择的实验室检查：如甲状旁腺激素、25 羟维生素 D、甲状腺功能、性腺激素、血清泌乳素、尿游离皮质醇，及红细胞沉降率（erythrocyte sedimentation rate，ESR）、C-反应蛋白、血气分析等。③胸腰椎 X 线、放射性核素骨显像等。

世界卫生组织推荐使用骨折风险评估工具（FRAX，https://www.sheffield.ac.uk/FRAX/tool.aspx？lang=chs），用于评估患者未来 10 年髋部骨折及主要骨质疏松性骨折（椎体、前臂、髋部或肩部）的概率（图 5-1-1）。但是需要说明的是，FRAX 本身还存在一定的局限性和不足：FRAX 只用于具有一个或多个骨质疏松性骨折临床危险因素，未发生骨折且骨量减低者（$-2.5SD < T$ 值 $< -1.0SD$），并不适用于已诊断骨质疏松症或已发生脆性骨折的患者。目前，FRAX 预测结果可能低估了中国人群的骨折风险，FRAX 模型还有待进一步完善，并注意数据安全保护。

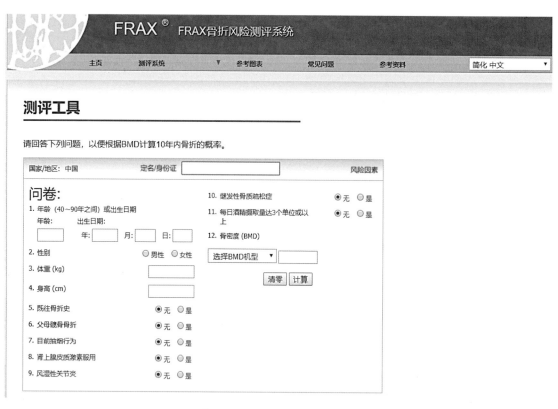

图 5-1-1　骨折风险评估工具

危险因子包括年龄、性别、体重、身高、既往骨折史、父母髋骨骨折、目前抽烟行为、肾上腺皮质激素服用、类风湿关节炎、继发性骨质疏松症、每日酒精摄取量达 3 个单位或以上，以及骨密度（BMD）。针对以上危险因子的填写说明和注释，官网有详细说明。

我国骨质疏松症的患病人群极其庞大，但目前我国骨质疏松症整体诊断及治疗率很低，即使患者发生了脆性骨折（椎体骨折和髋部骨折），骨质疏松症的诊断率仅为 2/3 左右，接受有效抗骨质疏松药物治疗者尚不足 1/4。面对骨质疏松症诊治率过低的严峻现实，临床医生更应该深刻认识骨质疏松症诊断的重要性,能够识别高危人群,及时准确地诊断和全面评估,为后续的治疗打下坚实的基础,从而实现早期诊断,早期治疗,早期获益的最终目标。

（孙般若　李春霖）

第二节　骨质疏松症治疗原则和思路

一、骨质疏松的治疗原则

原发性骨质疏松症属于一种与年龄相关的退行性病变,起病隐匿缺乏典型的临床表现,因此发病率高但诊断率和治疗率低,往往容易错失最佳的治疗时机,甚至有些患者直至出现严重的骨折并发症时才开始进行规范的系统治疗。但是,一旦发生骨质疏松性骨折会增加致残率或致死率,不仅缩短预期寿命,还会给家庭及社会带来沉重的经济负担。因此,在中华医学会骨质疏松和骨矿盐疾病分会制订的《原发性骨质疏松症诊疗指南(2022)》中特别强调:骨质疏松症的主要防治目标包括改善骨骼生长发育,促进成年期达到理想的峰值骨量;维持骨量和骨质量,预防增龄性骨丢失;避免跌倒和骨折。由骨质疏松症的防治目标不难看出,骨质疏松症的治疗应贯穿于患者的一生,我们也以此为依据制订了"无病防病,早期预防;有病治病,规范用药;久病防残,综合治疗"的骨质疏松分级治疗原则。

(一) 无病防病,早期预防

骨质疏松症的治疗应尽早,做到未雨绸缪,防患于未然。特别是由骨质疏松症导致的骨折是可防可治的。从现实出发,预防比治疗更为重要。对于尚未诊断骨质疏松的普通大众,应尽早筛选出骨质疏松中高风险人群并进行骨质疏松的预防治疗。预防目标是通过早期干预,减少或延缓中高危人群随增龄出现的骨量丢失进程,降低罹患骨质疏松症的风险。治疗措施主要是通过骨质疏松症的知识教育,使大众接受骨健康生活方式,主动采取控制骨质疏松风险因素、补充骨营养所需元素、维持肌力及平衡力、监测骨密度等措施,在减少骨量丢失的同时,早期发现需要干预人群,酌情选择钙剂、维生素 D、活性维生素 D、维生素 K、中医中药治疗及物理治疗等方法,减少或延缓骨质疏松症的发生。

(二) 有病治病,规范用药

对于已经诊断骨质疏松症的患者,目标是有效治疗,延缓骨质疏松症进程,预防骨折。治疗措施是在基础干预措施的基础上,强化抗跌倒知识教育,规律使用抗骨质疏松药物如活性维生素 D、四烯甲萘醌、阿仑膦酸钠、唑来膦酸、地舒单抗、特立帕肽等,有条件者开展康复和心理治疗。抗骨质疏松药物和康复治疗可以增加骨密度,改善骨质量,降低骨折的发生风险。

(三) 久病防残,综合治疗

对于已经发生脆性骨折的骨质疏松症患者,目标是降低骨折及再次骨折的发生,降低骨折导致的伤残和死亡。治疗措施主要是去除或减少对骨骼代谢不利的因素,制定有效的防跌倒预案,规律使用强效抗骨质疏松药物如地舒单抗、唑来膦酸、特立帕肽,制定严密的随访计划,监测治疗的有效性和安全性。开展多学科协作,进行包括手术、康复及心理的综合治疗,提高患者的生存质量,降低致残率和病死率。

二、原发性骨质疏松的治疗思路

（一）识别需要治疗的人群

哪些患者需要启动基础治疗和抗骨质疏松治疗,须根据骨质疏松风险评估、DXA 测量骨密度结果、是否存在骨折及 FRAX 骨折风险评估综合判定。

对于 DXA 骨密度测量正常（T 值≥−1.0SD）,但 IOF 骨质疏松风险一分钟测试结果阳性或 OSTA 指数≤−1 者,提示为骨质疏松症中高风险人群,应当及时开始基础治疗,包括调整生活方式和骨健康基本补充剂。

对于 DXA 骨密度测量诊断骨质疏松症（T 值≤−2.5SD）或已经发生骨折（包括髋部骨折、椎体压缩性骨折等脆性骨折）者,除基础治疗外,还应同时进行抗骨质疏松治疗。

对于 DXA 骨密度测量诊断为低骨量（−2.5SD<T 值<−1.0SD）者,应进一步行 FRAX 骨折风险评估。若评估为低风险,则仅进行基础治疗;若评估为中-高风险,则应同时开始抗骨质疏松治疗。

（二）选择合理的治疗方法

骨质疏松症的具体治疗方式包括基础治疗和抗骨质疏松治疗。基础治疗措施包括调整生活方式和补充钙质或维生素 D,抗骨质疏松治疗为应用抗骨质疏松药物。

良好的生活习惯包括:①建议进食高钙、低盐、富含蛋白质的均衡膳食,每日摄入牛奶 300ml 或相当量的奶制品。②保证充足的日照,以促进体内维生素 D 的合成。③规律运动,包括负重运动和抗阻运动,可改善机体敏捷性、力量、姿势及平衡等,减少跌倒风险,还有助于增加骨密度。④改善不良生活习惯,如:戒烟、限酒、避免过量饮用咖啡及碳酸饮料。⑤尽量避免或少用影响骨代谢的药物,如:糖皮质激素、抗病毒药物、噻唑烷二酮类药物、质子泵抑制剂和过量甲状腺激素等。

钙质及维生素 D 补充:充足的钙摄入对获得理想峰值骨量、减缓骨丢失、改善骨矿化和维护骨骼健康有益。《中国居民膳食指南（2022）》的建议为:成人每日钙推荐摄入量为 800mg（元素钙）;50 岁及以上人群每日钙推荐摄入量为 1 000~1 200mg。对于必须用药的患者,推荐给予其使用碳酸钙,服用前需要检查 24 小时尿钙,有肾/输尿管结石的建议选用枸橼酸钙。充足的维生素 D 可增加肠钙吸收、促进骨骼矿化、保持肌力、改善平衡能力和降低跌倒风险,维生素 D 用于骨质疏松症防治时,剂量可为 800~1 200IU/d,但不建议进行 1 年单次较大剂量普通维生素 D 的补充。对于肝肾疾病导致维生素 D 羟化受阻的骨质疏松症患者应在补充普通维生素 D 的基础上加用活性维生素 D,监测尿钙和血钙。充足的钙和维生素 D 水平联合抗骨质疏松药物治疗可以降低骨折风险,但不推荐使用活性维生素 D 来纠正维生素 D 缺乏。

DXA 骨密度检查确诊为骨质疏松症的患者,或已经发生过椎体和髋部等部位脆性骨折者,以及骨量减低但具有高骨折风险的患者,需要及时启动抗骨质疏松治疗。抗骨质疏松治疗是指使用抑制骨吸收或促进骨形成的药物治疗骨质疏松症。有效的抗骨质疏松药物可以增加骨密度,改善骨质量,显著降低骨折的发生风险。目前应用于临床的抗骨质疏松药物详见表 5-2-1。

（三）掌握规范的治疗疗程

骨质疏松症是一种慢性疾病,其治疗是一个漫长的过程,需要长期的随访监测、疗效评估及治疗调

表 5-2-1　抗骨质疏松药物列表

骨吸收抑制剂	骨形成促进剂	新型双重作用药物	其他类型
双膦酸盐类	特立帕肽	罗莫佐单抗	骨化三醇
地舒单抗			四烯甲萘醌
降钙素			雷奈酸锶
雌/孕激素			
雷洛昔芬			

整。抗骨质疏松药物治疗有效的标志是骨密度稳中有增,且没有新发骨折或原有骨折加重(如:椎体压缩性骨折)。除双膦酸盐(bisphosphonates)类药物外,其他大部分抗骨质疏松药物一旦停止应用,疗效在短期内会迅速下降;而双膦酸盐类药物停用后,其抗骨质疏松性骨折的作用可能会保持数年。抗骨质疏松药物疗程应个体化,所有治疗应至少坚持 1 年。中华医学会骨质疏松和骨矿盐疾病分会制订的《原发性骨质疏松症诊疗指南(2022)》推荐:目前建议口服双膦酸盐治疗 5 年,静脉双膦酸盐治疗 3 年,应对骨折风险进行评估,如为低风险,可考虑实施药物假期停用双膦酸盐;如骨折风险仍高,可以继续使用双膦酸盐或换用其他抗骨质疏松药物(如特立帕肽或雷洛昔芬)。地舒单抗的总体安全性良好,疗程一般建议5-10 年,之后应重新评估骨折风险,若仍处于骨折高风险,可以考虑继续地舒单抗治疗或序贯其他抗骨质疏松药物。特立帕肽疗程不应超过两年,停药后建议序贯骨吸收抑制剂治疗以维持或增加骨密度,持续降低骨折风险。罗莫佐单抗是新型双重抗骨质疏松药物,通过抑制硬骨抑素的活性,在促进骨形成的同时抑制骨吸收,现有研究表明罗莫佐单抗的总疗程为 12 个月。

　　总之,原发性骨质疏松症及其骨折患病率高,危害极大,一旦确诊则应尽早进行合理有效的干预和治疗,而且骨质疏松症的治疗本身也是一个漫长的过程,贯穿大部分生命周期。

(孙般若　李春霖)

第三节　骨质疏松症治疗方法和评价

　　骨质疏松症治疗的主要目标包括:改善骨骼生长发育,促进成年期达到理想的峰值骨量;维持骨量和骨质量,预防增龄性骨丢失;避免跌倒和骨折。参考《原发性骨质疏松症诊疗指南(2022)》,骨质疏松症的治疗措施主要包括:基础措施、药物干预和康复治疗。

一、基础措施

基础措施包括调整生活方式和骨健康基本补充剂。

（一）调整生活方式

包括加强营养、均衡饮食,充足日照和规律运动。

1. 加强营养、均衡膳食　骨健康的营养素摄入不足可影响骨量的维持。除常见的钙、维生素 D 摄入不足外,也涉及其他营养素的摄入不当。高钠饮食、低钙饮食对骨峰值的形成起负面影响。建议:富含钙、低盐和适量蛋白质的均衡膳食;推荐每日蛋白质摄入量为 0.8~1.0g/kg 体重,每日摄入牛奶 300ml 或相当量的奶制品。

2. 充足日照　内源性维生素 D 的合成依赖于阳光紫外线的光合作用。到达地面上阳光中的紫外线有两个部分，紫外线 A 波长 320~400nm，和紫外线 B 波长 280~320nm。紫外线使皮肤内的 7-脱氢胆固醇形成维生素 D_3 前体，进一步转化成维生素 D_3，与血液循环中的维生素 D 结合蛋白结合，进入血液循环。建议日光照射时间在 11:00—15:00 间，尽可能多地暴露皮肤于阳光下晒 15~30min（取决于日照时间、纬度、季节等因素），每周 2 次，以促进体内维生素 D 的合成。尽量不涂抹防晒霜，以免影响日照效果。但需注意避免强烈阳光照射，以防灼伤皮肤。

3. 规律运动　大量文献和临床研究均证实运动锻炼对维持骨骼健康起到重要的作用。规律适合的体育锻炼和康复治疗有助于增加骨密度，改善机体敏捷性、力量、姿势及平衡等，减少跌倒和骨折风险。青少年时期坚持运动锻炼有助于提高峰值骨量。抗阻性和高冲击性的运动效果更好。老年人在保障运动安全的条件下进行适度锻炼可增加肌肉容积和力量，有助于减缓骨量丢失，降低骨折风险。适合于骨质疏松症患者的运动包括负重运动和抗阻运动。推荐规律的负重及肌肉力量练习。肌肉力量练习包括重量训练、其他抗阻运动及行走、慢跑、太极拳、瑜伽、舞蹈和乒乓球等。运动应循序渐进、持之以恒。骨质疏松症患者的运动应进行相关评估，咨询临床医生后进行。

除此之外，调整生活方式还包括戒烟、限酒、避免过量饮用咖啡、避免过量饮用碳酸饮料、避免应用影响骨代谢的药物、避免应用增加跌倒危险的药物、采取防止跌倒的措施、加强自身和环境的保护措施等。

（二）骨健康基本补充剂

1. 钙剂　钙是骨质疏松症患者重要的营养素。钙是骨重塑过程中骨质形成期所必需的元素，也是人体矿物质中含量最多的元素之一。钙盐有相当的可溶解性，使其在生物的进化过程中既可以存在于体液或细胞液中，又可以支持各种硬组织和硬器官的发育。体内钙总量的 99% 贮存于骨骼内。在青春发育早期，对钙的吸收能力和保留能力最强，对食源性的钙的吸收可高达 34%；至青春发育后期则降为 26%。老年人的骨钙出现丢失，尤其在绝经后的妇女，髋部骨质的总体钙丢失可达 50%。在生命的过程中，钙会大量丢失，因此骨骼健康的维护很重要。充足的钙摄入对获得理想骨峰值、减缓骨丢失、改善骨矿化和维护骨骼健康有益。

营养调查显示我国居民每日膳食约摄入元素钙 400mg，故尚需补充元素钙 500~600mg/d。不同的钙剂中元素钙含量不同，其中碳酸钙含元素钙量高，吸收率高，易溶于胃酸，应用碳酸钙的常见不良反应包括上腹不适和便秘；枸橼酸钙含元素钙量较低，但水溶性较好，胃肠道不良反应小。

应用钙剂治疗时需考虑到安全性问题。根据疾病情况，适量补充钙剂。有高钙血症和高钙尿症时应避免使用钙剂。有胃酸缺乏和肾结石风险的患者，可应用枸橼酸钙，因枸橼酸有可能减少肾结石的发生。在骨质疏松症的防治中，钙剂应与其他药物联合使用。目前尚无充分证据表明单纯补钙可以替代其他抗骨质疏松药物治疗。

2. 维生素 D　维生素 D 是钙平衡的重要调节因子。维生素 D 的活性代谢产物或活化的维生素 D 简称活性维生素 D，发挥真正的生物活性作用。充足的维生素 D 可增加肠钙吸收、促进骨骼矿化、保持肌力、改善平衡能力和降低跌倒风险。同时补充钙剂和维生素 D 可降低骨质疏松性骨折风险。维生素 D 不足会影响其他抗骨质疏松药物的疗效，还可导致继发性甲状旁腺功能亢进，增加骨吸收，从而引起或加重骨质疏松。理想的维生素 D 水平是骨骼健康和骨质疏松症防治的基本要求,维生素 D 被列为骨质疏松症防治的基础药物和重要营养素。

在我国,维生素 D 摄入不足状况普遍存在。《中国居民膳食营养素参考摄入量(2013 版)》建议:成人推荐维生素 D 摄入量为 400IU/d(10μg/d);65 岁及以上老年人推荐摄入量为 600IU/d(15μg/d);可耐受最高摄入量为 2 000IU/d(50μg/d);维生素 D 用于骨质疏松症防治时,剂量可为 800~1 200IU/d,但应视个体、地区、季节差异而定。

对于维生素 D 缺乏的高危人群,建议酌情检测血清 25-羟维生素 D[25-(OH)D]水平,以了解患者维生素 D 的营养状态,指导维生素 D 的补充。理想的 25-(OH)D 水平应满足以下要求:能最大限度地抑制 PTH 浓度;能达到最大的钙吸收;能达到最高的骨密度;能最大强度地降低骨丢失率;能最大限度地降低骨折率。不推荐使用活性维生素 D 纠正维生素 D 缺乏;不建议 1 年单次较大剂量普通维生素 D 的补充。临床应用时应注意个体差异和安全性,定期监测血钙和尿钙浓度,酌情调整剂量。维生素 D 用于治疗骨质疏松症时,应与其他药物联合使用。

二、抗骨质疏松药物

有效的抗骨质疏松药物可以增加骨密度,改善骨质量,显著降低骨折的发生风险。抗骨质疏松药物治疗的适应证主要包括:经骨密度检查确诊为骨质疏松症的患者、已经发生过椎体和髋部等部位脆性骨折者、骨量减低但具有高骨折风险的患者。

抗骨质疏松药物按作用机制主要分为以下几类:①骨吸收抑制剂,包括:双膦酸盐、降钙素、雌激素、选择性雌激素受体调节剂(selective estrogen receptor modulator,SERM)、RANKL 抑制剂(国内尚未上市);②骨形成促进剂:甲状旁腺激素类似物;③其他机制类药物:活性维生素 D 及其类似物、维生素 K_2 类、锶盐;④传统中药:骨碎补总黄酮制剂、淫羊藿素制剂、人工虎骨粉制剂。

(一)双膦酸盐类

双膦酸盐是焦磷酸盐的稳定类似物,其特征为含有 P-C-P 基团。该药是目前临床上应用最为广泛的抗骨质疏松药物。双膦酸盐与骨骼羟基磷灰石的亲和力高,能够特异性结合到骨重塑活跃的骨表面,抑制破骨细胞功能,从而抑制骨吸收。不同双膦酸盐抑制骨吸收的效力差别很大,因此临床上不同双膦酸盐药物的使用剂量及用法也有所差异。目前临床常用于防治骨质疏松症的双膦酸盐类药物主要包括阿仑膦酸钠、唑来膦酸、利塞膦酸钠、伊班膦酸钠、依替膦酸二钠和氯膦酸二钠等,其主要疗效为增加骨质疏松症患者腰椎和髋部骨密度,降低发生椎体、非椎体和髋部骨折的风险。应用时应根据各种制剂的特点,严格遵照正确的用药方法。

1. 阿仑膦酸钠　常用的口服双膦酸盐类药物。

(1)适应证:国家药品监督管理局(National Medical Products Administration,NMPA)批准治疗绝经后骨质疏松和男性骨质疏松症。有些国家还批准治疗糖皮质激素诱发的骨质疏松症。

(2)剂量与用法:以福善美为例,片剂 70mg/片,每次口服 1 片,每周 1 次。空腹服用,用 200~300ml 白水送服。服药后 30min 内避免平卧,保持直立体位(站立或坐立)。在此期间应避免进食牛奶、果汁等任何食品和药品。

（3）注意事项：胃及十二指肠溃疡、反流性食管炎者慎用。

（4）禁忌证：导致食管排空延迟的食管疾病（如：食管狭窄或贲门失弛缓症）；不能站立或坐直30min者；对本品任何成分过敏者；肌酐清除率小于35ml/min者；孕妇和哺乳期妇女。

2. 唑来膦酸 常用的静脉制剂。

（1）适应证：国家药品监督管理局（NMPA）批准治疗绝经后骨质疏松。有些国家还批准治疗男性骨质疏松症和糖皮质激素诱发的骨质疏松症。

（2）剂量与用法：唑来膦酸静脉注射剂，5mg/瓶，每年1次。静脉滴注至少15min以上，药物使用前应充分水化。

（3）注意事项：低钙血症者慎用。严重维生素D缺乏者须注意补充足量的维生素D。患者在首次输注药物后可能出现一过性发热、肌肉关节疼痛等流感样症状，多数在1~3d内缓解；严重者可予以非甾体抗炎药对症处理；不建议预防性使用。

（4）禁忌证：对本品或其他双膦酸类药物过敏者；肌酐清除率小于35ml/min者；孕妇及哺乳期妇女。

3. 双膦酸盐类药物 总体安全性较好，但需要注意以下情况。

（1）胃肠道不良反应：口服双膦酸盐后少数患者可能发生轻度胃肠道反应，包括上腹疼痛、反酸等症状。故除严格按说明书提示的方法服用外，有活动性胃及十二指肠溃疡、反流性食管炎、功能性食管活动障碍者慎用。若存在肠吸收不良，可能会影响双膦酸盐的吸收。

（2）一过性"流感样"症状：首次口服或静脉输注含氮双膦酸盐可出现一过性发热、骨痛和肌痛等类"流感样"不良反应，多在用药3d内明显缓解。症状明显者可用非甾体抗炎药对症治疗。

（3）肾脏毒性：进入血液的双膦酸盐类药物约60%以原形从肾脏排泄。对于肾功能异常的患者，应慎用此类药物或酌情减少药物剂量。特别是静脉输注的双膦酸盐类药物，每次给药前应检测肾功能，肌酐清除率<35ml/min者禁用。尽可能使患者水化，静脉输注唑来膦酸的时间应不少于15min；伊班膦酸钠静脉输注时间不少于2h。

（4）下颌骨坏死：双膦酸盐相关的下颌骨坏死罕见。绝大多数发生于恶性肿瘤患者应用大剂量注射双膦酸盐以后，以及存在严重口腔疾病的患者，如：严重牙周病或多次牙科手术等。在骨质疏松症患者中，下颌骨坏死发病率仅为0.001%~0.010%，略高于正常人群（<0.001%）。对患有严重口腔疾病或需要接受牙科手术的患者，不建议使用该类药物。降低下颌骨坏死发生风险的措施：在开始抗骨吸收治疗前完成必要的口腔手术，在口腔手术前后使用抗生素。采用抗菌漱口液，拔牙后正确闭合创面，保持良好的口腔卫生。对存在下颌骨坏死高风险患者（伴有糖尿病、牙周病、使用糖皮质激素、免疫缺陷、吸烟等）需要复杂侵入性口腔手术时，建议暂停双膦酸盐治疗3~6个月后再实施口腔手术。术后3个月如无口腔特殊情况，可恢复使用双膦酸盐。

（5）非典型股骨骨折：即在低暴力下发生在股骨小转子（lesser trochanter）以下到股骨髁上之间的骨折。非典型股骨骨折可能与长期应用双膦酸盐类药物有关，发生率较低。对于长期使用双膦酸盐患者（3年以上），一旦出现大腿或者腹股沟部位疼痛，应进行双股骨X线、MRI或放射性核素骨显像检查，明确是否存在非典型股骨骨折。如发生非典型股骨骨折，应立即停止使用双膦酸盐等抗骨吸收药物。长期使用双膦酸盐的患者中非典型股骨骨折风险轻微增加，停用双膦酸盐以后，风险随之下降。

（二）降钙素类

降钙素是一种钙调节激素,能抑制破骨细胞的生物活性、减少破骨细胞数量,减少骨量丢失并增加骨量。降钙素类药物的另一突出特点是能明显缓解骨痛,对骨质疏松症及其骨折引起的骨痛有效。目前应用于临床的降钙素类制剂有两种:依降钙素和鲑降钙素。

降钙素总体安全性良好,少数患者使用后出现面部潮红、恶心等不良反应,偶有过敏现象,可按照药品说明书的要求,确定是否做过敏试验。降钙素类制剂应用疗程要视病情及患者的其他条件而定。2012年欧洲药品管理局(European Medicines Agency,EMA)人用药品委员会(Committee for Medicinal Products for Human Use,CHMP)的 Meta 分析发现,长期(6 个月或更长时间)使用鲑降钙素口服或鼻喷剂型与恶性肿瘤风险轻微增加相关;但无法肯定该药物与恶性肿瘤间的确切关系。鉴于鼻喷剂型鲑降钙素具有潜在增加肿瘤风险的可能,鲑降钙素连续使用时间　般不超过 3 个月。以鲑降钙素为例:

1. 适应证　国家药品监督管理局(NMPA)批准预防因突然制动引起的急性骨丢失和由于骨质溶解、骨质减少引起的骨痛,其他药物治疗无效的骨质疏松症等。

2. 用法　鲑降钙素鼻喷剂,2ml/瓶(4 400IU),200IU 鼻喷,每日或隔日 1 次;鲑降钙素注射剂,50IU/支,50IU 或 100IU 皮下或肌内注射,每日 1 次。

3. 疗效　增加骨质疏松症患者腰椎和髋部骨密度,降低椎体及非椎体(不包括髋部)骨折的风险。

4. 注意事项　少数患者使用药物后出现面部潮红、恶心等不良反应,偶有过敏现象,可按照药品说明书的要求确定是否做过敏试验。

5. 禁忌证　对鲑降钙素或本品中任何赋形剂过敏者。

（三）绝经激素治疗

绝经激素治疗(menopausal hormone therapy,MHT)类药物(雌/孕激素)能抑制骨转换,减少骨丢失。临床研究已证明 MHT 包括雌激素补充疗法和雌/孕激素补充疗法,能减少骨丢失,降低骨质疏松性椎体、非椎体及髋部骨折的风险,是防治绝经后骨质疏松的有效措施。

1. 适应证　围绝经期和绝经后女性,特别是有绝经相关症状(如潮热、出汗等)、泌尿生殖道萎缩症状,及希望预防绝经后骨质疏松的妇女。

2. 用法　有口服、经皮和阴道用药多种制剂。激素治疗的方案、剂量、制剂选择及治疗期限等,应根据患者个体情况而定。

3. 疗效　增加骨质疏松症患者腰椎和髋部骨密度,降低发生椎体、髋部及其他非椎体骨折的风险,明显缓解更年期症状。

4. 注意事项　严格掌握实施激素治疗的适应证和禁忌证。绝经早期开始用(60 岁以前或绝经不到10 年)受益更大。使用最低有效剂量,定期(每年)进行安全性评估,特别是乳腺和子宫。

5. 禁忌证　雌激素依赖性肿瘤(乳腺癌、子宫内膜癌)、血栓性疾病、不明原因阴道出血及活动性肝病和结缔组织病为绝对禁忌证。子宫肌瘤、子宫内膜异位症、有乳腺癌家族史、胆囊疾病和垂体催乳素瘤者可酌情慎用。

6. 绝经妇女用药　绝经妇女正确使用绝经激素治疗类药物,总体是安全的,但需要关注以下几点:

（1）子宫内膜癌:对有子宫的妇女长期只补充雌激素,证实可能增加子宫内膜癌的风险。自 20 世纪

70 年代以来,研究表明对有子宫妇女补充雌激素的同时适当补充孕激素,子宫内膜癌的风险不再增加。所以,有子宫的妇女应用雌激素治疗时必须联合应用孕激素。

（2）乳腺癌:国际绝经学会（International Menopause Society,IMS）最新推荐:乳腺癌的相关因素很多,与绝经激素治疗类药物相关的乳腺癌风险很低,小于每年 1/1 000,且应用 5 年内没有发现乳腺癌风险增加。美国妇女健康倡议研究中,单用雌激素超过 7 年,乳腺癌风险也没有增加,但雌激素加孕激素组 5 年后乳腺癌风险有所增加。关于绝经激素治疗类药物的全球共识指出,激素治疗与乳腺癌的关系主要取决于孕激素及其应用时间长短。与合成的孕激素相比,微粒化孕酮和地屈孕酮与雌二醇联用,乳腺癌的风险更低。乳腺癌是绝经激素治疗类药物的禁忌证。

（3）心血管疾病:绝经激素治疗类药物不用于心血管疾病的预防。无心血管疾病危险因素的女性,60 岁以前或绝经不到 10 年开始激素治疗,可能对其心血管有一定的保护作用;已有心血管损害,或 60 岁后再开始激素治疗,则没有此保护作用。

（4）血栓:绝经激素治疗类药物轻度增加血栓风险。血栓是激素治疗的禁忌证。非口服雌激素因没有肝脏首过效应,其血栓风险更低。

（5）体重增加:雌激素为非同化激素,常规剂量没有增加体重的作用。只有当大剂量使用时才会引起水钠潴留、体重增加。绝经后激素治疗使用的低剂量一般不会引起水钠潴留。雌激素对血脂代谢和脂肪分布都有一定的有利影响。

鉴于对上述问题的考虑,建议激素补充治疗遵循以下原则:①明确治疗的利与弊;②绝经早期开始用（<60 岁或绝经 10 年之内）收益更大,风险更小;③应用最低有效剂量;④治疗方案个体化;⑤局部问题局部治疗;⑥坚持定期随访和安全性监测（尤其是乳腺和子宫）;⑦是否继续用药,应根据每位妇女的特点,每年进行利弊评估。

（四）选择性雌激素受体调节剂

选择性雌激素受体调节剂（SERM）,是一类通过雌激素受体途径的组织特异性化合物。SERM 不是雌激素,而是与雌激素受体结合后,在不同靶组织导致受体空间构象发生不同改变,从而在不同组织发挥类似或拮抗雌激素的不同生物效应。如 SERM 制剂雷洛昔芬在骨骼与雌激素受体结合,能发挥类雌激素的作用,抑制骨吸收,增加骨密度,降低椎体骨折发生的风险;而在乳腺和子宫则发挥拮抗雌激素的作用,因而不刺激乳腺和子宫。有研究表明其能够降低雌激素受体阳性浸润性乳腺癌的发生率。

1. 适应证　国家药品监督管理局（NMPA）批准的适应证为预防和治疗绝经后骨质疏松。

2. 用法　雷洛昔芬片剂,60mg/片,每次口服 60mg,每日 1 次。

3. 疗效　降低骨转换至女性绝经前水平,阻止骨丢失,增加骨密度,降低发生椎体骨折的风险。

4. 注意事项　少数患者服药期间会出现潮热和下肢痉挛症状,潮热症状严重的围绝经期妇女暂不宜用。

5. 禁忌证　正在或既往患有静脉血栓栓塞性疾病者（包括深静脉血栓、肺栓塞和视网膜静脉血栓者）、肝功能减退包括胆汁淤积和肌酐清除率<35ml/min 者、难以解释的子宫出血者以及有子宫内膜癌症状和体征者、对雷洛昔芬或任何赋形剂成分过敏者。

雷洛昔芬药物总体安全性良好。国外研究报道该药轻度增加静脉栓塞的危险性;国内尚未见类似报道。故有静脉栓塞病史及有血栓倾向者如:长期卧床或久坐者禁用。对心血管疾病高风险的绝经后女性的研究显示,雷洛昔芬并不增加冠状动脉疾病和卒中风险。雷洛昔芬不适用于男性骨质疏松症患者。

(五)甲状旁腺激素类似物

甲状旁腺激素类似物(parathyroid hormone analogue,PTHa)是当前促骨形成的代表性药物,国内已上市的特立帕肽是重组人甲状旁腺激素(recombinant human parathyroid hormone,rhPTH)氨基端 1-34 活性片段[rhPTH(1-34)]。间断使用小剂量 PTHa 能刺激成骨细胞活性,促进骨形成,增加骨密度,改善骨质量,降低椎体和非椎体骨折的发生风险。

1. 适应证　国家药品监督管理局(NMPA)批准用于有骨折高风险的绝经后骨质疏松的治疗;国外还批准用于男性骨质疏松症和糖皮质激素性骨质疏松症(glucocorticoid-induced osteoporosis,GIOP)的治疗。

2. 用法　特立帕肽注射制剂,20μg/次,皮下注射,每日 1 次。

3. 疗效　能有效地治疗绝经后严重骨质疏松症,提高骨密度,降低椎体和非椎体骨折发生的风险。

4. 注意事项　少数患者注射特立帕肽后血钙浓度有一过性轻度升高,并在 16~24h 内回到基线水平。用药期间应监测血钙水平,防止高钙血症的发生;治疗时间不超过 2 年。

5. 禁忌证　并发畸形性骨炎、骨骼疾病放射治疗史、肿瘤骨转移及并发高钙血症者;肌酐清除率小于 35ml/min 者;小于 18 岁的青少年和骨骺未闭合的青少年;对本品过敏者。

患者对 rhPTH(1-34)的总体耐受性良好。临床常见的不良反应为恶心、肢体疼痛、头痛和眩晕。在动物实验中,大剂量、长时间使用特立帕肽增加大鼠骨肉瘤的发生率。但该药在美国上市后 7 年骨肉瘤监测研究中,未发现特立帕肽和人骨肉瘤存在因果关系。特立帕肽治疗时间不宜超过 24 个月,停药后应序贯使用抗骨吸收药物治疗,以维持或增加骨密度,持续降低骨折风险。

(六)锶盐

锶(strontium)是人体的必需微量元素之一。锶的化学结构与钙和镁相似,在正常人体软组织、骨骼、血液和牙齿中存在少量的锶,并参与人体多种生理功能和生化效应。雷奈酸锶是合成锶盐,体外实验和临床研究均证实雷奈酸锶可同时作用于成骨细胞和破骨细胞,具有抑制骨吸收和促进骨形成的双重作用,可降低椎体和非椎体骨折的发生风险。

雷奈酸锶药物总体安全性良好。常见的不良反应包括恶心、腹泻、头痛、皮炎和湿疹,一般在治疗初始时发生,程度较轻,多为暂时性,可耐受。罕见的不良反应为药物疹伴嗜酸粒细胞增多和系统症状。具有高静脉血栓风险的患者,包括既往有静脉血栓病史的患者,以及有药物过敏史者,应慎用雷奈酸锶。

1. 适应证　国家药品监督管理局(NMPA)批准用于治疗绝经后骨质疏松。

2. 用法　雷奈酸锶干混悬剂,2g/袋,每次口服 2g,睡前服用,最好在进食 2h 之后服用。

3. 疗效　能显著提高骨密度,改善骨微结构,降低发生椎体和非椎体骨折的风险。

4. 注意事项　不宜与钙和食物同时服用,以免影响药物吸收。

5. 禁忌证　伴有已确诊的缺血性心脏病、外周血管病和/或脑血管疾病者,或伴有未控制的高血压者;肌酐清除率<30ml/min 的重度肾功能损害者。

同时,需要关注该药物可能引起心脑血管严重不良反应。2014 年欧洲药品管理局发布了对雷奈酸锶的评估报告:在保持雷奈酸锶上市许可的情况下限制该药物的使用;雷奈酸锶仅用于无法使用其他获批药物以治疗严重骨质疏松症的患者。用药期间应对这些患者进行定期评估。如果患者出现了心脏或循环系统问题,例如发生了缺血性心脏病、外周血管病或脑血管疾病,或高血压未得到控制,应停用雷奈酸锶。存在某些心脏或循环系统问题,例如卒中和心脏病发作史的患者不得使用本药物。

(七) 活性维生素 D 及其类似物

经阳光照射维生素 D 由皮肤合成或食物中获取,作为乳糜颗粒的一部分进入血液。少部分以维生素 D_3 的形式贮存于脂肪。绝大部分维生素 D 快速分布于肝脏,在肝脏羟化,成为主要贮存和循环形式 25-$(OH)D_3$,随后在肾脏转化为具有钙调节活性的 1,25-$(OH)_2D_3$。

活性维生素 D 具有提高骨密度,减少跌倒,降低骨折风险的作用。目前国内上市用于治疗骨质疏松症的活性维生素 D 及其类似物有两种,分别是阿法骨化醇(1α-羟化维生素 D_3)和骨化三醇(1,25-二羟维生素 D_3);国外上市的尚有艾地骨化醇。活性维生素 D 及其类似物不需要肾脏 1α-羟化酶羟化就有活性。该类药物更适用于老年人、肾功能减退以及 1α-羟化酶缺乏或减少的患者。治疗骨质疏松症时,应用上述剂量的活性维生素 D 总体是安全的。长期使用时,应在医师指导下使用,不宜同时补充较大剂量的钙剂,并建议定期监测患者血钙和尿钙水平。在治疗骨质疏松症时,可与其他抗骨质疏松药物联合应用。

(八) 维生素 K 类(四烯甲萘醌)

四烯甲萘醌是维生素 K_2 的一种同型物,是 γ-羧化酶的辅酶,在 γ-羧基谷氨酸的形成过程中起着重要作用。γ-羧基谷氨酸是骨钙素发挥正常生理功能所必需的,具有提高骨量的作用。

(九) RANKL 抑制剂

地舒单抗是一种 RANKL 抑制剂,为特异性 RANKL 的完全人源化单克隆抗体,能够抑制 RANKL 与其受体 RANK 的结合,减少破骨细胞形成、功能和存活,从而降低骨吸收、增加骨量、改善皮质骨或松质骨的强度;现已被美国食品药品管理局(Food and Drug Administration,FDA)批准治疗有较高骨折风险的绝经后骨质疏松。

(十) 中医中药治疗

中药治疗骨质疏松症多以改善症状为主,经临床证明有效的中成药可按病情选用。可能改善本病证候且药物有效成分较明确的中成药主要包括骨碎补总黄酮、淫羊藿素和人工虎骨粉。此外,中药古方青娥丸、六味地黄丸、左归丸、右归丸及 NMPA 批准具有改善骨质疏松证候的中成药,临床上均可根据中医辨证施治的原则运用。根据 2015 年 12 月国家食品药品监督管理总局(China Food and Drug Administration,CFDA)发布的《中药新药治疗原发性骨质疏松症临床研究技术指导原则》,中药可以与钙剂和维生素 D 联用。近年来,有关服用含有补骨脂成分的中药制剂导致肝损伤的报道较多,故建议有肝病的骨质疏松症患者禁用该类制剂。

三、康复治疗

骨质疏松症有关的康复治疗主要包括运动疗法、物理因子治疗、作业疗法及康复工程等。

（一）运动疗法

运动疗法简单实用,不仅可增强肌力与肌耐力,改善平衡、协调性与步行能力,还可改善骨密度,维持骨结构,降低跌倒与脆性骨折风险等,发挥综合防治作用。

运动疗法须遵循个体化、循序渐进、长期坚持的原则。治疗性运动包括有氧运动(如:慢跑、游泳)、抗阻运动(如:负重练习)、冲击性运动(如:体操、跳绳)、振动运动(如:全身振动训练)等。我国传统健身方法太极拳等可增加髋部及腰椎骨密度,增强肌肉力量,改善韧带及肌肉、肌腱的柔韧性,提高本体感觉,加强平衡能力,降低跌倒风险。运动锻炼要注意少做躯干屈曲、旋转动作。骨质疏松性骨折早期应在保证骨折断端稳定性的前提下,加强骨折邻近关节被动运动(如关节屈伸等)及骨折周围肌肉的等长收缩训练等,以预防骨量减少、关节挛缩、肌肉萎缩及失用性骨质疏松;后期应以主动运动、渐进性抗阻运动及平衡协调与核心肌力训练为主。

（二）物理因子治疗

脉冲电磁场、体外冲击波、全身振动、紫外线等物理因子治疗可增加骨量;超短波、微波、经皮神经电刺激、中频脉冲等治疗可减轻疼痛。对骨质疏松性骨折或者骨折延迟愈合者可选择低强度脉冲超声波、体外冲击波等治疗以促进骨折愈合。神经肌肉电刺激、针灸等治疗可增强肌力,促进神经修复,改善肢体功能。联合治疗方式与治疗剂量须依据患者病情与自身耐受程度选择。

（三）作业疗法

作业疗法以针对骨质疏松症患者的康复宣教为主,包括指导患者正确的姿势、改变不良生活习惯、提高安全性。作业疗法还可分散患者注意力,减少对疼痛的关注,缓解由骨质疏松症引起的焦虑、抑郁等不利情绪。

（四）康复工程

行动不便者可选用拐杖、助行架等辅助器具,以提高行动能力,减少跌倒发生。此外,可行适当的环境改造,如:将楼梯改为坡道、浴室增加扶手等,以增加安全性。骨质疏松性骨折患者可佩戴矫形器,以缓解疼痛,矫正姿势,预防再次骨折等。

四、疗效监测

骨质疏松症是一种慢性疾病,其治疗过程是一个长期的过程。总体的治疗目标是提高骨密度、改善骨微结构、增加骨强度、降低椎体和非椎体骨折的风险,以及减轻骨质疏松性骨痛、提高生活质量、增加活动能力、减少住院时间。在接受治疗期间应对疗效进行监测。临床上,由于缺少直接检测"骨强度"的临床工具,对疗效的监测受限。目前可使用骨密度、骨转换标志物及脊椎影像学检查这些替代指标监测疗效。

（一）骨密度监测

目前临床试验研究广泛采用DXA检测骨密度作为疗效判断的指标。连续检测骨密度已经成为临床实践中监测疗效的重要手段。

在治疗期间精确地发现骨密度变化,要求其变化大于测定的精确度误差(precision error)。从严格的统计学观点看,需监测95%置信区间的最小有意义变化(least significant change,LSC),骨密度的变化值至少应为精确度误差的2.77倍。为了将精确度误差降至最低,连续骨密度测量最好在同一台仪器由同一技术员实施。如何评估精确度误差和计算 LSC 可参见网站（www.ISCD.org）。尽管将骨密度变化作为监测疗效的指标仍有争议，但美国骨质疏松基金会（National Osteoporosis Foundation，NOF）和国际临床骨密度学会（International Society For Clinical Densitometry，ISCD）均推荐骨密度为治疗的常规监测指标。NOF 建议应每 2 年进行 1 次重复测量骨密度；而 LSCD 提倡首次随访测定应在启动治疗或改变治疗后 1 年进行。目前相关指南推荐在药物首次治疗或改变治疗后每年、效果稳定后每 1~2 年重复骨密度测量，以监测疗效。

定量 CT（QCT）测量的腰椎体积骨密度（volumetric bone mineral density，vBMD）可用于监测男女两性与衰老、疾病和治疗相关的骨密度变化，但应根据体模数据建立其精确度。

四肢 DXA（peripheral DXA，pDXA）、pQCT 和 QUS 测量的外周骨骼并不能如脊椎和髋部对治疗有相同幅度的反应，故目前还不宜用于监测治疗反应。

（二）骨转换标志物

在抗骨质疏松症的药物治疗中，骨转换标志物的变化明显早于骨密度。当用强效的抗骨吸收治疗时，骨转换标志物快速下降，并于几个月内降至较低平台期；这种骨转换标志物短期的下降与后续持久的骨密度变化和骨折风险的下降相关。而对促骨形成药物如特立帕肽，早期的骨形成标志物的升高预示着随后骨密度增加。监测中当患者骨转换标志物的变化超过 LSC 时才具临床意义。LSC 是将骨转换标志物测定的"精确度误差"乘以 2.77 得到的。为避免骨转换标志物生物变异的影响，应采集禁食过夜标本。如重复测定，应在相同时间采集标本并在同一实验室检测。

（三）脊柱影像学检查

每年进行精确的身高测定对于判断骨质疏松症治疗疗效非常重要。当患者身高缩短 2cm 以上时，无论是急性还是渐进性，均应进行脊柱影像学检查，以明确是否有新的椎体骨折发生。在为明确是否有椎体骨折而行首次脊柱影像学检查后，若再次出现提示新发椎体骨折的状况，如：身高变矮、出现新的腰背痛、形体变化或在做胸部 X 线检查时偶然发现新的脊椎畸形时，应再次行相应的脊柱影像学检查。若患者考虑短暂停药（药物假期），应重复进行脊柱影像学检查以明确有无新发椎体骨折；若治疗期间仍有新发椎体骨折，则表明需要更强的治疗或继续治疗，而不是考虑停药。

（马丽超　李春霖）

第四节　骨质疏松症预防原则

骨质疏松症是中老年人群中的常见病，女性多见于绝经后，男性多在 55 岁之后。女性发病较早且数倍于男性。除了年龄因素之外，骨质疏松症的发生还与性激素水平的下降有密切的关系。此外，生活方式与机械活动也对骨密度产生较大的影响。体力活动对骨骼的影响极大，活动越多，对骨的牵拉力越强，就越能促使破骨细胞转变为成骨细胞，有利于新骨形成。长期闲居以及各种原因的失用，由于对骨骼的机械刺激不够，可使骨形成少而骨吸收多，导致骨质疏松症。骨折与骨病长期固定后也会导致骨质疏松症。缺乏户外活动，日照不够导致维生素 D 不足也是骨质疏松症的原因之一。

骨质疏松症是绝经后妇女和老年人的常见病，给人们生活带来很大的危害。骨质疏松性骨折会增加致残率或致死率,因此,骨质疏松的预防与治疗同等重要。骨质疏松症的预防应贯穿于生命全过程。因为成年期和老年期的骨强度或骨折的危险度取决于儿童和青少年期获得的峰值骨量、成年期峰值骨量维持状态和老年期骨丢失的数量,所以任何年龄阶段实施维护骨骼健康的干预,都是骨质疏松症预防的重要组成部分。

骨质疏松症的主要预防目标包括改善骨骼生长发育、促进成年期达到理想的峰值骨量、维持骨量和骨质量、预防增龄性骨丢失、避免跌倒和骨折。骨质疏松症初级预防:指尚无骨质疏松症但具有骨质疏松症危险因素者,应防止或延缓其发展为骨质疏松症并避免发生第 1 次骨折;骨质疏松症二级预防和治疗:指已有骨质疏松症或已经发生过脆性骨折,防治目的是避免发生骨折或再次骨折。

骨质疏松症预防主要包括以下几方面。

一、生活方式

骨质疏松症的预防应针对其危险因素进行预防。年轻时增加峰值骨量,对绝经期和老年期可能出现骨质疏松症的相关问题进行提前预防。生活方式方面的预防包括充足日照,规律运动,戒烟限酒,避免过量饮用咖啡和碳酸饮料,尽量避免或少用影响骨代谢的药物,补充钙剂和维生素 D 等,生活中增加防范措施,预防跌倒摔跤。

二、运动

进行适当的运动是防治骨质疏松症的重要措施之一,特别是负重有氧运动,对预防骨质疏松症效果最好。需要注意的是,不可选择强度过大、速度过快、较为剧烈的运动项目。运动负荷过大,易引起骨折、软组织损伤,亦可引发心血管疾病。故在选择体育项目之前,应做一次较全面的体格检查,最好根据医生的意见或建议,结合自身的健康状况,选择合适的运动项目。要遵循循序渐进、有计划、有规律的原则,建立良好的运动习惯。运动的强度一定要因人而异,体能较好者运动量可适当加大。运动前应做准备活动,运动后应注意放松活动。

三、定期检查

跌倒的预防是防止骨质疏松性骨折的重要举措。老年人跌倒有多种危险因素,临床上应检查基本平衡功能并及时提出忠告,去除易致跌倒的各种可能原因,也可选用关节保护器。

对于老年男性、绝经后女性、有激素用药史、有骨折家族史、身高变矮、吸烟饮酒史、脆性骨折等可能发生骨质疏松症的患者,应定期进行骨密度、骨代谢指标、血钙、尿钙、泌尿系统超声等检查,进行骨质疏松症风险评估、FRAX 评分及 OSTA 指数评分,如发现为骨质疏松症高危人群,应及时进行预防及治疗干预。

总之,骨质疏松症是慢性病,涉及骨骼、肌肉等多种组织、器官,须进行综合防治。在常规药物、手术等治疗的同时,积极、规范、综合的康复治疗除可改善骨强度、降低骨折发生外,还可促进患者生活、工作能力的恢复。

(马丽超　李春霖)

建议阅读

[1] International Osteoporosis Foundation. IOF One-minute osteoporosis risk test[EB/OL]. [2023-07-24]. https://www.iofbonehealth.org/iof-one-minute-osteoporosis-risk-test.

[2] Centre for Metabolic Bone Diseases, University of Sheffield. Fracture risk assessment tool[EB/OL]. https://www.sheffield.ac.uk/FRAX/tool.aspx?country=2.

[3] KANIS J A, HARVEY N C, COOPER C, et al. A systematic review of intervention thresholds based on FRAX: A report prepared for the National Osteoporosis Guideline Group and the International Osteoporosis Foundation[J]. Archives of Osteoporosis, 2016, 11(1): 25.

[4] KANIS J A, MCCLOSKEY E V, JOHANSSON H, et al. European guidance for the diagnosis and management of osteoporosis in postmenopausal women[J]. Osteoporosis International, 2013, 24(1): 23-57.

[5] ZHANG Z M, QU Y N, SHENG Z F, et al. How to decide intervention thresholds based on FRAX in central south Chinese postmenopausal women[J]. Endocrine, 2014, 45(2): 195-197.

[6] WANG O, HU Y, GONG S, et al. A survey of outcomes and management of patients post fragility fractures in China[J]. Osteoporosis International, 2015, 26(11): 2631-2640.

[7] 中国营养学会. 中国居民膳食指南（2022）[M]. 北京: 人民卫生出版社, 2022.

[8] HOLICK M F. Vitamin D deficiency[J]. New England Journal of Medicine, 2007, 357(3): 266-281.

[9] 中国营养学会. 中国居民膳食营养素参考摄入量速查手册[M]. 北京: 中国标准出版社, 2014.

[10] SMITH H, ANDERSON F, RAPHAEL H, et al. Effect of annual intramuscular vitamin D on fracture risk in elderly men and women—a population-based, randomized, double-blind, placebo-controlled trial[J]. Rheumatology (Oxford), 2007, 46(12): 1852-1857.

[11] SANDERS K M, TUART A L, WILLIAMSON E J, et al. Annual high-dose oral vitamin D and falls and fractures in older women: a randomized controlled trial[J]. JAMA, 2010, 303(18): 1815-1822.

[12] COSMAN F, DE BEUR S J, LEBOFF M S, et al. Clinician's guide to prevention and treatment of osteoporosis[J]. Osteoporosis International, 2014, 25(10): 2359-2381.

[13] 中华医学会骨质疏松和骨矿盐疾病分会. 原发性骨质疏松症诊疗指南（2022）[J]. 中国全科医学, 2023, 26(14): 1671-1691.

[14] RUSSELL R G, WATTS N B, EBETINO F H, et al. Mechanisms of action of bisphosphonates: similarities and differences and their potential influence on clinical efficacy[J]. Osteoporosis International, 2008, 19(6): 733-759.

[15] GU J M, WANG L, LIN H, et al. The efficacy and safety of weekly 35-mg risedronate dosing regimen for Chinese postmenopausal women with osteoporosis or osteopenia: 1-year data[J]. ACTA Pharmacologica Sinica, 2015, 36(7): 841-846.

[16] ZHANG Z L, LIAO E Y, XIA W B, et al. Alendronate sodium/vitamin D_3 combination tablet versus calcitriol for osteoporosis in Chinese postmenopausal women: a 6-month, randomized, open-label, active-comparator-controlled study with a 6-month extension[J]. Osteoporosis International, 2015, 26(9): 2365-2374.

[17] KHAN A A, MORRISON A, HANLEY D A, et al. Diagnosis and management of osteonecrosis of the jaw: a systematic review and international consensus[J]. Journal of Bone and Mineral Research, 2015, 30(1): 3-23.

[18] HELLSTEIN J W, ADLER R A, EDWARDS B, et al. Managing the care of patients receiving antiresorptive therapy for prevention and treatment of osteoporosis: executive summary of recommendations from the American Dental Association Council on Scientific Affairs[J]. Journal of the American Dental Association, 2011, 142(11): 1243-1251.

[19] SHANE E, BURR D, ABRAHAMSEN B, et al. Atypical subtrochanteric and diaphyseal femoral fractures: second report of a task force of the American Society for Bone and Mineral Research[J]. Journal of Bone and Mineral Research, 2014, 29(1): 1-23.

[20] DING Y, ZENG J C, YIN F, et al. Multicenter study on observation of acute-phase responses after infusion of Zoledronic

Acid 5mg in Chinese women with postmenopausal osteoporosis[J]. Orthopaedic Surgery,2017,9(3):282-287.

[21] 朱汉民,廖二元. 鲑鱼降钙素专家讨论会纪实[J]. 中华骨质疏松和骨矿盐疾病杂志,2013,6(4):370-372.

[22] ANDREWS E B,GILSENAN A W,MIDKIFF K,et al. The US postmarketing surveillance study of adult osteosarcoma and teriparatide:study design and findings from the first 7 years[J]. Journal of Bone and Mineral Research,2012,27(12): 2429-2437.

[23] PERNICOVA I,MIDDLETON E T,AYE M. Rash,strontium ranelate and DRESS syndrome put into perspective. European Medicine Agency on the alert[J]. Osteoporosis International,2008,19(12):1811-1812.

[24] ABRAHAMSEN B,GROVE E L,VESTERGAARD P. Nationwide registry-based analysis of cardiovascular risk factors and adverse outcomes in patients treated with strontium ranelate[J]. Osteoporosis International,2014,25(2):757-762.

[25] JIANG Y,ZHANG Z L,ZHANG Z L,et al. Menatetrenone versus alfacalcidol in the treatment of Chinese postmenopausal women with osteoporosis:a multicenter,randomized,double-blinded,double-dummy,positive drug-controlled clinical trial[J]. Clinical Interventions in Aging,2014,9:121-127.

[26] CAMACHO P M,PETAK S M,BINKLEY N,et al. American Association of Clinical Endocrinologists and American College of Endocrinology clinical practice guidelines for the diagnosis and treatment of postmenopausal osteoporosis-2016 executive summary[J]. Endocrine practice,2016,22(9):1111-1118.

第六章

骨质疏松症的骨科治疗原则

骨质疏松症的骨科治疗主要针对其并发的骨质疏松性骨折。

一、骨质疏松性骨折的特点及治疗难点

骨质疏松症是中老年人的常见病。骨质疏松性骨折多发生于老年人,尤其是髋部骨折中高龄老人比例更高。老年人常有多种疾病共存,身体抵抗力、免疫力和器官功能低下,对麻醉与手术的耐受力下降、风险增高,手术并发症多、死亡率高,术后康复期长。

骨质疏松症患者骨量下降,骨微结构损害,骨皮质变薄,孔隙率增加,髓腔扩大,骨小梁稀疏、变细、穿孔、断裂。这些病理特点使得骨骼对内植物的锚固力下降。骨质疏松性骨折多为粉碎性骨折,又进一步削弱了内植物的稳定性,内植物手术失败率高,术中骨折与术后再骨折概率大。

骨质疏松症患者骨折愈合能力下降,从软骨痂向硬骨痂的转换延迟,易发生骨折延迟愈合,甚至骨折不愈合。

此外,骨折后卧床可发生急性快速骨丢失,加重骨质疏松,使再骨折发生率增高。髋部骨折致死率、致残率高,髋部骨折患者骨折后 1 年内再骨折发生率高达 20%,1 年内约 20% 死于各种并发症,约 50% 遗留不同程度的功能障碍。

二、骨质疏松性骨折的治疗原则

强调两个并重:整体机能状况的评估、调整和矫治与骨折局部治疗并重;骨折局部治疗与抗骨质疏松治疗并重。

达到两个目标:骨折愈合,功能康复,整体机能状况改善;骨折愈合,功能康复,骨质疏松改善,降低再骨折。

整体机能状况的评估、调整与矫治是治疗方案的优先考虑因素。要形成多学科共管共治的诊疗体系,从"以骨折为中心"的理念,转变为"以患者为中心",全面规划制订全身与局部兼顾的整体治疗方案,确保围手术期的安全,降低死亡率,提高治愈率。康复计划应纳入整体治疗方案中。康复医师应参与

治疗方案的制订,提高康复水平。制订快速康复计划对改善机体状况,早期离床,早期康复极为重要。护理计划要详尽、细致,重在落实。

骨折局部处理要简化、有效、安全。脊柱骨折应优先考虑非手术治疗。无效时,考虑微创治疗,如:经皮椎体成形术(percutaneous vertebroplasty,PVP)和经皮椎体后凸成形术(percutanous kyphoplasty,PKP)。有神经压迫症状者应考虑减压术。脊柱有明显不稳定时,应考虑椎弓根螺钉内固定术。四肢骨折不强调解剖复位,不盲目追求解剖复位,不盲目追求手术的"完美性"。具体方案的制订要依据骨折部位、类型、骨质状况、全身状况决定。

内植物技术实施的难点在于骨质疏松,骨量少,骨质量差,骨锚固力弱,内植物易松动、脱落、术中、术后容易发生再骨折。迄今为止,尚无理想方法做到既增强锚固力,而又不增加手术损伤,可供选择的方法如下。①增加锚固力的内植物,如:锁定加压钢板粗螺纹螺钉、可膨胀椎弓根螺钉、涂层螺钉、皮质骨轨迹螺钉。②特殊的内固定技术,如:双皮质固定、延长固定节段。③内固定强化技术:骨水泥填充强化术、骨水泥椎弓根螺钉。④应力遮挡较少的内植物。⑤植骨术。

骨质疏松性骨折和再骨折的根本原因是骨强度下降和骨质变脆。提高骨强度,防止再骨折的发生,是整体治疗计划中的关键环节。强调除骨折复位、固定,功能锻炼之外,还应同时进行抗骨质疏松症治疗,合理地规范化使用抗骨质疏松药物。

骨折后联络服务(fracture liaison service,FLS)是骨质疏松性骨折治疗体系中的重要环节。它把患者的医院内治疗和社区治疗联系起来,把骨折围手术期治疗与骨折后的长期抗骨质疏松症治疗联系起来,把骨科医生与社区联络服务医生联系起来,对骨质疏松性骨折患者进行全程、全方位的管理,从而大大降低了再骨折的发生率。

三、不同部位骨折的治疗

(一)脊柱骨折

1. 非手术治疗

(1)适应证:仅有疼痛、叩击痛、活动受限等临床症状;体征轻微,无神经压迫表现;椎体轻度压缩(椎体高度丢失小于1/3);脊柱稳定性好或全身状况不良,不能耐受手术。

(2)治疗方法:卧床休息;仰卧、骨折处垫软枕,做背肌锻炼;卧床时间不宜过长,一般为3~4周。在疼痛能耐受的情况下,尽早离床活动,但不宜过早,以避免愈合不良,假关节形成。离床活动的早期,应佩戴支具保护,避免弯腰动作。适当选用非甾体抗炎药,对症止痛。降钙素类药物可减少骨折后快速骨丢失,兼有镇痛作用,可以选用。

非手术治疗期间要密切观察病情变化。若症状不缓解,甚至加重,椎体压缩程度加剧,出现神经症状、椎体不稳定、骨折愈合不良、假关节形成时,应及时采取手术治疗。

2. 微创手术治疗 经皮椎体强化术是一种微创手术治疗方法,包括经皮椎体成形术(PVP)(图6-0-1)和经皮椎体后凸成形术(PKP)。

(1)适应证:疼痛较重、非手术治疗无效;椎体压缩程度较重、椎体不稳定;椎体骨折不愈合或者椎体内部囊性变,椎体坏死;高龄;为减少并发症,不宜长时间卧床者;身体状况能耐受手术。

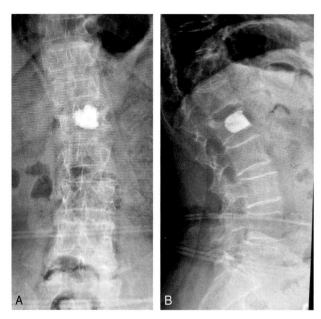

图 6-0-1　经皮椎体成形术

腰椎正位（A）、侧位（B）X 线平片示：腰椎骨质疏松，L₁椎体
压缩骨折、经皮椎体成形术后，椎体内可见高密度骨水泥影。

（2）绝对禁忌证：无症状的脊柱压缩骨折；存在全身感染或手术节段局部感染；凝血障碍；全身状况不良，不能耐受手术；对手术器械或手术材料过敏。

（3）相对禁忌证：有神经根或脊髓损伤、椎体重度压缩或者椎弓根骨折。

施行 PVP、PKP 手术前，必须准确判定疼痛责任椎体。PVP、PKP 手术均能快速改善腰背痛（疼痛缓解率超过 90%），稳定病变椎体，恢复脊柱生理曲度。术后患者能早期离床活动，减少并发症，提高生活质量，缩短住院时间，降低再入院率和死亡率。伴后凸畸形明显者，可选用 PKP。PKP 矫正脊柱后凸畸形的效果优于 PVP；PKP 在低压状态下注入骨水泥，能减少骨水泥渗漏。

3. 开放手术

（1）适应证：有脊髓或神经压迫表现，严重后凸畸形需要矫正，不适合微创手术的不稳定骨折。

（2）开放减压、复位，截骨矫形内固定术，应尽量减少创伤，应采用能增加锚固力、把持力的椎弓根钉，短节段或长节段固定。

（二）髋部骨折

髋部骨折致残率、致死率高。早期离床活动是降低死亡率的重要因素。早期手术能降低死亡率。只要没有绝对禁忌证，宜采用手术治疗。手术时机以骨折后 48~72h 内为宜。术后早期离床，部分或完全负重活动。术前对患者的全身状况进行系统评估，综合处理。

1. 股骨颈骨折　以人工关节置换为主要治疗方法。

无移位或低移位倾向的稳定骨折，可考虑空心加压螺钉内固定（图 6-0-2）。骨折线近乎垂直、移位倾向大的骨折，可采用动力髋螺钉。移位或不稳定骨折，尤其是头下型和经颈型骨折，宜采用人工髋关节置换术，优选全髋关节置换（图 6-0-3）。高龄、身体状况不好、对麻醉与手术耐力差、术后活动量小、预期寿

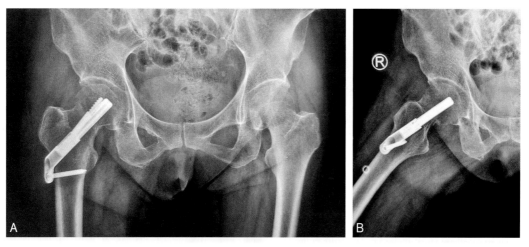

图 6-0-2 股骨颈骨折内固定术后

右髋关节正位(A)、斜位(B)X线平片示:右侧股骨颈骨折内固定术后。

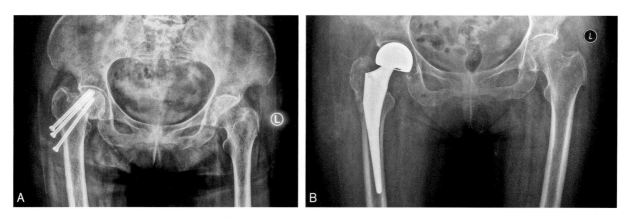

图 6-0-3 股骨颈骨折后髋关节置换

72岁女性右侧股骨颈骨折,行空心钉内固定术后12个月出现右髋关节疼痛、活动受限,髋关节正位(A)X线平片示右侧股骨颈骨折内固定失效,改行右侧髋关节置换术(B)。

命短、髋臼无明显退变者,可采用半髋置换。

2. 股骨粗隆间骨折 以内固定术为主要治疗方法。

稳定骨折和不稳定骨折均可采用髓内固定,髓内固定方式有 γ 钉、股骨近端髓内钉、股骨重建钉等。髓外固定适用于稳定骨折,髓外固定方式有动力髋螺钉、锁定加压钢板、髋部解剖钢板等。严重骨质疏松症、预计内固定物难以维持稳定、粉碎骨折、内固定很难牢靠固定、骨折伴有髋关节其他疾病(骨关节炎、股骨头缺血性坏死等)、陈旧性骨折的患者,宜采用人工髋关节置换术。

(三) 桡骨远端骨折

无移位或移位轻微,手法复位可恢复关节面平整,以及正常掌倾角、尺偏角及桡骨茎突高度者,宜采用非手术治疗、手法复位、石膏或夹板外固定(图6-0-4)。

移位明显、手法复位后桡骨短缩超过 3mm、背侧成角超过 10°、关节面台阶超过 2mm 者,可采用手术治疗。手术方式包括:经皮撬拨复位克氏针内固定,锁定加压接骨板,髓内钉及外固定支架等。

（四）肱骨近端骨折

无移位或轻度移位的非手术治疗方法包括：颈腕吊带悬吊、贴胸位绷带固定、加肩部支具。

移位骨折宜早期手术治疗。手术方式包括：采用张力带、拉力螺钉、经皮克氏针、锁定接骨板、髓内钉固定。高龄、严重粉碎性骨折、骨折合并肱骨头脱位者，采用人工肱骨头置换术。

四、抗骨质疏松症治疗

骨质疏松症患者初次骨折后，再次骨折甚至多次骨折的概率很高，不仅初次骨折部位会再次发生骨折，非初次骨折部位的骨折发生率也会升高。治疗骨质疏松性骨折不仅要处理好骨折局部，促进骨折愈合，而且要预防骨折再次发生。防止再骨折的关键是提高骨强度，适时、正确、合理的应用抗骨质疏松药物是提高骨强度的关键治疗措施。

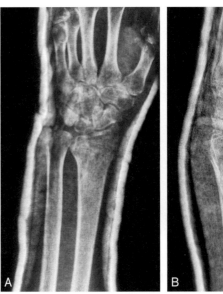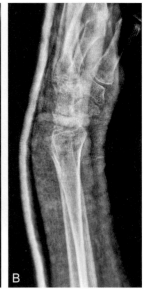

图 6-0-4　桡骨远端骨折石膏外固定

腕关节正位（A）、侧位（B）X 线平片示：桡骨远端骨折石膏外固定后。

若骨折前已使用抗骨质疏松药物时间较长，用药依从性好，而骨密度下降且骨转换不改善，说明用药疗效不佳，须改用其他抗骨质疏松药物。若用药为口服双膦酸盐，则可改变用药途径，由口服用药改为静脉用药。若用药依从性良好，但用药时间尚短，或者用药依从性不良，则仍可维持原用药方案。不要轻易停止用药。骨折前未使用抗骨质疏松药物者，应待创伤反应稳定后，尽早开始用药。

骨折围手术期除钙剂与维生素 D 外，抗骨吸收药物和促骨形成药物都可使用。抗骨吸收药物不影响骨折愈合。用药时机无严格界定，骨折后一个月内和一个月后使用双膦酸盐（唑来膦酸）对骨折愈合的影响无差异。

（陶天遵　荣杰生）

建议阅读

[1] 邱贵兴,裴福兴,胡侦明,等.中国骨质疏松性骨折诊疗指南(骨质疏松性骨折诊断及治疗原则)[J].中华骨与关节外科杂志,2015,8（5）:371-383.

[2] 马远征,王以朋,刘强,等.中国老年骨质疏松症诊疗指南（2018）[J].中国骨质疏松杂志,2018,24（12）:1541-1567.

[3] 中华医学会骨质疏松和骨矿盐疾病分会.原发性骨质疏松症诊疗指南（2017）[J].中华骨质疏松和骨矿盐疾病杂志,2017.10（5）:431-436.

[4] 中华医学会骨质疏松和骨矿盐疾病分会.骨质疏松性椎体压缩性骨折诊疗与管理专家共识[J].中华骨质疏松和骨矿盐疾病杂志,2018（5）:425-437.

[5] COSMAN F,DE BEUR S J,LEBOFF M S,et al. Clinician's guide to prevention and treatment of osteoporosis[J]. Osteoporosis International,2014,25（10）:2359-2381.

[6] SHEPHERD J A,SCHOUSBOE J T,BROY S B,et al. Executive Summary of the 2015 ISCD Position Development

Conference on Advanced Measures From DXA and QCT：Fracture Prediction Beyond BMD[J]. Journal of clinical densitometry,2015,18（3）：274-286.

[7] ENGELKE K,ADAMS J E,ARMBRECHT G,et al. Clinical use of quantitative computed tomography and peripheral quantitative computed tomography in the management of osteoporosis in adults：the 2007 ISCD Official Positions[J]. Journal of clinical densitometry,2008,11（1）：123-162.

[8] GENANT H K,WU C Y,VAN KUIJK C,et al. Vertebral fracture assessment using a semiquantitative technique[J]. Journal of Bone and Mineral Research,1993,8（9）：1137-1148.

[9] HU W W,ZHANG Z,HE J W,et al. Establishing reference intervals for bone turnover markers in the healthy Shanghai population and the relationship with bone mineral density in postmenopausal women[J]. International Journal of Endocrinology,2013,2013：513925.

[10] GAO C,QIAO J,LI S S,et al. The levels of bone turnover markers 25（OH）D and PTH and their relationship with bone mineral density in postmenopausal women in a suburban district in China[J]. Osteoporosis International,2017,28（1）：211-218.

[11] LI M,LI Y,DENG W M,et al. Chinese Bone Turnover Marker Study：reference ranges for C-terminal telopeptide of type I collagen and procollagen I N-terminal peptide by age and gender[J]. PLoS One,2014,9（8）：e103841.

[12] LI M,LV F,ZHANG Z L,et al. Establishment of a normal reference value of parathyroid hormone in a large healthy Chinese population and evaluation of its relation to bone turnover and bone mineral density[J]. Osteoporosis International,2016,27（5）：1907-1916.

[13] HOLICK M F. Vitamin D deficiency[J]. New England Journal of Medicine,2007,357（3）：266-281.

[14] 中国营养学会. 中国居民膳食营养素参考摄入量速查手册[M]. 北京：中国标准出版社,2014.

[15] LARSEN E R,MOSEKILDE L,FOLDSPANG A. Vitamin D and calcium supplementation prevents osteoporotic fractures in elderly community dwelling residents：a pragmatic population-based 3-year intervention study[J]. Journal of Bone and Mineral Research,2004,19（3）：370-378.

[16] LU H,ZHANG Z,KE Y,et al. High prevalence of vitamin D insufficiency in China：relationship with the levels of parathyroid hormone and markers of bone turnover[J]. PLoS One,2012,7（11）：e47264.

[17] NING Z,SONG S,MIAO L,et al. High prevalence of vitamin D deficiency in urban health checkup population[J]. Clinical Nutrition,2016,35（4）：859-863.

[18] SMITH H,ANDERSON F,RAPHAEL H,et al. Effect of annual intramuscular vitamin D on fracture risk in elderly men and women—a population-based,randomized,double-blind,placebo-controlled trial[J]. Rheumatology（Oxford）,2007,46（12）：1852-1857.

[19] SANDERS K M,STUART A L,WILLIAMSON E J,et al. Annual high-dose oral vitamin D and falls and fractures in older women：a randomized controlled trial[J]. JAMA,2010,303（18）：1815-1822.

[20] RUSSELL R G,WATTS N B,EBETINO F H,et al. Mechanisms of action of bisphosphonates：similarities and differences and their potential influence on clinical efficacy[J]. Osteoporosis International,2008,19（6）：733-759.

[21] ZHANG Z L,LIAO E Y,XIA W B,et al. Alendronate sodium/vitamin D_3 combination tablet versus calcitriol for osteoporosis in Chinese postmenopausal women：a 6-month,randomized,open-label,active-comparator-controlled study with a 6-month extension[J]. Osteoporosis International,2015,26（9）：2365-2374.

[22] CHESNUT C R,SILVERMAN S,ANDRIANO K,et al. A randomized trial of nasal spray salmon calcitonin in postmenopausal women with established osteoporosis：the prevent recurrence of osteoporotic fractures study. PROOF Study Group[J]. The American Journal of Medicine,2000,109（4）：267-276.

[23] TSAKALAKOS N,MAGIASIS B,TSEKOURA M,et al. The effect of short-term calcitonin administration on biochemical bone markers in patients with acute immobilization following hip fracture[J]. Osteoporosis International,1993,3（6）：337-340.

[24] LYRITIS G P,IOANNIDIS G V,KARACHALIOS T,et al. Analgesic effect of salmon calcitonin suppositories in patients with acute pain due to recent osteoporotic vertebral crush fractures：a prospective double-blind,randomized,placebo-

controlled clinical study[J]. Clinical Journal of Pain,1999,15(4):284-289.

[25] KNOPP J A,DINER B M,BLITZ M,et al. Calcitonin for treating acute pain of osteoporotic vertebral compression fractures:a systematic review of randomized,controlled trials[J]. Osteoporosis International,2005,16(10):1281-1290.

[26] 朱汉民,廖二元. 鲑鱼降钙素专家讨论会纪实[J]. 中华骨质疏松和骨矿盐疾病杂志,2013,6(4):370-372.

[27] NEER R M,ARNAUD C D,ZANCHETTA J R,et al. Effect of parathyroid hormone(1-34)on fractures and bone mineral density in postmenopausal women with osteoporosis[J]. New England Journal of Medicine,2001,344(19):1434-1441.

[28] JIANG Y,ZHAO J J,MITLAK B H,et al. Recombinant human parathyroid hormone(1-34)[teriparatide]improves both cortical and cancellous bone structure[J].Journal of Bone and Mineral Research,2003,18(11):1932-1941.

[29] VAHLE J L,LONG G G,SANDUSKY G,et al. Bone neoplasms in F344 rats given teriparatide[rhPTH(1-34)]are dependent on duration of treatment and dose[J]. Toxicologic Pathology,2004,32(4):426-438.

[30] VAHLE J L,SATO M,LONG G G,et al. Skeletal changes in rats given daily subcutaneous injections of recombinant human parathyroid hormone(1-34)for 2 years and relevance to human safety[J]. Toxicologic Pathology,2002,30(3):312-321.

[31] BISCHOFF-FERRARI H A,DAWSON-HUGHES B,STAEHELIN H B,et al. Fall prevention with supplemental and active forms of vitamin D:a meta-analysis of randomised controlled trials[J]. BMJ,2009,339(7725):b3692.

[32] JIANG Y,ZHANG Z L,ZHANG Z L,et al. Menatetrenone versus alfacalcidol in the treatment of Chinese postmenopausal women with osteoporosis:a multicenter,randomized,double-blinded,double-dummy,positive drug-controlled clinical trial[J]. Clinical Interventions in Aging,2014,9:121-127.

[33] CAMACHO P M,PETAK S M,BINKLEY N,et al. American Association of Clinical Endocrinologists and American College of Endocrinology clinical practice guidelines for the diagnosis and treatment of postmenopausal osteoporosis-2016 executive summary[J]. Endocrine practice,2016,22(9):1111-1118.

[34] LI Y T,CAI H F,ZHANG Z L. Timing of the initiation of bisphosphonates after surgery for fracture healing:a systematic review and meta-analysis of randomized controlled trials[J]. Osteoporosis International,2015,26(2):431-441.

[35] ZHU H M,QIN L,GARNERO P,et al. The first multicenter and randomized clinical trial of herbal Fufang for treatment of postmenopausal osteoporosis[J] Osteoporosine International,2012,23(4):1317-1327.

[36] SHI X L,LI C W,WAN Q Z,et al,Drynaria total flavonoids decrease cathepsin K expression in ovariectomized rats[J]. Genetics and Molecular Research,2014,13(2):4311-4319.

[37] ANG E S,YANG X,CHEN H,et al. Naringin abrogates osteoclastogenesis and bone resorption via the inhibition of RANKL-induced NF-κB and ERK activation[J]. FEBS Lett,2011,585(17):2755-2762.

[38] XU T,WANG L,TAO Y,et al. The Function of Naringin in Inducing Secretion of Osteoprotegerin and Inhibiting Formation of Osteoclasts[J]. Evidence-based complementary and alternative medicine,2016,2016:8981650.

[39] MOK S K,CHEN W F,LAI W P,et al. Icariin protects against bone loss induced by oestrogen deficiency and activates oestrogen receptor-dependent osteoblastic functions in UMR 106 cells[J]. British Journal of Pharmacology,2010,159(4):393-949.

[40] CHEN G,WANG C,WANG J,et al. Antiosteoporotic effect of icariin in ovariectomized rats is mediated via the Wnt/beta-catenin pathway[J]. Experimental and Therapeutic Medicine,2016,12(1):279-287.

[41] CHEN P,MILLER P D,DELMAS P D,et al. Change in lumbar spine BMD and vertebral fracture risk reduction in teriparatide-treated postmenopausal women with osteoporosis[J]. Journal of Bone and Mineral Research,2006,21(11):1785-1790.

[42] DELMAS P D. Markers of bone turnover for monitoring treatment of osteoporosis with antiresorptive drugs[J]. Osteoporosis International,2000,11:S66-S76.

[43] EASTELL R,BARTON I,HANNON R A,et al. Relationship of early changes in bone resorption to the reduction in fracture risk with risedronate[J]. Journal of Bone and Mineral Research,2003,18(6):1051-1056.

[44] BAUER D C,BLACK D M,GARNERO P,et al. Change in bone turnover and hip,non-spine,and vertebral fracture in

alendronate-treated women:the fracture intervention trial[J]. Journal of Bone and Mineral Research,2004,19（8）:1250-1258.

[45] SARKAR S,REGINSTER J Y,CRANS G G,et al. Relationship between changes in biochemical markers of bone turnover and BMD to predict vertebral fracture risk[J]. Journal of Bone and Mineral Research,2004,19（3）:394-401.

第二篇

骨质疏松症影像学

第七章

骨质疏松的影像学检查

骨质疏松症以骨量减少和骨组织细微结构改变为特征,并导致骨脆性增加、骨强度降低、骨折危险性增加,是骨骼系统最常见的代谢性疾病。该病可以表现为普遍性累及中轴骨骼,也可以局限于四肢骨骼的某个区域。就骨质疏松症的诊断而言,骨密度测量是目前最有价值的检查方法,尤其是在骨质疏松症的早期诊断和疗效监测方面。但 X 线平片、CT、磁共振、核医学等影像学检查在骨质疏松症的诊断和鉴别诊断中仍具有重要意义。

第一节　X　线　平　片

由于 X 线平片属于重叠投影的影像学检查手段,因此对早期骨质疏松症的检出不敏感,只有在骨量丢失超过 30% 时才会显示出骨质疏松症的相关影像学征象。X 线平片的摄片质量常受到投照条件、胶片本身质量、软组织厚度等诸多因素的影响,准确度和稳定性相对较低,并且对骨质疏松症的诊断受阅片医生经验的主观影响,但因其方法简便、费用较低、X 线摄片机在各级医院普及率高等优势,在部分医疗机构,尤其是在缺乏骨密度测量设备的基层医院中,X 线平片仍是诊断骨质疏松症最常用和首选的检查方法。

X 线平片可通过观察骨骼形状、密度,骨小梁数量、形态、分布及骨皮质的厚度等征象对骨质疏松症进行诊断和鉴别。

骨质疏松症的常见 X 线表现包括:

一、骨密度减低

发生骨质疏松时,骨矿物质含量下降,导致 X 线吸收减少,在 X 线平片上表现为骨骼透光度增高,骨密度减低(图 7-1-1、图 7-1-2)。

二、骨结构的改变

骨质疏松症引起骨结构改变:

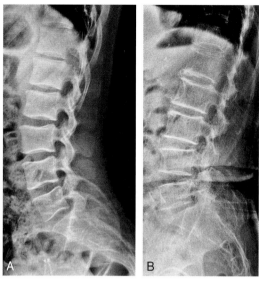
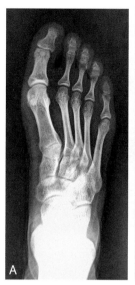
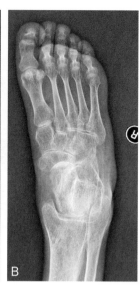

图 7-1-1 正常腰椎与骨质疏松腰椎

A. 青年人正常腰椎;B. 骨质疏松腰椎,与正常腰椎相比,骨密度明显减低,骨小梁稀疏。

图 7-1-2 正常足与骨质疏松足

A. 青年人正常足部 X 线平片;B. 骨质疏松患者足部 X 线平片,与正常相比,骨质疏松患者骨密度明显减低,骨小梁稀疏。

1. 松质骨 由于具有更大的表面积,松质骨对骨代谢的改变较皮质骨更敏感。中轴骨、股骨和肱骨近端、桡骨远端等富含松质骨的部位在骨质疏松症患者 X 线平片上的表现相对明显,表现为骨小梁稀疏、密度减低,甚至出现局部透亮区(图 7-1-3)。骨质疏松症早期的骨小梁减少以非承重方向上的骨小梁为主,承重力线方向上的骨小梁相对明显,可有代偿性增厚。椎体骨质疏松早期以水平方向上的骨小梁减少为主,垂直方向上的骨小梁相对增粗,可呈纵行条纹样表现(图 7-1-4)。骨质疏松症患者的股骨近端应

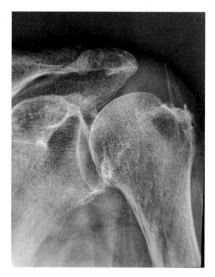
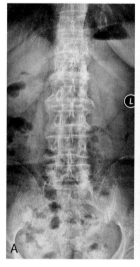
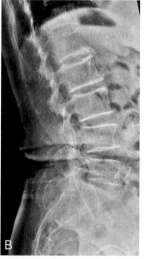

图 7-1-3 肱骨近端骨质疏松

骨质疏松患者肱骨近端骨小梁稀疏,出现局部透亮区,易误诊为局部溶骨性骨质破坏。

图 7-1-4 椎体骨质疏松

A. 腰椎正位 X 线平片;B. 腰椎侧位 X 线平片。骨质疏松患者椎体骨小梁吸收以水平方向为著,垂直方向骨小梁相对明显,呈"栅栏"样。

力线方向上的骨小梁相对增粗,张力线方向上骨小梁明显减少(图7-1-5)。

2. 皮质骨　骨质疏松症患者骨皮质变薄(图7-1-6),骨皮质内中央管扩大呈皮质内"隧道"征(图7-1-7)。皮质骨内膜面骨吸收增加导致骨髓腔增宽,骨皮质小梁化改变。

曾有学者采用X线平片显示的骨结构变化对骨质疏松进行分级,如:椎体Saville分度法(Saville,1967年,表7-1-1)和股骨近端的Singh指数分级(Singh,1970年,表7-1-2)。但由于此类评分系统往往过于依赖阅片医生的主观判断,因此均未得到广泛认可。

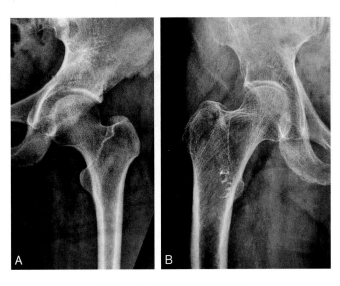

图7-1-5　股骨近端骨质疏松

A.青年人正常股骨近端;B.骨质疏松股骨近端。与青年人正常股骨近端相比,骨质疏松患者股骨近端主应力线骨小梁(自股骨颈内侧皮质略呈弧形延伸至股骨头承重面)和次应力线骨小梁(自小粗隆延伸至大粗隆及股骨上方)相对明显,张力线方向骨小梁明显减少。

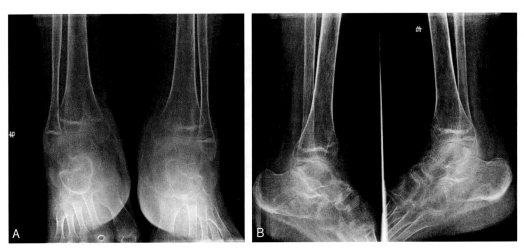

图7-1-6　骨质疏松患者骨皮质变薄

双踝关节X线平片正位(A)、侧位(B)示骨质疏松患者骨质密度普遍性减低,骨皮质菲薄。

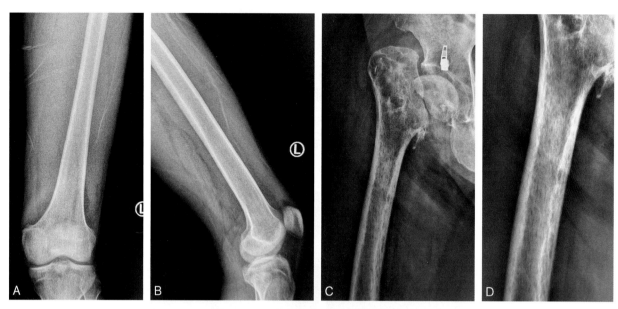

图 7-1-7　骨质疏松股骨干皮质骨表现

青年人正常股骨干 X 线平片正位(A)、侧位(B)示正常骨皮质呈致密、边缘清晰的高密度;骨质疏松患者股骨干骨皮质内中央管扩大呈皮质内"隧道"征(C),D 为局部放大图像。

表 7-1-1　Saville 分度

分度	X 线表现
0 度	骨密度正常
1 度	骨密度轻度减低;终板明显,呈"边框"样
2 度	垂直骨小梁更明显;终板变薄
3 度	骨密度进一步减低,终板显示更不明显
4 度	椎体"幽灵"样,密度与软组织类似。骨小梁结构不可见

表 7-1-2　Singh 指数分级 *

分级	X 线表现
Ⅵ级	股骨近端各组压力和张力骨小梁均可见,股骨近端基本完全为松质骨充填
Ⅴ级	主要压力和主要张力骨小梁突出,次要压力骨小梁稀疏,Wards 三角明显
Ⅳ级	主要张力骨小梁明显减少,但可见其自外侧骨皮质延续至股骨颈上部;次要压力骨小梁完全吸收。此级为正常骨与骨质疏松的分界
Ⅲ级	主要张力骨小梁至股骨大粗隆的连续性中断,提示明确骨质疏松
Ⅱ级	仅主要压力骨小梁显示清晰,其余各组骨小梁几乎完全吸收
Ⅰ级	主要压力骨小梁亦明显减少

* 级别越低,骨丢失越明显。

三、骨质疏松性骨折

骨折是骨质疏松症的主要并发症,也是诊断骨质疏松症的重要指标之一。只要存在骨质疏松性骨折,无论骨密度测量结果如何都可确诊为骨质疏松症。影像学检查的重要作用之一就是骨质疏松性骨折的诊断。发生在四肢长骨的骨质疏松性骨折多伴有跌倒等低能量外伤史;发生在椎体或肋骨的骨质疏松性骨折有时可呈无明显外伤史的隐匿性起病。

骨质疏松性骨折的影像学表现详见第八章。

(李　娜　曹光明)

第二节　CT

临床常规 CT 检查一般不作为骨质疏松症诊断的首选检查手段,多用于骨质疏松性骨折的诊断及骨质疏松症的鉴别诊断。

骨质疏松症的 CT 表现同 X 线平片,但 CT 较 X 线平片空间分辨率高,对骨结构的显示更为清晰。骨质疏松症患者椎体代偿性增粗的纵行骨小梁可在横断面图像上呈粗大点状表现,冠状位及矢状位重建图像上呈类似 X 线平片的"栅栏"样表现(图 7-2-1),应注意与椎体血管瘤(图 7-2-2)相鉴别;后者多为局限性或仅见于某个椎体,磁共振成像可显示局部髓腔异常信号,而骨质疏松症多为弥漫性分布,髓腔信号亦为正常黄骨髓信号。

骨质疏松症患者骨密度减低,因此,部分解剖结构较复杂部位或组织重叠较多部位的骨折在 X 线平片上不易检出。例如,老年性骨质疏松症患者常因轻微磕碰,甚至咳嗽等诱因即可发生肋骨骨折。因肋骨骨密度减低,X 线平片不易对无明显移位的肋骨骨折,尤其是发生在前肋的肋骨骨折进行诊断。脊柱侧位 X 线平片有时对椎体楔形压缩骨折不易确诊,尤其是组织重叠较多的上段胸椎。目前在临床广泛应用的多排螺旋 CT 因其采集超薄图像及各向同性多平面重建(multiplanar reconstruction,MPR)的功能可对此类骨质疏松性骨折进行清晰显示(图 7-2-3)。

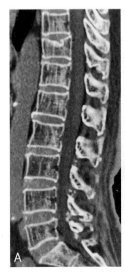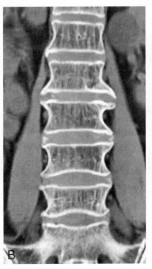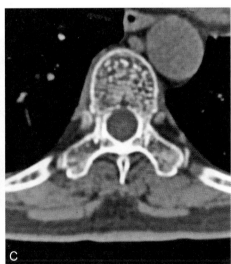

图 7-2-1　骨质疏松症椎体 CT 表现

腰椎 CT 矢状重建(A)和冠状位重建(B)图像示腰椎骨质疏松,椎体内横行骨小梁吸收较著,纵行骨小梁相对明显,呈"栅栏"样表现;横断面图像(C)示椎体纵行骨小梁横断面呈粗大点状表现。

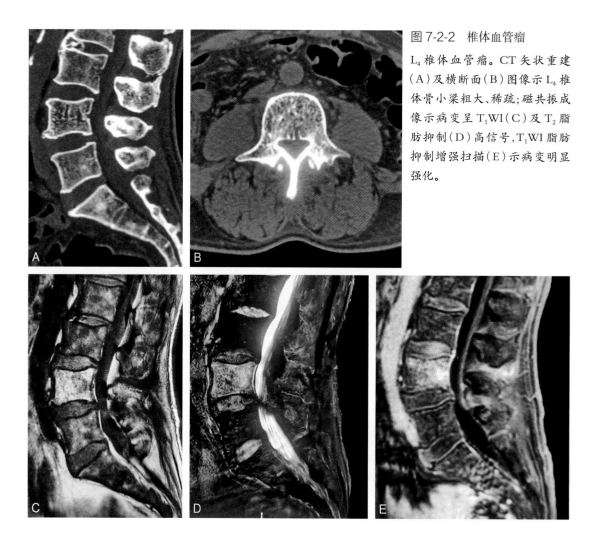

图 7-2-2 椎体血管瘤

L_4 椎体血管瘤。CT 矢状重建（A）及横断面（B）图像示 L_4 椎体骨小梁粗大、稀疏；磁共振成像示病变呈 T_1WI（C）及 T_2 脂肪抑制（D）高信号，T_1WI 脂肪抑制增强扫描（E）示病变明显强化。

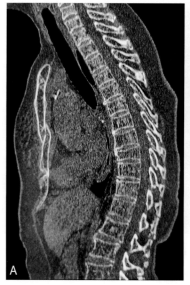

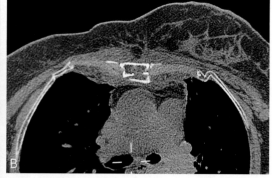

图 7-2-3 骨质疏松肋骨骨折

67 岁女性，外伤后。CT 矢状重建（A）图像示胸骨骨折及 T_9 椎体楔形变；横断面（B）图像示双侧肋骨骨折。

可用于骨结构研究的显微 CT 技术详见本章第五节。

（李　娜　程晓光）

第三节　MRI

常规磁共振图像对骨结构的显示不如 X 线平片和 CT，因此，MRI 对骨质疏松症的诊断价值主要在于骨质疏松性骨折，尤其是新鲜骨质疏松性骨折的检出及其鉴别诊断。新鲜骨质疏松性骨折因伴有骨髓水肿，在磁共振 T_1WI 呈片状低信号，T_2 脂肪抑制呈高信号；而陈旧的骨质疏松性骨折则除遗留椎体楔形变之外，髓腔无信号异常（图 7-3-1），详见第八章第一节。与其他病变的鉴别诊断详见第九章。

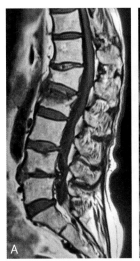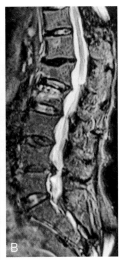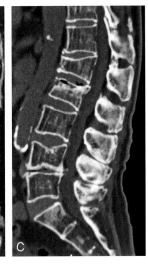

图 7-3-1　骨质疏松性椎体压缩骨折

L_1、L_2、L_4 椎体楔形变，其中 L_2 椎体内可见片状骨髓水肿影，呈 T_1WI 低信号（A）、T_2 脂肪抑制高信号（B），提示为新鲜骨质疏松性骨折；L_1、L_4 椎体髓腔内信号呈与邻近椎体相同的黄骨髓信号，即 T_1WI 高信号、T_2 脂肪抑制低信号，提示为陈旧骨折后遗留的椎体楔形变。CT 矢状位重建图像（C）示 L_2 椎体上终板下横行骨折线。

近年来，随着磁共振技术的进步，一些磁共振新技术被开始应用于骨质疏松症的评价研究。部分学者利用松质骨和骨髓的 MRI 特性差异导致组织弛豫时间改变，即 T_2 改变，而这种变化直接与小梁周围的密度及其空间结构有关的特性，采用 T_2 值预测或确定骨质疏松症。有学者应用 MRI 超短回波序列，通过对健康绝经前后妇女皮质骨内水分的定量测定研究，认为该方法可以无创、有效地对代谢性骨病患者做定量的骨质量评估。以 MRI 为基础定量研究骨小梁的 muMRI（microscopic Magnetic Resonance Imaging）技术亦被用于部分研究。

部分研究发现骨髓脂肪增多易发生骨质疏松症，相应的骨折风险亦有所增加，因此，磁共振动态增强成像、磁共振弥散加权成像（diffusion weighted imaging，DWI）和磁共振波谱（magnetic resonance spectroscopy，MRS）技术也被用于骨髓的组成和功能研究。

骨密度和骨结构是骨折风险的独立决定因素,部分研究采用高分辨率磁共振成像对骨小梁微结构进行评估,并通过厚度、形状、骨小梁方向、骨小梁网络的连接性或复杂性、有限元模型等方面对骨小梁结构进行量化分析。

(李 娜 程晓光)

第四节 核 医 学

放射性核素骨显像在骨质疏松症等骨骼代谢疾病中的重要优点在于,它能够在结构改变之前发现骨骼的代谢异常,并能够显示全身骨骼。由于骨质疏松症患者在骨丢失同时伴有骨形成,尽管患者的骨量减少,但骨转换却增加;骨骼对锝-99m-亚甲基二磷酸盐(^{99m}Tc-methylene diphosphonate,^{99m}Tc-MDP)的摄取恰恰反映了骨转换的速度和程度。骨显像的另一个优势是可以灵敏地探测到骨质疏松性骨折,并能够根据影像上的病灶分布及形态特点等表现与恶性疾病进行鉴别诊断。

近年来的研究在 ^{99m}Tc-MDP 全身显像基础上采用计算机感兴趣区(region of interest,ROI)技术测量骨的摄取率,通过骨摄取率的高低进行骨质疏松程度的半定量评价,较为简单、实用,可进一步量化骨质疏松症的骨代谢改变,为早期采用预防性措施提供有价值的参考;同时能够较准确地反映药物治疗后骨代谢的早期变化,有利于临床治疗方案的选择,可作为临床常规使用的参考方法。近十几年,随着正电子发射体层成像(positron emission tomography,PET)和正电子发射计算机体层显像(positron emission tomography and computed tomography,PET/CT)设备在临床应用的逐渐普及,^{18}F-氟化钠(^{18}F-NaF)PET/CT成像从分子影像的视角为人们提供了一种早期定量评估骨代谢改变的研究手段。^{18}F-NaF 分子中的氟离子与骨表面羟基磷灰石矿物中的羟基进行交换,骨质疏松症患者由于成骨细胞缺乏或活性减低,导致^{18}F-NaF 可用的结合位点减少。这些结合位点可被量化为摄取值,从而从病理生理学的角度对代谢性骨病进行定量分析,在评估骨质疏松症和其他代谢性骨疾病方面有很好的前景。

一、原发性骨质疏松症

原发性骨质疏松症根据发生年龄和受累人群可分为老年性、绝经后和特发性3种类型。老年性骨质疏松症最为常见。在50岁以上人群中,有半数的女性和1/4左右的男性发生骨质疏松症,这使老年人发生骨折的风险增加。由于男性的峰值骨量高于女性,因此男性的老年性骨质疏松症往往出现较晚。绝经后骨质疏松也很常见。因为雌激素对于刺激产生新的成骨细胞是必要的,否则无法形成足够的骨基质。雌激素水平缺乏可导致骨形成减少。青少年骨质疏松症通常与代谢性因素无关,而是与先天因素更相关。

轻、中度骨质疏松症患者由于骨转换增加可表现为四肢长骨和中轴骨普遍性的放射性摄取增加;一般以颅骨和脊柱的表现明显(图7-4-1)。随着疾病进展,在严重骨质疏松症患者则可表现为骨骼弥漫性摄取减少,骨与软组织对比减低,或在骨骼局部呈现出更为明显的代谢性骨病特征,如颅骨、下颌骨的放射性摄取普遍增加,中轴骨、四肢长骨和关节周围区域局灶性或普遍性放射性摄取增加。

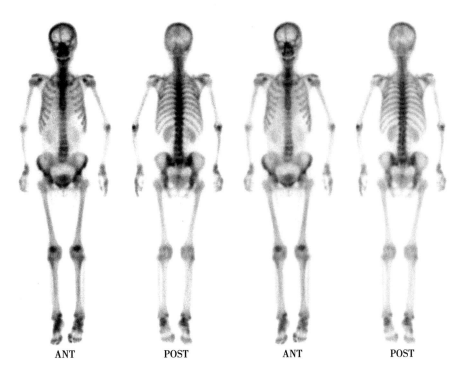

ANT　　　　POST　　　　ANT　　　　POST

图 7-4-1　原发性（老年性）骨质疏松症全身骨显像

患者女性，74 岁，主因"活动后腰酸 4~5 年"就诊，骨密度测量示严重骨质疏松。全身骨显像可见颅骨普遍放射性摄取增高，脊柱、骨盆及四肢骨骼对称性、普遍性放射性摄取增加，呈老年性骨质疏松症表现。

二、继发性骨质疏松症

除原发性骨质疏松症外，骨质疏松症还可继发于多种全身性疾病或代谢性因素，如：继发于原发性甲状旁腺功能亢进、骨软化症、肾性骨病、库欣综合征等内分泌代谢疾病，长期应用类固醇等药物、吸烟、及肢体制动可导致的失用性骨质疏松。

（一）原发性甲状旁腺功能亢进

原发性甲状旁腺功能亢进是临床最常见的代谢性骨病。单发良性甲状旁腺腺瘤约占病因的 80%；其他病因有多发腺瘤、增生和少见的甲状旁腺癌。原发性甲旁亢在全身骨显像上具有显著特征（图 7-4-2）。影像通常具有如下特点：①中轴骨、四肢骨呈对称性普遍放射性摄取增高；②颅骨和下颌骨明显放射性浓集；③肋软骨连接处增浓呈串珠状；④胸骨呈领带样浓集；⑤病理性骨折；⑥棕色瘤（纤维囊性骨炎）（图 7-4-3）；⑦肾影浅淡或不显影；⑧肺、胃等软组织钙化影。

（二）骨软化症

骨软化症是以类骨质中骨矿盐沉积不足而造成骨质量异常为特征的全身性病变。软骨或骨的异常矿化局限于重塑组织的类骨样有机基质表面，新形成的基质矿化不良，导致骨骼体积增大，结构紊乱。与骨质疏松症患者整体骨量减低不同的是，骨软化症患者的骨量是正常的，只是由于矿化不足或延迟而导致骨质软化，是骨的质量异常。患者在临床上主要表现为进行性骨痛、肌无力、骨折与畸形。骨痛常以钝痛为主，活动后加重，肌肉无力常由近心端开始，可伴有肌肉萎缩、肌张力减退和跛行。

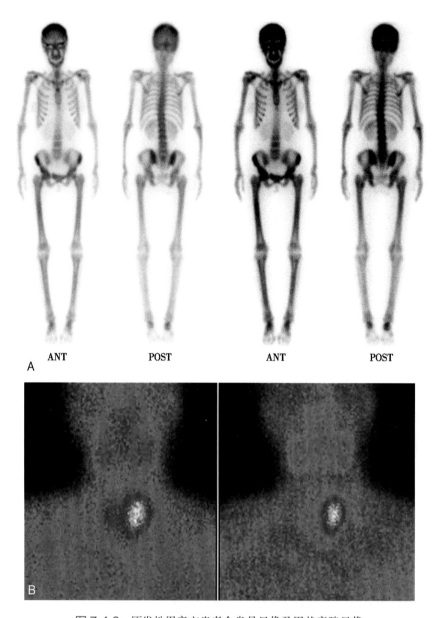

图 7-4-2　原发性甲旁亢患者全身骨显像及甲状旁腺显像

患者女性,40 岁。因右下肢及臀部间断疼痛一年,加重 20d 就诊。实验室检查:血清钙 3.33mmol/L(2.20~2.55mmol/L),血磷 0.8mmol/L(0.81~1.65mmol/L),碱性磷酸酶(ALP)367IU/L(40~150IU/L),甲状旁腺激素(PTH)2 022pg/ml(15~65pg/ml)。A. 全身骨显像示全身骨骼呈明显代谢性骨病征;B. 核素双时相法甲状旁腺显像,示左叶上极功能亢进的甲状旁腺腺瘤显影,大小约 3.5cm×2.5cm。

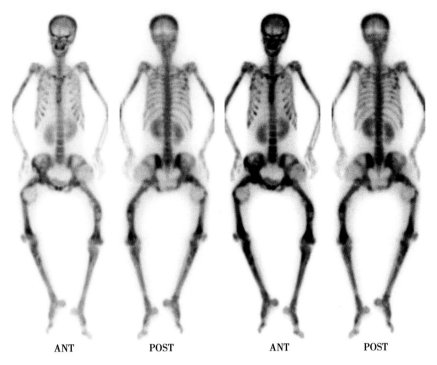

ANT   POST   ANT   POST

图 7-4-3 甲旁亢伴多发纤维囊性骨炎患者全身骨显像

患者女性,29 岁,主因"多发骨折 4 个月"就诊。患者 4 个月前无明显外伤出现左股骨干骨折,于当地医院行牵引治疗,住院期间出现左髂骨骨折伴软组织肿块。3 个月前提重物致双肱骨骨折,患者自诉食欲不振、恶心、呕吐。全身骨显像示全身骨骼显影非常清晰,颅骨呈普遍性放射性分布浓集,胸骨呈"领带征",躯干骨及四肢骨普遍放射性浓集,双侧股骨向内成角畸形,左髂骨、右股骨中段可见膨胀性圆形放射性减低,考虑为"棕色瘤"改变。结论:全身骨骼呈严重骨质疏松、代谢性骨病征,为甲状旁腺功能亢进引起的骨骼改变;伴多发棕色瘤形成,双股骨干病理性骨折。

由于骨软化症患者在临床上主要表现为多发骨痛和肌无力,以腰背部疼痛和双髋、双下肢受累为著,在患者初次就诊时,临床症状通常容易和强直性脊柱炎、多发性骨髓瘤或骨转移瘤等疾病相混淆。全身骨显像所见骨质疏松、代谢性骨病征,以及骨代谢异常部位呈对称性分布;这些特点有助于与上述疾病进行鉴别诊断。假骨折是骨软化症最具诊断意义的影像学特征,在骨显像上表现为局灶性点状放射性浓集区,通常累及肋骨或四肢长骨的承重部位。^{99m}Tc-MDP 全身骨显像为发现假骨折提供了一种全面和灵敏的方法,可以显示骨软化症的程度和累及范围,骨显像在骨软化症的诊断中是非常有应用价值(图 7-4-4)。

骨软化症患者合并继发性甲状旁腺功能亢进时,可伴有甲状旁腺激素(PTH)水平增高,需要与原发性甲状旁腺功能亢进进行鉴别。两者在全身骨显像上的鉴别要点之一为:骨软化症患者少见原发性甲状旁腺功能亢进常见的"黑颅"表现,即颅骨及下颌骨明显的放射性摄取浓聚,生化检查见血清钙水平正常或轻度减低,碱性磷酸酶(ALP)及 PTH 水平呈轻度或中度增高。此外,假骨折在骨软化症患者中更为常见;必要时可通过双时相法甲状旁腺显像来诊断或排除原发性甲状旁腺功能亢进。

(三)肾性骨病

肾性骨病(renal osteopathy)又称为肾性骨营养不良,是由于肾小球衰竭或肾小管功能障碍引起的骨

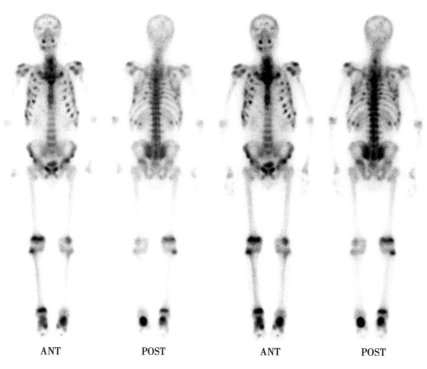

ANT　　　　POST　　　　ANT　　　　POST

图 7-4-4　骨软化症患者全身骨显像

患者男性,41岁。全身多关节疼痛伴腰背痛5年,疼痛加重、逐渐下肢无力1年。慢性上腹部不适、烧心、反酸、食欲不佳6~7年,未曾诊治。全身骨显像示骨骼显影清晰,双侧肋骨多发点状放射性浓集的假骨折征,左侧胸廓肋软骨连接处呈"串珠"样改变;脊柱可见椎体多条状摄取增高;双肩显像剂点状摄取增高;双侧骶髂部对称性浓集,骶骨放射性摄取增高;双侧髋臼、耻骨及双足呈现与应力改变一致的放射性浓聚;右股骨远端、右胫骨远端可见类似骨骺的条状浓集带。结论:全身骨显像呈严重骨质疏松、代谢性骨病征,伴肋骨多发假骨折,考虑为骨软化症所致影像改变。

代谢紊乱,是肾脏各种疾病引起的电解质紊乱、酸碱平衡失调和内分泌功能失常在骨结构上的反映。肾性骨病的临床表现通常以3种形式出现:高转换型、低转换型和混合型。患者在骨显像上的常见表现为:①全身骨骼呈骨质疏松、代谢性骨病征;②肾脏多不显影,为肾性骨病较为特征性的改变;③骨显像表现与患者发病年龄相关,低龄患者可伴有类似佝偻病表现;④关节处的骨骺异常增浓;⑤软组织内放射性增多;⑥少数可伴有迁徙性钙化。骨显像上骨代谢的改变可以反映患者的骨转换类型,高转换型表现为弥漫性的摄取增高,骨骼与肾脏的摄取比值增高(图7-4-5)。低转换型严重时可以见到全身骨骼普遍摄取减低,软组织内放射性滞留增多,骨/软组织对比减低(图7-4-6)。混合型则可见多种表现混合存在。

(四)库欣综合征

库欣综合征又称皮质醇增多症(hypercortisolism),是由于多种原因引起肾上腺皮质功能亢进,糖皮质激素过度分泌,导致蛋白质、脂肪、糖、电解质代谢的严重紊乱所产生的临床综合征。主要临床表现为向心性肥胖、满月脸、多血质外貌、高血压、皮肤紫纹、痤疮、继发性糖尿病和骨质疏松等。约50%的患者可出现骨质疏松。患者通常主诉为持续的腰背痛。X线影像表现可见骨质疏松、脊柱椎体不同程度变扁、形态不规则、椎体缘呈波浪状改变、可见椎体关节面骨质硬化;严重骨质疏松症患者可伴有骨折或畸形,

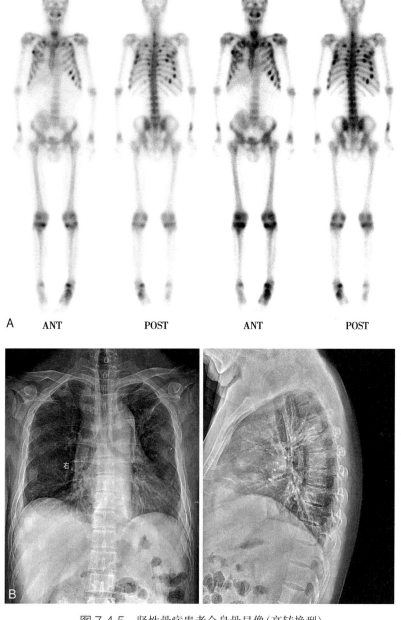

图 7-4-5　肾性骨病患者全身骨显像（高转换型）

男性,48 岁,慢性肾功能不全、尿毒症病史 20 余年。11 年前行右髂窝肾移植手术,口服激素治疗 11 年,主因"多发骨痛 1 年余"就诊。疼痛以双侧季肋部、双髋、双膝及双肩为著。实验室检查:ALP 280IU/L(参考范围:40~150IU/L),血清钙 2.22mmol/L(参考范围:2.20~2.55mmol/L),血磷 1.12mmol/L(参考范围:0.81~1.65mmol/L),血清 PTH 174.3pg/ml(参考范围:15~65mmol/L),尿素氮 7.2mmol/L(参考范围:2.9~8.2mmol/L),肌酐 261μmol/L(参考范围:59~104μmol/L),尿酸 749μmol/L(参考范围:155~428μmol/L)。A. 全身骨显像呈严重骨质疏松、代谢性骨病征,颅骨、脊柱及四肢长骨皮质放射性摄取普遍增高;双侧肋骨多发点状摄取浓聚,双髋、双膝及左踝关节放射性分布增高,考虑为肾性骨病伴肋骨多发机能不全性骨折表现。前位像所见右髂窝片状摄取增高为移植肾显影。B.胸部 X 线可见胸椎骨质疏松,椎体多发骨密度减低表现。

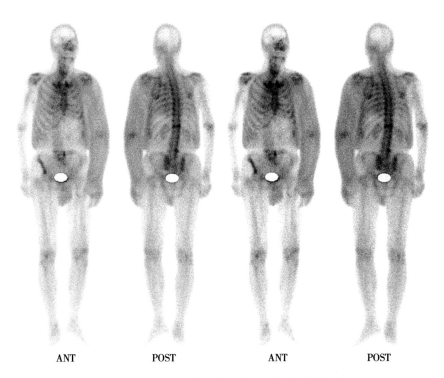

ANT　　　　　POST　　　　　ANT　　　　　POST

图7-4-6　肾性骨病患者全身骨显像(低转换型)

男性,77岁,主因"发现左乳点状皮疹,伴多发骨痛待查"就诊。入院后经穿刺病理确诊为左乳腺癌;实验室检查发现肾功能异常,尿素氮15.7mmol/L(参考范围:2.9~8.2mmol/L),肌酐215μmol/L(参考范围:59~104μmol/L),尿酸466μmol/L(参考范围:155~428μmol/L)。既往:高血压病40年,冠心病20年,糖尿病20年。全身骨显像可见骨骼显影欠清晰,骨与软组织对比减低,左上肢软组织明显肿胀,放射性摄取弥漫性增高,考虑为局部淋巴回流不畅表现。双肩、右髋、双膝关节及脊柱普遍摄取增高,T_{12}椎体呈条状放射性摄取增高。结论:全身骨显像呈骨质疏松征象,考虑肾性骨病(低转换型)表现。T_{12}椎体压缩骨折。

好发部位是肋骨和胸腰椎。长期反复发生的陈旧骨折可形成"棉毛样"骨痂等特征性改变。全身骨显像表现为在骨质疏松基础上,肋骨、脊柱及邻近关节处多发骨代谢异常增高灶(图7-4-7)。

(五)畸形性骨炎

畸形性骨炎又称为Paget病、变形性骨炎,是一种原因尚不明确的慢性进行性骨病。该病的始发因素是破骨细胞的骨吸收。患者在临床上通常经历由溶骨破坏为主的活动期,随后逐渐进入成骨为主的修复期的缓慢进展过程。目前的研究认为某种慢性病毒感染可能和该病的发生有关。近年来的一些研究强调了遗传因素在畸形性骨炎中的作用;约15%~30%的患者有阳性家族史。患者临床表现为受累部位的疼痛。下肢受累时,可出现肢体弯曲及缩短,并伴有病灶部位的局部骨质疏松。

畸形性骨炎在全身骨显像上通常可表现出如下特征(图7-4-8):①受累骨的全部或大部分显著的放射性摄取增加并均匀分布;②常为多骨受累,单发少见;③受累骨增大和变形,病灶边界整齐,可见解剖学上的细微结构,如椎骨的横突和棘突("米老鼠"征);④四肢骨病变几乎总是源于关节端,向骨干进展(这一特点有助于与进行性骨干发育不良等疾病鉴别);⑤病灶多年缓慢变化。由于本病通常为多骨发病,全身骨显像非常适用于观察全身骨骼的受累情况;可以评估受累骨骼的形态及代谢改变,并发现一些无症状的病灶。此外,通过

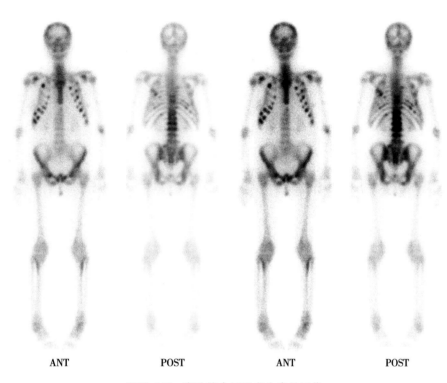

ANT　　　　　　POST　　　　　　ANT　　　　　　POST

图 7-4-7　库欣综合征患者全身骨显像

患者女性,21 岁。2 年前出现面部发红,变圆,伴腰痛及乏力,双大腿内侧及腰腹部皮肤紫纹;1 年前出现月经量明显减少,脱发,体重增加。既往:先天性唇裂,于 5 个月大时行修复手术。肾上腺 CT:双侧肾上腺轻度增生,左侧外支可疑小结节。全身骨显像可见骨骼显影清晰,颅骨放射性摄取普遍增高,胸椎下段及腰椎椎体多发条状放射性分布增高,双肩、双侧肋骨、双侧耻骨多发点状放射性分布增高,双侧骶髂、双胫骨上段及双踝呈对称性放射性分布增高。结论:全身骨显像呈严重骨质疏松、代谢性骨病征,伴肋骨、胸腰椎多发机能不全性骨折,结合临床考虑为库欣综合征所致骨代谢受累改变。

对治疗前后的骨显像上病灶部位摄取程度的改变进行比较,可以为疗效评价提供一种简便的动态监测手段。

三、骨质疏松性骨折的骨显像表现

骨质疏松症患者由于骨密度和骨质量下降,骨微结构破坏,造成骨脆性增加,发生骨折的风险明显增加。骨折往往在无明显外力或在轻微外力作用下发生,大多呈慢性损伤过程,为低能量或非暴力骨折。临床常见的受累部位为富含松质骨的胸腰椎、髋部、肋骨、桡骨远端及长管状骨的干骺端。脊柱压缩骨折通常累及下段胸椎及上段腰椎。患者主诉为腰背部疼痛,伴放射痛及活动受限;有时累及腰骶部,并可放射至臀部、髋关节或下肢。临床容易被误诊为椎间盘病变、腰椎退变、感染、肿瘤骨转移。机能不全性骨折易发生于身体承重区或非承重区但易受扭曲力作用的部位,如骶骨、髂骨、耻骨、坐骨、髋臼、股骨颈及距骨等。双侧发病多见,其中骶髂关节(包括骶骨与髂骨)是最常见的发生部位。

全身骨显像对于骨质疏松性骨折的意义在于:①影像灵敏度高,发病 72h 内病变部位即可出现骨代谢异常。②影像具有一定特征性,如:肋骨骨折呈串状排列的点状摄取增高,椎体的压缩骨折表现为较均匀的条状或线状摄取增高(图 7-4-9);机能不全性骨折通常表现为双侧骶髂关节及骶骨区域对称性的放

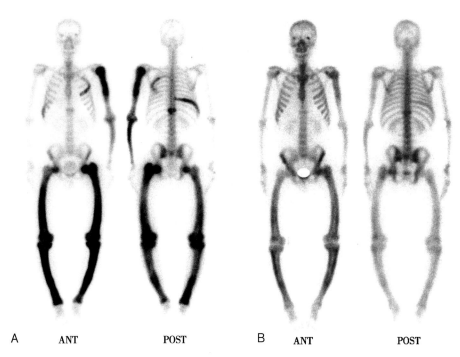

A   ANT   POST   B   ANT   POST

图7-4-8　畸形性骨炎患者全身骨显像及治疗后随访

患者男性,30岁,主因"双下肢弯曲变形10年,双髋、双膝疼痛6年,加重伴活动受限半年"就诊。A.全身骨显像可见左肱骨、左桡骨、左第4肋骨、右第9肋骨、双股骨、双胫骨放射性分布不均匀浓集,病灶累及整块骨骼,骨骼形态及边界清晰,伴左桡骨、双侧股骨及胫骨弯曲变形;T_{11}椎体放射性分布增高,两侧横突及棘突显示清晰,考虑为畸形性骨炎所致骨骼多发受累改变。B.药物治疗16个月后复查骨显像,可见病灶部位骨代谢明显恢复。

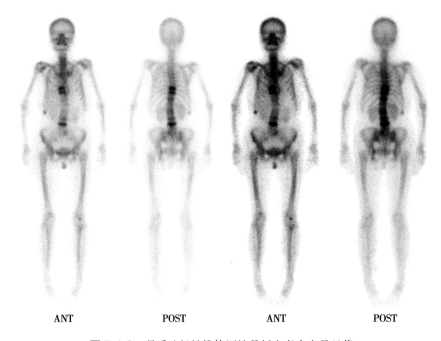

ANT   POST   ANT   POST

图7-4-9　骨质疏松性椎体压缩骨折患者全身骨显像

患者女性,80岁。无诱因腰背部疼痛5年,近半月来疼痛加重。全身显像可见颅骨、脊柱、四肢长骨普遍放射性摄取增高,呈骨质疏松表现;T_9、T_{10}及L_4椎体条状放射性浓集,为新鲜压缩骨折表现;T_{11}、$L_{2\sim3}$椎体条状放射性分布增高,为陈旧压缩骨折。

射性浓聚(图 7-4-10);这些具有特征性的影像表现有助于鉴别诊断;如在骨显像上发现骨折部位呈放射性浓聚,而 CT 影像上相应部位未见骨质破坏,骨折线周围无软组织肿块,则考虑为机能不全性骨折,从而排除肿瘤等恶性病变所引起的病理性骨折。③根据骨显像影像上骨折部位放射性摄取增高程度的改变,能够对新鲜骨折还是陈旧骨折做出评价和判断。除此之外,骨显像还可以发现无症状的病变部位,从而更全面地评估患者骨质疏松性骨折的受累范围及程度。

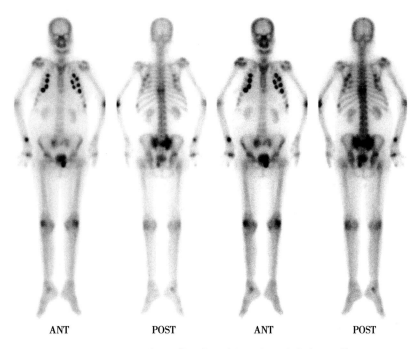

图 7-4-10　骨质疏松伴机能不全性骨折患者全身骨显像

患者女性,73 岁。主因腰骶部疼痛伴双下肢无力 3 个月余就诊。无明显诱因出现腰骶部疼痛伴双下肢无力 3 个月余;近半月腰骶部疼痛减轻,但逐渐出现双下肢麻木、无力,活动受限。全身骨显像示颅骨及四肢长骨放射性摄取普遍增高;双肘、双膝放射性分布增高;双侧 3~6 前肋多发点状放射性浓集,呈串状排列;骶骨、双侧骶髂放射性浓集,呈 H 形,左耻骨放射性浓集,T_8 椎体条状放射性分布增高,右腕及右踝距骨部点状放射性分布增高。考虑为严重骨质疏松伴多发机能不全性骨折。

四、核医学在骨质疏松症诊断的应用进展

目前双能 X 射线吸收法(DXA)诊断骨质疏松症的标准之一,它测量的是面积骨密度(areal bone mineral density,aBMD)。骨密度减低与骨折发生率增加之间也存在正向相关性,但由于该指标的范围有限,不能全面评价骨完整性和力学能力,不能解释骨微结构中骨小梁的几何形状和分布,因此并不能详尽地确定不同解剖区域的脆性骨折风险。尽管骨转换的测量具有很大的临床应用潜力,但与骨密度相比,其测量难度较大。目前评价骨转换的"金标准"为骨活检,但该方法为有创性检查,操作复杂,成本昂贵,并且仅能提供局部骨代谢信息。PET/CT 是一种具有特殊能力的无创性影像检查工具,其原理是利用 ^{18}F-NaF 等骨示踪剂,通过测量骨摄取或骨血浆清除率来量化骨形成。该方法在分子水平上提供一种评

估骨转换的方法,可以在观察到微结构改变之前探测到骨骼的早期改变,为结构成像技术提供了重要的补充信息。

与 ^{99m}Tc-MDP 相类似,骨骼摄取 ^{18}F-NaF 的机制是基于离子交换。经静脉注射后,氟离子迅速以双指数模式在血浆中达到平衡,之后快速由肾脏清除,形成骨内的特异性沉积。研究者通过动物实验数据证实,氟离子在再生骨骼区域的浓聚程度要比正常骨骼区域高 10 倍。与 ^{99m}Tc-MDP 不同的是, ^{18}F-NaF 的血浆动力学不受血浆蛋白结合的影响,药物在注射后迅速从血浆中清除。这一特性使其能够在更短的采集时间内得到对比度更清晰的骨骼影像。与 ^{99m}Tc-MDP 显像相比, ^{18}F-NaF PET/CT 显像在注射后的等候时间从 3~4h 缩短至 1h 以内;同时,显像的总体采集时间也更短,能够降低检查过程中由于患者位移而导致伪影的可能,从而提高诊断的准确性。

在 ^{18}F-NaF PET/CT 研究中,骨摄取通常使用标准摄取值(standard uptake value,SUV)来表示。SUV 是将感兴趣区域内的放射性浓度标准化为注射剂量和受试者体重。放射性浓度以千贝可每毫升(kBq/ml)为单位,注射剂量以兆贝可(MBq)为单位,体重以千克(kg)为单位。SUV 的计算如下:

$$SUV = \frac{放射性浓度(kBq/ml) \times 体重(kg)}{注射剂量(MBq)} \qquad 式7-4-1$$

^{18}F-NaF PET/CT 分子成像为测量骨转换率的定量研究提供了一种新方法,可以进行不同骨骼部位的局部数据分析。初步研究显示不同部位的骨转换存在差异,同一患者腰椎处的骨转换往往高于股骨颈和股骨干。此外, ^{18}F-NaF PET/CT 显像还可以测量双膦酸盐、特立帕肽等抗骨质疏松药物治疗后对不同部位骨骼所产生的影响,并对治疗效果提供定量评价。更多新药对不同部位骨质形成的影响以及增强骨质疏松症患者骨折愈合特性的能力等方面的应用尚需进一步的研究评估。

(杨　芳)

第五节　显微 CT

1989 年,Feldkamp LA 等首次介绍了显微 CT(micro-computed tomography,μCT)。μCT 为骨标本"量"和"质"两方面提供了全新的测量手段,具有标本制备简单且不被破坏、不受传统二维组织形态计量学中模型假设的限制、可准确测定骨微结构与力学参数以及活体动态观察小动物骨质变化等优点;不仅可以进行二维平面与三维立体、精确、直观地观察骨质的微观结构,还可以对松质骨和皮质骨形态进行结构参数和力学指标测定;与二维组织形态计量学比较,可为骨质疏松提供更为准确的定性和定量信息,同时提供可靠的骨质力学信息。随着 μCT 硬件和软件的不断发展和完善,目前 μCT 已成为小型动物离体骨形态学和微结构评估的"金标准"。μCT 的成像原理与临床 CT 的差别在于所使用的 X 线束。临床 CT 普遍采用扇形 X 线束;而 μCT 采用锥形 X 线束。μCT 利用多个观察角度获得的 X 线衰减数据重建标本的 3D 图像以描述密度的空间分布(图 7-5-1)。近年来随着技术的不断改进,μCT 已经达到了各向同性,低至 1μm 的空间分辨率足够用于研究小动物宽度 30~50μm 的松质骨结构。

目前商用 μCT 按照应用方式分为两大类。一类是用于测量离体标本的系统,另一类是用于测量活体小动物的系统。

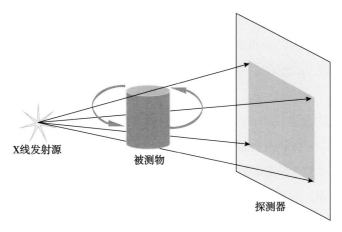

图 7-5-1　μCT 结构示意图

一、μCT 检查

μCT 检查涉及通过对样本进行不同角度旋转获取一系列的 X 线图像以及利用计算机算法重建 3D 影像集。整个过程可分为 3 个不同的阶段:图像获取、图像后处理及图像分析。

(一)图像获取

1. 样本准备　样本的类型和部位因实验目的而异。新生鼠满足活体直接扫描要求。成年鼠须去除软组织获取离体骨组织。最常用的部位是胫骨近端、股骨远端以及腰椎(图 7-5-2)。标本的长轴必须与 X 线束垂直或平行。为避免扫描过程中标本发生移位,低密度泡沫或透光材料可用于标本的固定。扫描过程中会产热导致标本变干,因此,如扫描结束后还需进行组织学分析,标本应在扫描前置于 4% 甲醛液内固定过夜,经磷酸缓冲液漂洗后储存于 70% 乙醇备用。

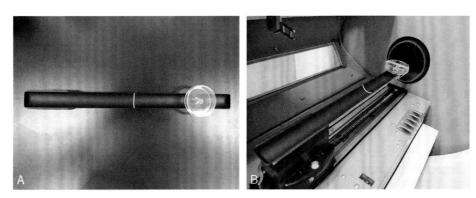

图 7-5-2　大鼠腰椎扫描准备

去除软组织的离体大鼠腰椎椎体放置于标本盘中(A),标本盘固定于扫描机床放入机架中(B)。

2. 扫描介质　标本可放于空气、水、生理盐水、乙醇、甲醛等各种介质中进行扫描。需要注意的是,不同的扫描介质对 X 线衰减的影响是不同的。因此,虽然空气和标本的密度差异对比最大,但对于骨组织标本骨密度测量来说,建议将所有标本放于同种等量液体中。

3. X线能量 μCT运行的管电压峰值范围在20~100kVp之间。X线光子的衰减程度取决于它的能量。当X线能量（X-ray energy）较低时（<50kVp），光电效应占主导；能量较高时（>90kVp），康普顿效应占主导；能量介于50~90kVp之间时，光电效应和康普顿效应相当。其中，低能量区分骨和骨髓的能力最强。

4. 校准 借助于体模的校准对于CT值的准确测量非常重要。通常使用两点法（部分厂商设置为五点法）进行校准，覆盖了0~1 000mg/cm³的密度范围。线束硬化校正等因素能影响密度测量结果。另外，厂商经常通过测量钨制细电线确定平面内空间分辨率达到校准的目的。

5. 体素大小与分辨率 目前μCT的体素（voxel）已经达到各向同性。体素越小，分辨率越高，扫描时间也越长。因此，需要在体素大小和扫描时间之间进行权衡。体素大小的差异（如10~20μm）在评估厚度大（如100~200μm）的结构（人体或大型动物骨组织）时几乎没有影响；但对大、小鼠的松质骨（20~60μm）评估会产生显著的差异。大体素（>100μm）、低分辨率扫描将导致标本厚度的高估；同时由于部分容积效应会引起骨密度的低估。当体素大小与物体大小的比值（最小值为2）降低时，测量误差也随之降低。

需要强调的是，μCT图像的体素大小不等同于空间分辨率，空间分辨率与体素大小的关系取决于一些因素，如样本的平均吸收率、探测器噪声、重建算法、X线焦点大小和形状、探测器孔径以及扫描仪几何学。因此，应当用各向同性分辨率或者各向同性体素大小反映空间分辨率。

6. 感兴趣区 评估长骨松质骨需注意限定感兴趣区（ROI）的范围，尤其是延伸至骨干的距离。若涉及的骨干范围过大会降低骨体积分数。松质骨ROI应至少包括3~5个骨小梁间距的宽度，适合分析松质骨的部位依次为胫骨近端干骺端、股骨远端干骺端、胫骨远端干骺端以及椎体。成年大、小鼠胫骨近端干骺端以及股骨远端干骺端的ROI范围分别为距离胫骨近端和股骨远端关节面4.5mm、5mm（大鼠）及2.5mm、3mm（小鼠）。

由于目前没有算法能完全区分松质骨和皮质骨，因此推荐选择胫骨或股骨骨干中段进行皮质骨分析。在测量骨干中部皮质骨厚度时，由于皮质骨具有由中间向两端逐渐变薄的特点，ROI的设置必须长于皮质骨最厚的部分，否则厚度将会被低估。

7. 小结 图像获取阶段是利用μCT产生可靠的骨形态学数据；一些重要的扫描信息和参数应详细说明（表7-5-1）。

表 7-5-1 μCT 扫描重要参数

参数	意义	单位
体素大小	定义μCT图像基本离散单位的三维	μm³
X线能量	能量与X线光子的频率成比例	keV
X线管电压（峰值）	X线球管的峰值电压	kVp
X线强度	X线球管电流或电流和时间的乘积	μA 或 mA·s
积分时间	每个断层投影持续时间	ms
帧平均	每个断层投影的重复测量次数	n
投影	用于重建的断层视点数量	n

（二）图像后处理

1. 滤过　μCT 重建数据中的信号噪声应通过滤过（filtration）处理以提高图像质量。低通滤波器对降噪效果最佳，但会降低图像对比度。边缘增强技术通过高通滤波器提高图像对比度，但会增加噪声。这个问题可以通过目前最常用的高斯滤波器进行解决；当然中央过滤等技术也有较好表现。高斯滤波器的使用原则是应用最小的过滤量，避免 μCT 图像质量下降；过多的过滤将导致图像模糊，从而限制对骨微结构的提取。高斯滤波器的主要参数包括离散高斯内核（window）和标准差（σ）。一般参数支持（support）取 1 或 2 以及 σ 取 0.5~2.0 足够，具体视噪声和体素大小而定。

2. 分割　分割（segmentation）过程涉及分离矿化和非矿化结构，因此对于后续定量分析至关重要。为了保证提取的骨组织能代表真实的结构，比较原始和分割的 2D 图像非常必要。

分割中重要的环节是利用轮廓线法划定每一层面的区域。最简单的方法是创建圆形或矩形区域以包括所有感兴趣的骨组织，但这样无法分离皮质骨和松质骨。每层人工或利用自动算法绘制轮廓线能保证皮质骨或松质骨的准确划定。描绘松质骨的方法包括统一的 ROI、紧邻骨皮质内侧面的不规则解剖轮廓线（图 7-5-3）以及离骨皮质内侧面少许像素的不规则解剖轮廓线。

分析的区域确定后，分割有几种选择，目的都是提取骨组织生理和解剖方面的准确信息。最简单的方法是使用一个从 μCT 数据所有体素中提取的全局阈值；阈值可以设置为固定的 CT 值或者 CT 值范围的百分比。但在某些情况下（如生长发育或骨折愈合期间），单一的阈值可能不够，需要借助于复杂的分割工具包括特殊标本阈值以及一些更高级的局部分割方法。

3. 小结　图像后处理阶段主要是对获取图像进行滤过和分割，滤过的算法（包括滤波器使用的关键参数）、描绘松质骨和皮质骨区域的方法以及分割的方法应详细说明。

（三）图像分析

1. 松质骨测量参数　定量描述骨微结构的标准方法是计算形态学参数。体视学方法采用与传统 2D 组织学类似的方法分析计算形态学参数。具体松质骨微结构测量参数详见表 7-5-2。其中骨体积分数（bone volume fraction，BVF）、骨小梁数量（trabecular number，Tb.N）、骨小梁厚度（trabecular thickness，Tb.Th）以及骨小梁间隙（trabecular separation，Tb.Sp）是松质骨重要的形态学参数。需要注意的是，Tb.N、Tb.Th 和 Tb.Sp 是基于 3D 固定结构模型如杆状或盘状结构计算的（图 7-5-4）。由于 2D 切片一般不在骨小梁轴径正切，因此测得的 Tb.Th 和 Tb.Sp 与真实结果有一定偏倚；而直接 3D 测量参数能直接以体素无偏倚测量 Tb.Th 和 Tb.Sp，结果更真实。具体松质骨 3D 测量参数详见表 7-5-3。

各向异性程度（DA）是指 ROI 内部椭圆体长径与短径的比值。比值越小代表椭圆体越圆，DA 则越小；反之椭圆体越扁，DA 则越大。在骨质疏松早期，DA 通常增加，后期随着骨质疏松不断进展，DA 逐渐减小。DA 联合 BVF 可以解释 3D 结构力学属性中的重要部分。目前评估松质骨 DA 的方法主要

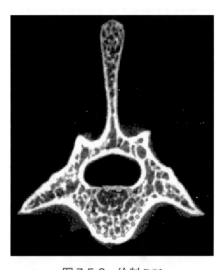

图 7-5-3　绘制 ROI

轴位手工绘制大鼠腰椎椎体松质骨的 ROI，紧邻骨皮质内侧面。

表 7-5-2 松质骨骨微结构测量参数

参数	意义	单位
总体积（total volume, TV）	整个 ROI 的体积	mm^3
骨体积（BV）	ROI 中骨的体积	mm^3
骨表面（bone surface, BS）	ROI 中骨的表面积	mm^2
骨体积分数（BVF）	BV 与 TV 的比值，即 BV/TV	%
骨表面密度（BS/TV）	BS 与 TV 的比值	mm^2/mm^3
特定骨表面（BS/BV）	BS 与 BV 的比值	mm^2/mm^3
连接密度（Conn.D）	骨小梁连接程度（由 TV 归一化）	1/mm^3
结构模型指数（structure model index, SMI）	板状和杆状的 SMI 值分别为 0 和 3	
骨小梁数量（Tb.N）	每单位长度的骨小梁平均数量	1/mm
骨小梁厚度（Tb.Th）	骨小梁的平均厚度	mm
骨小梁间隙（Tb.Sp）	骨小梁间平均距离	mm
各向异性程度（DA）	各向同性=1，各向异性>1	
平均截距（MIL）	结构各向异性的测量	

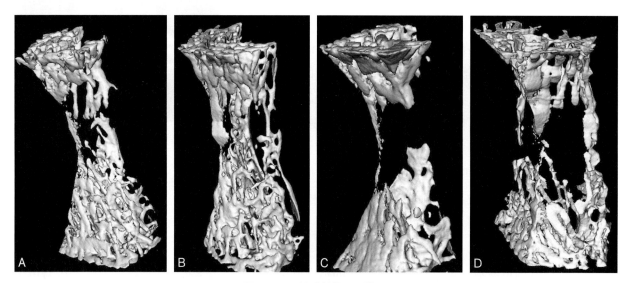

图 7-5-4 骨微结构 3D 模型

新西兰大白兔双侧去卵巢术+肌注甲泼尼龙后 2 周（A）、4 周（B）、8 周（C）、10 周（D）L$_5$ 椎体 μCT 图像，示骨小梁数量逐渐减少，结构不连续，骨小梁间隙增宽，骨小梁变薄。

表 7-5-3 直接 3D 测量参数

参数	意义	单位
3D 骨小梁厚度（Tb.Th.3D）	以 3D 像素（即体素）计算得到的 Tb.Th	mm
校准 3D 骨小梁厚度（Calib.Tb.Th.3D）	由体素计算得到的 Tb.Th 校准值	mm
3D 骨小梁间隙（Tb.Sp.3D）	以体素计算得到的 Tb.Sp	mm
校准 3D 骨小梁间隙（Calib.Tb.Sp.3D）	由体素计算得到的 Tb.Sp 校准值	mm

基于平均截距（mean intercept length，MIL）、容积方向（volume orientation，VO）、星体积分布（star volume distribution，SVD）和星形长度分布（star length distribution，SLD）。

结构模型指数（SMI）通过计算骨表面的曲率来描述骨小梁板状或杆状的程度。理想的板状和杆状骨小梁的 SMI 值分别为 0 和 3。骨质疏松骨小梁发生从板状向杆状转变，SMI 值逐渐增加。需要注意的是，皮质骨的 SMI 值可能是负值，因此，SMI 仅在描述稀疏的结构如松质骨小梁时才有意义。

2. 皮质骨测量参数　皮质骨形态学的一些测量参数使用几何面积测量，如总截面面积（total cross-sectional area，Tt.Ar）、髓腔面积（marrow area，Ma.Ar）以及皮质骨面积（cortical bone area，Ct.Ar）。采用截面面积测量而不是体积测量可以用于不同大小感兴趣体积（volume of interest，VOI）间的比较。皮质骨的其他重要参数包括骨外膜周长（Ps.Pm）、骨内膜周长（Ec.Pm）、皮质骨面积分数（Ct.Ar/Tt.Ar）以及皮质骨厚度（Ct.Th）。除了形态学参数，μCT 还提供结构力学参数，包括前后轴线惯性矩（I_{ap}）、中外侧轴线惯性矩（I_{ml}）、最大惯性矩（I_{max}）、最小惯性矩（I_{min}）以及两极惯性矩（J）。若分辨率足够，还可测量皮质骨孔隙率（cortical porosity，Ct.Po）、总孔隙体积（pore volume，Po.V）、孔隙数（pore number，Po.N）、平均孔隙体积（Po.V/Po.N）、孔隙体积标准差（pore volume standard deviation，Po.V.SD）以及孔隙密度（Po.N/Ct.V）。具体皮质骨微结构测量参数详见表 7-5-4。

表 7-5-4　皮质骨骨微结构测量参数

参数	意义	单位
Tt.Ar	骨外膜内总截面面积	mm^2
Ct.Ar	皮质骨面积，即皮质骨体积/（层数×层厚）	mm^2
Ma.Ar	髓腔面积	mm^2
Ct.Ar/Tt.Ar	皮质骨面积分数	%
Ct.Th	皮质骨厚度	mm
Ps.Pm	骨外膜周长	mm
Ec.Pm	骨内膜周长	mm
I_{ap}	前后轴线惯性矩	mm^4
I_{ml}	中外侧轴线惯性矩	mm^4
I_{max}	最大惯性矩	mm^4
I_{min}	最小惯性矩	mm^4
J	两极惯性矩	mm^4
Ct.Po	皮质骨孔隙率，即孔隙体积/总皮质骨体积	%
Po.N	孔隙数	n
Po.V	总孔隙体积	mm^3
Po.V/Po.N	平均孔隙体积，即孔隙体积/孔隙数	mm^3
Po.V.SD	孔隙体积标准差	mm^3
Po.N/Ct.V	孔隙密度，即孔隙数/总皮质骨体积	mm^{-3}

3. 矿物质参数　矿物质参数包括矿物质密度和矿物质含量。矿物质密度分为骨密度（BMD）和组织矿物质密度（tissue mineral density，TMD）。两者的区别在于 TMD 仅计算骨组织的平均密度；而 BMD 用于计算骨组织和非骨组织的平均密度。矿物质含量分为骨矿物质含量（BMC）和组织矿物质含量

（tissue mineral content，TMC）两者的区别在于 TMC 仅计算骨组织的平均含量；而 BMC 用于计算骨组织和非骨组织的平均含量。X 线衰减的程度取决于 X 线能量，同时也会受到因扫描设备、扫描样本的大小及其组织密度导致的伪影的影响。线束硬化伪影可以通过放置铝或铜滤波器去除低能量 X 线或采用线束硬化校正算法两种途径有效减少；衰减伪影可以通过采用铝或铜/铝滤波器以及 360° 扫描有效减少。虽然采取上述方法能降低矿物质密度的测量误差，但当采用多色 X 射线源时，矿物质密度的测量仍会出现显著误差，尤其在不同的实验条件下进行。为了提高测量的准确性，可采用部分容积抑制技术；其原理是舍弃骨和软组织交界面的表面体素。对于小鼠骨骼，当体素大小为 10μm 时，可测量长骨骨干皮质骨的 TMD，但不适合干骺端皮质骨和松质骨。当体素大小为 1μm 时，所有部位均满足 TMD 的测量要求。对于较大动物或人体标本，需满足骨小梁间至少能容纳 3 个体素的要求才能进行 TMD 测量。具体矿物质参数详见表 7-5-5。

表 7-5-5　骨骼矿物质参数

参数	意义	单位
骨密度	ROI 中的总骨密度，包括阈值二值化后被认定为骨骼的部分和非骨骼的部分	g/cm² 或 mg/cm³
骨矿物质含量	ROI 中的总骨矿物质含量，包括阈值二值化后被认定为骨骼的部分和非骨骼的部分	mg
组织矿物质密度	ROI 内部被阈值二值化认定为骨骼部分的骨密度，因不包括非骨骼部分的体素，故大于 BMD，TMD 是通常意义上的骨密度	g/cm² 或 mg/cm³
组织矿物质含量 TMC	ROI 内部被阈值二值化认定为骨骼部分的矿物质含量，因不包括非骨骼部分的体素，故大于 BMC，TMC 是通常意义上的骨矿物质含量	mg

4. 小结　图像分析阶段主要对后处理图像进行松质骨、皮质骨形态学定量分析。减少伪影的方法应详细说明。

二、同步辐射显微 CT

同步辐射显微 CT（synchrotron radiation micro-computed tomography，SRμCT）成像原理是利用高度空间相干 X 线在相位突变处的边界发生菲涅耳传播而得到样品的轮廓影像。当 X 线与样品相互作用时，探测器获取的图像信号既包含样品对 X 线的吸收信息，也包含 X 线穿透样品时的相位偏移信息。样品的折射系数 $n=1-\delta-i\beta$，δ 与相位有关（汤姆森散射），β 与吸收有关（光电效应与康普顿散射）。SRμCT 具有高亮度、高准直、单色性、空间分辨率可达微米级（最小达 1μm）等优点。SRμCT 是理想的离体骨组织显微结构成像方法。单色 X 射线源使图像不受线束硬化伪影影响。高对比和高空间分辨率归功于高信噪比（图 7-5-5）。目前，SRμCT 已被建议作为分析皮质骨显微结构的"金标准"，但该技术的缺点是可用性有限（需要同步加速光源通路），受检组织体积相对较小以及需要技术专家获取和分析测量数据。

三、μCT 的其他应用

（一）力学测试

μCT 可进行延时力学测试定量骨组织负荷下的变形程度，普遍用于松质骨压缩测试以及椎体压缩

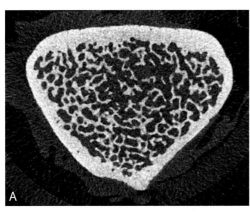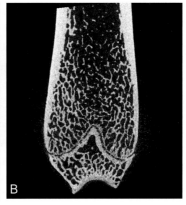

图 7-5-5 μCT 扫描图像清晰显示骨结构

A. 人尸体桡骨远端横断面高分辨周围定量 CT（HP. qQCT）图像；B. 大鼠股骨远端冠状面 SRμCT 图像。

和弯曲测试。近年来随着影像处理算法的不断改进，新的技术层出不穷，如数字体积相关（digital volume correlation，DVC）技术能定量不均质骨组织受力负荷后的位移和张力的范围。该技术通过扫描变形前后的图像并进行对比分析，计算机通过给出的位移图计算样品变形的 3D 范围。

（二）有限元模型力学评估

μCT 扫描图像通过有限元模型分析可用于骨组织硬度和强度的预测。这个方法适用于采用高分辨扫描（最小分辨率和视野）获取的图像，简要的标准方法如下：

通过 μCT 扫描获取骨样品的几何学信息和重建图像。①选取 VOI 进行模型化；②采用适当的方案分类骨组织体素，需结合高斯滤波器或中值滤波器、单水平阈值以及降斑；③将所有的骨组织体素转换成八点六面体有限元；④分配均质各向同性物料性质至每个骨组织体素；⑤提供一个负荷方案；⑥建立线性模型；⑦后处理分析数据评估骨组织样品的硬度和强度。

（诸静其　汤光宇）

建议阅读

[1] 程晓光,闫东. 骨质疏松症的影像学诊断 [J]. 新医学,2007,38（1）:11-13.

[2] 程晓光,闫东. 骨质疏松症的影像学诊断进展 [J]. 中国骨与关节杂志,2009,8（5）:307-309.

[3] 齐萌,莫伟钊. 骨质疏松症的影像学研究进展 [J]. 医学影像学杂志,2017,27（4）:762-764.

[4] 史哲,万全增,李春雯. 医学影像学在骨质疏松症诊断中的应用价值 [J]. 中国骨质疏松杂志,2010,16（12）:969-971.

[5] 周前,屈婉莹. 中华影像医学:影像核医学卷 [M]. 2 版. 北京:人民卫生出版社,2010.

[6] 彭京京. 骨科疾病核医学诊断图集 [M]. 北京:人民卫生出版社,2010.

[7] BLAKE GM,MOORE AE,FOGELMAN I. Quantitative studies of bone using（99m）Tc-methylene diphosphonate skeletal plasma clearance [J]. Seminars in Nuclear Medicine,2009,39（6）:369-379.

[8] 黄禾,陈跃. ^{18}F-NaF PET/CT 在骨良性病变中的临床应用与研究进展 [J]. 中国医学影像技术,2016,32（3）:457-460.

[9] RAYNOR W,HOUSHMAND S,GHOLAMI S,et al. Evolving Role of Molecular Imaging with（18）F-Sodium Fluoride PET as a Biomarker for Calcium Metabolism [J]. Current Osteoporosis Reports,2016,14（4）:115-125.

[10] FROST M L,COMPSTON J E,GOLDSMITH D,et al.（18）F-fluoride positron emission tomography measurements of

regional bone formation in hemodialysis patients with suspected adynamic bone disease[J]. Calcified Tissue International, 2013, 93(5): 436-447.

[11] FROST M L, SIDDIQUE M, BLAKE G M, et al. Regional bone metabolism at the lumbar spine and hip following discontinuation of alendronate and risedronate treatment in post-menopausal women[J]. Osteoporosis International, 2012, 23(8): 2107-2116.

[12] SIDDIQUE M, FROST M L, MOORE A E, et al. Correcting (18)F-fluoride PET static scan measurements of skeletal plasma clearance for tracer efflux from bone[J]. Nuclear Medicine Communications, 2014, 35(3): 303-310.

[13] FELDKAMP L A, GOLDSTEIN S A, PARFITT A M, et al. The direct examination of three-dimensional bone architecture in vitro by computed tomography[J]. Journal of Bone and Mineral Research, 1989, 4(1): 3-11.

[14] BOUXSEIN M L, BOYD S K, CHRISTIANSEN B A, et al. Guidelines for assessment of bone microstructure in rodents using micro-computed tomography[J]. Journal of Bone and Mineral Research, 2010, 25(7): 1468-1486.

[15] VAN 'T HOF RJ, DALL' ARA E. Analysis of bone architecture in rodents using micro-computed tomography[J]. Methods in Molecular Biology, 2019, 1914: 507-531.

[16] GASSER J A, WILLNECKER J. Bone measurements by peripheral quantitative computed tomography in rodents[J]. Methods in Molecular Biology, 2019, 1914: 533-558.

[17] ZHU J, ZHANG L, WU X, et al. Reduction of longitudinal vertebral blood perfusion and its likely causes: a quantitative dynamic contrast-enhanced MR imaging study of a rat osteoporosis model[J]. Radiology, 2017, 282(2): 369-380.

[18] QIU Y, YAO J, WU X, et al. Longitudinal assessment of oxytocin efficacy on bone and bone marrow fat masses in a rabbit osteoporosis model through 3.0-T magnetic resonance spectroscopy and micro-CT[J]. Osteoporosis international, 2015, 26(3): 1081-1092.

[19] LI G W, TANG G Y, LIU Y, et al. MR spectroscopy and Micro-CT in evaluation of osteoporosis model in rabbits: comparison with histopathology[J]. European Radiology, 2012, 22(4): 923-929.

[20] SOLTAN N, KAWALILAK C E, COOPER D M, et al. Cortical porosity assessment in the distal radius: A comparison of HR-pQCT measures with Synchrotron-Radiation micro-CT-based measures[J]. Bone, 2019, 120: 439-445.

[21] DALL'ARA E, BARBER D, VICECONTI M. About the inevitable compromise between spatial resolution and accuracy of strain measurement for bone tissue: a 3D zero-strain study[J]. Journal of Biomechanics, 2014, 47(12): 2956-2963.

[22] BUIE H R, CAMPBELL G M, KLINCK R J, et al. Automatic segmentation of cortical and trabecular compartments based on a dual threshold technique for in vivo micro-CT bone analysis[J]. Bone, 2007, 41(4): 505-515.

[23] STAUBER M, MÜLLER R. Micro-computed tomography: a method for the non-destructive evaluation of the three-dimensional structure of biological specimens[J]. Methods in Molecular Biology, 2008, 455: 273-292.

第八章

骨质疏松性骨折的影像学

第一节　脊柱骨质疏松性骨折的影像学

骨质疏松症是骨强度下降而导致骨折风险增加的一种骨骼疾病。骨强度指骨骼健康及抗骨折能力，主要受骨密度和骨质两个参数的影响。骨骼和肌肉量在成年早期达到峰值，到 40 岁之后逐渐下降。骨质疏松症的特征在于骨量下降和微观结构弱化，导致骨脆性增加并因此增加骨折风险。骨质疏松症通常被称为一种"静悄悄的流行病"。这是因为，临床因素包括年龄、生活方式、家族史及饮食习惯均不能敏感地提示该病发生，且通常仅在典型的骨折发生后才能明确诊断。

一、骨质疏松性椎体骨折的 X 线平片评价

在 X 线片上能观察到骨质疏松症的征象包括骨透光度增加、骨皮质变薄及骨小梁结构改变等。但是只有骨质疏松症进展到晚期阶段时，X 线片才能检测到骨透光度增加；此时骨量丢失一般已经超过30%。由于骨质疏松症皮质变薄并伴有骨透光度增加时椎体呈现"相框"征象，但此征象须与甲状旁腺功能亢进、肾性骨营养不良等原因诱发的改变等区别。

椎体骨折（VF）是最常见的骨质疏松性骨折。轻微创伤后发生或者无创伤后发生 VF 是骨质疏松症的标志，并因此可以诊断骨质疏松症。轻微创伤定义为外伤的作用力不高于身体高度的跌倒的作用力。30%~50% 的女性和 20%~30% 的男性在其一生中会发生 VF。骨质疏松性椎体骨折（OVF）通常在没有严重创伤的情况下发生，且通常无症状（即临床无明显的背痛历史）而多数只是影像学形态特征的改变。OVF 有临床症状者占 25%。一项骨质疏松性骨折的研究发现，OVF 患者只有 39% 通过脊柱双能 X 射线吸收法（DXA）扫描能达到世界卫生组织（WHO）标准诊断的骨质疏松症；而按照髋部 DXA 扫描只有 25% 达到骨质疏松症诊断标准。根据国际骨质疏松基金会 2013 年的临床指南，轻微创伤后发生或者无创伤后发生 VF 可以诊断骨质疏松症，即使没有骨密度（BMD）诊断也是骨质疏松症药物治疗的指征。OVF 是独立于 BMD 之外的进一步脊柱和非脊柱骨质疏松性骨折的风险因素。已经有 OVF 的女性进一步发生椎体新发骨折的风险会增加 4~5 倍，该风险随着基础水平骨折数量及严重程度的增加而增加，其

风险可以独立于骨密度。一项研究报道脊柱压缩性骨折与死亡率上升有关,其第 5 年的患者死亡率几乎与股骨颈骨折后第 5 年的死亡风险相同。虽然目前尚不清楚其间的因果关系,抑或骨折只是骨骼整体脆弱的一个标志。药物治疗可以进一步降低骨质疏松症骨折的风险。

在临床工作中,DXA 成本低、辐射暴露极小,通常作为疑似骨质疏松症患者的首选检查方式。但是 DXA 测量的骨密度仅反映骨强度改变的 60%~70%,多数骨质疏松性骨折发生在骨密度未达到 WHO 骨质疏松症诊断标准的人群中。这一现象在糖尿病相关的骨病中更为显著。糖尿病患者的骨折风险常常增加;特别是髋部的骨折风险增加,而且不通过骨密度改变来反映。因此,除 BMD 外,须考虑其他因素来综合检查骨骼状况,比如注意骨微结构的弱化。

在大多数情况下,OVF 仅累及脊柱纵向三柱中的前柱,因此这些骨折通常稳定而无神经损伤。由于方便快速及放射性剂量相对较低等优点,常规 X 线片为检查 OVF 的首选检查方法。椎体骨折对骨质疏松症患者的预后和并发其他疾病有重要影响。准确而清晰的椎体骨折影像学报告对于促进进一步的必要检查及确保骨质疏松症患者得到适当的治疗至关重要。放射科医生对此种疾病的诊断起到重要作用。排除其他原因导致的椎体骨折也至关重要,尤其是恶性肿瘤诱发的椎体病理性骨折。一旦确诊为骨质疏松症并开始治疗计划时,可以额外进行骨密度测量。

高质量的 X 线片对 VF 的诊断非常重要。摄影技术的缺陷可能导致错误诊断。与以前的胶片相比,现在的 X 线数字设备一定程度上提高了图像的分辨率。对于流行病学研究或者药物临床试验,应该使用包括患者定位和射线摄影参数的标准化的摄影技术。胸椎和腰椎侧位 X 线平片是评估骨质疏松性椎体骨折最重要的位置。对于骨质疏松性椎体骨折的研究,在第一次摄影时建议包括前后位,因为前后位有助于椎体定位和诊断非骨质疏松性椎体变形(vertebral deformity,VD),投照时一般采用受试者仰卧位摄影。侧位 X 线平片一般为受试者左侧卧位(左侧向下)摄影,或者选择侧卧位更加容易让脊柱成为直线的位置。建议 X 线球管到胶片(X 线探测板)的距离为 100cm。摄影分为 2~3 段,至少包括胸段及腰段或者增加胸腰交界处(胸腰段)单独一段。为便于椎体定位,上下图像各段间需有一定的重叠。胸椎片以 T_7 定位为投照中心,腰椎片以 L_3 定位为投照中心。胸腰段脊柱是骨质疏松性椎体变形(osteoporotic vertebral deformity,OVD)/OVF 最常见的发生部位,因此该部位的高质量图像非常重要。在患有胸椎或腰椎明显侧弯的患者中,由于难以将脊柱平行于 X 射线台定位,因此不太可能在 X 线平片上进行可靠的椎体形态学测量。

(一)骨质疏松性椎体骨折的 X 线定义

由于椎体通常在轴向载荷作用下发生压缩,因此这些骨折常被称为椎体压缩骨折。目前文献已经报道了许多判定 OVF 的形态学和影像学方法,但到目前为止,还没有能够通过 X 线平片来准确诊断轻度 OVF 的方法。这反映出目前缺乏一个令人满意的"金标准",其原因也包括缺乏为定义 OVF 而精心设计的前瞻性研究。OVF 影像学表现包括:①相邻椎体之间形态相似性丧失;②相邻终板之间的平行性丧失;③终板连续性破坏而嵌入椎体;④椎体皮质不连续;⑤椎体皮质屈曲,尤其是椎体前缘屈曲骨折。文献中应用于 VF 诊断和评分的常用方法包括 Genant 半定量(semi-quantitative,SQ)法、定量形态学测量法(quantitative morphometry,QM)和终板骨折定性法(algorithm-based qualitative,ABQ)。QM 以及 Genant 的 SQ 标准不严格要求传统的骨皮质中断的"骨折"征象。骨质疏松性椎体变形(OVD)是定性诊断骨质疏松性椎体变形（VD）的合适术语，尤其是对于轻度 VD。如果存在明确的椎体终板/皮质骨折（endplate/cortex fracture，ECF），则所涉及椎体可以称为具有骨质疏松性椎体"骨折"，即 OVF。

骨质疏松性椎体骨折常见于胸腰段脊柱（尤其是 L_1 及 T_{12}）及胸椎中段（约以 T_8 水平为中心），阅片时尤其需要注意这些部位。但是胸腰椎交界处由于横膈膜的覆盖，X 线片显示常常受到一定的限制。虽然许多中重度骨折比较容易诊断，但不可避免地会有一些形态学不明确的椎体改变。因此，一些专家间也可能意见不同。如果临床决策取决于骨折的诊断，与以前的医学图像比较，放射性核素扫描、计算机断层扫描（矢状位重建）和/或 MRI 可能提供更明确的诊断证据。对于无症状性椎体骨折的准确诊断，放射科医生对骨质疏松症患者的诊疗可以起到重要作用。不同的影像学技术对于 OVF，尤其是 ECF，检出和分类有不同的灵敏度和特异度。与诸如 CT 等的横截面成像技术相比，投影 X 线照片在检出 ECF 时相对不敏感；然而，X 线摄影仍然是评估 OVD/OVF 的首选技术。对于大多数 OVD/OVF 病例而言，X 线技术已足够，因为轻度 OVD/OVF 不一定需要即时开始治疗。

在 X 线片上常常很难确定 VF 的急/慢性。皮质断裂、骨小梁嵌塞而导致附近密度增加一般为近期急性骨折的征象。亚急性骨折可见骨痂形成而导致局部密度增加。然而这些征象并不总是可靠；在骨质疏松性骨折中骨痂形成可能很少。MRI 上骨髓信号的变化取决于骨质疏松性骨折的急/慢性，急性骨折常表现为骨髓的带状水肿；而在慢性骨折时，骨髓信号恢复正常。

椎体骨折及其修复/愈合也经常发生于 X 线片椎体形状没有明显变化的时候。有时发生在因为 VF 腰痛时做 X 线片检查未发现明显异常，但几周后再检查 X 线片可以看到椎体压缩。另外，在骨质疏松症的椎体影像学形态正常时，也常常可以发现组织学水平的显微骨折。Antonacci 等报道了骨质疏松性椎体骨折的 24 个相邻椎体，这些椎体标本 X 线片均未见骨折，而组织学发现 13 个椎体（54%）有终板骨折、8 个（33%）有前缘骨皮质屈曲骨折，而这些组织学上的骨折在影像学上均未能检出。Antonacci 等进一步报道有 X 线显示骨质疏松性骨折的椎体中 88% 组织学上有终板骨折。组织学检查显示，终板骨折的椎体中 21% 的终板骨折部位有骨愈合修复。X 线显示骨质疏松性椎体骨折的相邻椎体中，24 例中有 7 例（29%）椎体终板不连续。因此，骨小梁骨折与修复、ECF 而无椎体变形、椎体楔形变/压缩骨折可以视为椎体骨强度受损的一系列程度逐渐加重的表现。核素成像和磁共振等成像方法有时可以在 X 线改变出现前发现椎体骨折。

另外一个常见而值得注意的问题是，在因其他原因做胸腰部影像学检查时，由于对于 OVD/OVF 缺乏足够的注意，虽然影像学常常显示"偶然发现"的 OVD/OVF，但这些"偶然发现"的 OVD/OVF 在 X 线片和 CT 报告上常常被漏报。因轴位 CT 图像对这些骨折的检测灵敏度较差，故建议进行矢状位重建以提高检出率。

（二）骨质疏松性椎体压缩的半定量法

20 世纪 90 年代初，美国加利福尼亚大学旧金山分校（University of California San Francisco，UCSF）Genant 等人提出的半定量（SQ）方法，是目前最常用于识别椎体 OVD 的方法。SQ 标准将正常椎体定义为 0 度；椎体前、中或者后部高度降低 20%~25%，和/或面积减小 10%~20% 者为 1 度 OVD；前、中、后任何部位椎体高度下降 >25%~40% 加上面积减小 20%~40% 者被定义为 2 度 OVD；前、中、后任何部位椎体高度和面积减少 >40% 视为 3 度 OVD（图 8-1-1）。当一个椎骨在定性上怀疑 OVD 而未达到高度下降

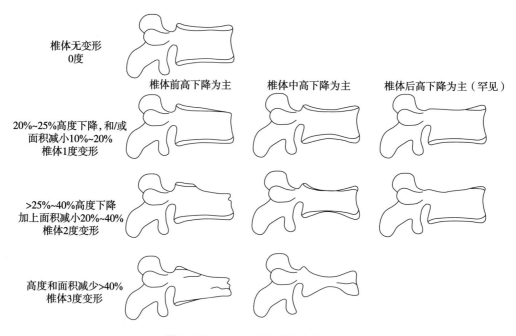

图 8-1-1　Genant 半定量方法（SQ）骨
质疏松性椎体变形（OVD）分类示意图

≥20% 标准时，建议诊断 SQ-0.5 度 OVD。Genant 的 SQ 诊断方法适用于脊柱 X 线片的 T_4~L_4 椎体。X 线片上 T_{1-3} 的显像由于肩部的覆盖而受限；L_5 则由于骨盆的覆盖而受限。T_4 以上椎体的骨质疏松性椎体骨折也非常罕见。L_5 椎体形态在个体间有相当大的差异，椎体前部高度可以大于后部高度也可以小于后部高度（图 8-1-2）。

值得注意的是，Genant 等的 SQ 标准强调了定性分析与放射学评估的重要性，而不是仅仅评估椎体高度的下降。他们提出，除高度下降外，大多数骨质疏松性椎体变形可以看到终板形变和皮质屈曲、终板

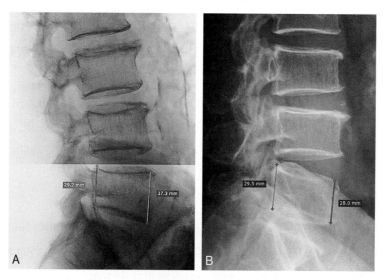

图 8-1-2　L_5 椎体前后缘高度比例的变异

正常腰椎 X 线片，L_5 椎体后缘高度可比前缘高度小（A）也可以比前缘高
度大（B）。

间缺乏平行性以及椎体形态连续性丧失。Genant 等阐述了诊断过程的第一步是确定是否有骨折或非骨折形变。接下来的步骤包括确定是否存在终板形变、是否存在终板缺乏平行性以及是否存在皮质皱褶。最后判断是否与相邻椎骨失去垂直连续性。经验丰富或训练有素的阅片者（包括放射科医生或者有阅片训练的骨科医生、风湿科医生等）能够区分骨折与施莫尔结节（Schmorl nodules）或者是退行性椎间盘疾病和脊柱侧弯导致的椎体重塑等。对于诊断 OVF，仔细观察终板和皮质骨折/变形很重要。Genant 等人将终板完整性缺失描述为 OVD/OVF 椎体骨折的一个重要特征，但没有要求诊断 OVD 必须有这一表现。

值得注意的是，Genant 的 SQ 方法可能导致对 1 度 OVD 模棱两可的诊断。如果没有很好的放射学定性诊断，仅仅按照 SQ 标准中的高度下降（即 20%~25% 高度下降）常常是假阳性或者是与骨质疏松无关的畸形，在老年男性尤其如此。退行性椎体楔形变有时可以类似骨质疏松性骨折，需注意鉴别。在正常儿童和成人中，从 T_1~L_2 椎体前缘渐渐呈现楔形变（在 T_7 处达到峰值），L_3 可以不呈现楔形变，而且 $L_{4\sim5}$ 椎体可以为向后的后缘楔形变。随着年龄的增长，由于椎间盘的压迫和姿势的改变，会出现一些生理性的椎体高度降低。随着年龄增加和退行性改变，椎体楔形成角程度增加。诊断胸椎中部轻度楔形压缩骨折，尤其需要注意这点。

SQ 方法的优势是经验丰富的阅片者可以区分骨质疏松性骨折和非骨折形变。然而，如前所述，据 Genant 等人原来描述的 SQ 方法依赖于人眼对椎体高度的估计，是误差存在的一个潜在原因。虽然提出 SQ 标准的加利福尼亚大学旧金山分校的研究人员报道 SQ 标准具有很好的阅片者间可重复性，但其他研究发现 SQ 标准各个阅片者间的可重复性并不好。在没有定量测量的情况下，常常难以准确且一致地估计椎骨高度下降程度。而且正常椎体在矢状位上前后并不等高，如：正常胸椎每个椎体均呈向前的楔形。研究者之间分级不一致的主要原因可能与椎体下降高度为临界水平值时有关。例如，约 20% 的椎骨高度下降可被 1 个阅片者归类为正常（<20%），而另一个阅片者将其归类为 1 度 OVD（>20%）；同样，约为 25% 的椎骨高度下降可被可归类为 1 度或 2 度 OVD。因此，虽然在医疗实践中可以依赖定性影像学方法来判断有无 OVD，但为了提高一致性，建议研究中使用定量测量进行分级。定性影像学评估需要将可疑 OVD 的椎骨与其相邻椎体仔细比较，注意形态和高度的差异。解读 Genant 等的 SQ 标准虽然不是特别困难，但一般需要一段短时间（可能为几周）的专门训练，而不是每一个放射科医生，或者是每一个骨骼肌肉专业放射科医生，会自然地正确使用 Genant 等的 SQ 标准。

椎体骨折的数量和严重程度与患者未来进一步骨折的风险之间存在线性相关性。通过 SQ 标准可以计算脊柱畸形指数（spinal deformity index，SDI），为椎骨的所有 SQ 分级的总和。按照这个方法，对于每个椎骨来说可视 SQ 分级被分为无骨折或轻度、中度、严重骨折，评分分别为 0、1、2 或 3 度，并且通过将从 T_4~L_4 的 13 个椎体的骨折等级评分相加来计算 SDI。从理论上说，SDI 最小可以为 0（没有 OVD），最大为 39（所有的 13 个椎体均为 3 度 OVF）。SDI 的另外一种计算方法是，被评估的椎体所有 SQ 分级的总和除以被评估的椎骨的数量。SDI 的增加可能是由于一个新的 VF，也可能是由于已有轻度或中度椎体骨折的压缩程度进展。

一些先天性或后天性非骨质疏松性椎体变形可能在表现上类似 OVD，应该进行系统性排除（图 8-1-3~图 8-1-18）。

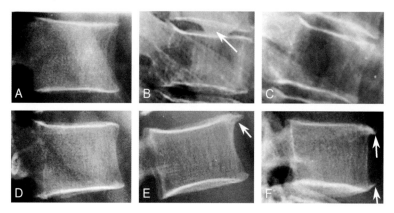

图 8-1-3　正常椎体及骨赘 X 线平片表现

侧位 X 线片正常胸椎（A~C）和腰椎（D~F）外形。注意观察连续光滑的椎体皮质线。肩胛骨下角投影（长箭头）（B）；轻度椎体前缘骨赘（短箭头）（E、F）。

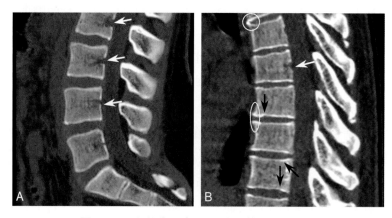

图 8-1-4　矢状位重建 CT 正常椎体及骨赘表现

A. 成人腰椎正常影像。注意观察连续光滑的椎体皮质线，椎体后缘皮质有椎基底静脉截面中断（白色箭头）。B. 轻度退行性变的成人胸椎影像（圆圈），注意部分终板线不平（黑色箭头），白色箭头示椎基底静脉截面中断。

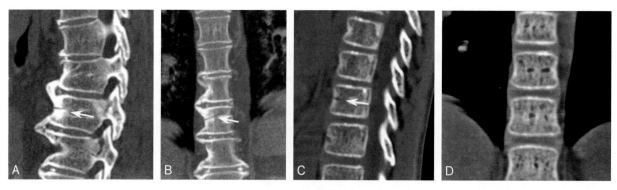

图 8-1-5　椎体前缘皮质骨折和血管沟

矢状位 CT 重建示椎体前缘皮质骨折（A）和血管沟（C）；冠状位 CT 重建提示骨折（B）和血管沟正确诊断（D）。

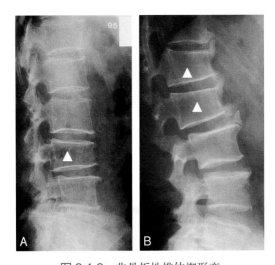

图 8-1-6　非骨折性椎体楔形变

A. L$_3$ 椎体先天性楔形变,注意 L$_2$ 椎体前缘延长（白色三角形提示）;B. L$_1$、L$_2$ 椎体楔形变（白色三角形提示）,L$_2$ 椎体向后缘滑脱,前缘形成反应性骨质增生桥。

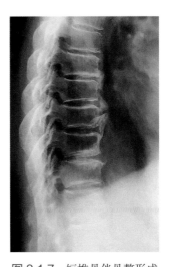

图 8-1-7　短椎骨伴骨赘形成

一些成年人的椎体前缘较低,导致在发育过程中形成较小的胸椎。前缘高度降低≥15% 但不伴有终板塌陷或其他 VF 征象,为非骨质疏松短椎体。此胸椎 X 线片示短椎骨伴骨赘形成。

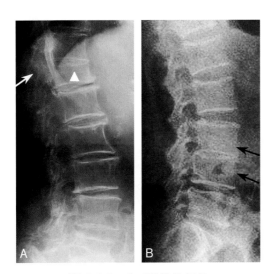

图 8-1-8　先天性椎体变形

A. T$_{12}$ 和 L$_1$ 形成椎体融合（block vertebrae）,在椎体前缘和后缘发生骨融合（白色箭头）;L$_1$ 高度变低而且呈现三角形（白色三角形）。B. L$_3$ 和 L$_4$ 形成椎体融合;发育畸形的 L$_3$、L$_4$ 前缘凹面形成反"C"形,即"细腰（wasp waist）"征（黑色箭头）。

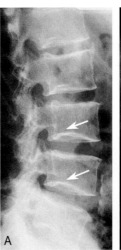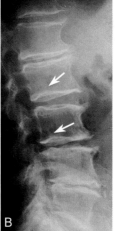

图 8-1-9　椎体表现正常变异

侧位 X 线片上腰椎下终板的后部呈现平滑弯曲的"丘比特弓（Cupid's bow）"弓形轮廓（A、B 中白色箭头）;A 和 B 为两个病例。

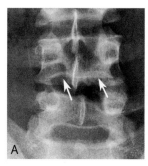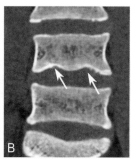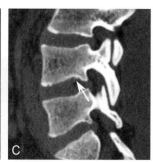

图 8-1-10 椎体表现正常变异

A. X 线片；L₄后部呈现平滑弯曲的"丘比特弓"弓形轮廓（箭头）。注意在 CT 重建图像上"丘比特弓"显示皮质线连续（B、C）。

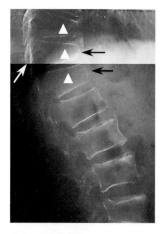

图 8-1-11 休门氏病（Scheuermann's disease）伴胸椎后凸（白色箭头）

侧位 X 线片示三个连续椎骨（T₁₀₋₁₂，白色三角形）楔形变大于 5°，并且椎体前缘呈不规则形状（黑色箭头）。

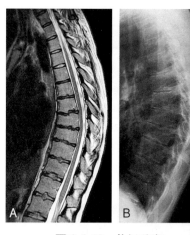

图 8-1-12 休门氏病

一例休门氏病的放射学征象显示背部脊柱后凸增加，椎体楔形变和椎体终板不规则改变。A. 胸椎矢状位 MRI T₂加权，B. 胸椎侧位 X 线片。

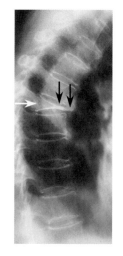

图 8-1-13 嗜酸性肉芽肿

一例 79 岁嗜酸性肉芽肿女性患者胸椎侧位 X 线片显示 T₉椎体（白色箭头）孤立塌陷及椎体前缘变平（黑色箭头）；T₉椎体扁平部位密度增加，无椎间隙狭窄。

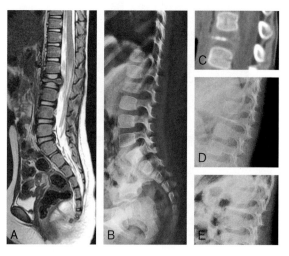

图 8-1-14 嗜酸性肉芽肿

嗜酸性肉芽肿病例进展为严重椎体扁平化（L₂椎体）。A. 矢状位 MRI T₂加权；B、D、E. 侧位 X 线片；C. 矢状位 CT 重建图像。

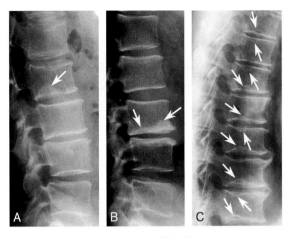

图 8-1-15　施莫尔结节

A、B.腰椎侧位 X 线片显示下椎体终板出现半月形或结节状缺损(箭头);C.胸椎侧位 X 线片,施莫尔结节分布于连续椎体的上、下终板上(箭头)。

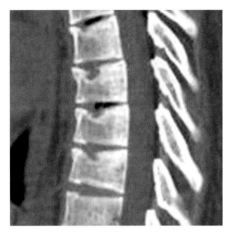

图 8-1-16　施莫尔结节

胸椎矢状位 CT 重建图像示多个施莫尔结节和轻度椎体楔形变。

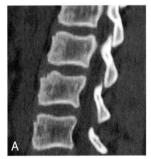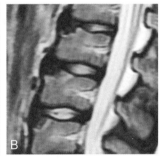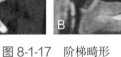

图 8-1-17　阶梯畸形

矢状位 CT 重建(A)和 MRI T_2 加权图像(B)显示一位青少年患者由于缺乏骨环骨化,导致上腰椎前缘上终板的阶梯畸形。

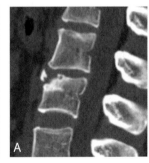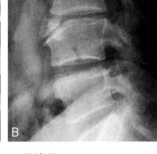

图 8-1-18　椎缘骨

腰椎矢状位 CT 重建图像(A)和侧位 X 线片(B)显示椎缘骨。椎缘骨是由于椎体发育过程中髓核疝出。前缘骨化的骨突环由于髓核位于其与椎体其余部分之间,从而两个结构未能融合。

　　OVD 需要与创伤性椎体压缩骨折后遗改变进行鉴别(图 8-1-19)。骨质疏松的影像学征象,如:条纹状的垂直骨小梁和终板皮质轮廓不光滑,可能有助于鉴别骨质疏松性骨折与非骨质疏松性骨折。如没有明确的临床病史,影像学表现有一定帮助。在创伤后畸形中,椎体前后径可以增大,骨痂形成往往更为常见。在慢性期常常可以见到严重的继发性退行性变化伴骨赘形成。骨质疏松性骨折也可因轻微创伤引起。在某些情况下,如缺乏明确的外伤病史和相关血肿,创伤后骨折难以与骨质疏松性塌陷进行鉴别。

(三) 骨质疏松性椎体压缩的量化评估

　　如前所述,目前对于椎体压缩骨折的定义还没有公认的标准。对于怎样的椎体形变程度算是压缩骨折仍然存在争议。Kleerekoper 等曾经提出使用相邻椎体在高度上的绝对差异来诊断椎体压缩骨折。他们建议使用成年人相邻椎体高度 4mm 或更大的差异作为诊断基本指标。但是需要注意的是,X 线衍射光束的几何放大效应的影响。

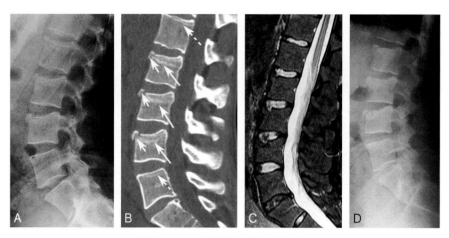

图 8-1-19　创伤性椎体压缩骨折

侧位 X 线片（A）和矢状位 CT 重建图像（B）示创伤性椎体压缩骨折；L_1 和 L_5 骨小梁断裂（虚线箭头）；L_{2-4} 椎体压缩骨折（长箭头），断裂碎片（短箭头）。一年后矢状位 T_2 抑脂 MRI 图像（C）和侧位 X 线片（D）示残余畸形。

骨质疏松性椎体压缩的定量形态学测量法（quantitative morphometry，QM）是基于椎体高度的测量，以期达到客观且可重复地评估椎体形变。按照 QM 的方法，先识别和标记从 $T_4\sim L_4$ 椎体的上、下终板的中点以及每个椎体投影的 4 个棱角，然后利用这 6 个点计算每个椎体的前（anterior）、中（middle）、后（posterior）高度（分别为 Ha、Hm 和 Hp）和 3 个高度比（Ha/Hp 评估楔形变；Hm/Hp 评估双凹形骨折；相邻椎骨 Hp 的比值评估压缩性骨折）。当终板的左右外轮廓没有叠加在一起时，中间点位于侧位片所示终板上下轮廓之间的中心（图 8-1-20）。放置 6 个点时，排除椎体骨赘。值得注意的是，由于椎体形状生理差异和投影角度的可变性，这 6 个点的精确标记并不容易。这些点放置的微小变动会对比值计算结果有较大的影响。通过采用计算机辅助系统可标注这 6 个点的位置，以避免观察者之间的差异，并可在数字图像后处理期间进行手动标注位置。

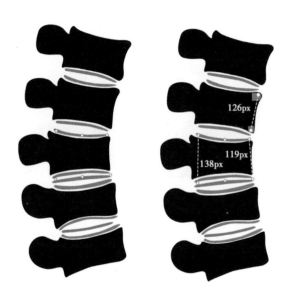

图 8-1-20　SQ-1 度 OVD 的高度测量

一个 SQ-1 度 OVD 的高度测量。图示椎体前上、前下、中上、中下、后上、后下 6 个点的放置及前高、后高的测量以及上面一个椎体前高的测量。

单个椎体的垂直高度测量结果可与正常数据库或同一椎体的其他测量值进行比较。例如，McCloskey 及其同事确定了 100 名年龄在 45~50 岁之间的女性的 X 线片椎体尺寸的正常范围，包括椎体前高与中部高度与椎体后部高度的比值范围[Ha/Hp（前高/后高）、Hm/Hp（中高/后高），以及 T_4 到 L_5 椎体的预测比值]，来作为诊断椎体压缩的参考值。Jackson 和同事们建立了一个统计模型，他们先从加拿大多中心骨质疏松研究（Canadian Multicenter Osteoporosis Study，CaMos）部分人群数据中提取了脊椎形状的参考标准，然后使用这些数据对剩余样本中的形态改变进行分类。在临床试验中，一般椎体压缩通常被定义为前、中和后缘高度比的任何一个比值低于该相应椎体的标准参考值 3 个标准差（standard deviation，SD）或更多，即如果 3 个比值 Ha/Hp、Hm/Hp、Hp/Hp+1（上面一个椎体的比例）或 Hp/Hp-1（下面一个椎体的比例）中的任何一个比相应的正常参考比值小 3SD，则在 X 线片上定义为 VD。按照较不严格的标准（例如 2SD）会导致过多的假阳性结果，而按照更严格的标准（例如 4SD）则导致过多的假阴性结果。

其他报道的方法包括 Diacinti 及其同事提出使用 T4~L4 所有椎骨前高度的总和作为脊柱压缩骨折的指标，与正常人群的值比较减低 ≤2.5SD 者视为正常，而 >2.5SD 者视为椎骨前高度总和下降。Minne 及其同事进一步将椎体高度与 T4 以下椎体预期高度的有序增加进行比较，以确定他们所描述的椎体变形偏差指数。

在 X 线片随访中，新发椎体压缩定义为椎体高度的绝对变化至少 4mm，或相比基础摄影的高度，前、中或后缘高度减少 定百分比（如：减少 15% 或减少 20%）。

QM 可在传统脊柱侧位 X 线片上进行，也可以使用 DXA 图像观察 OVD。椎体骨折评估（vertebral fracture assessment，VFA）是指 DXA 侧位脊柱图像用于评估椎骨压缩骨折的术语。VFA 主要使用 2 家制造商生产的骨密度仪，即豪洛捷（Hologic）公司和通用电气医疗系统（GE Medical Systems）。脊柱的 DXA 扫描使用仪器的旋转臂，患者仰卧或左侧卧位，类似于标准脊柱 X 线片。DXA 图像用于评估 OVD 的优势包括：①与普通 X 线摄片相比，其放射性剂量更低（VFA 受试者有效剂量 3μSv；而常规腰椎 X 线摄片受试者有效剂量为 600μSv）；②DXA 设备的放射线是平行出线，从而避免了普通 X 线摄片球管焦点引起的图像放大和几何失真的问题；③DXA 技术能够在单个图像中获取整个胸腰段脊柱，而在传统的 X 线摄影中，腰椎和胸椎的 X 线片须分开进行；④如果 DXA 扫描仪具有 "C" 臂，则可以在仰卧位置获得脊柱侧位图像，而无须将患者重新定位到侧卧位。VFA 通过肉眼判断或形态测量方法识别大多数骨质疏松性椎体压缩变形。根据 Genant 的 SQ 标准，在临床应用中可以通过胸腰椎 DXA 的侧位相（T4~L4）评估 OVD。在椎体边缘放置 6 个点，即在 4 个角放置 4 个点及在上下终板中央放置 2 点，然后测量椎体前、中、后高度（图 8-1-21，图 8-1-22）。VFA 的缺点为其图像分辨率不如传统 X 线片。

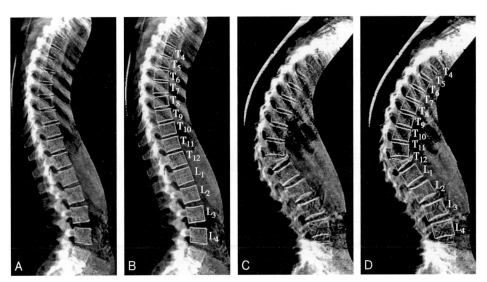

图 8-1-21 侧位相 DXA 的 VFA 使用 6 个点来自动定位椎体高度

A、B. 一位正常受试者；C、D. T12 重度压缩骨折。

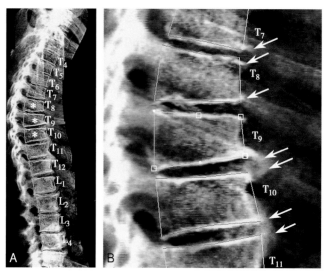

图 8-1-22　DXA 图像用于估计椎体压缩

A. 侧位相 DXA 的 VFA 使用 6 个点来自动定位椎体高度,3 个相邻(T_8、T_9、T_{10})椎体高度下降(*);B. T_9 测量的结果通过手工加以调整,前缘有骨刺再生(箭头),提示骨关节炎性椎体高度下降。

目前对各种形态测量方法的比较显示没有任何一种方法具有明显的优势;而且还没有通过前瞻性研究确定用于椎体压缩诊断的最佳阈值。纯粹的椎体高度测量方法而没有定性的影像学判断,对于 OVF 的评估可能导致"过度诊断"和"漏诊"。QM 不能区分骨质疏松性椎体压缩骨折和其他非骨质疏松性椎体变形,比如先天性矮椎、休门氏病、施莫尔结节、丘比特弓(Cupid's bow)畸形等。近年的报道显示,与定量测量的结果比较,形态学定性椎体骨折与脊柱和股骨部位的骨密度降低以及椎体和非椎体部位进一步骨质疏松性骨折的风险相关更加密切。对于 QM 结果,现在强调需要由形态学诊断予以验证,应由放射科医生或有经验的临床医生参与评估以尽量减少假阳性结果。

(四)识别骨质疏松性椎体终板/皮质骨折

SQ 指标已经被广泛地使用。目前常常是流行病学和非急性骨折临床筛查中使用的首选指标;但是其分类的临床相关性尚没有得到很好评估。椎骨骨折有时可能产生疼痛但不会导致影像学形态高度或面积的明显变化。OVD/OVF 的诊断中需观察椎体终板的形态,包括终板塌陷以及椎体终板压缩,在较早期的文献中已经有描述。Genant 的 SQ 标准中也提及了观察椎体终板。Yoshida 等于 2000 年提出把椎体终板/皮质骨折(ECF)分为前突型、嵌入型、终板滑脱型及终板压缩型(图 8-1-23)。Jiang 等于 2004 年提出了识别骨质疏松性椎体终板骨折的 ABQ(algorithm-based qualitative)。ABQ 强调了观察椎体

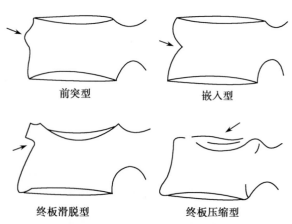

前突型　　　　嵌入型

终板滑脱型　　　　终板压缩型

图 8-1-23　椎体终板/皮质骨折分型

Yoshida 于 2000 年提出的椎体终板/皮质骨折分型,即分为前突型、嵌入型、终板滑脱型及终板压缩型。

终板的改变以提高骨质疏松性骨折诊断的特异性。按照 ABQ 的标准,骨质疏松性骨折的诊断是根据椎体终板中部的压缩塌陷。而无论椎体高度是否减少,即椎体高度有无降低,不是诊断骨折的必要及充分标准。根据 ABQ 标准提出的骨质疏松性椎体骨折必须有椎体终板压缩骨折的观点尚有待探讨。首先是基于 X 线的投影关系,未必所有的终板骨折都可以在 X 线平片上分辨出来。此外,除终板外,前皮质可能发生骨压缩塌陷,但未达到椎体高度下降≥20% 的标准或者骨折累及椎体前皮质,但没有终板骨折。

近年的研究中提示了识别骨质疏松性 ECF 的重要性(骨质疏松性终板/皮质骨折,也称为由 Jiang 等定义的 ABQ 骨折)。有研究提出,与没有 OVD/OVF 的患者相比,有 1 度 OVD 的受试者伴有相似的 BMD;而有 1 度 ECF 的 OVF 受试者 BMD 更加低。Lentle 等报道 ECF 阳性的 1 度 OVF 提示,患者进一步椎体骨折和非骨质疏松性椎体骨折有更高风险;而 ECF 阴性的 1 度 OVD 未能提示非骨质疏松性椎体骨折的更高风险。女性骨质疏松性骨折(osteoporotic fractures in women, MsOS)研究(中国香港)的数据显示,与没有 Genant SQ-OVD 的椎骨(即 SQ-0 度)相比,没有 ECF 的轻度和中度 OVD 进一步新发生 OVD 的短期(4 年)风险并未增高,然而,这些 OVD 短期发生 ECF 的风险较高。在相同的轻度/中度椎体变形等级中,与没有 ECF 的椎体相比,有 ECF 的受试者有更高的进一步新发 OVD 及 OVD 严重程度增加的短期风险(4 年)。最近,加利福尼亚大学旧金山分校 Fink 等和 Cawthon 等也在对男性骨质疏松性骨折(osteoporotic fractures in men, MrOS)研究中使用 Genant 半定量(SQ)分级方法评估每个椎体,1 级骨折必须有皮质不连续或上/下终板塌陷骨折。研究显示,没有 ECF 的 OVD 也有临床意义;因为 OVD 本身也是椎骨发生 ECF 的风险因素,而且 OVD 椎体高度下降越大,发生 ECF 的风险越高。

与椎体压缩变形一样,ECF 最常见于 L_1 椎体,发生率第 2 位椎体是 T_{12}。如果将一个终板按照前后方向分为 5 小段,ECF 发生骨折最常见是中间的小段,然后是从前数的第 2 段。观察 ECF 对于图像的质量要求较高,必要时可以选择不同投影角度获得几个图像来评估终板的完整性。

来自 QCT 的定位图像和 DXA 图像是否具有良好的图像质量来检出与 ECF 相关的细微变化仍有待验证。骨质疏松性椎体终板/皮质骨折及一些潜在的假阳性见图 8-1-24~图 8-1-54。

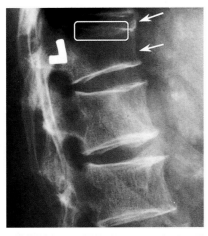

图 8-1-24 一例椎体终板骨折及轻度前缘皮质屈曲压缩

T_{12} 终板骨折(方形 ROI 区域)和前缘皮质骨折(箭头)。箭头所指 T_{11}/T_{12} 间隙提示骨修复及骨桥形成。

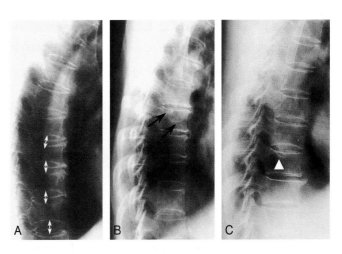

图 8-1-25 脊柱侧位 X 线片上潜在假阳性椎体皮质骨折

A. 由倾斜 X 射线束投影引起的弧形终板(白色双箭头,通常称为"bean-can"征象);B. 肩胛骨下缘重叠在胸椎上(黑色箭头);C. 小关节骨赘重叠在胸椎上(白色三角形)。

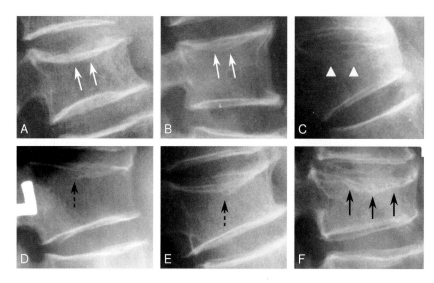

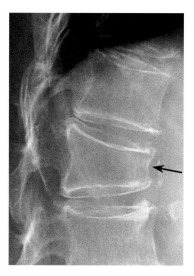

图8-1-26 脊柱侧位X线片显示上终板骨折

A、B. 上终板轻度凹陷(白色箭头);C. 在骨折区域(三角形)看不到明显终板、呈现完整塌陷;D、E 上终板典型凹陷,呈钝角而非光滑曲面(虚线箭头);F. 塌陷几乎占据整个上终板(黑色箭头)。

图8-1-27 L₂椎体前缘慢性骨折伴椎体楔形压缩

注意屈曲骨折的前缘皮质周围密度稍微高一些(箭头),未见明显终板骨折。

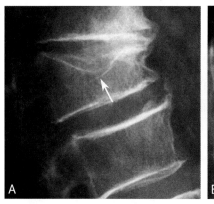

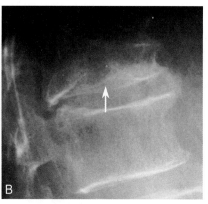

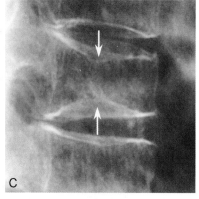

图8-1-28 塌陷型终板骨折

脊柱侧位X线片示塌陷型终板骨折(A~C中的箭头)。A.椎体上终板骨折;B.椎体下终板骨折;C.上、下终板均显示凹陷骨折。

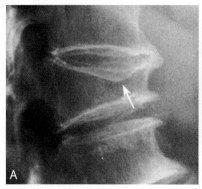

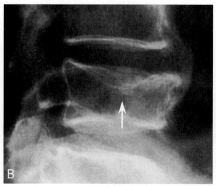

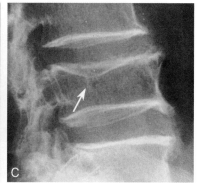

图8-1-29 塌陷型终板骨折

脊柱侧位X线片上显示终板前部(A)、中部(B)和后部(C)塌陷型骨折(箭头)。

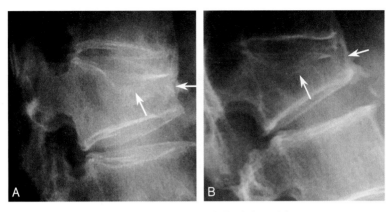

图 8-1-30 上终板骨折伴前缘楔形变

A、B. 脊柱侧位 X 线片上显示上终板骨折伴前缘楔形变(箭头)。有可能也存在椎体前缘皮质屈曲骨折。注意观察前韧带钙化(或骨化)可有助于脊柱稳定。

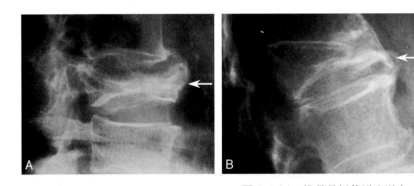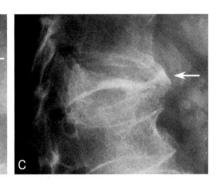

图 8-1-31 椎骨骨折伴增生退变

脊柱侧位 X 线片上显示终板骨折,椎体塌陷,伴形态不规则,桥形骨赘形成(箭头),反应性骨质增生,椎间隙狭窄。

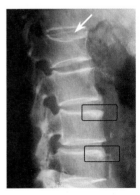

图 8-1-32 终板骨折及椎体角退行性病变

腰椎侧位 X 线片显示终板骨折(箭头)及椎体角退行性病变(方框)。

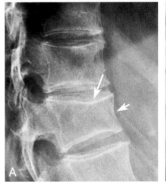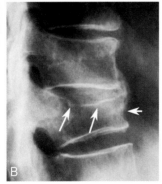

图 8-1-33 椎体压缩及 ECF

A. T_{12} 上终板骨折(长箭头)及椎体前皮质骨折(短箭头),伴随 SQ-2 度压缩。B. T_{12} 椎体 SQ-3 度压缩伴随前皮质骨折(短箭头)和上终板骨折(长箭头)。注意 T_{12} 下终板无骨折。

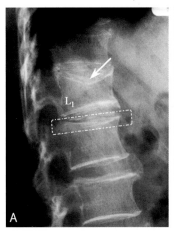
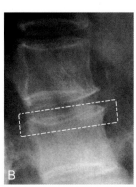

图 8-1-34 终板骨折假阳性表现

A. L_1 上终板骨折（长箭头），SQ-2 度压缩。L_2 上终板正常（虚线长方形），这样的表现有可能被误诊为终板骨折。这是由于终板环的投影，注意平行的多层终板线并没有压缩。B. 另一名受检者的 X 线片显示类似的上终板形态（无骨折）。

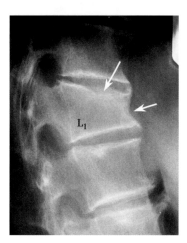

图 8-1-35 椎体压缩及 ECF

L_1 椎体 SQ-3 度压缩，上终板骨折（长箭头）及椎体前皮质骨折（短箭头）。

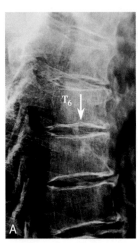
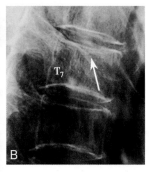

图 8-1-36 终板骨折不伴有椎体压缩

A. T_6 下终板骨折（箭头），没有 SQ 压缩；B. T_7 上终板骨折（箭头），没有 SQ 压缩。

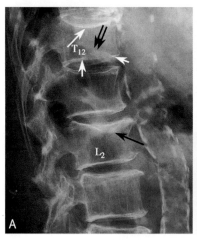
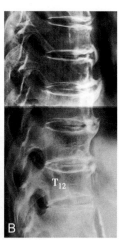

图 8-1-37 终板骨折及潜在假阳性举例

L_2 上终板骨折（黑色长箭头）；T_{12} 下终板压缩（双黑色箭头）呈对称形态并且压缩终板呈低密度；压缩终板与非压缩终板之间存在一定角度（白色短箭头）。可能是施莫尔结节引起（首选诊断）；T_{12} 上终板呈弧形（白色长箭头，通常称为"bean-can"征象），有时会误诊为终板骨折（A）。这通常可以通过比较相邻上部椎体的终板来得到证实，如（B）所示。

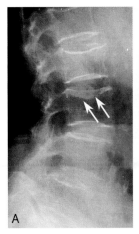
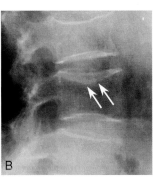
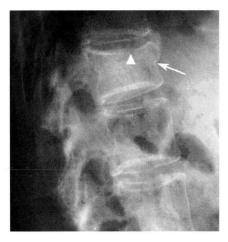

图 8-1-38 典型腰椎上终板骨折

A. L₃ 上终板骨折伴压缩(箭头),测量椎体高度降低 19%。
B. 同椎体的放大图像。

图 8-1-39 椎体前皮质屈曲骨折举例

L₁ 椎体 SQ-2 度压缩。箭头示前皮质骨折,
三角形表示不确定的上终板骨折。

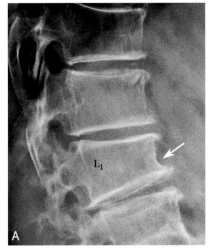
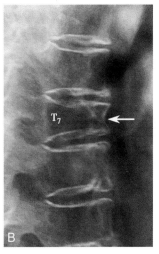

图 8-1-40 椎体前皮质屈曲骨折举例

A. L₁ 椎体前皮质骨折(箭头)伴随 SQ-2 度压缩(前高度下降约 38%)。
椎体未见终板骨折。B. T₇ 椎体 SQ-2 度压缩伴随上终板骨折和前皮质
屈曲骨折(箭头)。注意 T₈ 上终板的分层不是椎体骨折的表现。

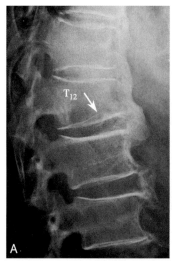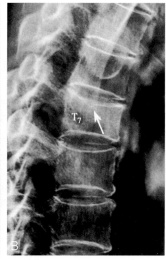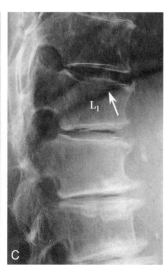

图 8-1-41 椎体终板骨折举例

A. T$_{12}$ 椎体 SQ-2 度压缩及下终板骨折（箭头）；B. T$_7$ 椎体 SQ-1 度压缩伴随上终板骨折（箭头）；C. L$_1$ 椎体 SQ-2 度压缩伴随上终板骨折（箭头）。

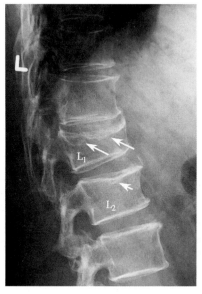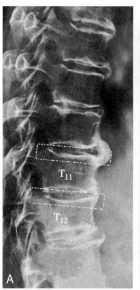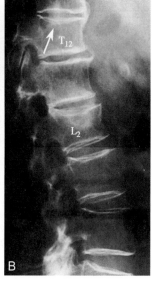

图 8-1-42 椎体终板骨折举例

L$_1$ 椎体 SQ-3 度压缩，上终板呈波浪状骨折（长箭头）；L$_2$ 上终板有不明确的骨折（短箭头）（不能排除施莫尔结节的可能性，需要进行鉴别诊断，或终板骨折与施莫尔结节可能共存）。

图 8-1-43 椎体终板骨折举例

A、B. T$_{12}$ 上终板骨折（这一点在 B 中更明显，箭头），并通过与 T$_{11}$ 和 L$_1$ 的上终板比较验证。L$_2$ 椎体 SQ-2 度压缩伴上终板骨折及前皮质屈曲骨折。A 图中虚线矩形示终板。

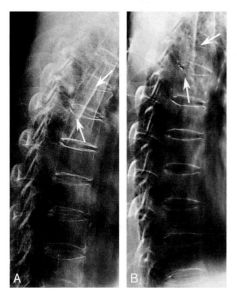

图 8-1-44 终板骨折的潜在假阳性表现

A、B.箭头所示上胸椎终板形态正常,是终板压缩的潜在诊断陷阱(由于 X 射线投影造成)。

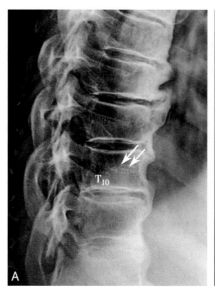
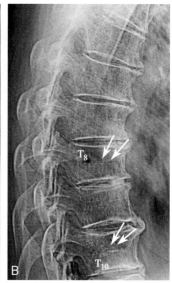

图 8-1-45 椎体骨折的潜在假阳性表现

A、B.来自两名受检者。箭头表示血管前沟。

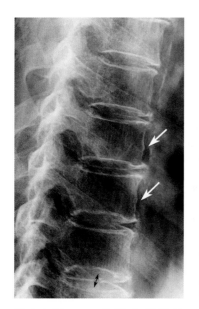

图 8-1-46 ECF 的潜在假阳性表现

白色长箭头表示椎体前皮质轻度不规则,不应诊断为皮质屈曲骨折。黑色双头箭头表示由于 X 射线投影而出现的"bean-can"征象,不应诊断为终板凹陷。

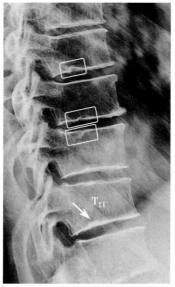

图 8-1-47 椎体终板骨折潜在假阳性举例

T₁₁ 椎体下终板生理性(发育性)楔形变伴施莫尔结节(白色箭头)。矩形表示多个施莫尔结节。

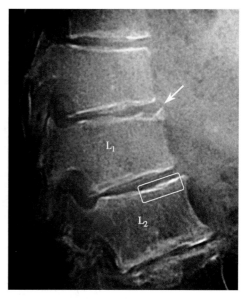

图 8-1-48 椎体骨折潜在假阳性表现

L₁ 椎体前上半部分显示前缘软骨结节(先天性异常,箭头);注意 L₂ 上终板并无骨折(矩形)。

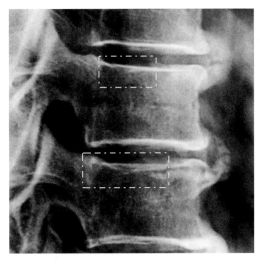
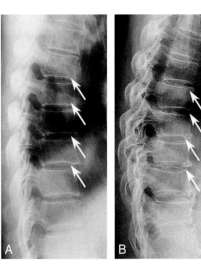

图 8-1-49　终板骨折潜在假阳性表现

虚线矩形表示正常的上终板形态,有可能被误诊为骨折(潜在的诊断陷阱)。

图 8-1-50　潜在假阳性终板骨折

A~C. 胸椎侧位 X 线片示相邻椎骨上下终板可见"阶梯"状椎骨终板(箭头),此为正常表现。

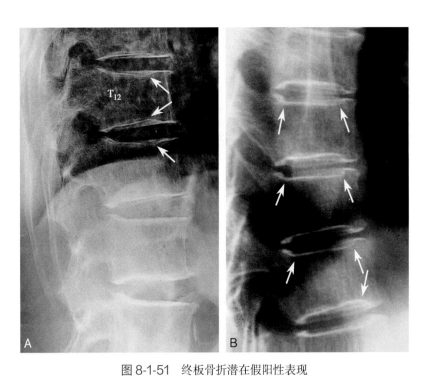
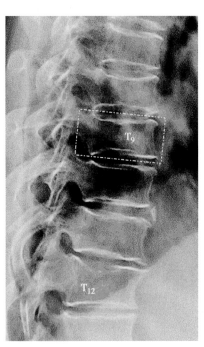

图 8-1-51　终板骨折潜在假阳性表现

白色箭头所示终板部分没有骨折(A),是潜在的诊断陷阱;这些征象的更典型情况可以参考白色箭头所示(B)。

图 8-1-52　终板骨折及潜在假阳性举例

T_{12} 椎体 SQ-2 度压缩及上终板骨折;注意 T_9 椎体上下终板均无骨折(虚线矩形)。

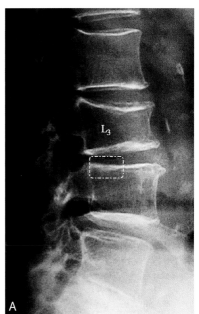

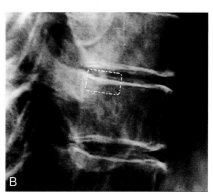

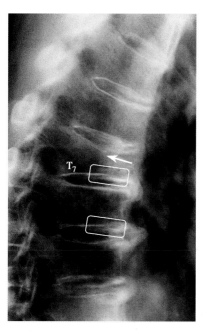

图 8-1-53 终板骨折潜在假阳性表现

X线片（A、B）来自两名受试者，用虚线矩形标记的上终板没有骨折（潜在的诊断陷阱）；L₃ SQ-2度压缩及上、下终板骨折（A）。

图 8-1-54 终板骨折假阳性表现

T₇椎体SQ-2度压缩伴随上终板骨折（箭头）。T₇下终板无终板骨折（矩形，注意T₈下终板也有相同的形态表现）。

二、改进半定量标准

按照 Genant SQ 的标准进行精确且一致地估计椎体高度下降常常比较困难。在实践中，18% 高度下降的 OVD 常易被误分级为 SQ-1 度，具有 23% 高度损失的 OVD 也易被误分级为 SQ-2 度。Genant SQ-1 度椎体高度下降的狭窄范围（20%~25%）需要肉眼估计，这可能导致许多困难和不一致。据估计，一些地区和种族群体之间的骨质疏松性椎体压缩骨折流行病学差异主要是由于方法学上的不确定性。基于 OVD/OVF 临床研究的最新进展，特别是 OVD 和 ECF 之间的关联，并基于 Genant 的原始 SQ 标准。Wang 氏提出了一种改进半定量（modified semi-quantitative，mSQ）方法用于老年妇女 OVD/OVF 评估及分级（图 8-1-55）。mSQ 的目标是其标准与骨折病理生理学相关，实际应用于诊所以及尽可能多地与现有的 SQ 方案保持一致性。mSQ 建议将 T₄~L₄ 有无 OVD/OVF 及其严重程度的方面分类为：①0 级，无 OVD、无 ECF。②轻度（1 级），OVD 形态学诊断骨质疏松性椎体变形但椎体高度下降<20%（图 8-1-1）；OVF：轻度 OVD 合并 ECF，或仅有 ECF。③中度（2 级），OVD 形态学诊断骨质疏松性椎体变形及椎体高度下降 20%~34%；OVF：中度 OVD 合

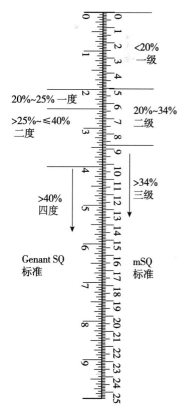

图 8-1-55 Genant SQ 椎体高度下降标准与 mSQ 椎体高度下降标准示意图

并 ECF。④严重（3 级），OVF：>34% 的椎体高度下降，一般都伴有 ECF。

此 mSQ 仅保留椎骨高度减少百分比而去除了原始 SQ 定义中面积百分比减少的要求。OVD 形态学评估建议遵循 Genant 的原始描述。除了高度降低之外，还要特别注意椎体相对于相邻椎体的形状和结构的改变以及预期的正常外观。如果存在 ECF，则将所涉及的椎骨 OVD 可称为有"骨折"，即 OVF。根据对中国香港地区 2 000 名女性（平均年龄 72 岁）和第 4 年随访的 1 533 名女性的评估，椎体高度下降>34% 的 OVD 总是伴有 X 线片上可识别的椎骨骨折征象。因此下降>34% 的 OVD 可以认为总是 OVF（图 8-1-56）。

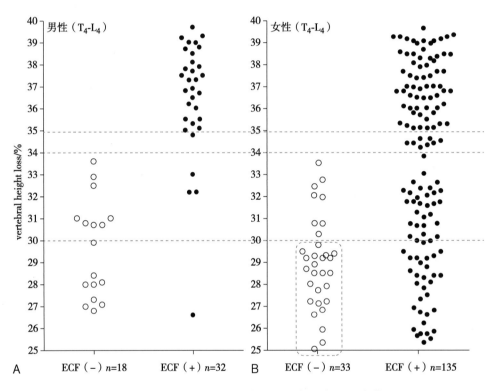

图 8-1-56　MsOS（中国香港）与 MrOS（中国香港）研究结果

A. 男性结果；B. 女性结果；显示椎体高度压缩>34% 的 OVD 都有 ECF。ECF：终板和/或皮质骨折；－表示无 ECF；＋表示存在 ECF；Y 轴为椎体高度压缩百分比；空心小球表示无 ECF 的椎体；实心小球表示有 ECF 的椎体。

设计 mSQ 时考虑到了普遍认为 OVD/OVF 不一定具有椎体高度的下降。Lentle 等指出，椎体高度的相对减少不是诊断骨折的必要或充分标准。使用 mSQ 时只要有经验的阅片者定性诊断 OVD，对于轻度 VD 就不需要 20% 高度下降这个要求。当然轻度 OVD/OVF 通常会有一定程度的高度下降，但不一定到 20% 这个阈值。根据 Genant 的原始描述，未达到 20% 高度下降阈值的明确 OVD 应归类为 SQ-0.5度。然而尽管 SQ-0.5 度很常见，但常常未充分报道；而 mSQ 可能能够解决这种报道不足的情况。而且，一些阅片者也将一些高度下降低于 20% 的 OVD 评为 SQ-1 度（包括 Genant 1993 年 SQ 标准原始文章的一个图片，及 IOF 教程的 SQ-1 度 OVD 的一个图片，按照测量其高度下降小于 20%）。虽然更高程度的椎体高度下降总体上伴有更高的 ECF 发生率，MsOS（中国香港）的数据显示，与 SQ-2 度 OVD 相比,SQ-1 度 OVD 没有明显更低的 ECF 发生率。实际上,Genant SQ-1 度 VD 显示 ECF 发生率类似于具有>25%~34% 高度损失的 OVD。因此,建议将 20%~34% 高度下降的 OVD 组合分类为中度(mSQ 等级为 2)。由于椎体高度损失>34% 总是与 ECF 相关,建议将 34%~40% 的 OVF 与高度损失>40% 的 OVF 组合定为严重等级(mSQ 等级为 3)。mSQ 的轻度 VD 没有高度损失的要求也可增加阅片者对于形态异常的注意,而避免过度依赖测量高度下降。根据笔者的经验,与评估是否存在 ECF 一样,如果阅片者在读取 OVD/OVF 方面有足够的训练,与评估是否存在 ECF 一样,对于是否存在轻度 OVD 的诊断在阅片者间可以达成高度一致性。

作者认为这种 mSQ 方案会更实用。肉眼如果估计椎体高度下降超过 1/3(约>34%)即为重度。如果椎体高度下降小于 1/5(约<20%),则为轻度。选择 20% 的椎体高度下降作为轻度和中度 VD 之间的分界阈值,主要是为与 Genant 的标准一致。然而,一些 18% 椎体高度下降的病例的临床意义上可能与某些 22% 椎体高度下降的病例相同。mSQ 方案还允许与现有 SQ 方案进行一些转换,如原始 SQ-0.5 度为 mSQ 的轻度 1 级,原始 SQ-1 度是 mSQ 的中度 2 级。在临床实践中可以视觉估计椎体高度减少比例,而研究或临床试验中建议用测量。

mSQ 方案建议报告明确的轻度 OVD(高度下降<20%),而此类病例的临床处理可以取决于临床其他资料,如 BMD 或其他骨折史。尽管这些轻微的 OVD 可能不会立即发生进一步骨质疏松性骨折,但可能是进一步发展为 ECF 的危险因素,也可以是骨质受损的标志。轻度 OVD 的临床意义取决于患者个体,一般 X 线片随访即可。

三、老年男性的骨质疏松性椎体压缩骨折

老年男性和老年女性的骨质疏松性椎体压缩骨折有非常不同的特征。虽然普遍认为老年女性骨质疏松性椎体压缩骨折远比老年男性更常见,但一些文献报道老年男性和老年女性之间"椎体变形(VD)"发生率差异很小,甚至某些报道提出老年男性"椎体变形"的发生率高于老年女性。值得注意的是,正常的生理性楔形变男性比女性更加显著。MsOS(中国香港)和 MrOS(中国香港)的研究表明,虽然老年男性的总体 OVD 患病率仅略低于老年女性(分别为 13.2% 和 16.1%),但 ECF 的发生率明显女性多于男性(分别为 11.93% 和 5.88%)(图 8-1-57)。此外,男性中 63.2% 的 VD 是 Genant SQ-1 度;而女性中只有 30.5% 的 VD 是 Genant SQ-1 度。高度下降 25%~34% 的男性 OVD 很少有 ECF;而高度下降 25%~34% 的女性 OVD 常见 ECF(图 8-1-56)。瑞典一项研究提出,如果使用 OVD 的低阈值(该研究中以椎体高度下降 10% 为 OVD 的标准),则老年男性中 VD 临床意义较低。这些证据提示,文献报道中的一些男性的 OVD 可能为假阳性。另外,按照比例,男性下终板骨折远比女性少见。MsOS 的一个研究显示,排除上下终板同时受累的状态后,女性上终板骨折发生率与下终板骨折发生率的比值是 4.3,而男性是 9.6($p<0.05$)。

针对男性胸椎体的楔形特点,Szulc 等建议将 T_6~T_9 椎体轻度 OVD 的标准提高 5%,即 T_6~T_9 椎体高度下降 25%~30% 为 1 度 OVD,高度下降 30%~40% 为 2 度 OVD,高度下降>40% 为 3 度 OVD,而其他椎体的标准保持不变。Szulc 等还提出 T_6~T_9 椎体前楔形诊断 OVF 的标准为>30%,其他椎体 OVF 的标准为>25% 时可能有较高特异度和中等灵敏度。Szulc 等的标准尚有待于进一步验证。

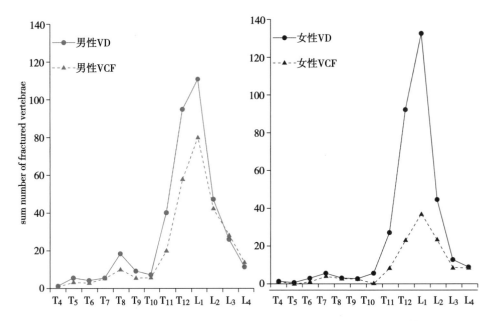

图 8-1-57　来自 MrOS(中国香港)和 MsOS(中国香港)研究的骨质疏松性椎体变形分布

受试者包括来自中国香港地区的 1 954 名老年华人男性(平均 72.3 岁)和 1 953 名老年华人女性(平均年龄 72.5 岁)。包括终板/皮质骨折的椎体压缩骨折(VCF)在女性中远比在男性中更常见,而根据 Genant 标准的椎体变形(VD)发生率的男女差异较小。

　　总之,男性 OVD/OVF 的诊断标准尚不成熟。目前的文献研究多基于女性;而女性椎体的 OVD/OVF 的诊断标准不能简单套用于男性。

四、CT、MRI 与核医学诊断骨质疏松性椎体骨折

　　相对于 X 线平片,CT 显示椎体压缩与终板/皮质骨折(ECF)的敏感性明显提高。CT 有助于发现细小的皮质中断以及骨小梁压缩聚集(图 8-1-58~图 8-1-63)。但是由于 CT 的放射性剂量较大,加上轻度 VD 通常不是紧急处理的指征。因此,对于 OVD/OVF 的患者,X 线平片仍然为首选的检查工具。

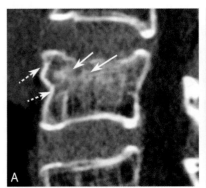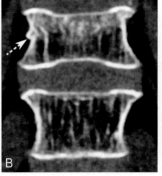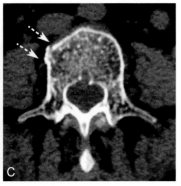

图 8-1-58　皮质骨折

矢状位(A)、冠状位(B)和轴位(C)重建 CT 图像示皮质骨折(弯曲变形,虚线箭头)。实线箭头显示骨小梁压缩聚集(为骨折征象)。本椎体无终板骨折。

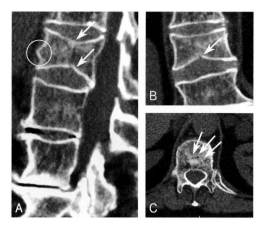

图 8-1-59　77 岁女性脊柱轻微外伤后骨质疏松性椎体骨折

矢状位(A)、冠状位(B)和轴位(C)重建 CT 图像示前缘皮质骨折(圆形)和 T$_{12}$ 椎体中部分裂线(箭头)。

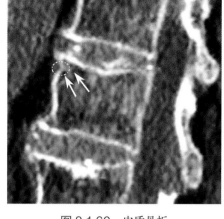

图 8-1-60　皮质骨折

矢状位重建 CT 图像示前缘皮质骨折(虚线圆圈);注意观察与前缘皮质骨折相关联的小梁(箭头)。

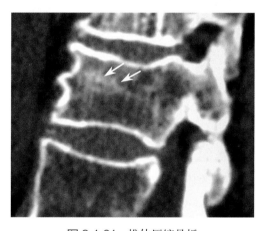

图 8-1-61　椎体压缩骨折

矢状位重建 CT 图像显示椎体压缩骨折;椎体前缘皮质断裂但不伴有终板骨折,箭头提示骨折线,局部骨小梁压缩密集。

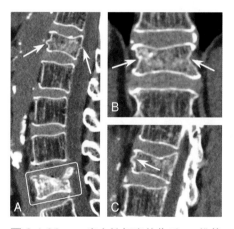

图 8-1-62　72 岁女性轻度外伤后 T$_{12}$ 椎体发生骨质疏松性骨折

脊柱整体射线穿透性增强和骨小梁呈现垂直式表现提示骨质疏松症。矢状位(A、C 在不同的左右切面)和冠状位(B)CT 重建图像显示 T$_{12}$ 椎体皮质变形骨折(箭头),椎体高度减低,椎体内骨小梁发生错位变化,但是未见终板骨折。矩形中显示 L$_4$ 骨质疏松性压缩骨折。

　　一些椎体骨折可以伴有疼痛,但是不一定有 X 线平片异常表现,新发生的急性椎体骨折尤其如此。椎体骨折可仅仅有短暂的磁共振"骨髓水肿"信号,只能在 MRI 上发现,但是可以没有临床表现,也没有 X 线平片的可靠骨折征象。椎体骨折后的 MRI 椎体骨髓信号异常不仅仅是"骨髓水肿",还包含组织病理学水平上的骨小梁骨折。为了显示骨髓水肿的情况,有必要对 T$_2$ 图像进行脂肪抑制[通常是短反转时间反转恢复序列(short TI inversion recovery sequence,STIR)](图 8-1-64,图 8-1-65)。慢性椎体压缩性骨折形态学变化为骨髓恢复正常信号(图 8-1-66)。对于这些病例,影像学可以提供快速低成本的方法以

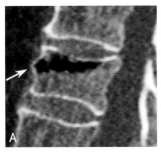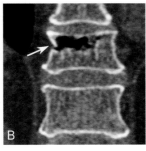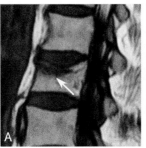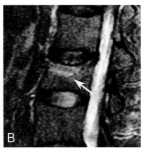

图 8-1-63　71 岁女性轻度外伤后骨质疏松性椎体骨折不愈合（Kummell 病）

矢状位（A）和冠状位（B）重建 CT 图像显示皮质变形骨折（箭头），但未见终板骨折。椎体内真空裂隙征是椎体内不稳定的标志。

图 8-1-64　一例急性骨质疏松性椎体骨折伴带状水肿及椎体高度降低

A. T₁ 加权图像；B. T₂ 脂肪抑制图像。矢状位 MRI 图像显示带状异常信号（箭头，T₁ 加权低信号，T₂ 加权脂肪抑制高信号）。

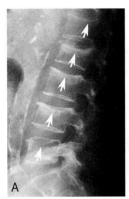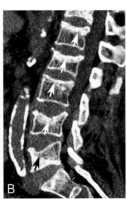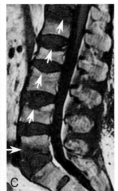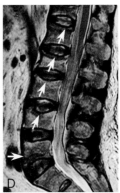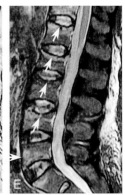

图 8-1-65　多发骨质疏松性椎体骨折

腰椎侧位 X 线片（A）、矢状位 CT 重建图像（B）、矢状位 MRI T₁ 加权图像（C）、T₂ 加权图像（D）和 T₂ 加权脂肪抑制（STIR）图像（E）示典型带状骨质疏松性骨折（箭头）。

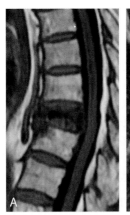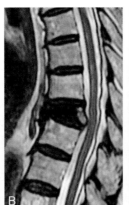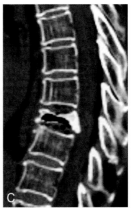

图 8-1-66　慢性骨质疏松性不稳定骨折伴椎体中间裂隙（Kummell 病）

A. 矢状位 MRI T₁ 加权图像；B. 矢状位 MRI T₂ 加权图像；C. 矢状位 CT 重建图像。

识别隐匿性椎体骨折,例如对相关的脊柱区域进行局部矢状位 STIR 序列的 MRI 成像。

由于 CT 和 MRI 检查在临床的普遍应用,常有机会在 CT 和 MRI 初始定位图像上发现一些椎体压缩骨折。目前一些文献报道了应用侧位 CT 定位图像评估椎体压缩骨折。磁共振定位像包括轴位、冠状位和矢状位,分辨率低,但包括的范围大。这些定位图像尽管质量有限,但常规应予以注意以发现压缩骨折。如果在定位像上发现异常,即可通过随后扫描的矢状位图像进一步确诊。

椎体骨折对放射性同位素的吸收不仅取决于骨折的年龄,更加取决于新骨形成的程度。尽管 X 线片上明显的椎体压缩骨折常常在核素成像上显示为同位素摄取增加的区域,但这与 OVF 的急慢性可以无关。在骨质疏松症病例中,新骨形成的速度在较长时间内可能较低,在一些严重的晚期骨质疏松症病例中,几乎没有新骨形成。因此,一些急性/亚急性椎体骨折在核素成像上可以不显示同位素摄取增加。另一方面,一些压缩性椎体骨折对放射性 ^{99m} 锝 亚甲基二磷酸盐(^{99m}Tc methylene diphosphonate,^{99m}Tc-MDP)骨显像剂的摄取可以超过 2 年。

五、小结

尽管已有多年的相关研究,骨质疏松性椎体骨折的影像学诊断标准及其分级仍然存在争议。椎体定量形态学测量法(QM)及 Genant 的 SQ 标准在设计时主要应用于流行病学调查或者药物干预性治疗的研究,而不是应用于日常诊疗。目前对于诊断轻度 OVF 的标准还没有达成一致意见。一般认为与单纯的量化测量相比,形态学定性诊断能够更好地识别椎体骨折。我们认为通过标准化的方式,以放射学评估为基础辅以定量测量以确保一致性的联合方法,是检出和分类 OVF 的最合适方法。

影像学诊断中应对骨质疏松性椎体骨折进行明确诊断、计数和分级。对于骨质疏松性骨折的患者,属于近期的新鲜骨折、严重骨折或者多发骨折者,应该考虑使用抗骨质疏松药物疗法。虽然在分组和统计学上,甚至轻微的 OVD 均与未来进一步的骨质疏松性椎体骨折相关,但轻度 OVD 的重要性在个体受试者的水平仍然不清楚,对于男性尤其如此。

致谢:

本节中的图 8-1-3、图 8-1-6、图 8-1-8、图 8-1-24～图 8-1-27、图 8-1-35、图 8-1-41、图 8-1-49 及图 8-1-51 由作者在 Wang YX,et al. J Orthop Translat,2018,15:35-49 及 Wang YX,et al. Quant Imaging Med Surg,2017,7:555-591 发表。图 8-1-10、图 8-1-12、图 8-1-14、图 8-1-16～图 8-1-19、图 8-1-58、图 8-1-59、图 8-1-61～图 8-1-66 由合作者西班牙 Fernando Ruiz Santiago 医生提供。图 8-1-21 来自 Balzano RF,et al. Quant Imaging Med Surg,2018,8:39-46,图 8-1-22 来自 Guerri S,et al. Quant Imaging Med Surg,2018,8:60-85,图 8-1-56 来自 Min Deng,et al. J Orthop Translat,2018,14:63-66,图 8-1-57 来自 Min Deng,et al. Journal of Clinical Densitometry:Assessment & Management of Musculoskeletal Health,2019,22(3):409-419.

(王毅翔)

第二节　机能不全性骨折影像诊断与鉴别

机能不全性骨折最早在 1982 年由 Lourie 描述,是一种由非外伤因素引起的骨折,属应力性骨折的一种。应力性骨折是指正常骨在异常应力作用下发生的骨折(疲劳骨折);而机能不全性骨折则特指在正常应力下由于骨质的异常(如骨质疏松、骨质机械性能减低)而导致的骨折。

本病在影像诊断上缺乏特异性的表现,易被误诊。这种骨折一般多骨、双侧发病,可以多部位发生,常发生在身体承重区或非承重区但易受扭曲力作用的部位,其中骨盆骨最常见,其次为股骨近端和椎体(尤其是腰椎),其他部位包括胫骨、腓骨及跟骨,而上肢骨、股骨干较少见。此种骨折大多是由于未经治疗的骨质疏松所致,平均发生年龄为 62~74 岁;女性更为常见,尤其是绝经后妇女。根据近年来的文献报道,这种骨折在老年人中的发病率呈上升趋势。而局部放疗也被认为是另一重要的发病诱因。

一、病因及发病机制

本病与外伤无明显关系。文献报道多数患者因盆腔肿瘤进行盆腔放疗后出现,所以一些学者认为局部放疗是重要的发病诱因。另一个重要原因是骨质疏松,即原发性(绝经后女性等)或继发性(类风湿性关节炎、甲状旁腺功能亢进、糖皮质激素治疗等)骨质疏松所致。部分学者认为,骨质疏松为最根本的因素,放疗为重要的诱发因素。

骨折是指骨小梁或骨皮质的连续性中断。根据 Wolff 定律,超出骨弹性范围的应力会导致微小骨折,进一步引起骨的持续性塑性变形。在这种应力存在的情况下,由于基础的骨质异常,骨损害超过骨重塑,因此产生机能不全性骨折。在应力持续作用下,不完全性骨皮质断裂可发展成为完全性骨折或移位。由于骨盆是身体的承重骨,所以骨盆是机能不全性骨折的好发部位。当身体重力作用于有基础骨质变化的骨盆环,最初引起骶骨和髂骨的机械性损害,逐渐发展成为双侧或多处骨折。患者站立时,大部分压力传导至髋臼;骨盆环前部分承受较小的压力,所以,机能不全性骨折好发于亦最先发生于骶骨和髂骨,而较少发生于耻骨。但是几乎所有耻骨机能不全性骨折的患者,都同时合并或先前就有骶骨和髂骨的机能不全性骨折。

二、病理学表现

最初可见病变区松质骨内发生微小骨折、周围出现反应性骨髓水肿;3~4 周后开始修复,可见病变区骨小梁密集、骨内骨痂形成、骨内或骨周围的新生骨形成,可伴有骨坏死、骨髓出血、骨髓纤维化等。

三、临床表现

一般来讲,根据病变的部位,患者会出现骨盆区、下腰部、臀部、足部或膝关节周围的急性疼痛,并多可放射到其他部位。几乎所有的患者均有骨盆区或下腰部疼痛;而其中 25% 的患者表现出多个部位的疼痛。许多患者疼痛程度足以影响到患者的走动。但是体征的表现并不能说明本病的严重程度。本病无明确外伤史;但由于患者常有因盆腔肿瘤进行放射治疗的病史,机能不全性骨折经常被误诊为肿瘤转移或复发。

四、影像学表现

由于诊断较为困难,而部分患者又有肿瘤病史,如不能明确诊断易导致不恰当的进一步治疗,所以本病早期诊断尤为重要。影像学检查包括 X 线平片、CT、MRI、全身骨扫描等,综合各种检查结果并结合临床资料,可以提高本病诊断的准确率。

（一）X线平片

X线平片有利于观察病变的大致形态,而其表现取决于骨折的部位。阳性征象包括病变区线状骨膜反应、骨质增生硬化和骨折线;其中绝大部分病例伴不同程度的骨质疏松。但平片往往只能发现病变区内有轻度的骨质增生硬化,而显示骨折线的阳性率较低,特别是骶骨、髂骨和髋臼等解剖结构比较复杂的部位(图8-2-1)。X线平片可以明确诊断耻骨机能不全性骨折,但需确定是否合并骶骨和髂骨骨折时,X线平片的诊断价值就相对局限,此时就要进行CT或MRI检查。

（二）CT

CT是X线平片的重要补充。机能不全性骨折病变区内无骨质破坏,可见明确骨折线,骨折线周围无软组织肿块。骨质增生硬化对于诊断机能不全性骨折有相对的特征性(图8-2-2)。CT对于显示骨折线、骨质增生硬化、骨皮质断裂、有无骨质破坏等非常敏感,但是CT不能显示骨髓的水肿,所以诊断机能不全性骨折的特异性比MRI低。CT多平面重建及三维成像等技术则对于解剖结构复杂部位的病变可消除X线平片重叠投影引起的结构重叠,更有助于观察骨折的立体结构。结合多平面重建(MPR)、表面阴影显示(shaded surface display,SSD)等重建技术,可以显示复杂型骨折的全部细节。CT可精确地显示病变的立体解剖结构及内部细节,对于机能不全性骨折的诊断以及治疗效果的观察有非常重要的意义;但仅用CT尚不能全面分析机能不全性骨折。

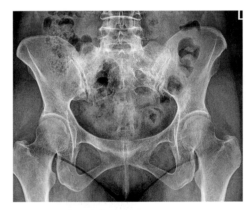

图8-2-1　骶骨机能不全性骨折

64岁女性,腰骶部疼痛3个月,X线平片示骶骨轻度下沉,局部骨密度增高。

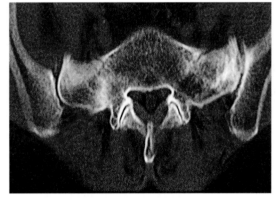

图8-2-2　骶骨机能不全性骨折

同图8-2-1病例:CT扫描示双侧骶骨上缘可见骨折线,周围骨质硬化。

（三）MRI

骨髓水肿是诊断机能不全性骨折时影像学能发现的最早的征象。MRI对骨髓水肿的显示有非常高的敏感性,所以,MRI对于早期诊断机能不全性骨折具有很高的特异性,是目前诊断机能不全性骨折的最常用和首选的影像学检查方法。在MRI检查中,最常用的检查序列是自旋回波脉冲序列(spin-echo pulse sequence,SE序列)T_1WI、脂肪抑制快速自旋回波序列(fat suppression fast spin echo sequence,FS-FSE)T_2WI、STIR等。SE T_1WI利用正常骨髓高信号脂肪组织衬托,利于显示低信号的骨折线和骨髓水肿;脂肪抑制技术则主要用于显示骨髓水肿(图8-2-3)。正常骨髓脂肪组织在T_1WI上呈现高信号,T_2WI上表现为中等信号,在FS-FSE T_2WI或STIR上表现为低信号;而骨髓水肿因局部含水量增高,在T_1WI上呈现低信号,

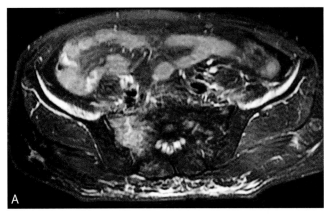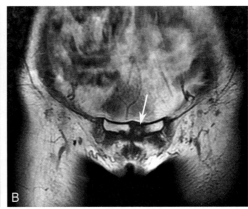

图 8-2-3　骶骨、耻骨多发机能不全性骨折

72 岁女性，腰骶部疼痛半年。A. MRI T$_2$WI 脂肪抑制像，右侧骶骨翼片状高信号骨髓水肿，未见骨质破坏和软组织肿块；B. T$_1$WI 冠状位扫描，显示左侧耻骨近端骨折，可见低信号骨折线（箭头）。

T$_2$WI 上表现为高信号，在 FS-FSE T$_2$WI 或 STIR 上表现为高信号，信号不均匀。骶骨的机能不全性骨折产生局部骨髓水肿，双侧骶骨翼纵行病变并横向延伸至骶骨体部，使两侧病变相连，可表现为"H"形或"蝴蝶"形的异常信号；骨折线、骨质增生硬化在 T$_1$WI 和 T$_2$WI 上均呈低信号，形态不规则，呈"蛇"形弯曲走行于骨髓水肿的异常信号区内；增强扫描后骨髓水肿区出现不均匀强化，与周围正常骨髓分界不清，骨折线无强化。要确定病变的范围，需结合平扫及增强扫描。增强后采用脂肪抑制 T$_1$WI 序列，骨髓水肿呈高信号，更易于骨折线的显示。需要注意的是，多发性骨盆机能不全性骨折非常常见，约 70.3% 的骨盆机能不全性骨折有多个骨折部位，尤其是在耻骨或髋臼发现机能不全性骨折的情况下。因此，在发现骨盆机能不全性骨折时，要注意寻找有无合并多骨骨折。约 76% 的髋臼机能不全性骨折合并多骨骨折，而其中约 90% 合并耻骨骨折。

（四）全身骨扫描

全身骨扫描具有非常高的敏感性，可以发现更多的病灶，而且早期就可出现阳性征象；表现为在病变的部位可见局部放射性浓聚，但是特异性较低。在骶骨机能不全性骨折患者中，骶骨区域可见对称性的放射性浓聚，呈"H"形或"蝴蝶"形（图 8-2-4），是该病的特征性表现，发现率约 20%。若全身骨扫描发现其他部位的放射性浓聚，需要结合其他检查确定是否有骨质破坏，以排除肿瘤骨转移的可能。但全身骨扫描一般不作为机能不全性骨折影像学检查的常规方法。

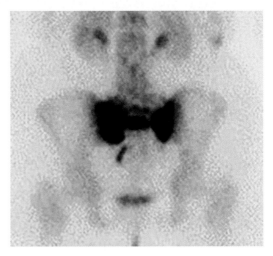

图 8-2-4　骶骨机能不全性骨折

^{99m}Tc-MDP 骨扫描显示骶骨"H"形放射性浓聚。

五、鉴别诊断

（一）骨髓水肿与骨髓脂肪变

由于盆腔区放射治疗为机能不全性骨折的重要诱因之一，因此，本病首先应与照射区骨髓水肿和骨髓脂肪变鉴别。骨髓水肿一般表现为放疗开始后 2 周内的均匀异常信号，不会出现骨折线。放疗停止后，水肿逐渐减弱、消退。随访则表现为临床症状消退后骨髓 MRI 信号恢复正常。骨髓脂肪变则一般出现在放疗结束后 7 周，病变区内无骨折线。

（二）骨转移瘤

骨转移瘤多为散发病灶，大小、形态及部位不定。发生转移的部位可见不同程度的骨质破坏（图 8-2-5）；而在放疗区域内发生骨转移瘤的概率比无放射治疗的区域低。机能不全性骨折主要位于骨承重区，双侧对称性分布多见，其内可见不规则骨折线，无骨质破坏及软组织肿块。MRI 常规序列增加弥散加权成像（diffusion weighted imaging，DWI）在该病与转移瘤的鉴别中具有特异性，因转移瘤表现为较明显的弥散受限。定量表观弥散系数（apparent diffusion coeffecient，ADC）的测量对该病的鉴别意义已得到证实，恶性骨折的 ADC 值明显低于良性病变。

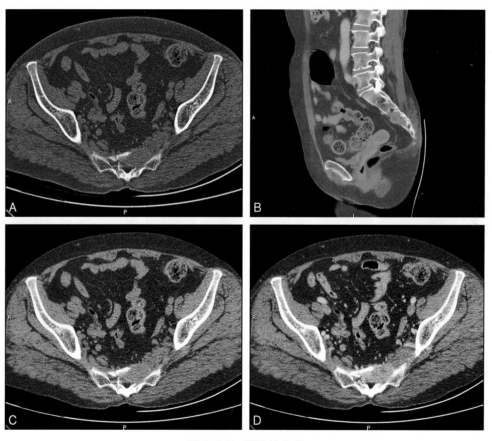

图 8-2-5　骶骨转移瘤

CT 轴位（A、C）及矢状重建（B）示骶骨溶骨性骨质破坏，伴局部软组织肿块，增强扫描（D）示病变不均匀强化。

（三）其他骨折

外伤性骨折有明确的外伤史，骨折部位的骨折线走行和错位的情况取决于暴力的大小和着力点（图 8-2-6）。机能不全性骨折的患者无明确的外伤史，部位与应力传递相关，骨折线的走行多与主要骨小梁垂直，错位较轻。影像学检查发现透亮的骨折线和骨质增生硬化，应考虑为一个慢性的过程，而不是急性

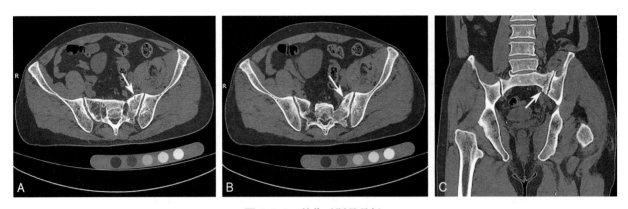

图 8-2-6 外伤后骶骨骨折

CT 轴位（A、B）及冠状重建（C）示骶骨左侧骨折,可见不规则骨折线（箭头）。

外伤性的骨折。

此外,还需与疲劳骨折（图 8-2-7）相鉴别。机能不全性骨折与疲劳骨折均属于应力性骨折。机能不全性骨折是正常的应力作用于不正常的骨;而疲劳骨折是不正常的应力作用于正常的骨;后者常发生于年轻人,特别是运动员和士兵,80% 发生于足部。

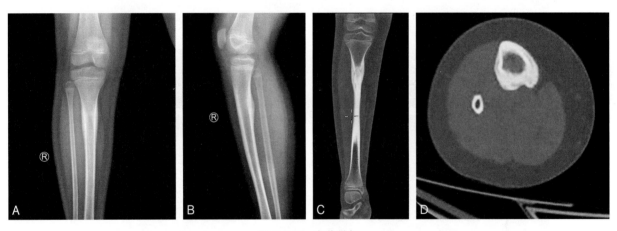

图 8-2-7 疲劳骨折

正位（A）及侧位（B）X 线平片示胫骨上段骨皮质增厚;CT 扫描冠状位重建（C）及轴位（D）图像示胫骨上段不规则线状低密度影,为骨折线,骨折线的显示有助于与其他病变鉴别。

（四）股骨头骨坏死

发生在股骨头软骨下的机能不全性骨折需要与股骨头骨坏死鉴别。机能不全性骨折典型的 MRI 表现包括 T_1WI 骨髓水肿区内与软骨平行的低信号的骨折线。而一般来说,在股骨头骨坏死中边缘较清晰的不规则"地图"样局限的病灶在机能不全性骨折中则不会出现。股骨头软骨下机能不全性骨折是公认的近年来导致急性关节炎的病因,在老年妇女中最为常见;而在以前经常被误诊为股骨头骨坏死或骨关节炎。

（五）骨盆原发性良、恶性骨肿瘤或肿瘤样病变

如骨肉瘤、软骨肉瘤（图 8-2-8）、尤因肉瘤、内生软骨瘤、骨巨细胞瘤（图 8-2-9）、脊索瘤（图 8-2-10）、动脉瘤样骨囊肿、嗜酸性肉芽肿等。这些病变可伴局部病理性骨折,但是罕有对称性发病。随访复查也为

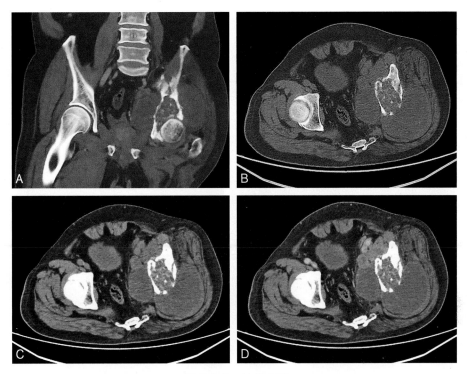

图 8-2-8　软骨肉瘤

左侧髋臼软骨肉瘤。冠状位(A)及轴位(B)CT 骨窗图像示左侧髋臼溶骨性骨质破坏,伴周围软组织肿块,软组织窗(C)示病变内多发钙化灶,增强扫描(D)示病变不均匀强化。

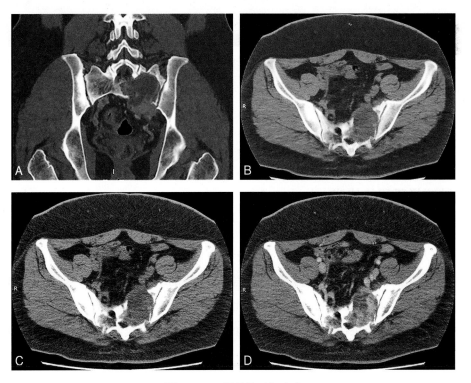

图 8-2-9　骶骨骨巨细胞瘤

冠状位(A)及轴位(B)CT 图像示骶骨偏左侧溶骨性骨质破坏;软组织窗(C)示病变内密度不均匀,增强扫描(D)示病变不均匀明显强化。

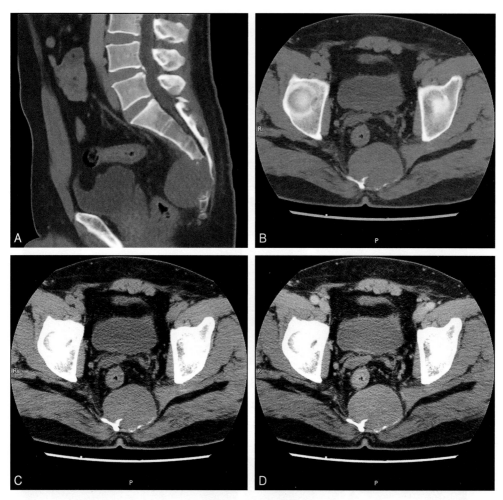

图 8-2-10　脊索瘤

矢状位（A）及轴位（B）CT 骨窗图像示下位骶骨溶骨性骨质破坏,伴骶前软组织肿块（C）;增强扫描（D）示病变轻度强化。

重要的诊断与鉴别诊断手段。机能不全性骨折可逐渐愈合;而肿瘤多逐渐出现骨质破坏及软组织肿块。

六、各种成像手段的优劣

（一）X 线平片

传统 X 线平片具有较高的空间分辨力,有利于观察病变总的形态,而且检查简单、经济,是最常用的检查方法。但是由于本病好发的部位,如骶骨、骨盆等的解剖结构较复杂,骨外结构重叠较多(如:肠内容物、髂动脉钙化等),影响细节观察;且如果病变比较细微,征象不明显,容易漏诊;尤其是早期骨折合并骨质疏松的患者,X 线平片诊断困难。而因为骨内骨痂或新生骨形成的时间比症状出现晚得多,早期诊断骶骨和髂骨机能不全性骨折依靠传统 X 线平片几乎是不可能的。

（二）CT

CT 具有非常高的密度分辨力,可以观察细微的结构。断面成像可以避免其他结构的重叠,对于显示解剖复杂的区域(如:骶髂关节)有很大的优势,诊断准确率高于 X 线平片。检查过程中,为提高对细微结构的分辨能力,一定要注意调整合适的窗宽、窗位,以便于观察骨的细微结构。骨髓水肿是该病早期的重要表现,但 CT 对于骨髓水肿显示不佳。

(三) MRI

MRI 可以显示机能不全性骨折的骨髓水肿,比 X 线平片和 CT 检查有更高的灵敏度和特异度,且特异度比单光子发射计算机断层成像(singlephoton emission computed tomography,SPECT)高。MRI 检查软组织对比度高,应用不同的检查序列和任意方向成像,并可用对比剂进行增强扫描以提高对比度,清楚地分辨病变区的脂肪变、骨折线、骨质增生硬化、骨髓出血、骨髓水肿等病变的位置、范围及形态,显示病变区骨骼周围软组织的细节。通过各种序列可显示病变区不同的病理改变,各方向成像也能观察病变的细节;所以,MRI 检查对早期诊断机能不全性骨折有重要的价值。

总之,由于人口平均寿命的增加,机能不全性骨折的发病率也在逐年上升,其早期诊断具有重要意义。在标准的影像学检查中,机能不全性骨折因无特征性的影像学表现而往往被忽略。对于放射科医生来说,了解该病的发病部位及影像学特征对于早期诊断至关重要。X 线平片应作为筛查手段;CT 则应用于在临床特征支持而 X 线平片为阴性的情况下。MRI 则是在怀疑该病时必要的影像学检查手段,并且可以用于对于后续治疗过程中对于骨髓水肿程度的监测。放射科医生应综合各种影像学手段及临床病史,提高对于机能不全性骨折的早期诊断率。

七、不同部位机能不全性骨折

(一) 骨盆机能不全性骨折

骨质疏松和放疗后骨损伤是引起骨盆机能不全性骨折的两个最重要的危险因素。骨盆机能不全性骨折最好发于骶骨(图 8-2-11),局部解剖结构复杂,骨外组织结构重叠较多(如:肠内容物、髂动脉钙化

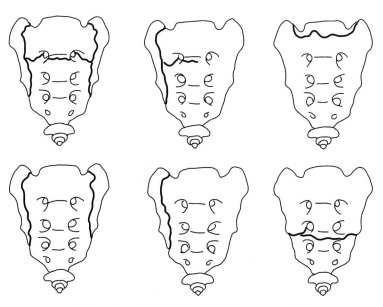

图 8-2-11　骶骨机能不全性骨折 Linstrom 分型

上排从左至右分别为 H 型、单侧垂直横断型、双侧横断型;下排从左至右
分别为双侧垂直型、单侧垂直型、双侧横断型。

等),且病变比较细微、征象不明显,X线平片容易漏诊,尤其是早期骨折合并骨质疏松的患者。X线平片阳性征象包括:骨质疏松、骶骨下沉、骶骨骨质增生硬化和骨折线。X线显示骨折线的阳性率较低,特别是骶骨、髂骨和髋臼等解剖结构比较复杂的部位。

CT具有高密度分辨力,对于显示骨折线、骨质增生硬化、骨皮质断裂、有无骨质破坏,CT是最好的检查方法。CT还能确定病变区有无骨质破坏以及周围有无软组织肿块,对机能不全性骨折的鉴别诊断有重要的意义。骨质增生硬化对于诊断机能不全性骨折具特异性,但是CT不能显示骨髓的水肿,所以诊断机能不全性骨折的敏感性比MRI低。

MRI对于早期诊断机能不全性骨折具有很高的敏感性和特异性,是目前诊断机能不全性骨折首选的影像学诊断方法。在MRI检查中,T_1WI利用高信号脂肪组织衬托,利于显示骨折线和骨髓水肿;脂肪抑制技术则用于显示骨髓水肿。病变区脂肪在T_1WI中呈现高信号,T_2WI中表现为中等信号,在T_2WI脂肪抑制序列表现为低信号;而骨髓水肿在T_1WI中呈现低信号,T_2WI中表现为高信号,在T_2WI脂肪抑制序列表现为高信号,信号不均匀。骶骨的机能不全性骨折产生的水肿,双侧病变横向延伸至骶骨体部,使两侧病变相连,可表现为"H"形或"蝴蝶"形的异常信号;骨折线、骨质增生硬化在T_1WI和T_2WI上均呈低信号,形态不规则,呈"蛇"形弯曲走行于骨髓水肿的异常信号区内(图8-2-12,图8-2-13)。增强扫描后骨髓水肿区出现不均匀强化,信号强度与周围正常骨髓信号相似,分界不清,骨折线无强化,更易于骨折线的显示。需要注意的是,在发现骨盆机能不全性骨折时,要注意寻找有无合并多骨骨折。髋关节置换

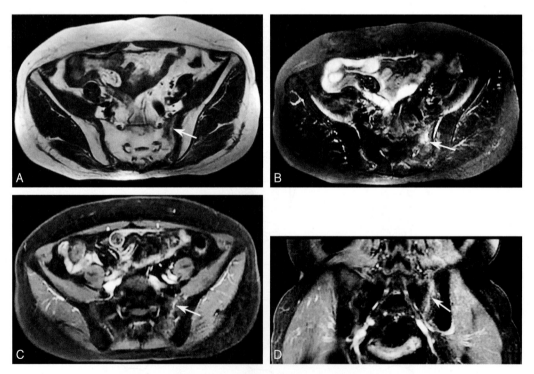

图8-2-12 单侧骶骨机能不全性骨折

45岁女性,宫颈癌放疗后1年,骶部疼痛3个月,怀疑复发转移,MRI显示骶骨左侧机能不全性骨折,T_1WI(A)显示低信号骨折线(箭头),T_2WI脂肪抑制(B)可见局部高信号骨髓水肿,T_1WI增强扫描脂肪抑制(C、D)可见局部线样强化(箭头)。

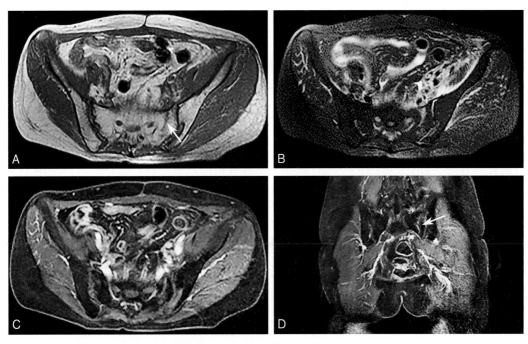

图 8-2-13　单侧骶骨机能不全性骨折

54 岁女性,宫颈癌放疗后半年,骶部疼痛 1 个月,MRI 显示单侧骶骨机能不全性骨折。T₁WI(A)显示左侧骶髂关节面下骶骨侧纵向低信号骨折线(箭头),T₂WI 脂肪抑制(B)由于骨折局部骨髓水肿呈高信号,T₁WI 增强扫描脂肪抑制(C、D)可见局部线样强化。

术后骨盆也会发生机能不全性骨折。此时病变则经常发生在耻骨上下支、耻骨坐骨关节或闭孔周围的耻骨骨质,而较少发生在髋臼内侧壁。

盆腔区放射治疗为骨盆机能不全性骨折的重要诱发因素,但需与照射区骨髓水肿与骨髓脂肪变鉴别。骨髓水肿一般表现为放疗开始后 2 周内的均匀异常信号,不会出现骨折线。放疗停止后,水肿逐渐减弱、消退,随访则会表现为临床症状消退后骨髓 MRI 信号恢复正常。骨髓脂肪变则一般出现在放疗结束后 7 周,病变区内无骨折线,脂肪抑制序列信号明显减低。

放疗后骨盆机能不全性骨折多见于绝经后女性,约占 93%;发生率约 10%~30%。骨折发生最早可在放疗后 1 个月,高峰期 12~24 个月;主要应与骨转移瘤相鉴别;后者多为散发病灶,大小、形态及部位不定。发生转移的部位可见不同程度的骨质破坏;而机能不全性骨折主要位于骨承重区,双侧对称性分布多见;其内可见不规则骨折线,无骨质破坏及软组织肿块。

股骨头软骨下机能不全性骨折是公认的近年来导致急性髋关节疼痛的重要病因,在老年妇女中最为常见;而在以前经常被误诊为股骨头骨坏死或骨关节炎。

(二)四肢机能不全性骨折

下肢的机能不全性骨折常发生于大的负重关节,如:膝关节股骨髁、胫骨平台、股骨颈内侧负重面等是常见的部位。腓骨的机能不全性骨折则常见于类风湿性关节炎患者,如合并关节畸形则有更高风险。股骨干发生机能不全性骨折的概率相对较低,主要见于老年骨质疏松患者。

膝关节发生的此类骨折常称为关节软骨下机能不全性骨折。患者多为伴有骨质疏松的老年女性,也常见发生于放疗后、化疗后或肝肾移植术后;在长期应用糖皮质激素或甲氨蝶呤治疗的患者中也较为常见。典型的临床表现是患者在没有外伤史的情况下发生膝关节周围的急性疼痛,并逐渐加剧。一旦发生关节软骨下机能不全性骨折,继发性骨坏死、关节软骨下骨质塌陷和进展性骨关节炎的风险也随之增加。

膝关节是四肢机能不全性骨折好发部位,最初在X线平片上可以是正常或仅显示骨密度的降低。在老年骨质疏松或超重并伴有剧烈的膝关节疼痛的患者,虽X线平片为阴性,也应高度警惕关节软骨下机能不全性骨折。MRI是早期诊断的首选方法,MRI表现为软骨下骨质内不规则形或锯齿状的低信号带,周围伴有明显的骨髓水肿(图8-2-14)。随着机能不全性骨折的进展,可继发骨坏死,关节面下可见蝶形骨质缺损区。

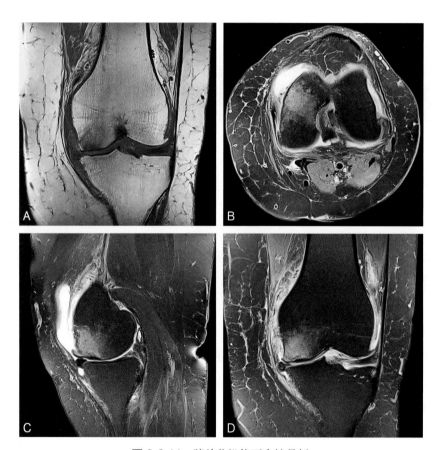

图 8-2-14 膝关节机能不全性骨折

47 岁女性,肥胖伴骨质疏松症,半月前无明显诱因出现膝关节剧烈疼痛。MRI T_1WI(A)和 T_2WI 脂肪抑制(B~D)显示股骨内侧髁大片骨髓水肿,股骨内侧髁软骨及骨性关节面骨折、凹陷,冠状位 T_2WI 脂肪抑制(D)示骨性关节面下细线状低信号骨折线。

上肢的机能不全性骨折则常发生于肱骨近端、桡骨远端和腕关节。这些部位的骨折与类风湿性关节炎、骨质疏松有明显的相关性。

(三) 肋骨机能不全性骨折

肋骨的机能不全性骨折占比小于10%,但对于运动员或者体力劳动者来说仍是一种较为重要的疾病。此外,对胸部肿瘤(肺癌、乳腺癌、食管癌等)的放疗应用,造成肋骨发生机能不全性骨折概率明显提升,而在检查中又易与骨转移瘤混淆,容易导致进一步的广泛检查,甚至是不必要的全身化疗。所以,对于放射科医生来说,有必要认识肋骨机能不全性骨折并将其考虑为其中一个鉴别诊断。

肋骨机能不全性骨折也易发生在机械强度降低且局部持续性应力的患者中,好发于第1前肋的前外侧、第4~9后肋外侧或后内侧,与发生在其他部位的机能不全性骨折的高危因素基本一致,即老年绝经后的妇女、长期接受糖皮质激素治疗合并骨质疏松的患者,以及因基础肿瘤疾病行放疗后的患者(图 8-2-15)。发病机制是肋骨的骨量流失导致部分常受胸廓肌肉应力的骨发生骨折。肋骨机能不全性骨折常表现为局部隐匿性疼痛,部分伴有局部放射,或者局部剧烈的、呈进行性加重的胸痛的症状,而常常无明确的外伤史或心、肺功能异常的病史。

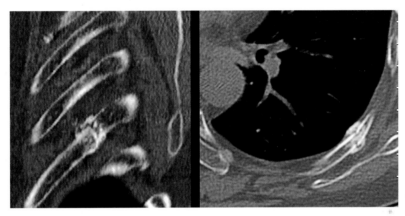

图 8-2-15　肋骨机能不全性骨折

45 岁女性,乳腺癌激素治疗后,骨质疏松伴肋骨骨折,局部骨痂形成。

在肋骨应力性骨折的早期,X 线平片常常为阴性或仅仅显示为骨质疏松。直到症状出现 3 周及以上再复查 X 线平片时,约一半的患者可见阳性骨折表现。即便骨折已经开始愈合,在平片上的显示如骨质增厚等,也容易被忽视。因此,CT 和 MRI 检查有助于早期肋骨机能不全性骨折的诊断。骨折典型的 MRI 表现为 T_2WI 带状低信号带(对应骨折线)以及周围骨髓不均匀的高信号(代表骨髓水肿),也有助于识别周围软组织的损伤。增强扫描后骨髓水肿区出现不均匀强化,分界不清,而骨折线无强化。对于需要与恶性病变鉴别的骨折,可增加 DWI 序列进行扫描,机能不全性骨折在 DWI 序列通常不会表现出明显的弥散受限。

肋骨机能不全性骨折最重要的鉴别诊断是转移瘤。肋骨是部分恶性肿瘤(如乳腺癌)骨转移的好发部位;而转移瘤部分表现较难与机能不全性骨折鉴别。肋骨转移瘤一般是多根肋骨随机发病;而机能不全性骨折则相对局限,好发于第1前肋的前外侧、第4~9后肋外侧及后内侧。肋骨转移瘤在 MRI 特征是弥漫性或局灶性的、界限不清晰的异常骨髓信号,且不伴有骨折线,常常伴有骨质破坏及周围软组织肿块。CT 在显示骨折线和骨痂形成方面较 MRI 更敏感。

(陈建宇)

第三节　非典型股骨骨折

"非典型"一词最初于 1978 年被 Barcsa 用来描述疲劳骨折。非典型股骨骨折（atypical femoral fracture，AFF）则由 Odvina 于 2005 年首次报道。他的研究发现，9 名长期接受阿仑膦酸钠药物治疗的患者出现自发性非椎骨骨折（股骨干、股骨近端、肋骨骨折等），且多数患者骨折愈合延迟伴骨转换受抑制。随后，很多病例报告和回顾性研究认为长期使用双膦酸盐（bisphosphonates）类药物与 AFF 相关，从而引发对 AFF 的广泛关注和重视。

一、诊断标准

股骨粗隆下和股骨干部位的骨折多为高能量损伤造成的螺旋形或粉碎性骨折，常见于年轻人。老年人常见的股骨骨折虽常由低能量所致，但主要发生在髋部，即股骨颈和粗隆间。AFF 通常发生在股骨粗隆下和股骨干部位；其致伤机制和临床表现与上述的股骨骨折皆有明显不同。为区别于上述"典型"的股骨骨折，将低能量致伤或无外伤史并具特定临床表现的股骨粗隆下骨折和股骨干骨折定义为 AFF。

2014 年，美国骨骼与矿物质研究协会（American Society for Bone and Mineral Research，ASBMR）将 AFF 诊断标准修订如下。

AFF 必须位于股骨干，即小转子以远至股骨髁上的位置，且以下 5 个主要特征至少满足其中 4 项：①此类骨折仅有轻微外伤或无外伤史，如站立时摔倒或在低于身高的高度摔倒；②骨折线起自外侧骨皮质并主要横向走行（即便延至内侧时变斜）；③完全性骨折贯穿内外侧骨皮质并可能伴有内侧"尖刺"，而不完全骨折仅累及外侧骨皮质；④骨折为非粉碎性或轻微粉碎性；⑤骨折部位外侧骨皮质出现局限性骨膜或骨内膜增厚（呈"喙状"）。

次要特征无须满足，但有时与 AFF 相关，共有 4 点：①股骨干骨皮质普遍性增厚；②单侧或双侧前驱症状，如腹股沟或大腿的钝痛或酸痛；③双侧完全或不完全性股骨干骨折；④骨折延迟愈合。

此外，须除外股骨颈骨折、延至粗隆下的粗隆间骨折、假体周围骨折、原发性骨肿瘤、骨转移瘤以及各种骨病所致的病理性骨折（如畸形性骨炎、骨纤维结构不良等）。

二、流行病学和危险因素

AFF 的绝对发病率非常低，研究报告英国 AFF 发病率占粗隆下和股骨干骨折的 6.2%，瑞典和日本分别为 4.4% 和 3.5%。多项研究结果表明：近年来，典型髋部骨折发病率在下降，粗隆下和股骨干骨折发病率在上升（10/10 万~35/10 万），与双膦酸盐广泛应用具有明显相关性。ASBMR 研究发现，服用双膦酸盐 2 年后，AFF 的年发病率为 2/10 万；而服用 8 年后发病率增加至 78/10 万，提示 AFF 发病率随双膦酸盐服用时间的延长而升高。

但需要注意的是，AFF 的诊断标准中并未包括长期应用双膦酸盐。一些研究发现，应用双膦酸盐组股骨粗隆下骨折和股骨干骨折的发生率与对照组相比并无明显增加；因此现有证据尚不能证明双膦酸盐与 AFF 间存在因果关系。

此外,亚洲 AFF 的发病率与西方存在差异,可能与双膦酸盐在亚洲应用时间晚且用药剂量低于西方有关;但有研究显示,双膦酸盐治疗少于 5 年发生 AFF 的患者大多数为亚洲人群。由于缺乏大规模流行病学研究,此结果尚未得到明确解释。

AFF 的风险因素包括:长期双膦酸盐使用史(>5 年)、质子泵抑制剂或糖皮质激素治疗史、活动期类风湿性关节炎、胶原病、对侧近期 AFF、低能骨折史、膝内翻、股骨弯曲、女性患者、具有前驱症状等。

三、发病机制

AFF 的发病机制目前尚不明确;但研究认为双膦酸盐对骨转换的严重抑制在 AFF 的发展中起主要作用。可能的发病机制包括:胶原蛋白交联异常、微损伤积聚和骨矿化异常等。

双膦酸盐对胶原蛋白交联的影响:骨基质中的矿物质提供刚性;胶原纤维则提供韧性,同时具有吸收暴力的能力和作用。正常的胶原蛋白交联可产生更稳定的胶原蛋白基质,与骨骼的刚度和强度呈正相关。双膦酸盐通过对骨转换的抑制影响正常的胶原交联,从而降低了对暴力的吸收能力,导致微损伤形成并加速脆性骨折发生。

双膦酸盐对微损伤积累的影响:日常生活的轻微应力可使正常骨骼发生微量损伤,随后被骨细胞发现并开始修复这些受损组织。双膦酸盐可以损害破骨细胞活性并减少骨重塑,从而影响损伤修复过程,导致微损伤随时间呈指数级累积,这在高应力区表现更为明显。由于微损伤逐渐增多,最终可进展为 AFF。

双膦酸盐对骨矿化的影响:双膦酸盐可增加骨重塑单位的平均年龄和矿化;后者虽可增加骨骼的强度和刚度,但同时也影响了骨组织的力学性能,导致骨的脆性增加而更容易发生骨折。此外,健康的异质骨不同区域的顺应性和刚度不同,可以阻止微裂纹的传播;但在经过双膦酸盐治疗的骨骼中,降低了组织异质性,从而可能进一步增加微裂纹,诱发更高的骨折风险。

此外,骨强度不仅由骨材料特性决定,也同时受骨结构特性影响。股骨近端的解剖形态决定了股骨外侧皮质为其张力侧,承受较大的应力。当股骨前外侧弧度较大时,可导致牵张应力集中于股骨前外侧面,从而导致 AFF 发生的可能。

四、临床特征

大腿或腹股沟的前驱疼痛是最常见的临床症状;在 AFF 患者中发生率为 70%。长期使用双膦酸盐的患者如果出现此前驱症状,可能在 1 周至 2 年后发生 AFF。为此美国食品药品管理局(FDA)和欧洲药品管理局(EMA)都建议重视该前驱症状的出现。如有慢性大腿或腹股沟疼痛病史,后突然出现剧烈疼痛则提示发生完全骨折。研究显示,AFF 的患者年龄小于典型骨质疏松性股骨骨折患者;双膦酸盐相关性 AFF,双膦酸盐治疗的中位时间为 7 年;约 28% 的患者存在双侧股骨完全骨折和双侧 X 线的异常征象;骨折延迟愈合率约为 26%。

五、影像学表现

(一) X 线平片

股骨正、侧位 X 线片是诊断 AFF 首选的影像学检查方法。发生在股骨粗隆下或股骨干的骨折为非粉碎性或轻微粉碎性;骨折线起自股骨外侧皮质,横行向内延伸。当为不完全骨折时仅累及外侧骨皮质。当发展为完全骨折时(即骨折贯穿内外侧骨皮质),骨折线在内侧可变斜;内侧骨皮质断端表现为突起的"尖刺"征(图 8-3-1A);骨折区外侧骨皮质出现局限性骨膜或骨内膜"喙状"增厚(图 8-3-1A);可增加对侧股骨摄片,因为双侧骨折患者并不少见(图 8-3-1E)。

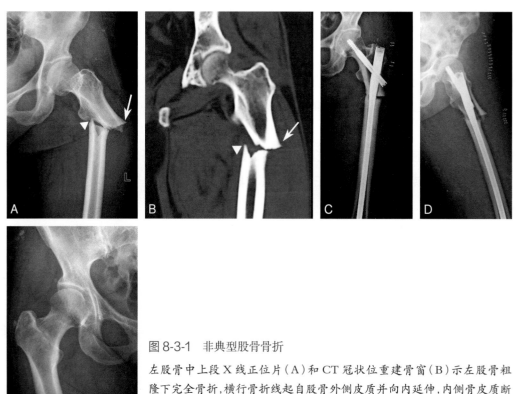

图 8-3-1　非典型股骨骨折

左股骨中上段 X 线正位片(A)和 CT 冠状位重建骨窗(B)示左股骨粗隆下完全骨折,横行骨折线起自股骨外侧皮质并向内延伸,内侧骨皮质断端表现为突起的"尖刺"征(三角形),骨折区外侧骨皮质局限性"喙状"增厚(箭头);患者髓内钉术后股骨中上段 X 线正、侧位片(C、D)。患者术前对侧股骨中上段 X 线正位片(E),注意粗隆下外侧骨皮质局限性增厚(箭头),提示不完全性 AFF。

(二) CT

CT 对于骨质细节的显示优于 X 线平片(图 8-3-1B),主要用于不完全性 AFF 诊断。CT 除可观察到上述 X 线平片征象外,适当增大窗宽、窗位(如:窗宽 4 000Hu,窗位 1 000Hu),可以清晰显示增厚的高密度骨皮质内横行低密度骨折线。

(三) MRI

MRI 是发现应力性骨折最敏感、最特异的影像学检查方法。应用 T$_2$WI 脂肪抑制序列可以早期发现起自股骨外侧皮质的骨折,表现为局部的高信号;亦可发现增厚的骨皮质和邻近骨髓、软组织的水肿。

(四) 全身骨扫描

全身骨扫描也可以早期发现骨折部位,表现为轻微的放射性摄取增加。

(五) 双能 X 射线吸收法

有文献报道双能 X 射线吸收法(DXA)可用于早期发现 AFF;最常见的征象为局灶性骨皮质增厚。

如果长期使用双膦酸盐的患者出现前驱症状,可将 DXA 评估扩展到整个股骨,诊断 AFF 具有较高的可靠性。

六、治疗

目前,对于 AFF 的治疗可分为保守治疗和手术治疗两种,前者治疗效果欠佳。ASBMR 的建议是,一旦患者发生 AFF,则应立即停用双膦酸盐,适当补钙和维生素 D;对于经持续治疗仍有不愈合倾向的患者考虑使用特立帕肽。手术治疗首选髓内固定(图 8-3-1C、图 8-3-1D),疗效肯定。对于仅有轻微大腿或腹股沟区前驱疼痛症状,但 CT 或 MRI 有阳性发现者,可先行试验性保守治疗 2~3 个月(如:拄拐限制负重等)。如症状不缓解或影像学表现无改变,则推荐行预防性髓内手术固定。

七、小结

临床对于 60~70 岁女性出现无或轻微外伤所致的粗隆下、股骨干骨折,既往有双膦酸盐药物治疗史并出现典型前驱症状,影像学上表现为横行骨折线、骨折端外侧骨皮质"喙状"增厚、内侧骨皮质"尖刺"征,应首先想到 AFF。

(闫 东 程晓光)

建议阅读

[1] ANTONACCI M D,MODY D R,RUTZ K,et al. A histologic study of fractured human vertebral bodies[J]. Journal of Spinal Disorders and Techniques,2002,15(2):118-26.

[2] AMLING M,PÖSL M,RITZEL H,et al. Architecture and distribution of cancellous bone yield vertebral fracture clues. A histomorphometric analysis of the complete spinal column from 40 autopsy specimens[J]. Archives of Orthopaedic and Trauma Surgery,1996,115(5):262-269.

[3] CAWTHON P M,HASLAM J,FULLMAN R,et al. Methods and reliability of radiographic vertebral fracture detection in older men:the osteoporotic fractures in men study[J]. Bone,2014,67:152-155.

[4] CHE-NORDIN N,DENG M,GRIFFITH J F,et al. Prevalent osteoporotic vertebral fractures more likely involve the upper endplate than the lower endplate and even more so in males[J]. Annals of Translational Medicine,2018,6(22):442.

[5] COOPER C,ATKINSON E J,JACOBSEN S J,et al. Population-based study of survival after osteoporotic fractures[J]. American Journal of Epidemiology,1993,137(9):1001-1005.

[6] DENG M,KWOK T C Y,LEUNG J C S,et al. All osteoporotically deformed vertebrae with>34% height loss have radiographically identifiable endplate/cortex fracture[J]. Journal of Orthopaedic Translation,2018,14:63-66.

[7] DENG M,ZENG X J,HE L C,et al. Osteoporotic vertebral fracture prevalence in elderly Chinese men and women: a comparison of endplate/cortex fracture-based and morphometrical deformity-based methods[J]. Journal of Clinical Densitometry,2017,22(3):409-419.

[8] DIACINTI D,PISANI D,BARONE-ADESI F,et al. A new predictive index for vertebral fractures:the sum of the anterior vertebral body heights[J]. Bone,2010,46(3):768-773.

[9] DIACINTI D,GUGLIELMI G. Vertebral morphometry[J]. The Radiologic Clinics of North America,2010,48(3):561-575.

[10] DIACINTI D,VITALI C,GUSSONI G,et al. Misdiagnosis of vertebral fractures on local radiographic readings of the multicentre POINT(prevalence of osteoporosis in INTernal medicine)study[J]. Bone,2017,101:230-235.

[11] FECHTENBAUM J,BRIOT K,PATERNOTTE S,et al. Difficulties in the diagnosis of vertebral fracture in men：agreement between doctors[J]. Joint,bone,spine：revue du rhumatisme,2014,81（2）：169-174.

[12] FINK H A,LITWACK-HARRISON S,ENSRUD K E,et al. Association of incident,clinically undiagnosed radiographic vertebral fractures with follow-up back pain symptoms in older men：the Osteoporotic Fractures in Men（MrOS）Study[J]. Journal of Bone and Mineral Research,2017,32（11）：2263-2268.

[13] GENANT H K,WU C Y,VAN KUIJK C,et al. Vertebral fracture assessment using a semiquantitative technique[J]. Journal of Bone and Mineral Research,1993,8（9）：1137-1148.

[14] HORDON L D,FRANCIS R M,MARSHALL D H,et al. Are scintigrams of the spine useful in vertebral osteoporosis？[J]. Clinical Radiology,1986,37（5）：487-489.

[15] JACKSON S A,TENENHOUSE A,ROBERTSON L. Vertebral fracture definition from population-based data：preliminary results from the Canadian Multicenter Osteoporosis Study（CaMos）[J]. Osteoporosis International,2000,11(8)：680-687.

[16] JIANG G,EASTELL R,BARRINGTON N A,et al. Comparison of methods for the visual identification of prevalent vertebral fracture in osteoporosis[J]. Osteoporosis International,2004,15（11）：887-896.

[17] JOHANSSON H,ODÉN A,MCCLOSKEY E V,et al. Mild morphometric vertebral fractures predict vertebral fractures but not non-vertebral fractures[J]. Osteoporosis International,2014,25（1）：235-241.

[18] KIM N,ROWE B H,RAYMOND G,et al. Underreporting of vertebral fractures on routine chest radiography[J]. American Journal of Roentgenology,2004,182（2）：297-300.

[19] KENDLER D L,BAUER D C,DAVISON K S,et al. Vertebral fractures：clinical importance and management[J]. The American Journal of Medicine,2016,129（2）：221.

[20] KANIS J A,JOHNELL O,DE LAET C,et al. A meta-analysis of previous fracture and subsequent fracture risk[J]. Bone,2004,35（2）：375-382.

[21] KWOK A W,GONG J S,WANG Y X,et al. Prevalence and risk factors of radiographic vertebral fractures in elderly Chinese men and women：results of Mr.OS（Hong Kong）and Ms.OS（Hong Kong）studies[J]. Osteoporosis International,2013,24（3）：877-885.

[22] LENTLE B,CHEUNG A M,HANLEY D A,et al. Osteoporosis Canada 2010 guidelines for the assessment of fracture risk[J]. Canadian Association of Radiologists Journal,2011,62（4）：243-250.

[23] LENTLE B,TROLLIP J,LIAN K. The radiology of osteoporotic vertebral fractures redux[J]. Journal of Clinical Densitometry,2016,19（1）：40-47.

[24] LENTLE B,KOROMANI F,BROWN J,et al. The radiology of osteoporotic vertebral fractures revisited[J]. Journal of Bone and Mineral Research,2019,34（3）：409-418.

[25] LENTLE B C,BERGER C,PROBYN L,et al. Comparative Analysis of the radiology of osteoporotic vertebral fractures in women and men：cross-sectional and longitudinal observations from the Canadian Multicentre Osteoporosis Study（CaMos）[J]. Journal of Bone and Mineral Research,2018,33（4）：569-579.

[26] MCKIERNAN F E. Violet Fox：A Clinical View of Vertebral Fractures[J]. Journal of Clinical Densitometry,2016,19(1)：35-39.

[27] MCKIERNAN F E. The broadening spectrum of osteoporotic vertebral fracture[J]. Skeletal Radiology,2009,38（4）：303-308.

[28] MCCLOSKEY E V,SPECTOR T D,EYRES K S,et al. The assessment of vertebral deformity：a method for use in population studies and clinical trials[J]. Osteoporosis International,1993,3（4）：138-147.

[29] MINNE H W,LEIDIG G,WUSTER C,et al. A newly developed spine deformity index（SDI）to quantitate vertebral crush fractures in patients with osteoporosis[J]. Bone Miner,1988,3（4）：335-349.

[30] ROUX C,FECHTENBAUM J,KOLTA S,et al. Mild prevalent and incident vertebral fractures are risk factors for new fractures[J]. Osteoporosis International,2007,18（12）：1617-1624.

[31] ROSS P D. Clinical consequences of vertebral fractures[J]. The American Journal of Medicine,1997,103（2A）：30S-42S.

[32] SAUER P,LEIDIG G,MINNE H W,et al. Spine deformity index（SDI）versus other objective procedures of vertebral

fracture identification in patients with osteoporosis：a comparative study［J］. Journal of Bone and Mineral Research,1991,6（3）:227-238.

[33] SZULC P,MUNOZ F,MARCHAND F,et al. Semiquantitative evaluation of prevalent vertebral deformities in men and their relationship with osteoporosis：the MINOS study［J］. Osteoporosis International,2001,12（4）:302-310.

[34] SZULC P. Vertebral fracture：diagnostic difficulties of a major medical problem［J］. Journal of Bone and Mineral Research,2018,33（4）:553-559.

[35] SCHWARTZ E N,STEINBERG D. Detection of vertebral fractures［J］. Current Osteoporosis Reports,2005,3（4）:126-135.

[36] WÁNG Y X,CHE-NORDIN N,DENG M,et al. Osteoporotic vertebral deformity with endplate/cortex fracture is associated with higher further vertebral fracture risk：the Ms.OS（Hong Kong）study results［J］. Osteoporosis International, 2019,30（4）:897-905.

[37] WÁNG Y X. A modified semi-quantitative（mSQ）grading scheme for osteoporotic vertebral fracture in elderly women［J］. Quantitative Imaging in Medicine and Surgery,2019,9（2）:146-150.

[38] WÁNG Y X,DENG M,HE L C,et al. Osteoporotic vertebral endplate and cortex fractures：a pictorial review［J］. Journal of Orthopaedic Translation,2018,15:35-49.

[39] WÁNG Y X,SANTIAGO R F,DENG M,et al. Identifying osteoporotic vertebral endplate and cortex fractures［J］. Quantitative Imaging in Medicine and Surgery,2017,7（5）:555-591.

[40] YOSHIDA T,NANBA H,MIMATSU K,et al. Treatment of osteoporotic spinal compression fractures. Conservative therapy and its limitation［J］. Clinical Calcium,2000,10:53-58.

[41] CHRISTIAN R K,URSULA N,STEFAN N. Imaging of Insufficiency Fractures［J］. Seminars in musculoskeletal radiology,2011,15（3）:198-207.

[42] 冯仕庭,孟悛非. 机能不全性骨折的影像学进展［J］. 国际医学放射学杂志,2004,27（4）:238-241.

[43] SUSAN R H. Differentiating the causes of spontaneous rib fracture after breast cancer［J］. Clinical Breast Cancer,2016,16（6）:432-436.

[44] TIMOTHY L M,JOSHUA D H,CHRISTOPHER C K. Stress fractures of the ribs and upper extremities：Causation, evaluation,and management［J］. Sports Medicine,2013,43（8）:665-674.

[45] GEORGE R M J,SCOTT R M,MATTHEW R S,et al. Stress fractures：pathophysiology,clinical presentation,imaging features,and treatment options［J］. Emergency Radiology,2016,23（4）:365-375.

[46] SANGOH L,ASIF S. Magnetic resonance imaging of subchondral insufficiency fractures of the lower limb［J］. Skeletal Radiology,2019,48（7）:1011-1021.

[47] JEAN J,GIULIO P,MARVIN K S,et al. Subchondral insufficiency fractures of the knee：review of imaging findings［J］. Acta Radiologica,2015,56（6）:714-719.

[48] CATHERINE A H,MICHAEL A M. Fragility Fractures Requiring Special Consideration：Pelvic Insufficiency Fractures［J］. Clinics in Geriatric Medicine,2014,30（2）:373-386.

[49] WOO M B,HAN W J,SANG W K,et al. Diffusion-weighted magnetic resonance imaging of sacral insufficiency fractures：Comparison with metastases of the sacrum［J］. Spine,2007,32（26）:820-824.

[50] ZHONG X,DONG T,TAN Y,et al. Pelvic insufficiency fracture or bone metastasis after radiotherapy for cervical cancer? The added value of DWI for characterization［J］. European Radiology,2019,30（4）:1885-1895.

[51] MIGUEL C C,AVANTI A,YING L,et al. MRI and CT of insufficiency fractures of the pelvis and the proximal femur［J］. American Journal of Roentgenology,2008,191（4）:995-1001.

[52] SHANE E,BURR D,ABRAHAMSEN B,et al. Atypical subtrochanteric and diaphyseal femoral fractures：second report of a task force of the American Society for Bone and Mineral Research［J］. Journal of Bone and Mineral Research 2014, 29（1）:1-23.

[53] ZHENG N,TANG N,QIN L. Atypical femoral fractures and current management［J］. Journal of Orthopaedic Translation,2016,7:7-22.

[54] YANG K H,MIN B W,HA Y C. Atypical Femoral Fracture：2015 Position Statement of the Korean Society for Bone

and Mineral Research[J]. Journal of Bone Metabolism,2015,22（3）:87-91.

[55] GEISSLER J R,BAJAJ D,FRITTON J C. American Society of Biomechanics Journal of Biomechanics Award 2013: cortical bone tissue mechanical quality and biological mechanisms possibly underlying atypical fractures[J]. Journal of Biomechanics,2015,48（6）:883-894.

第九章

骨质疏松症的影像学鉴别诊断

在临床工作中，多种疾病在影像学上可表现出骨质疏松征象，或呈现类似骨质疏松及骨质疏松性骨折的表现，应注意分析鉴别。

第一节　甲状旁腺功能亢进

甲状旁腺功能亢进（HPT），是导致继发性骨质疏松最主要的原因之一，简称"甲旁亢"，又称全身性纤维囊性骨炎，是甲状旁腺合成、分泌过多甲状旁腺激素（PTH）所致的全身骨骼、钙、磷代谢异常性疾病。本病可分为原发性、继发性、三发性3种。原发性甲状旁腺功能亢进（PHPT）是由甲状旁腺本身病变所引起，主要病因为甲状旁腺腺瘤（85%）、甲状旁腺增生（10%），仅有极少数病例是由甲状旁腺癌（<1%）导致的。过度分泌的PTH作用于肾脏和骨骼，导致全身性的钙、磷代谢异常。肾脏排泄钙、磷增加，血钙水平升高、血磷水平降低，同时血清碱性磷酸酶水平升高。

继发性甲状旁腺功能亢进（SHPT）是由于各种原因所致的持续性低血钙状态刺激甲状旁腺分泌过多PTH导致的。肾功能不全、骨质软化症和小肠吸收不良是常见的原发病因。三发性甲状旁腺功能亢进（tertiary hyperparathyroidism，THPT）是在继发性HPT的基础上，由于腺体受到持久和强烈的刺激，部分增生转变为腺瘤；表现为从低血钙状态到高血钙状态转变的过程，甲状旁腺不受血钙水平的反馈调节。患者往往有肾脏透析病史。这种类型的患者也称为功能自主的HPT。本节主要讨论原发性甲状旁腺功能亢进。

一、病理生理

正常情况下，细胞外钙质浓度会刺激甲状旁腺激素分泌，PTH会增加肾髓袢升支粗段对钙的重吸收，并刺激肾近曲小管对25-羟维生素D的羟化作用，通过激活破骨细胞活性，增强骨吸收活动。通过如上活动，PTH会缓和任何原因导致的血钙减少的趋势。在发生HPT时，持续增多的PTH增加了骨转换率和成骨细胞、破骨细胞的数量，但降低了单个骨细胞的活性，使成骨周期和骨重塑周期延长，导致骨内膜骨吸收面积扩大,并最终导致骨皮质厚度和骨重塑单元的厚度变薄。骨转换率的增加理论上会引起骨小梁孔的增加,进而导致骨小梁网状结构的物理特性衰退。然而,浅层的骨吸收会对骨小梁孔的形成起到拮抗作用,骨重塑循环平衡的维持也会减少骨小梁孔的形成,并阻止由于骨小梁变薄引起的不可逆的骨质丢失,松质骨结构由此得以保留。因此,HPT患者骨皮质的骨质疏松程度一般重于松质骨。

二、病理表现

单发性甲状旁腺腺瘤约占全部HPT患者的85%,弥漫性甲状旁腺增生约占10%。少数HPT患者有家族史,为多发性内分泌腺瘤病的一部分;可与垂体瘤及胰岛细胞瘤同时存在(见于多发性内分泌腺瘤病Ⅰ型,MENⅠ);也可与嗜铬细胞瘤及甲状腺髓样癌同时存在(见于多发性内分泌腺瘤病Ⅱa型,MENⅡa)。多发性甲状旁腺腺瘤和甲状旁腺囊肿并不常见;甲状旁腺癌非常罕见(<1%)。

轻症HPT患者骨病理最显著的表现为皮质骨和松质骨的骨质丢失。在所有PHPT患者骨穿刺病理中均出现骨皮质厚度变薄、多孔性增加。

重症HPT患者主要表现为纤维囊性骨炎。其病理过程可分为3个阶段:第1阶段,过度分泌的PTH刺激破骨细胞吸收骨质,同时胶原纤维在髓腔内聚集。第2阶段,松质骨吸收破坏,髓腔内充填松散纤维组织,充满含铁血黄素的巨噬细胞、微骨折出血和反应性编织骨。第3阶段,随着PHPT病情进展,囊腔内出血持续进行,病变最终发展为纤维囊性骨炎。囊变由骨内出血和组织退变所致。其内充填簇状排列的巨细胞,充满含铁血黄素的巨噬细胞和成纤维细胞。出血、含铁血黄素和过度增生的血管使病变呈现棕色,故称之为"棕色瘤"。其病理表现为:①"棕色结节(瘤)"形成。骨质富细胞的弥漫性纤维组织增生、多核巨细胞和富含含铁血黄素的巨噬细胞聚集在一起所形成的结节;其中伴有较多的新生血管及新鲜和陈旧性出血,出血及大量含铁血黄素沉着组成肉眼所见的棕色瘤。②骨质富细胞的纤维组织增生和大小不等的囊腔形成。病变骨小梁之间充满大量的纤维组织。早期较为疏松,富含血管,细胞呈梭形;后期增生的纤维组织中有较多的胶原纤维。在髓腔内,还可见到大小不等的囊腔,囊壁由密集的纤维编织组织构成,囊内有液化坏死的红染无结构物质残留。③骨质生成障碍。在病灶周围纤维组织中见有新形成的骨样组织及成熟和不成熟的骨小梁。骨小梁周围有成排的成骨细胞及较多的破骨细胞吸收现象。

三、临床表现

HPT多见于20~50岁成年人;发病率男女比例约为1:2。HPT患者最典型、最常见的临床表现为骨骼病变,包括骨痛、骨质疏松,发生纤维囊性骨炎或病理性骨折时可出现骨骼畸形、行走困难,甚至卧床。

和原发性骨质疏松不同的是,HPT患者的皮质骨和松质骨的骨密度(BMD)值均有降低;但在骨小梁丰富的部位,BMD仅有轻度降低,甚至会小幅升高。这种现象在绝经后、无症状女性HPT患者中表现得更为明显。另有研究表明,相较于原发性骨质疏松,HPT患者对骨折有更高的抵抗力。也就是说,BMD值相近的骨质疏松和HPT患者,病理性骨折在骨质疏松患者中的发生率更高。

尿路结石也是HPT患者常见的临床表现,可导致肾绞痛、血尿,还可诱发尿路感染引起尿路梗阻,以致影响肾功能。肾钙质沉着症也可导致肾功能减退,乃至引起肾功能不全。HPT患者的高钙血症导致心血管系统的病理生理改变,引起高血压、左心室肥厚、心律不齐等临床表现。高钙血症累及周围神经及肌肉时可导致四肢无力,以近端肌肉为甚,可出现肌萎缩。肌腱、软骨等处钙化可引起非特异性关节痛;皮肤钙盐沉积可引起皮肤瘙痒。HPT 患者最常见的非特异性临床表现为虚弱和易疲倦。

　　HPT 是由于一个或多个甲状旁腺不规律的过度分泌 PTH 所致,是导致血钙升高最常见的病因;因此每一位高钙血症患者均应考虑本病的可能。本病患者血液的实验室检查可见血 PTH、血钙升高。如同时伴有维生素 D 缺乏、肾功能不全或低白蛋白血症,血清总钙可不升高,但血清游离钙一般会升高。血清磷一般降低;但在肾功能不全时血清磷可不降低。血清 ALP 常升高,在骨骼病变较显著时尤为明显。血清氯升高;血 HCO_3^- 常降低;可出现代谢性酸中毒。患者尿液的实验室检查常见尿钙增高,但由于 PTH 降低钙的清除率,当血清钙低于 2.87mmol/L 时,尿钙增加可不明显。尿磷也常增高。

四、影像学表现

　　甲状旁腺功能亢进性骨病可累及全身骨骼。病变较为显著的部位主要有四肢长骨、肩关节、手、脊椎和颅骨,其病变的典型征象在普通 X 线平片上一般可以显示得很清楚,包括全身性骨质疏松,骨吸收及纤维囊性骨炎(棕色瘤)。

　　根据发生部位的不同,甲状旁腺功能亢进性骨病造成的骨质吸收可分为骨膜下、软骨下、皮质内、内膜下、肌腱下、韧带下和骨小梁骨吸收;其中最常见的是骨膜下、软骨下和皮质内骨吸收。骨膜下骨吸收(图 9-1-1)好发于骨突和肌腱韧带附着处。手部 X 线平片对骨膜下骨吸收的显示最为清楚;病变最好发于中指、示指中节指骨的桡侧面。受累骨质边缘毛糙,呈毛刷样改变。病情较重时,可见远节指骨甲床下骨溶解。肌腱、韧带下骨吸收常见于股骨大转子(greater trochanter)、肱骨结节、坐骨结节、跟骨下缘、锁骨远端下缘和肘关节的骨附着端。软骨下骨吸收发生于有软骨覆盖的骨端,如锁骨肩峰端、骶髂关节、耻骨联合等处;常表现为软骨下不规则骨缺损、关节间隙增宽(图 9-1-2,图 9-1-3)。皮质内骨吸收的典型表现是沿骨干长轴分布的条形纹理,也称为"隧道"征。在 X 线放大摄影中,此征象表现得更为清楚。骨内膜下骨吸收常见的表现为长管状骨内膜下弧形或扇贝样局限性骨质缺损。

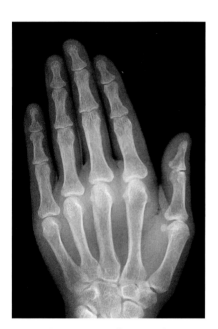

图 9-1-1　骨膜下骨吸收

X 线平片示右手各指骨、掌骨骨皮质变薄、骨小梁粗大、稀疏,示指、中指近端指间关节桡侧骨皮质凹陷、毛糙、欠光整。环指中节指骨、小指远节指骨纤维囊性骨炎。

　　纤维囊性骨炎,也称棕色瘤或破骨细胞瘤,是由于局部骨质破骨细胞聚集,骨质囊变,形成血池的局灶性溶骨性骨质破坏。当其形成纤维瘢痕组织后,在影像上就表现为肿瘤样病变。纤维囊性骨炎可发生于全身各骨;其好发部位有四肢长骨、下颌骨、锁骨、肋骨和骨盆。纤维囊性骨炎的表现多样;在 X 线平片上常见表现为局限性膨胀性溶骨性骨质破坏,其内部密度均匀,周围骨包壳常较完整(图 9-1-3)。当纤维囊性骨炎发生于长骨骨端或髂骨、坐骨、肩胛骨等不规则骨时,极难与骨巨细胞瘤相鉴别。纤维囊性骨炎在 CT 上表现为单发或多发的囊性破坏区,在骨干部常沿骨干长轴生长;但在骨端时较难与骨巨细胞瘤相鉴别,表现为略膨胀性溶骨性破坏区,病变范围常较局限。增强扫描时,可见纤维囊性骨炎内部显著

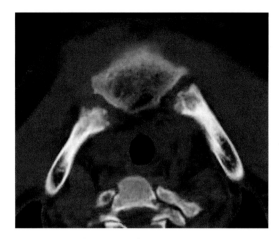

图 9-1-2 软骨下骨吸收

CT 骨窗斜冠状位图像,显示双侧胸锁关节间隙不均匀增宽,关节面骨质毛糙、囊变。

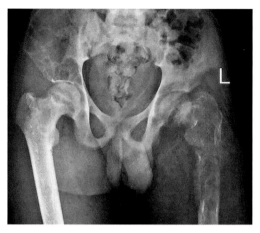

图 9-1-3 纤维囊性骨炎及肌腱、韧带下、软骨下骨吸收

骨盆正位 X 线平片示双侧坐骨结节骨皮质密度减低、边缘毛糙、模糊;耻骨联合关节面模糊、关节间隙增宽;右侧髂骨、左侧股骨多发纤维囊性骨炎,左股骨病理性骨折。

强化。当纤维囊性骨炎发生囊变时,可见液-液平面表现。CT 在诊断纤维囊性骨炎时价值较 X 线平片大;对于纤维囊性骨炎骨皮质是否连续、是否有软组织穿破、内部软组织情况、破坏区周围软组织及髓腔受累情况的显示能力,远优于 X 线平片(图 9-1-4)。纤维囊性骨炎本身在 MRI 中的表现无特异性;根据纤维囊性骨炎内纤维、囊变及出血的成分不同,可表现为长 T_1、长 T_2 的类似囊变样信号区,也可表现为长 T_1、短 T_2 的类似陈旧出血的信号区。纤维囊性骨炎囊变产生液-液平面时,在 MRI 图像中可得到良好的显示(图 9-1-5,图 9-1-6)。纤维囊性骨炎几乎没有周围软组织侵犯,是一个较为有特征的阴性征象。

颅骨"胡椒盐"征,在颅骨正侧位平片中表现为颅骨内外分界不清,边界模糊,板障内可见颗粒样溶

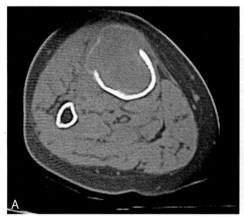
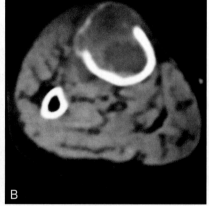
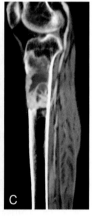

图 9-1-4 右胫骨上段纤维囊性骨炎

右胫骨 CT 平扫轴位骨窗(A)、软组织窗(B)及增强扫描矢状位重建软组织窗(C)显示右胫骨骨皮质变薄,胫骨上段膨胀性、偏心性、溶骨性骨病变,病灶边缘骨皮质变薄,未见连续性中断,增强后病灶内明显不均匀强化,需与骨巨细胞瘤相鉴别。

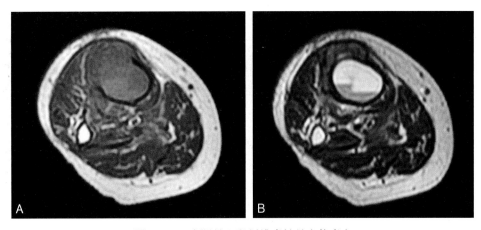

图 9-1-5　右胫骨上段纤维囊性骨炎伴囊变

右胫骨 MRI 平扫轴位 $T_1WI(A)$ 和 $T_2WI(B)$ 图像显示右胫骨上段溶骨性病变,病灶内可见长 T_1、长 T_2 液体信号和等 T_1、等 T_2 实性成分,并可见阶梯状液-液平。

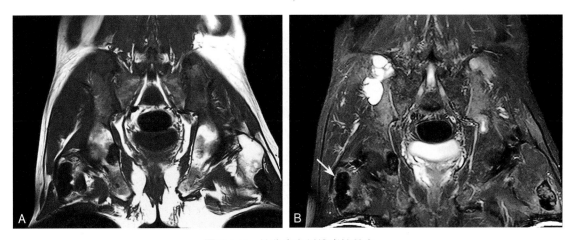

图 9-1-6　骨盆多发纤维囊性骨炎

骨盆 MRI 平扫冠状位 $T_1WI(A)$ 和 T_2 脂肪抑制(B)图像显示右侧髂骨、右侧髋臼及双侧股骨大转子多发纤维囊性骨炎,右髂骨病灶呈多发囊性长 T_1、长 T_2 的液体信号,右侧髋臼和双侧股骨大转子病灶呈不均匀长 T_1、短 T_2 信号,提示含铁血黄素沉积(箭头)。

骨性破坏区及斑点样骨质硬化。此表现应与多发性骨髓瘤和畸形性骨炎所致的颅骨病变相鉴别。牙床周围硬骨板的骨质丢失,表现为在牙周膜(此结构将牙齿固定于牙床)周围出现一条锐利的白线。

　　HPT 患者的椎体可表现为上下终板密度增高,椎体中部密度降低的"夹心椎"征象。

　　病理性骨折是本病的常见并发症,常发生于四肢长骨和椎体(图 9-1-3)。

　　关节外病变最常见为泌尿系结石,可能与本病患者尿钙增高有关。软组织钙化多见于继发性甲旁亢。

　　定量 CT 可定量测量患者的骨密度,对 HPT 患者的骨质疏松症状可进行定量测量,还可对患者发生骨折的风险进行评估,并对患者术后的恢复情况进行监测。

五、鉴别诊断

1. 肾性骨病 患者有骨质疏松,也可发生骨质软化。继发甲旁亢时纤维囊性骨炎和软骨钙化少见;而骨质硬化和骨膜炎较多见。伴有甲旁亢时 PTH 可升高;但血清钙可不高,血清磷可不低,血浆蛋白减少,肌酐清除率降低。

2. 多发性骨髓瘤 好发于中老年人;约 12%~25% 就诊时 X 线检查仅见弥漫骨质疏松而无明确的骨质破坏。MRI 可显示明显骨髓浸润、替代;约 70% 以上的病例出现多发骨破坏灶;无骨膜下骨吸收;血磷大多正常,碱性磷酸酶不高,尿本周蛋白可阳性;血清免疫球蛋白测定显示 M 蛋白增多,正常免疫球蛋白减少。

3. 骨巨细胞瘤 好发于女性,多见于 20~40 岁;骨端单发病灶;无骨质疏松,无骨膜下骨吸收;实验室检查钙磷正常。

六、治疗及预后

对于年轻(<50 岁)、有症状的 HPT 患者,甲状旁腺切除术是首选的根治方法。成功切除甲状旁腺后 1~2 周骨痛开始减轻;6~12 个月症状明显改善;骨结构修复需 1~2 年或更久。

对于无症状甲状旁腺腺瘤、高钙血症极轻微或年老、体弱、不能进行手术的 HPT 患者可进行药物治疗;常用药物包括双膦酸盐类药物和拟钙剂(西那卡塞),并且推荐患者摄入足量的维生素 D。

(钱占华)

第二节　多发性骨髓瘤

多发性骨髓瘤(MM)是骨骼系统中最常见的原发性恶性肿瘤。该病是一种克隆性浆细胞异常增殖的恶性疾病,多见于老年人。临床上可分为多种亚型。多发性骨髓瘤的病因是血浆 B 细胞的单克隆增殖,导致骨髓浸润并增加血清和尿液中的单一免疫球蛋白及其片段。电泳分析显示血液中的免疫球蛋白水平以及尿液中的轻链(本周蛋白)水平增加。在影像上,多发性骨髓瘤表现为骨骼的多个溶骨性骨破坏以及严重的骨质疏松。根据最新的国际骨髓瘤工作组(International Myeloma Working Group,IMWG)标准,局灶性溶解性病变的大小必须≥5mm 才能被视为真正的异常。骨髓浸润过程可能累及任何骨骼,但主要受累部位包括脊柱、肋骨、颅骨、骨盆和股骨。骨结构异常可能表现为影像学正常或仅仅是骨量减少,典型的影像学表现是多个、离散的、小的、溶骨性病变。偶尔会表现为一个孤立性病灶,称为骨孤立性浆细胞瘤(solitary plasmacytoma of the bone,SPB)。单一病灶患者通常会进展成多发性骨髓瘤。

一、推荐的影像检查

多发性骨髓瘤诊断和分期的首选初步影像学检查仍然是骨骼筛查(根据 2014 年 IMWG 共识声明)。根据骨髓抽取结果或高球蛋白血症怀疑患有多发性骨髓瘤的患者应接受影像学骨骼检查。骨骼检查包括颅骨的侧位 X 线片、脊柱前后位和侧位片,以及肱骨、肋骨、骨盆和股骨的前后位片。包含的这些骨检查对于诊断和分期都很重要。全身成像如 PET/CT 和 MRI 也可用于初始分期和随访。MRI 是发现骨髓浸润的"金标准"。其他全身技术，包括低剂量 CT 扫描及使用锝-99m-甲氧基异丁基异腈（^{99m}Tc-MIBI）的核素闪烁扫描，仍需评估。Dimopoulos 等回顾了多发性骨髓瘤中使用的所有成像方式的文献，并为每种方式提供了建议。建议常规 X 线摄影仍然是新诊断病例分期和复发病例的标准检查。MRI 可以提供与 X 线检查相辅相成的信息，建议用于 X 线图像上无明显阳性发现的患者和所有 X 线仅发现为骨孤立性浆细胞瘤的患者。MRI 是评估疑似脊髓压迫的首选检查。标准的锝-99m（^{99m}Tc）骨显像在骨髓瘤的常规分期中不起作用。根据研究结果，PET 或 ^{99m}Tc-MIBI 核素显像不推荐用于常规使用。

对新出现的疼痛部位的骨骼进行重点检查对于评估可能发生的病理性骨折具有重要价值。应该与所有其他可用的影像学研究相关联，以帮助确定病理性骨折的风险。国际骨髓瘤工作组对可疑多发性骨髓瘤患者的标准检查指南包括以下内容：①单克隆蛋白的血清和尿液评估；②血清游离轻链测定；③骨髓抽吸和/或组织活检；④血清 β2-微球蛋白、白蛋白、血清免疫球蛋白和乳酸脱氢酶测量；⑤标准中期细胞遗传学；⑥荧光原位杂交（fluorescence in situ hybridization，FISH）；⑦MRI、FDG PET 或低剂量全身 CT，可更好地检测骨和髓外疾病。

二、分期

骨髓瘤患者的发病率和死亡率与初始诊断时的疾病分期直接相关。Durie 和 Salmon 提出了多发性骨髓瘤的初步临床分期系统。该系统于 2003 年进行了修订，因为增加了 MRI 成像方法的附加信息，现在被称为 Durie/Salmon PLUS 系统。放射科医师应使用修订后的系统（如下所述）准确地对这些患者进行分期。ⅠA 期：正常骨骼表现或单个病变≥5mm。ⅠB 期：5 个局灶性病变或轻度弥漫性脊柱疾病。ⅡA/B 期：5~20 个局灶性病变或中度弥漫性脊柱疾病。ⅢA/B 期：超过 20 个局灶性病变或严重的弥漫性脊柱疾病。其中，A 表示肾功能正常，B 表示肾功能异常。

在 MRI 影像上可分为轻度、中度和重度弥漫性脊柱疾病。轻度疾病可表现为"胡椒盐"征或微小浸润。中度弥漫性疾病被定义为 T$_1$WI 序列上椎体的骨髓信号强度高于相邻椎间盘。重度弥漫性疾病定义为 T$_1$WI 序列上椎体骨髓信号强度小于或等于相邻椎间盘。

三、X 线平片

多发性骨髓瘤的典型 X 线表现是颅骨、脊柱和骨盆的多个、小的、边界清楚、溶骨性、穿凿样的圆形病变（图 9-2-1）。由于肿瘤因子激活破骨细胞并抑制成骨细胞，因此病变是溶骨性而没有反应性骨形成。病变的大小略有不同。此外，骨髓瘤患者的骨骼多呈现弥漫性骨质疏松。因为骨髓瘤是松质骨区的疾病，骨髓腔内微小的病灶可以表现为骨内膜扇形改变。尽管进展性多发性骨髓瘤多表现为多发局灶性溶骨性骨破坏，但是有些患者可仅在 X 线片上表现为弥漫性骨量减少。在 X 线片上发现单个骨髓瘤病变（骨孤立性浆细胞瘤）的患者不到 10%。这些病变在椎体中最常见。在其他骨骼部位，通常发生在肋骨或脊柱后柱，表现为膨胀性皂泡状的病灶，可以具有各种形状和大小，偶尔伴有软组织肿块。

骨髓瘤有两种硬化形式。一种是罕见的形式，称为骨硬化性骨髓瘤（又称为 POEMS 综合征，表现为多发性神经病、器官肿大、内分泌病、单克隆丙种球蛋白病和皮肤改变），可能在 X 线片或 CT 中表现为硬

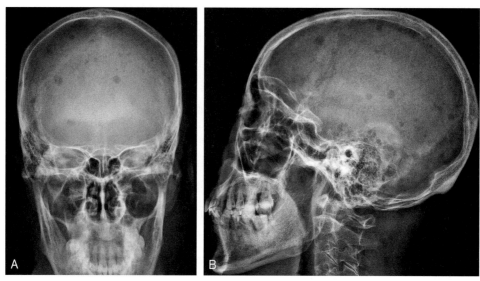

图 9-2-1　多发性骨髓瘤 X 线平片表现

66 岁女性,颅骨正侧位 X 线片(A、B)示颅骨多发、散在、圆形溶骨性骨破坏灶,边界清楚。

化病变,但这种情况仅见于不到 1% 的骨髓瘤病例。目前已经建立了诊断该病的主要和次要标准。主要标准包括多发性神经病、单克隆丙种球蛋白病和骨病变的存在。另一种形式是标准的多发性骨髓瘤病例,具有混合的溶骨性和硬化性病灶。治疗后的骨髓瘤病变 X 线片或 CT 图像也可能很少显示出具有硬化的异常骨结构区域。通常只能看到很少的反应性骨硬化或骨膜反应。然而据报道,一些新的治疗药物,如:硼替佐米,可在治疗后的病灶周围显示出更高程度的反应性新骨形成。

多达 90% 的新诊断多发性骨髓瘤患者表现出骨骼受累。在骨骼筛查中发现多发溶骨性病变时,主要有 2 种疾病需要鉴别:骨髓瘤和转移瘤。当发现病变与骨髓浆细胞增多症和血清丙种球蛋白升高时,则诊断为骨髓瘤。如果尚未对骨髓浆细胞、血丙种球蛋白进行检测,影像学发现多发溶骨性病变的患者中 60%~70% 为转移瘤;其余大多数为骨髓瘤。极少数情况下,可能有多灶性受累的其他疾病,包括感染、结节病和骨原发性淋巴瘤,可以类似骨髓瘤和转移瘤。在 X 线片中发现的弥漫性骨质减少,虽然大多数是与年龄相关的骨密度降低有关,但仍需要考虑多发性骨髓瘤的可能,并进行其他检查以排除。

骨骼 X 线平片筛查具有局限性。在多发性骨髓瘤,至少发生 30% 的松质骨丢失才能在 X 线片上表现为溶骨性骨破坏。另外,多发性骨髓瘤可以表现为弥漫性骨质疏松,这与单纯老年性骨质疏松症患者的影像表现难以区分。

四、CT

计算机断层扫描(CT)很容易显示多发性骨髓瘤患者的骨骼受累(图 9-2-2)。然而,CT 的作用仍在研究中,并且大多数患者不需要单独进行 CT 扫描。采用多层螺旋 CT 低剂量全身扫描有望能够替代标准 X 线骨骼筛查。在一项对 42 例多发性骨髓瘤患者的研究中,全身 CT 扫描显示的病灶是 X 线平片的 4 倍多。CT 扫描对于有骨痛等临床症状但 X 线平片显示阴性的患者更有价值。在这种情况下,骨髓瘤病灶的检出会改变治疗方法。CT 还可以引导经皮活检,特别对怀疑是浆细胞瘤的骨质或骨外病变。

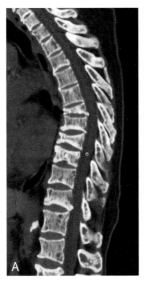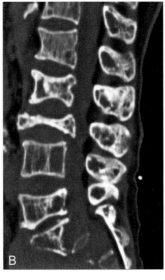

图 9-2-2　多发性骨髓瘤 CT 表现

67 岁男性,胸椎(A)、腰椎(B)CT 平扫矢状位重建骨窗图像,示胸椎、腰椎、
骶椎多发、散在、大小不等的溶骨性骨破坏灶,边界清楚,部分椎体楔形变。

五、MRI

MRI 由于其优越的软组织对比度和分辨率,可用于多发性骨髓瘤的成像。多种 MRI 序列可以用来评价多发性骨髓瘤的骨骼受累,包括 T_1 加权像、T_2 加权+脂肪抑制、STIR 和钆 T_1 加权脂肪抑制增强。骨髓瘤病变通常在 T_1 加权像显示低信号、T_2 加权和 STIR 呈高信号,增强后强化呈高信号。MRI 的局限性是采集时间长、费用高、扫描视野小。为了克服这些限制,开发了不需要对比剂增强的全身 MRI(whole body-MRI,WB-MRI)方法。弥散加权成像(DWI)能在常规序列出现变化之前反映细胞内和细胞外水含量的改变;缺点是表观弥散系数(ADC)不仅仅受扩散影响,而且还受灌注影响。DWI 可用于检测骨髓浸润区域,用于诊断和监测治疗反应。对于多发性骨髓瘤(MM)患者,ADC 具有可重复性,并与骨髓细胞和微血管密度(microvessel density,MVD)相关。动态对比增强(dynamic contrast-enhanced,DCE)-MRI 可形成时间-信号强度曲线(time-signal intensity curve,TIC)来评估血管内外对比剂的分布,用于评估微循环的血容量和血管渗透性的数据。在 MM 患者中,DCE-MRI 测量与骨髓血管生成和 MVD 以及对治疗的血管生成反应相关。关于 DCE-MRI 采样率和模型,有两种药代动力学模型(分别由 Brix 和 Tofts 提出)已经应用。然而,两者的比较表明 Brix 模型稍微强一些。由于 DCE-MRI 尚未在临床常规中建立使用,因此无法推荐明确的序列。正电子发射体层成像(PET)与 MRI 相结合是一种新颖且有前途的新方法;其中 PET 检测活动性局灶性病变;而 MRI 显示病变的位置并提供关于骨髓瘤骨髓细胞浸润的信息。特别是在达到完全缓解(complete response,CR)的患者中,该技术能够定位疾病活动的残留部位;因此可能有助于指导将来的治疗。

多发性骨髓瘤骨髓受累的 MRI 表现为下列 5 种模式:骨髓正常表现、局灶性受累(阳性病灶被认为是直径大于 5mm 的病变)、均匀弥漫性浸润、弥漫性和局灶性浸润混合、椒盐型(骨髓信号不均匀伴有正常脂肪岛）（图 9-2-3~图 9-2-5）。低肿瘤负荷通常与正常骨髓 MRI 模式相关；但当 T_1 加权图像存在弥漫性低信号变化，T_2 加权图像上的弥漫性高信号和增强强化时，通常怀疑高肿瘤负荷。在一些研究中，各种 MRI 骨髓异常模式患者的百分比为：局灶性模式为 18%~50%；弥漫模式为 25%~43%；椒盐型为 1%~5%。

对于多发性骨髓瘤，MRI 是发现骨髓浸润的"金标准"。MRI 显示的是骨髓浸润，而不是骨质破坏。脊柱和骨盆 MRI 能发现 90% 以上的局部病灶，因此可用于不能行全身 MRI（WB-MRI）检查的病例。MRI 可用来评价疼痛部位，在中轴骨主要用于显示脊髓压迫，尤其应用于与骨质疏松性椎体骨折的鉴别诊断；同时对监测治疗反应也有帮助，但是不推荐在随访中常规使用 MRI。

MRI 同时可为预后提供重要信息。一项对 611 例骨髓瘤患者的研究表明，超过 7 个局灶性病变的存在是预后较差的独立预测因子，并且所有局灶性病变的消退都是较高生存率的指标。最近的研究表明，局灶性病变数量的连续增加（没有特定的临界值）与不良预后相关。

MRI 具有快速敏感地检出疾病的优点，但 MRI 的特异性有局限性。全身 MRI 成像是优选的，但如果不能做全身 MRI 成像，至少应进行脊柱和骨盆的 MRI 检查，因为 MRI 能发现骨骼 X 线平片阴性的病灶或髓外病灶，这些发现可以改变临床分期和治疗选择。在多达 50% 的患者中检测到髓外疾病，并且是预后较差的独立预测因子。

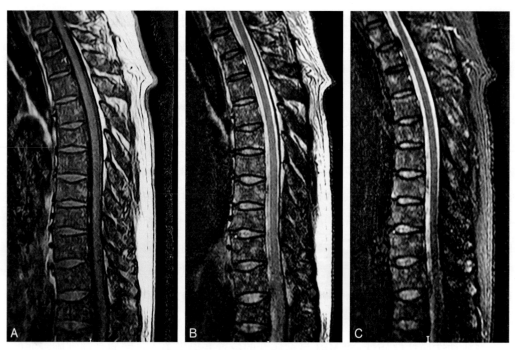

图 9-2-3 多发性骨髓瘤 MRI 表现

男，46 岁，多发性骨髓瘤。胸椎矢状位 T_1 加权像（A）、T_2 加权像（B）和 STIR 像（C）示胸椎体及附件弥漫性不均匀信号减低，未见局灶性破坏灶。骨髓受累模式为弥漫性浸润。

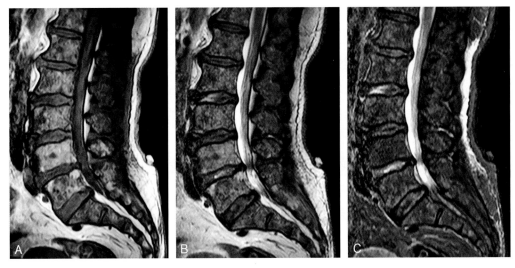

图 9-2-4 多发性骨髓瘤 MRI 表现

女,64 岁,多发性骨髓瘤。腰椎矢状位 T_1 加权像(A)、T_2 加权像(B)和 STIR 像(C)示腰骶椎体及附件多发散在微小骨破坏灶,内散在正常脂肪岛,未见局灶性骨破坏灶。骨髓受累模式为椒盐型。

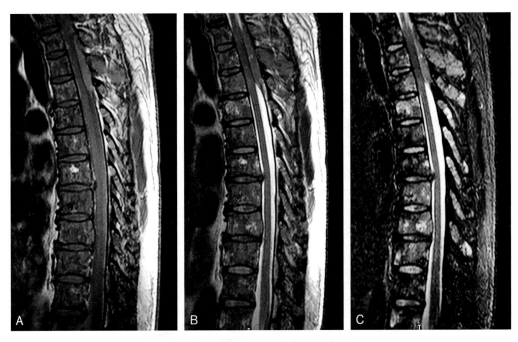

图 9-2-5 多发性骨髓瘤 MRI 表现

男,49 岁,多发性骨髓瘤。胸椎矢状位 T_1 加权像(A)、T_2 加权像(B)和 STIR 像(C)示胸椎体及附件弥漫性信号减低,多发椎体局灶性骨破坏,上胸椎椎管内硬膜囊外肿块,压迫胸髓。骨髓受累模式为弥漫性和局灶性混合浸润。

六、放射性同位素扫描

骨髓瘤是一种导致破骨细胞过度活跃的疾病,可导致骨的释放和成骨细胞的抑制。核医学骨扫描依赖于成骨细胞活动(骨形成)进行诊断。因此,标准的锝-99m(^{99m}Tc)骨扫描低估了疾病的严重程度,不应常规使用。然而,Erten 等人的一项研究似乎证明,使用锝-99m-甲氧基异丁基异腈(^{99m}Tc-MIBI)的全身骨显像可能是多发性骨髓瘤诊断成像的辅助手段。Khalafallah 等人在 2013 年报道,在 62 例患者的研究中,^{99m}Tc-MIBI 预测整体疾病结果和死亡率优于全身 MRI。

文献还显示,使用 ^{18}氟-氟代脱氧葡萄糖(^{18}F-fluorodeoxyglucose,^{18}F-FDG)正电子发射体层成像(PET)可通过提供高代谢病变的功能检测而有助于多发性骨髓瘤的分期和治疗后监测。FDG PET 扫描显示标准摄取值(SUV)大于 11 的病变已被视为预后较差的指标。

由于许多骨髓瘤病变为小病灶,必须仔细评估 PET 扫描以减少假阴性的数量。通常的 SUV 截止值 2.5 不适用于小于 1cm 大小的骨髓瘤病变。对于小于 5mm 的病变,任何程度的 FDG 摄取都应报告为活动性疾病。5~10mm 之间的病变被认为是不确定的。

(程克斌)

第三节 淋 巴 瘤

淋巴瘤的种类较多,但是整体发病率低,累及骨组织的情况更是少见。

淋巴瘤与骨质疏松的关系主要表现为:①部分淋巴瘤患者存在高钙血症,可能是通过增加 1,25-(OH)$_2$D$_3$ 的分泌、促进肠道钙吸收而发生的。②部分淋巴瘤患者会发生骨量减低、骨质疏松(图 9-3-1),但是机制尚未完全阐释。③淋巴瘤的不同治疗方法及治疗后多种因素(包括饮食、运动情况等)均对 BMD 有影响,特别是治疗方案中糖皮质激素的应用剂量与 BMD 呈明显负相关关系(图 9-3-2);另外,性别因素对治疗后的 BMD 可能亦有不同的影响。

在影像诊断方面,有以下情况需要注意:①老年骨淋巴瘤患者伴有骨质疏松,骨质疏松的存在可能会干扰溶骨性淋巴瘤的诊断。②在少数情况下,骨淋巴瘤的病理性骨折与骨质疏松性骨折需要进行鉴别;因为溶

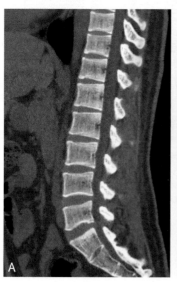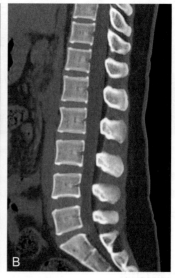

图 9-3-1 淋巴瘤患者发生骨密度减低

A. 19 岁非霍奇金间变性大细胞淋巴瘤男性患者的腰椎 CT 矢状位重建图像示骨密度减低,可同图 B 相比较;B. 19 岁正常男性的腰椎 CT 矢状位重建图像。

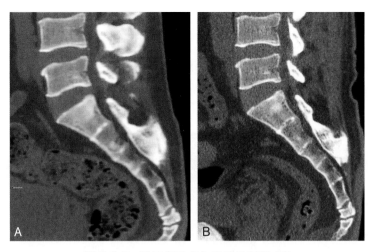

图 9-3-2　淋巴瘤患者化疗后骨密度减低

48 岁弥漫大 B 细胞淋巴瘤男性患者,A. 为化疗前的腰骶椎 CT 矢状位
重建图像;B. 该患者 9 次化疗后的腰骶椎 CT 矢状位重建图像,可观察
到其骨密度较前减低,其化疗方案内含有地塞米松。

骨性淋巴瘤病灶可以发生病理性骨折,而在骨质疏松的淋巴瘤患者中,亦可能发生骨质疏松性骨折。淋巴瘤所致病理性骨折与骨质疏松性骨折的鉴别要点可参照本章第四节骨转移瘤与骨质疏松性骨折的鉴别。

（苏永彬）

第四节　骨 转 移 瘤

　　骨是恶性肿瘤最容易转移的部位之一。骨转移瘤是老年人恶性骨肿瘤最主要的病因。乳腺癌、肺癌和前列腺癌是最容易转移到骨的恶性肿瘤。肝癌、肾癌等也会转移到骨。骨是前列腺癌最容易转移的部位,大于 90% 的患者在死亡前两年都会出现骨转移。骨也是乳腺癌首要的转移部位,大约 70% 都会转移到骨。骨是仅次于肺和肝的转移瘤易累及的器官,排在第 3 位。

　　骨容易被各种肿瘤转移的原因和机制尚不完全清楚;一个可能的原因是骨髓的微环境很适宜肿瘤细胞的生长。

　　骨转移瘤可分为成骨性、溶骨性和混合性转移,主要取决于原发肿瘤的性质。成骨性骨转移瘤最常见于前列腺癌,部分乳腺癌及部分类型的胃癌也可见。溶骨性骨转移瘤可见于各种恶性肿瘤,比如乳腺癌、肺癌、甲状腺癌和胃癌。

　　骨转移瘤也是骨最常见的恶性肿瘤。典型的骨转移通常为血行转移。骨转移瘤最好发的部位为腰椎,其次为胸椎、颈椎(cervical vertebrae)和骨盆。椎体转移瘤会引起病理性骨折,从而压迫脊髓,而脊髓受压是肿瘤科的急症之一。因为它对患者的生存率及生活质量有着至关重要的影响,所以早期诊断椎体转移瘤并给予治疗是十分重要的。大约 90% 的脊柱转移瘤可以通过影像学检查发现。

　　椎体转移瘤所致的病理性骨折和椎体骨质疏松性骨折均有着较高的发病率,并且对患者生存质量及预后有着至关重要的影响。而两者均发生在椎体,且好发于胸椎及腰椎。临床症状均可引起疼痛,脊髓受压。两者在影像表现上有很多相似之处,因此进行准确的鉴别诊断十分重要。影像上从以下方面有助于二者鉴别。

1. 骨折形态　转移瘤所致椎体压缩骨折表现为压缩椎体前后径拉长,上下径缩短,椎体前后缘向前后方膨隆突出,呈光滑半圆形,中央扁,类似于哑铃状(图 9-4-1)。该征象因肿瘤细胞以膨胀性和离心性方式生长,骨折时肿瘤组织相互挤压所致。

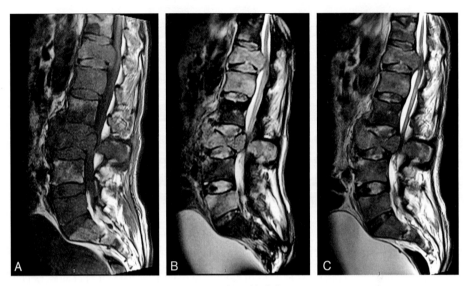

图 9-4-1　腰椎骨转移瘤 MRI

脊柱多发骨转移瘤磁共振图像:T_{12} 及 L_3 椎体向前后方膨隆突出,呈哑铃状改变。A. 矢状位 T_1WI 图像;B. 矢状位 STIR 脂肪抑制图像;C. 矢状位 T_2WI 图像。

骨质疏松所致椎体压缩骨折表现为压缩椎体变扁,多呈双凹形,椎体前后缘翘起,分别向前后上缘突出,呈锐利的成角改变(图 9-4-2)。该征象的发生机制可能与骨质疏松椎体脆性大,易于破裂移位有关。

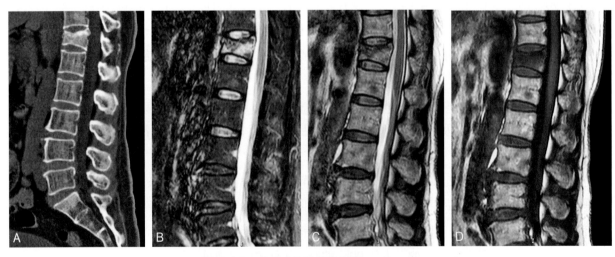

图 9-4-2　骨质疏松性椎体骨折 CT 及 MRI

T_{12} 椎体压缩骨折,椎体变扁,椎体后缘翘起,向后上缘突出,呈锐利的成角改变。A. CT 矢状位重建图像;B. MRI 矢状位 STIR 脂肪抑制图像;C. MRI 矢状位 T_2WI 图像;D. MRI 矢状位 T_1WI 图像。

2. 后上缘"黑线征"　在 MRI 矢状位图像上,转移瘤所致椎体压缩骨折的椎体后上缘骨皮质常呈不连续的低信号线,肿瘤组织容易破坏骨皮质累及椎体周围(图 9-4-3)。而骨质疏松性椎体压缩骨折的椎体后上缘骨皮质一般连续完整,呈连续的低信号线,即"黑线征"(图 9-4-4)。

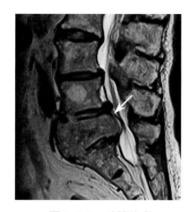

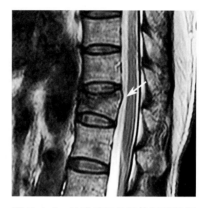

图 9-4-3　骨转移瘤

腰椎骨转移瘤 MRI 矢状位 T_2WI 图像示 L_5 椎体后上缘不连续的低信号线(箭头)。

图 9-4-4　骨质疏松性椎体压缩骨折

胸腰段脊柱 MRI 矢状位 T_2WI 图像示骨质疏松性压缩骨折椎体后上缘连续的低信号线(箭头)。

3. 骨折线　转移瘤所致椎体压缩骨折在 CT 上可见皮质及髓腔的溶骨性骨质破坏。在 MRI 影像可见皮质及髓腔内 T_1 等低、T_2 高信号骨质破坏区,边界清晰,部分病灶周围可见少许骨髓水肿(图 9-4-5)。

骨质疏松所致椎体压缩骨折在 CT 上可见清晰、光滑、锐利的骨折线,骨折线多为横行,位于终板下。在 MRI 影像上可见骨折线呈细密锯齿样低信号,位于终板下,常贯穿椎体前后缘;也有骨折轻微者,其骨折线仅位于椎体前缘或后缘(图 9-4-6)。

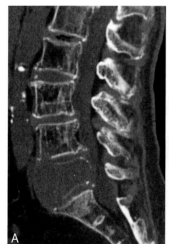
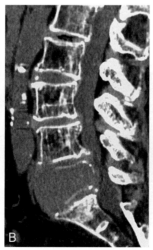
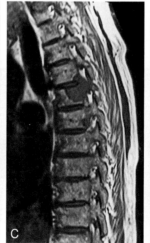
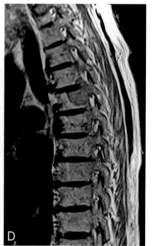

图 9-4-5　脊柱骨转移瘤

腰椎 CT 矢状位重建图像(A、B)示 L_5 椎体溶骨性骨质破坏。胸椎 MRI 矢状位 T_1WI(C)及 T_2WI(D)图像示胸椎骨质破坏,呈 T_1 稍低、T_2 稍高信号,破坏区边界清晰。

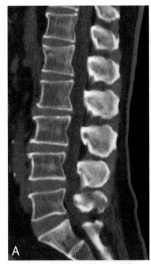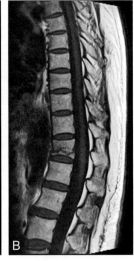

图 9-4-6　椎体压缩骨折

腰椎 CT 矢状位重建图像（A）示 L_1 椎体上终板下线样
低密度影，为骨折线，边缘清晰。胸腰段脊柱 MRI 矢状
位 T_1WI 图像（B）示 T_{11} 椎体下终板上方锯齿样低信号
骨折线，贯穿椎体前后缘。

4. 椎弓根及附件受累　转移瘤所致椎体压缩骨折除累及椎体骨质破坏外，椎弓根也常受累。椎弓根膨胀性骨质破坏是很有特征性的鉴别要点之一。在 CT 上可见椎弓根区骨质破坏，髓腔和/或皮质均可见骨质破坏，正常骨小梁结构消失。MRI 上骨质破坏区呈 T_1 等低信号、T_2 高信号，STIR 序列病灶显示更清晰。破坏区常与正常区域分界清晰（图 9-4-7）。如同时合并附件受累，则更支持转移瘤诊断。

骨质疏松性椎体压缩骨折，一般仅有轻微外伤史，很少累及椎弓根。部分累及椎弓根者仅见少许骨髓水肿，而非骨质破坏。STIR 序列可见椎弓根斑片状高信号区，边界欠清（图 9-4-8）。

5. 椎旁及硬膜外软组织肿块　转移瘤所致椎体压缩骨折常可见椎旁及硬膜外软组织肿块（图 9-4-9），且肿块以点灶状或不规则状为特点。椎旁软组织厚度超过 1cm，则更支持转移瘤诊断。在 MRI 影像上，

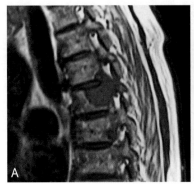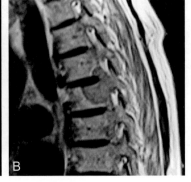

图 9-4-7　胸椎骨转移累及椎弓根

胸椎骨转移瘤 MRI 矢状位 T_1WI 图像（A）和 T_2WI 图像（B）示椎体及一
侧椎弓根局限性骨质破坏，呈 T_1 低、T_2 稍高信号，边界清晰。

可见椎体软组织肿块形态不规则,常呈 T_1 低、T_2 高信号。骨质疏松性椎体压缩骨折常见不到椎旁及硬膜外软组织肿块(图 9-4-10),多表现为椎旁软组织肿胀,呈环形或者圆形。STIR 可见椎体周围呈高信号水肿改变。

6. 椎体内 MRI 信号改变　转移瘤所致椎体压缩骨折椎体内信号改变常呈圆形,与正常骨髓分界清晰。当椎体完全被肿瘤细胞所替代后,整个椎体信号均匀改变,则无法观察到正常髓腔信号,尤以 T_1WI 最为显著,呈弥漫性 T_1 低信号。

骨质疏松所致压缩骨折椎体内信号改变呈带状,或长方形,呈 T_1 低、T_2 高信号,STIR 序列显示为更清晰的带状高信号,表现为骨髓水肿,与非骨折区域正常骨髓分界欠清。骨质疏松是由于骨成分减少,骨小梁减少,但骨质结构依旧完整,所以在椎体内仍可观察到残留的正常骨髓信号,呈 T_1 高、T_2 高信号,STIR 呈低信号;抑或出现"后角逃避现象",即椎体的上部或大部分在 T_1WI 上出现低信号区,而抬高的后角信号强度保持不变。

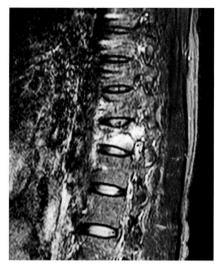

图 9-4-8　胸椎压缩骨折

胸椎 MRI 矢状位 STIR 脂肪抑制图像示胸椎椎体压缩骨折伴椎体及一侧椎弓根骨髓水肿。

7. 液体聚集征　液体聚集征(fluid sign)是指出现在压缩椎体的邻近终板部位的线状、三角形或局灶性的病变,与脑脊液等信号,在 STIR 上观察最明显(图 9-4-11),并与年龄及骨折的严重程度相关。若改变为椎体缺血性坏死时,老年性骨质疏松性椎体脂肪浸润会明显增加,椎体血供降低,加之骨折使局部椎体供血动脉及引流静脉中断,易导致急性缺血性坏死,且"液体聚集征"与椎体压缩程度及水肿范围密

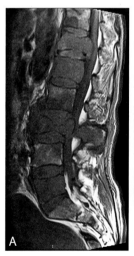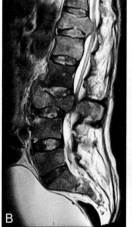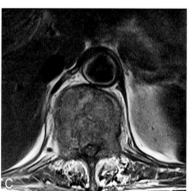

图 9-4-9　腰椎骨转移瘤

腰椎矢状位 T_1WI(A)、T_2WI 脂肪抑制(B)和轴位 T_1WI(C)图像示脊柱多发骨转移瘤,其中 L_3 椎体骨质破坏伴周围软组织肿块,肿块向椎体周围凸出,局部椎管狭窄。

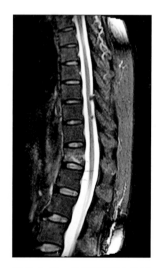

图 9-4-10　胸腰段压缩骨折

胸腰段脊柱 MRI 矢状位 T_2WI 脂肪抑制图像示胸腰段椎体压缩骨折、骨髓水肿,周围未见软组织肿块。

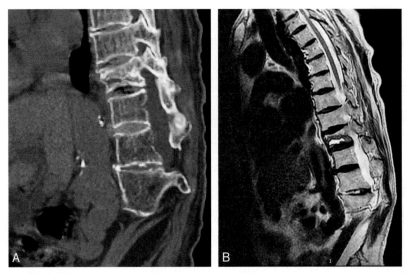

图 9-4-11　液体聚集征

胸椎 CT 矢状位重建图像（A）及 MRI 矢状位 T_2WI 图像（B）示胸椎压缩骨折，骨折椎体内出现线样、不规则液体聚集区域，呈 T_2 高信号。

切相关。而转移瘤血供丰富，不易缺血坏死，所以这种征象极少在转移瘤所致压缩骨折中出现。

8. 真空征　部分骨质疏松性椎体骨折内可出现真空现象，位于终板下，呈线样或梭形（图 9-4-12）。其机制尚未清楚，但多数人认为椎体内"真空"现象是椎体缺血坏死的特征性表现。真空现象是骨质疏松性骨折的有力证据。一般认为，此类气体是组织释放出的氮气形成的，可能是由于椎体血管的损伤、受

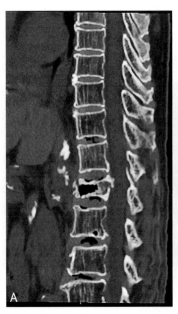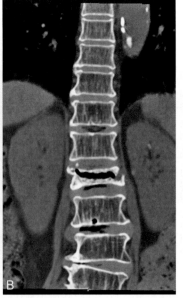

图 9-4-12　骨质疏松椎体骨折"真空征"

胸腰段 CT 平扫矢状位（A）及冠状位（B）重建图像示骨折胸椎体内斑片状气体影，位于终板下，称为"真空征"。

压或栓塞,导致椎体血供减少甚至中断,缺血坏死的椎体出现压缩性骨折而形成椎体内裂隙,裂隙内出现负压,溶解在体液内的气体溢出;或由邻近椎间盘真空现象通过骨折的终板进入椎体内所致。

9. 磁共振 T_1 增强扫描　转移瘤所致椎体压缩骨折增强后可见骨质破坏区多呈不均匀强化或结节样强化,与正常骨髓强化完全不同,且部分可见到周围软组织肿块的强化(图 9-4-13)。骨质疏松所致椎体压缩骨折增强后可无明显强化,或见椎体内骨髓水肿水平带状或线状强化信号带,位于终板下方(图 9-4-13)。

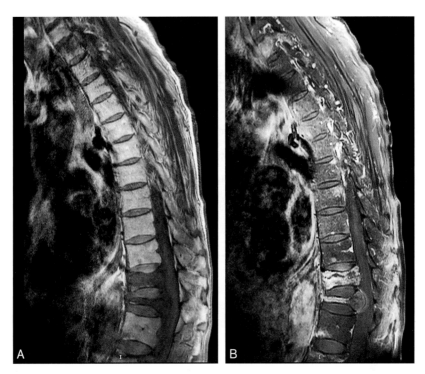

图 9-4-13　胸椎骨转移瘤及压缩骨折

胸椎 MRI 矢状位 T_1WI(A)及 T_1 增强脂肪抑制(B)图像示胸椎多发骨质破坏,T_{12} 椎体压缩变扁、椎体前后径增大,软组织肿块向后凸入椎管,局部椎管狭窄、硬膜囊受压,增强扫描呈不均匀强化,为骨转移瘤病理性骨折;T_{11} 椎体压缩骨折、骨髓水肿,椎体内可见横行低信号骨折线,增强扫描见骨髓水肿水平带状强化,为骨质疏松性椎体压缩骨折。

10. 病变分布　转移瘤所致椎体病变常为多发,呈跳跃式分布,骨折以单发多见。骨质疏松所致椎体骨折好发于胸腰段,可单发也可多发,常为连续椎体改变。骨折过的椎体,因椎体变形,引起受力改变,常与邻近椎体骨折有很大相关性。

11. 随访　转移瘤所致椎体压缩骨折,经过随访观察,信号不会改变。骨质疏松所致椎体压缩骨折经过 1~3 月的随访观察,骨髓水肿信号会逐渐消失。

12. 磁共振新技术(化学位移成像、DWI 及 ADC)　在化学位移成像反相位图像上,骨质疏松性压缩骨折较转移瘤所致压缩骨折有更低的信号强度比值(signal intensity ratio,SIR)。研究发现,当 SIR 小于 0.8 时,其诊断的灵敏度为 95%,特异度为 89%。应用脂肪抑制平面回波成像(echo planar imaging,

EPI),b 值≥500s/mm^2,转移瘤所致压缩骨折其表观弥散系数(apparent diffusion coefficient,ADC)不会超过 $1.5×10^{-3}$s/mm^2。

13. MRI 动态增强扫描 研究显示运用钆喷酸葡胺(Gadopentetic acid,Gd-DTPA)MRI 动态增强扫描评价椎体骨折,将时间-信号强度曲线(TIC)分为 5 型。A 型:早期无强化。B 型:缓慢强化。C 型:快速强化并维持在平衡相。D 型:快速强化,快速消退。E 型:快速强化后再出现缓慢强化期。转移瘤所致椎体压缩骨折 100% 表现为 D 型;骨质疏松性压缩骨折约 85.7% 表现为 E 型;D 型和 E 型曲线有助于二者鉴别。

(王　晨)

第五节　慢性肾脏病矿物质和骨异常

慢性肾脏病(chronic kidney disease,CKD)是一个全球性的健康问题,呈现患病率高、并发症多、致残致死率高的特点,且患病率呈逐年上升的趋势。我国成人 CKD 的患病率 8.2%~10.8%;由此导致的终末期肾病和死亡人数也在上涨,带来了沉重的社会和经济负担。CKD 根据肾小球滤过率(GFR)分为 5 期(表 9-5-1)。CKD 5D 期指 CKD 5 期接受透析治疗的患者。患者随着肾脏功能减退可以出现多种并发症,包括贫血、高血压、心血管疾病、认知功能障碍等,累及人体多个器官系统。其中,慢性肾脏病矿物质和骨异常(chronic kidney disease-mineral and bone disorder,CKD-MBD)是最重要的并发症之一。

表 9-5-1　慢性肾脏病分期

分期	eGFR/(ml·min^{-1}·1.73m^{-2})	描述
1	≥90	肾损伤,eGFR 正常或增高
2	60~89	肾损伤,eGFR 轻度下降
3a	45~59	eGFR 轻到中度下降
3b	30~44	eGFR 中到重度下降
4	15~29	eGFR 重度下降
5	<15	肾衰竭

慢性肾脏病常会引起矿物质和骨代谢异常,表现为以下 3 种情况中的一种或多种:钙、磷、甲状旁腺激素(PTH)、成纤维细胞生长因子 23(fibroblast growth factor 23,FGF-23)及维生素 D 代谢的异常;骨转换、骨矿化、骨量、骨线性生长或者骨强度的异常;血管及其他软组织钙化。2006 年,改善全球肾脏病预后组织(kidney disease:improving global outcomes,KDIGO)工作组推荐用术语"慢性肾脏病矿物质和骨异常"来描述包含上述异常的系统性疾病。该工作组推荐,传统术语"肾性骨营养不良"仅用于定义CKD 相关骨组织形态学改变。

慢性肾脏病是指具有相似临床表现的一组疾病,符合下述两项中的一项或以上时,可诊断 CKD。①出现肾脏损伤标志(一项或以上)>3 个月,包括:白蛋白尿(尿白蛋白排泄率≥30mg/24h,尿白蛋白/尿肌酐比≥30mg/g);尿沉渣异常;肾小管病变引起电解质紊乱和其他异常;肾脏病理异常;影像学检查出肾脏结构异常;肾移植病史。②eGFR<60ml/(min·1.73m²),持续>3个月。

一、病理生理

继发性甲状旁腺功能亢进是 CKD-MBD 的一个主要特征。继发性甲状旁腺功能亢进可开始于 CKD 病程早期,且其患病率随着肾功能的下降而增加,尤其是估算肾小球滤过率(estimated glomerular filtration rate,eGFR)<60ml/(min·1.73m²)时。继发性甲状旁腺功能亢进是由一系列引发和维持 PTH 分泌增加的异常所引起的。促进继发性甲状旁腺功能亢进发病的主要异常包括:磷酸盐潴留,游离钙离子浓度降低,1,25-二羟维生素 D_3 浓度降低,FGF-23 浓度增加,甲状旁腺中维生素 D 受体(VDR)、钙敏感受体(calcium-sensing receptor,CaSR)、FGF 受体和 klotho 蛋白的表达减少。可以通过检测在 CKD 病程中上述指标相对于 PTH 增高而发生的浓度变化,来理解这些异常在触发 PTH 合成中的相对重要性。当 eGFR 下降到低于 60ml/(min·1.73m²)时,PTH 浓度增加最先变得明显。血清钙、磷浓度此时仍正常,并且在 eGFR 降低到大约 20ml/(min·1.73m²)前仍能保持在正常范围内。循环 1,25-二羟维生素 D_3 浓度降低出现的时间要早得多,在 eGFR 低于 60ml/(min·1.73m²)时即发生(偶尔甚至在 eGFR 水平更高时就会出现),并且在终末期肾病患者中循环 1,25-$(OH)_2D_3$ 的浓度一般均明显降低。1,25-二羟维生素 D_3 浓度降低的主要原因很可能是 FGF-23 浓度升高,而不是功能性肾组织减少。高磷血症在 CKD 病程中出现相对较晚,可能通过抑制 1α-羟化酶而使得 1,25-二羟维生素 D_3 的合成减少。由此,进行性肾功能障碍可导致 1,25-二羟维生素 D_3 缺乏和高磷血症,这两者则都可造成低钙血症。这些异常通过不同的机制直接导致 PTH 浓度的升高。

(一)磷酸盐潴留和高磷血症

磷酸盐潴留长期以来被视为 CKD-MBD 中许多病理表现(尤其是 PTH 分泌增加)的初始诱发因素。由于 GFR 的降低导致磷酸盐负荷的滤过量减少,磷酸盐潴留倾向在 CKD 的早期就会出现,这被认为对继发性甲状旁腺功能亢进的发生起了主要作用。然而,大部分患者的血清磷水平在 CKD 早期并不会升高,其原因可能是肾小管对磷酸盐的吸收下降,且由升高的 PTH 和 FGF-23 水平介导。CKD 早期,klotho 蛋白缺乏可能使得 FGF-23 对磷酸盐排泄的作用变得不明显。此时,PTH 可能成为维持血清磷酸盐水平的主要因素。从磷酸盐稳态的角度来说,最初 PTH 的分泌增加是恰当的,因为随后发生的磷酸盐排泄增加可降低血浆磷酸盐浓度,使之趋向正常。在 GFR 严重降低的患者中,PTH 会抑制近端小管对滤过的磷酸盐的重吸收,从正常情况下的 80%~95% 下降到 15%。甲状旁腺功能亢进也倾向于纠正低钙血症(通过增加骨吸收)和 1,25-二羟维生素 D_3 缺乏[通过在近端小管刺激 25-$(OH)D_3$ 的 1-羟基化]。

在 CKD 晚期,GFR 降至 30ml/min 以下时,PTH 和 FGF-23 水平的代偿性增加变得不充分,导致患者发生高磷血症。此外,由于肾小管对磷酸盐的重吸收不能被降低至最小阈值之下,PTH 导致的磷酸盐从骨中持续释出加重高磷血症。高磷血症还能刺激 FGF-23 分泌;而 FGF-23 可以抑制 PTH 分泌。高磷血症可刺激血管中的平滑肌细胞转化为成骨细胞,并且直接促发心血管钙化和动脉硬化。

(二)1,25-二羟维生素 D_3 活性降低

磷酸盐潴留通过抑制 1α-羟化酶活性而直接抑制肾脏合成 1,25-二羟维生素 D_3。FGF-23 通过在近端小管抑制 1α-羟化酶活性和刺激 24-羟化酶而降低 1,25-二羟维生素 D_3 合成。FGF-23 浓度在肾脏损

伤后不久即出现升高,并且会随着肾脏功能的恶化而逐渐升高。这可能是一种生理适应机制,通过增强尿液中的磷酸盐排泄来维持正常的血清磷酸盐浓度。因此,虽然 FGF-23 的增加在 CKD 早期维持磷酸盐平衡中发挥了重要作用,但其导致了 1,25-二羟维生素 D_3 浓度降低(矫枉失衡)。这可能是 PTH 生成增加的初始诱发因素。

(三)钙平衡紊乱

低钙血症和高钙血症均与 CKD 患者的死亡率增加有关。低钙血症在 CKD 患者中常见,可能与 PTH 分泌增加和骨重塑异常相关。在 CKD 病程中,由于磷酸盐潴留、1,25-二羟维生素 D_3 浓度降低以及骨对 PTH 的血钙调节作用的抵抗,总血清钙浓度会降低。PTH 的分泌随血清钙浓度呈反向变化。持续的低血清钙浓度也似乎通过转录后活动直接增加 PTH mRNA 浓度,并在数日或数周期间刺激甲状旁腺细胞的增生。而高钙血症参与了骨外钙化的发病机制。

(四)FGF-23

FGF-23 是由骨细胞和成骨细胞在 1,25-二羟维生素 D_3、膳食磷酸盐负荷增加、PTH 和钙的作用下分泌的;其主要功能是通过减少肾脏磷酸盐重吸收并通过降低 1,25-二羟维生素 D_3 的生成而减少肠道对磷酸盐的吸收,从而维持正常的血清磷酸盐浓度。对于 CKD 患者,FGF-23 水平增加可在血清钙、磷或 PTH 水平改变之前出现。CKD 患者,尽管存在高浓度的 FGF-23,但仍出现高浓度的 PTH。这提示甲状旁腺会对升高的 FGF-23 浓度出现相对抵抗。klotho 蛋白是由骨细胞产生的一种跨膜蛋白,是 FGF-23 受体激活所必需的。klotho 蛋白的表达量在 CKD 病程早期即下降,并随着 GFR 的降低而进一步下降。klotho 蛋白的降低可能在一定程度上导致了 FGF-23 浓度的进行性升高。在 CKD 患者中,FGF-23 水平与心血管疾病风险和死亡率增加有关。临床和实验性研究已表明,FGF-23 具有引发左心室肥大的直接致病作用。

(五)三发性甲状旁腺功能亢进症

部分终末期肾病患者的 PTH 浓度会显著升高,往往伴有高钙血症,而这种高钙血症无法用给予碳酸钙或骨化三醇补充剂来解释。这种患者通常内科治疗无效,而最终须行甲状旁腺切除术。这种病况被称为三发性甲状旁腺功能亢进症,在一定程度上反映了严重的甲状旁腺增生,且血浆钙浓度改变无法改变 PTH 自主分泌。在有三发性甲状旁腺功能亢进症的患者中,CaSR 和 VDR 的表达降低导致无法通过增加钙或维生素 D 类似物来抑制 PTH。在 CKD 患者中,高磷酸盐、低 1,25-二羟维生素 D_3 和低钙血症对甲状旁腺细胞生长的长期刺激状态,造成了甲状旁腺的结节性增生。结节性甲状旁腺并不会退化,即使其部分诱发机制消失。CKD 患者在肾移植后仍可能继续存在高 PTH 浓度和高钙血症。

二、临床表现

(一)骨转换、骨矿化、骨量、骨线性生长或骨强度异常

CKD 相关骨病诊断和分类的"金标准"是骨活检。然而,鉴于骨活检有创且花费较高,现采用数种骨生物标志物来进行骨转换的诊断和监测。遗憾的是,所有的骨生物标志物在 CKD 相关骨病的评估中均存在局限性。骨转换可看作骨形成和骨吸收的比值,因此其取决于甲状旁腺功能亢进的程度。尽管 PTH 可能是甲状旁腺活动而不是骨转换的较好指标,但传统上仍将 PTH 作为骨转换的标志物。推荐采用 3 个参数来评价骨骼病理特征,包括:骨转换(turnover)、骨矿化(mineralization)和骨量(volume)(即

TMV 系统)。

1. 纤维囊性骨炎　为继发性甲状旁腺功能亢进导致的高骨转换。成骨细胞和破骨细胞的数量和活性明显增加,类骨质增多,矿化正常或减少是由于骨转换明显增加,即相对性减少。常表现为纤维囊性骨炎(有时可见典型的棕色瘤)、指骨骨膜下骨吸收、骨硬化、骨膜反应、骨质疏松等。骨量根据疾病严重程度不同,可表现为皮质骨量下降,而松质骨量增加。甲状旁腺为结节样增生或弥漫性增生。部分患者在结节样增生基础上形成良性腺瘤,表现为三发性甲状旁腺功能亢进。近年来,由于肾脏替代技术的进步,骨骼病变远不如 20 世纪 70 年代典型。该病通常无症状,但少数患者有骨痛。

2. 动力缺失性骨病　为低骨转换,破骨活性、成骨活性及骨形成率均低下。与骨软化症不同,动力缺失性骨病中成骨细胞的胶原合成速率及其后续矿化都低于正常;因此没有骨软化症中所见的类骨质形成增加,而是表现为类骨质厚度降低或正常。病因是 PTH 过度抑制。目前主要以相对高剂量的维生素 D 类似物和含钙的磷结合剂治疗过度抑制甲状旁腺。此类患者的血清全段 PTH 浓度通常保持在低水平,且往往伴有血清钙水平升高。许多动力缺失性骨病患者没有症状,不过部分患者可发生骨痛。动力缺失性骨病患者具有更大的骨折风险(可能是因微损伤修复能力受损所致)和高钙血症风险。影像学检查时可能见到血管钙化。低转换型骨病的患病率增加可能反映了多种因素,包括:患者的人口统计特征的改变(年龄较大和糖尿病患者的数量增加);治疗策略的改变,例如更多、更早地使用维生素 D 类似物和含钙的磷结合剂;以及透析技术的差异。

3. 骨软化症　低骨转换伴骨矿化异常,未矿化的类骨质增多,类骨质厚度、表面积、体积增加。在骨软化症患者中,骨矿化延迟时间被延长到大于 100d;而正常人和单纯纤维骨炎患者为小于 35d。骨软化症主要是铝在骨内沉积所引起,发生于采用含铝的抗酸剂作为磷结合剂的时期,现已不常见。随着含铝的磷结合剂被淘汰,以及制定更严格的指南来尽量减少透析液铝含量,骨软化症的发病率已经减少。其他可导致 CKD 患者骨软化症的病因包括 25-(OH)D 缺乏、代谢性酸中毒(可抑制成骨细胞和破骨细胞)和低磷血症。

4. 混合性尿毒症性骨病　包括高转换纤维囊性骨炎和低转换骨软化的病理表现,分为 1 型和 2 型。1 型为混合性尿毒症性骨病,特征为类骨质增加,骨形成率正常或增加,伴或不伴纤维化;2 型为混合型尿毒症纤维化,类骨质正常,骨形成率正常,伴有纤维化。确切病因和临床意义尚不明确。

5. 透析相关性淀粉样变性　发生在长期透析的患者中;是因无法清除 β2-微球蛋白,使得 β2-微球蛋白淀粉样纤维沉积于骨骼、关节和其他软组织而导致的一种疾病。主要临床表现为:特征性的肩周炎、腕管综合征和手屈肌腱鞘炎三联征;包括迅速增大的骨囊肿、破坏性脊柱关节病以及病理性骨折。在受累组织中发现的淀粉样蛋白与其他形式的淀粉样蛋白有类似的染色特性(使用刚果红染色时),并且在偏振光下表现出相似的苹果绿色双折射。X 线平片通常显示有骨囊肿,特别是在靠近关节处。目前此病的发病率远低于以前的报道。这种趋势与高通量生物相容性透析器的推广相关。

(二) 血管及其他软组织钙化

透析患者和非透析慢性肾脏病患者中常见血管钙化。血管钙化的危险因素包括:年龄和透析龄增长、高磷血症、钙磷正平衡和钙摄入量高、钙磷乘积高、维生素 D 治疗、糖尿病以及血脂异常。大多数专家认为,血浆磷酸盐浓度升高伴间歇性、阵发性或永久性高钙血症促成了血管钙化的发生和进展。血管钙化通常是在因其他目的而行影像学检查时被偶然发现的,多发生于血管壁、心脏瓣膜(主动脉瓣或二尖瓣)、关节周围、皮下组织等部。矿物质弥漫沉积在动脉壁的中膜,引起动脉僵硬、脉压增大、脉搏波速度增加,从到导致左心室肥厚、心功能不全。

三、诊断

慢性肾脏病导致的骨骼病变有多种形式,且非特异,有单独或合并存在。诊断应结合肾病病史、肾功能分期、骨骼疼痛或畸形、病理性骨折等病史、临床生化指标、骨 X 线及组织学检查等综合得出。CKD-MBD 诊断依据主要包括实验室生化指标如血清钙、磷、PTH、碱性磷酸酶(ALP)活性、25-(OH)D 等异常,以及骨骼异常、对血管或其他软组织钙化评估等。

(一)生化指标的监测

CKD-MBD 相关生化指标异常在 CKD 患者中很常见,往往是 CKD-MBD 诊断的首要标志和治疗的主要依据。成年 CKD 患者,推荐从 CKD3 期开始监测血清钙、磷、PTH 及 ALP 水平,并建议检测血清 25-(OH)D 水平。对于 CKD 3~5D 期患者,可以根据血清钙、磷、ALP、PTH 和 25-(OH)D 水平是否异常及其严重程度,以及 CKD 进展速度来决定监测频率。

(二)骨病变的评价

CKD-MBD 骨的异常主要包括转换异常、矿化异常和骨量异常;可表现为骨折、骨痛、身高变矮等。在 CKD 早期(1~2 期)人群,可用骨密度、骨生化转换标志物、X 线或骨活检等方法进行评估。但由于临床实际操作困难等问题以及 CKD 中晚期(3~5D 期)人群的特殊性,骨的评价存在较大的困难。

1. 骨密度测定　对于普通人群而言,骨密度(BMD)对骨折预测价值已得到证实。CKD 3~5D 期患者的骨折发生率明显高于普通人群,且髋部骨折与发病率和死亡率有关。低骨密度可较好地预测 CKD 3~5D 期患者的骨折风险。来自日本一项纳入 485 例血液透析患者的研究显示,髋部、股骨颈和桡骨远端 1/3 处骨密度的变化均可较好地预测骨折事件。另一项研究纳入 131 例 CKD 3~5 期非透析患者,随访 2 年结果显示,髋部、腰椎、桡骨末端和桡骨远端 1/3 处骨密度的变化与骨折事件密切相关。建议 CKD 1~2 期患者同时测定腰椎及髋关节 BMD。骨密度对 CKD 3~5D 期患者骨折发生风险的预测价值还需要进一步评估。在可能需要根据骨密度结果选择治疗措施时,建议行骨密度检测,以评估骨折风险。

CKD 相关骨病的定量骨组织形态计量学分类包括一组异质性骨病。这些疾病均可能存在较低的 T 值和脆性骨折。而 DXA 检查结果的解读可能因存在骨外钙化和局部区域性骨质硬化而受到影响,导致 BMD 出现虚假增高。

DXA 测量的是面积 BMD,而不是体积 BMD。该方法不能区分骨皮质和松质骨,也不能评估骨微结构和骨转换。PTH 水平升高的晚期 CKD 患者,骨密度丢失主要发生于骨皮质,而松质骨的骨密度可能增加。桡骨 1/3 处或全髋骨皮质的骨密度(使用 DXA)通常低于正常参考范围;脊柱骨密度(松质骨)可能处于正常范围。对于有 CKD-MBD 证据的 CKD 3~5D 期患者,BMD 只能测定骨数量,不能评估 CKD 相关骨病的微结构和骨转换类型,而骨转换类型是选择 CKD-MBD 治疗方案和抗骨质疏松药物的一个重要决定因素。

新的技术对骨微结构进行无创三维评估,如高分辨率的 QCT 和高分辨核磁等对 CKD 患者的评估值得研究探讨。

2. 影像学检查 包括 X 线平片、CT、MRI 等。X 线平片可观察不同部位骨骼的密度、形状、骨小梁数量及分布,但主要是医师根据 X 线平片的感光强度主观判断是否存在骨质疏松。检查受人为因素和曝光条件等影响较大,且只有当骨量丢失 30%~50% 或更高时,X 线平片才能显示脱钙现象。WHO 对其评价为"对骨质疏松诊断无特异性,只能确定骨量减少"。X 线平片检查对早期诊断骨质疏松症意义不大。对于 CKD 3~5D 期患者,可采用腹部侧位 X 线平片检查是否存在血管钙化,可显示血管中膜干线型钙化以及更不规律的内弹力层斑片状钙化。在一定程度上,X 线平片可区分内膜与中膜钙化。有条件的情况下可采用电子束 CT 及多层螺旋 CT 评估心血管钙化情况。合并纤维囊性骨炎的患者,其影像学表现为骨质疏松伴单发或多发溶骨性骨质破坏(图 9-5-1)。

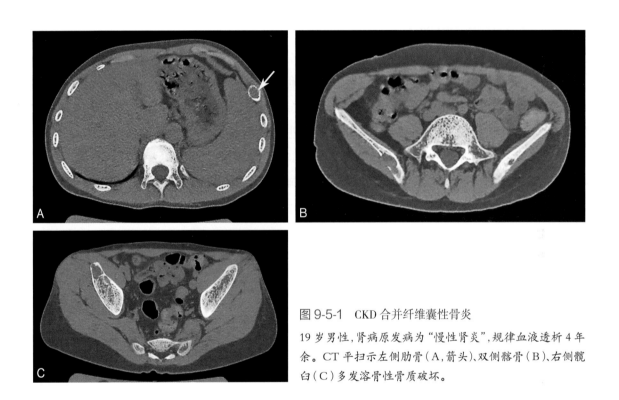

图 9-5-1 CKD 合并纤维囊性骨炎

19 岁男性,肾病原发病为"慢性肾炎",规律血液透析 4 年余。CT 平扫示左侧肋骨(A,箭头)、双侧髂骨(B)、右侧髋臼(C)多发溶骨性骨质破坏。

3. 骨活检 骨活检是诊断 CKD 相关骨病的"金标准"。但由于临床实施困难,数据缺乏,对于有 CKD-MBD 证据的 CKD 3~5D 期患者目前尚不能推荐骨活检作为常规检查项目。具备以下指征的患者,在有条件的情况下,建议行骨活检以明确诊断:不明原因骨折、持续性骨痛、不明原因高钙血症、不明原因低磷血症、可能存在铝中毒、计划使用抑制骨吸收药物治疗 CKD-MBD 前。CKD 患者骨质疏松发病率高,已成为 CKD 患者高骨折发生率的重要原因。随着临床经验的积累,在低骨密度、高骨折风险 CKD 3~4 期患者中使用抗骨质疏松药物的案例日益增加,且疗效显著。目前尚无确切证据表明抑制骨吸收药物可导致无力性骨病。在骨活检并未普遍开展的情况下 CKD 3~5D 期患者伴 CKD-MBD 生化指标异常,低骨密度和/或脆性骨折,选择治疗(包括抑制骨吸收药物)时应更多地参照生化指标动态变化,必要时考虑骨活检。骨活检结果的缺失不应成为高骨折风险患者延迟抑制骨吸收药物治疗的理由。

4. 骨代谢生化指标　CKD 相关骨病诊断和分类的"金标准"是骨活检,但因有创性和花费高,现采用骨代谢生化指标判断骨转换类型、骨丢失速率、骨折风险评估、了解病情进展干预措施的选择以及疗效监测。遗憾的是,骨代谢生化指标在 CKD 相关骨病的评估中均存在局限性,很多指标经过肾脏代谢,肾功能下降可导致骨钙素(OC)、吡啶啉(Pry)、脱氧吡啶啉(DPD)、1 型胶原交联羧基端肽(CTX)、1 型胶原交联氨基端肽(NTX)升高。当 eGFR<30m/min·1.73m² 时,应注意这些标志物的升高并不能完全反映骨转换的改变。对于 CKD 3~5D 期患者,建议用血清 PTH 和 ALP 来评价骨病的严重程度,上述指标显著升高或降低可以预测可能的骨转换类型。有条件的情况下可检测骨源性胶原代谢转换标志物(骨源性碱性磷酸酶、Ⅰ型胶原 C 端前肽、抗酒石酸酸性磷酸酶 5b),来评估骨病的严重程度。

四、CKD 骨质疏松的治疗

CKD 1~2 期患者如果出现骨质疏松和/或骨折危险,建议按照普通人群的治疗方案进行治疗。

CKD 3 期患者如果出现骨质疏松和/或骨折危险,但 PTH 水平在正常范围,建议按照普通人群的治疗方案进行治疗。如果矿物质和骨生化检查出现异常、BMD 降低和/或脆性骨折,建议根据生化指标改变幅度以及 CKD 进展情况来制订治疗方案,同时考虑进行骨活检。

对于 CKD 4~5 期患者,如果矿物质和骨生化检查出现异常 BMD 降低和/或脆性骨折,建议在使用抗骨吸收药物治疗前进行骨活检;同时,配合慢性肾脏病矿物质和骨异常(CKD-MBD)的治疗原则:降低血磷,维持正常血钙,控制甲状旁腺功能亢进,预防和治疗血管钙化。

(杨　洁)

第六节　畸形性骨炎

畸形性骨炎也称为 Paget 病,是一种由于骨组织的过度溶解和形成导致骨骼变弱、增大和畸形的慢性病变。骨盆、脊柱、颅骨和长骨近端是最常见的累及部位。畸形性骨炎的并发症包括骨骼变弱,关节炎,神经系统症状以及受累及骨骼的肿瘤变。

一、流行病学和病因

畸形性骨炎主要见于欧洲、北美洲和大洋洲,亚洲和非洲非常少见。男性略多于女性。多见于 40 岁以上的人群。畸形性骨炎的病因仍不确定。有人提出了可能的病毒起源和遗传起源。

二、病理特征

畸形性骨炎的特征是骨骼的过度和异常重塑,包括溶骨期、混合期和成骨期。溶骨期(初期活跃),破骨细胞占主导地位;混合期(活动性),其中成骨细胞开始出现并占主导地位;最后是成骨期(无活性),成骨细胞活性逐渐下降。

三、疾病分布

畸形性骨炎主要位于中轴骨，最常见的部位是骨盆（约占 30%~75%）、脊柱（约占 30%~75%）和颅骨（约占 25%~65%）。长骨近端也经常受累；股骨受累的病例占 25%~35%。受累较少的部位包括肩带骨和前臂（肱骨占 31%；肩带骨占 24%；锁骨占 11%）。很少会累及其他部位，包括肋骨、腓骨、手和足。

可以多发或单发。多发性骨病（65%~90%）比单发性骨病更为常见。骨盆受累通常是不对称的。

四、临床表现

畸形性骨炎患者中有 20% 最初是无症状的。骨骼症状包括局部疼痛、压痛、发热、骨骼体积增大、弯曲畸形、脊柱后凸畸形和活动范围减少。神经肌肉症状由侵犯神经孔或神经管的骨膨大引起，并导致神经源性结构（尤其是脑神经）的机械压迫，从而导致耳聋、视力异常、虚弱、瘫痪和失禁。

骨骼的破骨细胞和成骨细胞的潜在变化能反映在患者的血清和尿液实验室检查结果中。患者通常血清碱性磷酸酶水平升高（与骨形成速率增加有关），特别是在修复期的疾病阶段（混合期和成骨期）。在溶骨期发现血清和尿液中羟脯氨酸水平升高（与骨吸收速率增加有关）；即使在单发性疾病中，它也是吸收活性的准确标志。血清钙和磷酸盐水平通常是正常的；但是由于与骨骼重塑有关的高钙血症，有 10% 的患者可能会发展为继发性甲状旁腺功能亢进。

五、影像学表现

（一）X 线平片

X 线平片是最主要的诊断方法。大多数病理变化都能在 X 线平片显示。

1. 溶骨期　畸形性骨炎的早期特征在 X 线平片上表现为骨溶解。在颅骨，常表现为累及额骨和枕骨的边界清楚的大面积的透 X 线的溶骨性破坏灶，颅骨内板和外板都会累及。这种模式与纤维异常增生相反；后者通常会更显著地影响颅骨外板。由于缺乏显著的成骨活性，颅骨溶骨性破坏灶的周围无骨硬化。在长骨中，骨溶解起初表现为软骨下透亮区；进展的骨溶解表现为特征性的楔形、边缘锐利，周边无硬化，称为"火焰"征。

2. 混合期　X 线平片上特征性表现是骨小梁和骨皮质的变粗和增厚。在骨盆，通常表现为髂骨耻骨线和坐骨耻骨线的皮质增厚和硬化。髂骨翼也可能累及。这些表现通常是不对称的，在右侧更为常见。这些表现也常常与耻骨和坐骨的增大有关（图 9-6-1）。在脊柱，表现为椎体边缘的皮质增厚，称为"相框征"（图 9-6-2）。

3. 成骨期　混合期的畸形性骨炎可能发展到成骨期。在长骨和骨盆中，可能会出现硬化区域，并且可能是

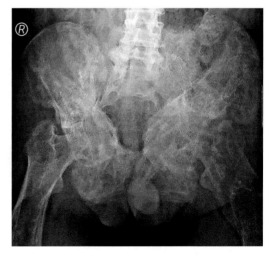

图 9-6-1　畸形性骨炎混合期
骨盆正位 X 线平片，骨盆及股骨近端弥漫性骨膨大、畸形，骨皮质增厚，松质骨硬化，髋臼内陷。

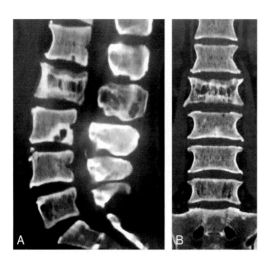

图 9-6-2　畸形性骨炎"相框征"

腰椎 CT 矢状位(A)、冠状位(B)重建图像示 L₂ 椎体及附件膨大,边缘硬化,骨小梁粗大。

广泛的区域,从而掩盖了先前的小梁增厚区域。在畸形性骨炎的成骨期,骨膨大和长骨弯曲畸形尤其常见(图 9-6-3)。在颅骨,硬化区域可能成为畸形性骨炎的主要表现,成骨区域穿过颅缝。特征性的表现为局部骨密度增高的"棉花团征"(图 9-6-4)。颅骨板障消失也是较为明显的特征。

在脊柱,可能会导致椎体弥漫性硬化,形成象牙形椎体。脊柱后柱也可能受到影响。椎体单独或包括后柱的骨膨大是常见的。脊柱受累可能仅影响一个椎骨水平,多个椎骨水平,甚至可能影响所有椎骨节段。

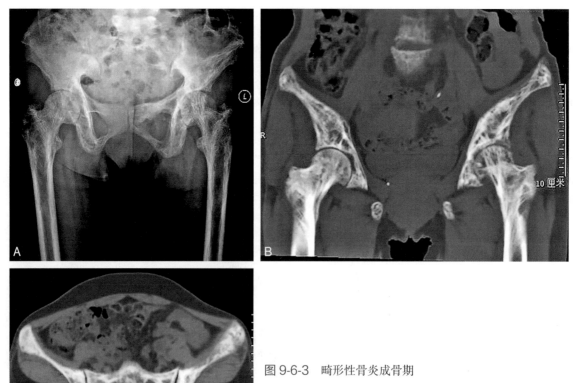

图 9-6-3　畸形性骨炎成骨期

骨盆正位 X 线平片(A)、骨盆 CT 冠状位重建(B)、骨盆 CT 轴位(C)图像示骨盆及股骨近端弥漫性骨膨大、畸形,骨皮质增厚,松质骨硬化。

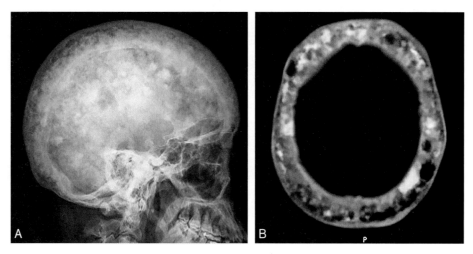

图 9-6-4　畸形性骨炎"棉花团征"

颅骨侧位 X 线平片（A）、颅骨 CT 骨窗轴位（B）图像示颅骨弥漫性"棉花团"样密度增高，
颅板增厚，内可见散在低密度溶骨性病灶。

（二）骨扫描

在畸形性骨炎的所有 3 个阶段中，骨扫描（包括血流、血池和静态图像）通常表现为异常骨区域中放射性核素的摄取均增加。对于检测畸形性骨炎中的充血和成骨活性，骨扫描是一种灵敏但非特异性的检查。

（三）CT 和 MRI

畸形性骨炎在 CT 上的影像特征与 X 线平片基本相似。CT 可以更好地显示骨质破坏。溶骨区域表现为正常骨小梁的丢失。可以清楚显示骨皮质和骨小梁的增厚。在成骨期可以看到骨硬化区域。当出现并发症时，可以显示骨皮质破坏和软组织肿块。

MRI 通常用来显示骨皮质和骨髓腔内病变的累及范围，以及除外或确认软组织的受累程度。在疾病的不同阶段，总体信号特征也不同。除非有并发症，通常都会在所有序列中保留脂肪骨髓信号。最常见的模式是类似脂肪信号，可能与疾病长期发展有关（图 9-6-5）。另一种比较常见的模式是相对的低 T_1 和高 T_2 信号（也称为"斑点"外观），可能与早期混合活性疾病中可见的肉芽组织，血管过多和水肿有关。最不常见的模式是 T_1 和 T_2 图像上的信号强度低，提示存在致密的骨或纤维组织，多见于硬化后期。

六、鉴别诊断

当畸形性骨炎累及单骨时，须与骨纤维结构不良等鉴别。当累及多骨时，须与淋巴瘤、转移瘤、继发性甲状旁腺功能亢进等鉴别。

七、并发症

（一）畸形性骨炎的非肿瘤并发症

常见的非肿瘤并发症包括骨骼变弱（导致畸形、弯曲和骨折），关节炎和神经系统异常。

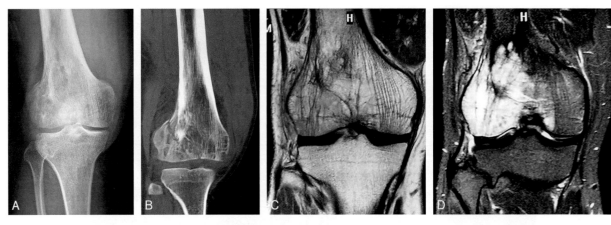

图 9-6-5　畸形性骨炎

右膝关节正位 X 线平片（A）、右膝关节 CT 冠状位重建图像（B）示右股骨远端骨膨大，骨小梁粗大，股骨外髁病理性骨折。右膝关节冠状位 T₂WI 像（C）及 STIR 像（D）示股骨远端髓腔内侧髁呈脂肪信号，外侧髁片状骨髓水肿（病理性骨折所致）。

（二）畸形性骨炎的肿瘤并发症

与畸形性骨炎相关的肿瘤并发症很少见，但包括肉瘤转化（骨肉瘤、恶性纤维组织细胞瘤/纤维肉瘤、软骨肉瘤）；其他肿瘤如巨细胞瘤（良性和恶性）和转移性疾病、多发性骨髓瘤、白血病和淋巴瘤。X 线表现为骨质破坏和/或软组织肿块形成。CT 和 MRI 可以显示肿瘤并发症。

八、治疗

已使用多种药物来治疗畸形性骨炎，包括降钙素、双膦酸盐等。治疗的目标是控制和减轻疼痛，而不是恢复正常的骨骼。这些药物均通过抑制骨吸收而起作用，并且在缓解疼痛方面非常成功。口服双膦酸盐是目前治疗畸形性骨炎的最常用药物，自 1971 年首次提出将依替膦酸盐用于临床起就开始使用。在没有并发症的畸形性骨炎患者中，依替膦酸盐会降低骨吸收和骨形成。但是，其对骨吸收的作用先于骨形成，并且最终抑制了正常的骨骼矿化，从而导致了局部骨软化症的临床和组织学表现。长期使用依替膦酸盐时可发生并发症，例如增加骨折风险，包括椎骨塌陷，长期使用可能需要进行放射学评估。

手术治疗的指征包括病理性骨折，进展性、致畸形关节炎，以及长骨骨干严重弯曲畸形。

（娄路馨　程克斌）

第七节　药物性骨质疏松症

临床上很多药物可以引起骨转换失衡、骨矿物质代谢异常，从而导致骨质疏松症。常见引起医源性骨丢失的药物，包括糖皮质激素、抗癫痫药物、芳香化酶抑制剂、噻唑烷二酮类药物、质子泵抑制剂等（表 9-7-1）。

糖皮质激素性骨质疏松症（glucocorticoid-induced osteoporosis，GIOP）在药物导致的骨质疏松症中最为常见。GIOP 是一种内源性糖皮质激素生成增多（即库欣综合征）或外源性应用糖皮质激素所致的，以

表 9-7-1　与骨质疏松症相关的药物

药物	主要作用机制
糖皮质激素	骨形成减少,骨吸收增加,肌少症
抗癫痫药物	维生素 D 分解代谢增加
芳香化酶抑制剂	雌激素生成减少
促性腺激素释放激素类似物	性腺功能减退,性腺类固醇激素缺乏
肿瘤化疗药	细胞毒作用,骨基质合成不足
肝素	骨形成减少,骨吸收增加
噻唑烷二酮类药物	骨形成减少
质子泵抑制剂	肠道钙吸收减少
选择性 5-羟色胺再摄取抑制药	血清素转运体功能抑制
甲状腺激素	骨吸收增加

骨强度下降和骨折风险增加为特征的代谢性骨病。GIOP 是绝经前女性和 50 岁前男性最常见的骨质疏松病因。糖皮质激素治疗的患者在 3~6 个月内骨量迅速丢失可达 5%~15%。长期治疗（1 年以上）的患者骨质疏松性骨折的发生率高达 30%~50%。此外,糖皮质激素也是非创伤性骨坏死最为常见的原因。

　　本章节重点介绍最常见 GIOP 和库欣综合征所伴有的骨病,对其他少见引起骨丢失的药物也加以讨论。

一、糖皮质激素性骨质疏松症

（一）发病机制和骨组织形态

　　糖皮质激素通过多个方面影响骨骼;其中骨形成受抑制是 GIOP 的核心环节,也是 GIOP 与原发性骨质疏松症的重要区别。具体机制如下:糖皮质激素直接作用于成骨细胞,抑制成骨细胞增殖和分化、促进凋亡,减少骨基质 I 型胶原产生;抑制护骨因子、激活 RANK/RANKL 通路、减少破骨细胞凋亡以促进骨吸收。此外,糖皮质激素通过减少肠钙吸收、促进尿钙排泄、抑制性腺功能、诱导肌肉萎缩等间接作用进一步加重骨量丢失。

　　GIOP 的起始变化是血管生成因子合成不足,引起骨陷窝-骨小管血流量减少和骨形成降低,继而破骨细胞增多、活性增强。随着糖皮质激素的增多,松质骨中脂肪细胞逐渐增多,相应骨小梁溶解、变细、断裂,骨皮质孔隙增加、骨皮质壁变薄,进而骨强度受损,可在糖皮质激素诱导的骨密度（BMD）下降之前出现。

（二）临床特点

　　GIOP 的临床表现与原发性骨质疏松症类似,患者常有腰背疼痛;严重者伴骨骼畸形和骨折。不少患者也可无明显症状。但 GIOP 的临床表现也有其特殊之处。

　　1. 糖皮质激素治疗后,患者骨折风险迅速增加且呈剂量、时间依赖性。如每日泼尼松剂量小于 5mg,骨折风险增加约 20%;每日剂量增加至 20mg 以上,骨折风险增加至 60%。

　　2. 糖皮质激素引起的骨病变主要累及松质骨。椎体压缩性骨折常为 GIOP 首发表现;肋骨骨折和较特异的退行性骨折也多见;四肢骨病变相对少见。

3. 脊柱骨折后很少出现疼痛或明显症状(无症状性椎体骨折);骨折诱因也不明显;不少患者在行 X 线片检查时才被诊断。

4. 在相同 BMD 的情况下,GIOP 的骨折风险明显高于绝经后骨质疏松。

5. 检查常伴有骨坏死和肾结石。

6. 停用糖皮质激素后骨量呈可逆性恢复,但较缓慢;若已发生 GIOP 相关性骨折、骨畸形或骨坏死,则不可逆。

(三) 影像学评价

1. GIOP 与脆性骨折的影像学检查　GIOP 的基本 X 线表现为普遍性骨质疏松,主要见于松质骨丰富部位,如胸腰椎、肋骨、骨盆和头颅。应重点检查脊柱,特异性表现是椎体呈"毛玻璃状",骨小梁稀少或消失。大量骨痂增生引起椎体边缘密度增高、边缘不齐;椎体形态多变,可从终板凹面增加、前部楔形变或椎体压缩性骨折(图 9-7-1)。肋骨也常有无症状骨折。愈合时有丰富骨痂形成,甚至可形成多发棉花团样征象。骨盆和头颅也可见骨质疏松改变(图 9-7-2)。此外,MRI 成像在发现隐匿性骨折、区分新鲜与陈旧性骨折及鉴别诊断方面,更具优势。

GIOP 另一表现是骨缺血坏死,常累及股骨头,有时累及肱骨头和股骨髁。典型骨坏死区表现为骨质坏死(可伴局部缺损)、骨质硬化和软骨塌陷。MRI 可进一步明确。

2. 骨密度测量　GIOP 患者的 BMD 下降呈双阶梯式进展。最初 3 个月迅速下降;6 个月达顶峰;1 年内骨丢失 12%~20%。随后骨丢失平稳而缓慢约每年 3%。因此,在使用糖皮质激素前及治疗过程中,应定期行 BMD 测量。

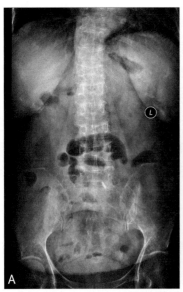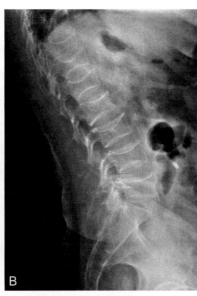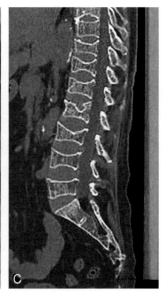

图 9-7-1　糖皮质激素性骨质疏松症患者腰椎影像

60 岁女性,接受甲泼尼龙治疗 1 年,发生轻微外力下多发椎体压缩骨折,腰椎正位(A)、侧位(B)X 线平片及 CT 矢状位(C)重建图像示脊柱及骨盆普遍性骨质疏松,胸腰椎多发椎体楔形变或双凹变形。

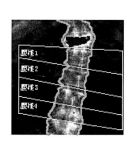

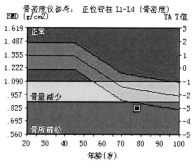

骨密度仪参考: 正位脊柱 L1-L4 (骨密度)

区域	骨密度 (g/cm2)	年轻成人 T-组评分		与同年龄正常人群比 Z-组评分	
		(%)	T-组评分	(%)	Z-组评分
腰椎1	.801	78	-1.9	96	-.3
腰椎2	.725	66	-3.2	84	-1.1
腰椎3	.821	71	-2.8	90	-.8
腰椎4	.937	82	-1.7	98	-.2
L1-L4	.822	67	-3.0	81	-1.4

影像不用作诊断

用年龄、体重(女性 25-100 kg)、种族比较校正
自定义 积水潭自定义 正位脊柱 参考人群 (v0)
在统计上68% 的重复值将落在1个标准差内。 (+/-0.010 g/cm2 for 正位脊柱 L1-L4)

骨密度仪参考: 左侧股骨 全部 (骨密度)

区域	骨密度 (g/cm2)	年轻成人		与同年龄正常人群比	
		(%)	T-组评分	(%)	Z-组评分
颈	.474	51	-3.8	65	-2.2
Wards三角	.243	28	-4.2	43	-2.1
大粗隆	.300	40	-4.2	48	-3.0
全部	.406	42	-4.4	50	-3.1

影像不用作诊断

200

用年龄、体重(女性 25-100 kg)、种族比较校正
自定义 积水潭自定义 股骨 参考人群 (v0)
在统计上68% 的重复值将落在1个标准差内。 (+/-0.012 g/cm2 for 左侧股骨 全部)

A

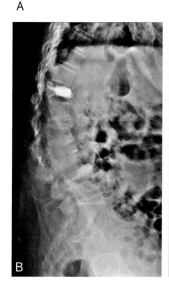

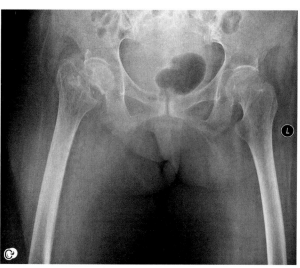

图 9-7-2　糖皮质激素性骨质疏松症患者影像

78 岁女性,泼尼松治疗 2 年,腰椎及髋关节 DXA(A)示:$L_{1\sim4}$、股骨颈及全髋关节最低 T 值为 -4.4,诊断为骨质疏松;腰椎侧位 X 线平片(B)示腰椎骨质疏松,多发椎体楔形变,T_{12} 椎体术后改变;该患者平地跌倒致右侧股骨颈骨折(C)。

　　目前多采用双能 X 射线吸收法(DXA)进行 BMD 测量;其 GIOP 诊断标准同原发性骨质疏松症。但研究表明,GIOP 患者的 BMD 与骨折风险无平行关系;其脆性骨折的 BMD 阈值明显高于原发性骨质疏松症患者。这提示 DXA 测定 BMD 也许不是预测骨折的最适指标。

　　近年来,定量 CT(QCT)逐渐应用于 GIOP 患者的 BMD 测量。QCT 测量的是体积 BMD,可分别定量皮质骨和松质骨,其结果不受测量区周围组织影响。研究发现,在检测患者的外周和中轴骨 BMD 随年龄增长的变化方面,QCT 比 DXA 更敏感;糖皮质激素通过改变 GIOP 患者的骨重塑而影响到骨形态。故

QCT 可以通过骨形态扫描更加准确地评估骨折风险。

3. 骨质量与骨强度测量 BMD 以外的骨骼特征,如骨几何形态、骨微结构和骨重塑,也会影响 GIOP 的骨折风险。骨小梁评分(trabecular bone score,TBS)是一项评估腰椎 DXA 图像像素灰阶变化的纹理指数,被认为是骨小梁结构的间接指标,可提示骨骼抗骨折能力。TBS 可独立于中轴骨 DXA BMD 来预测骨折风险,虽未纳入 GIOP 诊断,但可敏感地辨别 GIOP 患者抗骨质疏松药物疗效。

高分辨率外周定量 CT(high-resolution peripheral quantitative CT,HR-pQCT)通过重建人体骨骼三维立体结构来测量体积 BMD 和骨微结构的定量参数,并利用微有限元分析(micro-finite element analysis,μFEA)评估骨生物力学性能。糖皮质激素治疗 3 个月以上的 GIOP 患者松质骨和皮质骨体积 BMD 降低,骨小梁数量减少,骨小梁间距升高。经抗骨质疏松治疗后,骨强度有所改善。

近期发现,新型参考点压痕(reference point indentation,RPI)技术可无创便捷地测量 GIOP 患者胫骨皮质骨的机械特性,即骨材料强度指数(bone material strength index,BMSi)。该指标在患者接受糖皮质激素数周内显著下降,并在 GIOP 抗骨质疏松治疗数周内即有所改善;而这些变化均早于 BMD 的改变。

4. 骨坏死 长期糖皮质激素治疗的严重后果是骨坏死,也称为无菌性骨坏死、缺血性骨坏死。糖皮质激素治疗的患者股骨颈、股骨远端、胫骨近端、肱骨近端骨坏死的发生率达 40%。骨组织学特征是骨细胞大量凋亡、骨细胞-骨陷窝-骨小管系统的功能分离和骨组织溶解消失。对于糖皮质激素治疗的患者,如出现持续性臀部、膝部、肩部疼痛,应积极行影像学检查评估。

X 线平片、CT 及 MRI 显示的骨质坏死特征有助于诊断,也可为分类和分期提供依据。X 线对早期骨坏死病变较不敏感,表现为密度轻微改变、硬化及囊肿;特异性的新月征(软骨下放射透明带)提示软骨下塌陷。CT 早期表现为坏死区骨小梁紊乱,股骨头内的星芒状骨小梁结构消失;其中间点片状密度增高影,周围松质骨呈骨质疏松改变;其发现骨质坏死区的关节面骨板壳下微骨折及关节面骨板壳轻微塌陷较平片早。MRI 在早期即可发现病变,T_1 加权像中局灶性损伤界限清楚且病灶具有异质性。最早表现为椎体终板下线样异常信号,T_1WI 低信号,脂肪抑制像高信号;此为疾病特异性和诊断意义的"双线征"。随后出现楔形低信号带、死亡新月体征、骨皮质塌陷,继而关节变形、间隙变窄、关节退行性变。

5. 糖皮质激素性肌病 糖皮质激素可降低蛋白合成速率,提高蛋白分解速率,引起肌肉萎缩,导致糖皮质激素性肌病。约 60% 接受糖皮质激素治疗的患者会出现肌力下降,常累及近端肌肉,下肢早于上肢且更严重。骨骼与肌肉密切联系,相互调节。在 GIOP 状态下骨质疏松和肌少症将相互交织,共同加重骨折风险。

影像学有多种方法可用于评价肌肉。DXA 是目前用于评价肌量最广泛的仪器。它可以做全身扫描,并且分部位分析不同部位比如躯干和四肢的肌肉、脂肪及骨组织成分,进而计算出受测部位不同组分含量。但 DXA 仅显示平面投影图像,不能显示断面分布。CT 和 MRI 都是断面图像;两者可精确测量肌肉面积、体积和密度,并可评价肌肉脂肪的浸润程度,是目前评估肌量最准确的方法,可作为肌少症诊断的"金标准"。上述各种方法,均将肌量减少判定的阈值定为低于正常人群峰值或参照值的 2 个标准差。

但是,影像学测量不能全面评估肌肉强度和功能,但可以采用手部握力、膝盖弯曲/伸展检测来评估肌强度,或采用日常步速评估法、站起步行试验等来评估肌功能。

二、其他药物相关性骨质疏松症

（一）甲状腺激素

甲状腺癌术后患者常需服用大剂量甲状腺激素，即内分泌抑制治疗。过多甲状腺激素可刺激骨吸收和骨形成，引起骨质疏松症，尤其对于绝经后女性。这些患者不同部位的骨丢失程度有所不同，其中以皮质骨为主的桡骨远端的骨量丢失最为显著。接受甲状腺激素治疗的患者，髋部骨折风险增加 3 倍，椎体骨折风险增加 4 倍。此外，长期甲状腺功能亢进患者还可伴发骨膜肥厚、骨质增生或指端软组织肿胀，X 线检查显示指/趾骨骨膜有不规则的骨质新生（图 9-7-3）。

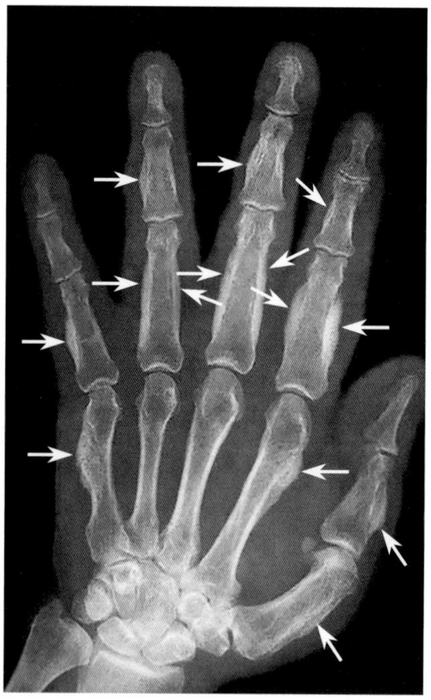

（二）抗癫痫药物

常见抗癫痫药物包括苯妥英钠、苯巴比妥、卡马西平及新型加巴喷丁、普瑞巴林、乙拉西坦等。该类药物显著增强维生素 D 分解代谢、诱发低血钙，可引起骨质疏松症、骨软化症及脆性骨折，尤其对于长期高剂量服药、维生素 D 缺乏的患者。抗癫痫药引起 BMD 减低在皮质骨最为明显，多见于股骨颈和腰椎；约 1/3~2/3 接受抗癫痫药物治疗的患者会出现 DXA 测量 BMD 明显下降。

图 9-7-3　甲状腺性肢端骨病变
45 岁甲状腺功能亢进症女性患者的掌骨和指骨可见骨膜肥厚、骨皮质增生（箭头）。

（三）肝素

肝素主要应用于预防静脉血栓。长期大剂量肝素治疗诱发全身骨质疏松，可导致骨丢失作用持久，并且可能是不可逆的。X 线平片特点为全身骨量（total bone mineral content，TBMC）减少、椎体压缩性骨折。研究发现，使用肝素治疗的妊娠女性髋部骨密度下降 5%~10%，椎体骨折发生率约为 2.2%。

（四）芳香化酶抑制剂和促性腺激素释放激素类似物

芳香化酶抑制剂是绝经后女性乳腺癌一线辅助治疗药物，可阻断外周雄激素转化为雌激素；而绝经前乳腺癌常使用促性腺激素释放激素类似物，以抑制雌激素产生；两者均削弱性激素对骨骼的保护而促进骨吸收。该类药物所致骨质疏松常发生在脊柱、髋骨和桡骨远端。

（邓　微　徐晓杰）

第八节　肿瘤性低磷骨软化

肿瘤性低磷骨软化（tumor-induced hypophosphatemic osteomalacia，TIO）是一种临床罕见的副肿瘤综合征，是由肿瘤引起的肾脏排磷增加所导致的获得性低磷性骨软化症，是低磷性骨软化症的原因之一。TIO 也称为磷酸盐尿性间叶性肿瘤。

TIO 于 1947 年由 McCance 首次提出。我国最早报道该病是中国医学科学院北京协和医院张孝骞教授。TIO 临床少见,截至 2010 年,有关 TIO 的病例报道仅 300 多例。此病因发病隐匿,特征性的临床表现较少,极易误诊,且病程越长,致残率越高。对于 TIO 患者来说,从开始出现症状到确诊时间长,病程可为 1.5~28 年,造成患者反复住院,生活质量差,医疗费用高。手术切除致病肿瘤可以实现临床痊愈,所以准确定位致病肿瘤对患者的预后至关重要。

TIO 绝大多数在青春期以后起病。1984 年 Ryan 等人总结了 44 例 TIO 患者,仅有 4 例患者是在青春期以前起病。另外,TIO 患者的男女性别比例为 1.2∶1,发生于软组织和骨各占 50%。

一、临床表现

TIO 的临床表现较少,与骨质疏松的临床表现类似,多为进行性发展的乏力,进而骨痛,常开始于负重部位,如髋、膝关节;严重者可有骨折、骨骼畸形、活动障碍等。生物化学检查特点为血清磷降低、尿磷升高、碱性磷酸酶升高,1,25-(OH)$_2$D 水平相对较低或正常,血钙水平可正常;部分患者甲状旁腺激素(PTH)升高。由于 TIO 患者尿磷排泄增加,血磷减低,导致骨骼钙磷代谢紊乱,引起骨软化性骨密度减低。

TIO 的相关肿瘤在全身各处骨和软组织均可发生,多发生于四肢,其次为头颈颌面部,以良性居多,体积小,生长缓慢,恶性仅占 10% 左右。瘤细胞大部分来源于间叶组织,多数为磷酸盐尿性间叶组织肿瘤(phosphaturic mesenchymal tumor,PMT)。Jiang 等报告该病理类型在 39 例 TIO 中占 85%。

TIO 的影像学特点:典型 X 线表现为骨密度降低、骨小梁和骨皮质边缘模糊。其特殊点为,在脊椎椎体上下缘呈双凹变形,呈鱼尾状,骨盆呈三叶状。假性骨折线是骨软化症有诊断意义的 X 线表现;表现为一种条状透明区,一般对称分布。骨密度检测及全身骨扫描常提示骨质疏松。由于具有以上临床表现,患者常被误诊为原发性骨质疏松症。

最重要的鉴别要点是低磷性骨软化症患者血磷降低,血碱性磷酸酶升高等血生化指标的异常。

二、发病机制

本病的发病机制尚未完全明确。目前认为与成纤维细胞生长因子 23(FGF-23)在肿瘤组织中过度释放有关。FGF-23 于 2000 年被发现,主要在骨祖细胞及成骨细胞中产生和分泌。FGF-23 是成纤维细胞生长因子家族的一员,是一种磷调节激素;其前体形式包含 251 个氨基酸;体内可以检测到两种形式的 FGF-23,即 32kDa 的全段 FGF-23 和 12kDa 的 FGF-23 片段(C 端),健康成人的范围分别为 8.2~54.3ng/L(Kainos Laboratories Inc.,日本)和(55±50)RU/ml(Immutopics Inc.,美国)。

FGF-23 主要通过调节肾脏钠-磷共转运蛋白Ⅱa(type Ⅱa Na-Pi co-transporter,NPT2a)和 1α-羟化酶的活性而参与肾脏磷酸盐代谢过程。当肿瘤细胞过度合成 FGF-23,超出体内蛋白水解酶对其灭活能力时,可导致体内 FGF-23 水平显著升高。FGF-23 的增多短期内使肾小管近曲小管刷状缘表面的 NPT2a 内移和降解;长期作用则可使肾脏近曲小管内 NPT2a 表达显著降低,从而减少肾脏对磷的重吸收,增加尿磷排出。此外,FGF-23 增多还可抑制 1α-羟化酶的生成及活性,导致活性维生素 D$_3$ 生成不足和血磷水平降低。

FGF-23 虽然是体内重要的调磷因子,但不是唯一的调磷因子。在 TIO 肿瘤中除 FGF-23 过度表达外,可能还存在其他调磷因子。最近有报道指出血 FGF-23 水平正常的 TIO 患者,细胞外基质磷酸化糖蛋白(matrix extracellular phosphoglycoprotein,MEPE)、卷曲相关蛋白 4(frizzled-related protein 4,FRP4)、成纤维细胞生长因子 7(fibroblast growth factor-7,FGF-7)也可能参与引起低磷血症。研究发现 TIO 肿瘤中有 MEPE、FRP4、FGF7 的表达。过度表达 MEPE 的小鼠模型也表现出了矿化障碍。Imanishi 等人通过免疫组化技术发现 MEPE 在 T_{10} 肿瘤中的表达也很常见。Bansal 等对 1 例 TIO 患者进行选择性静脉取血,发现其 FGF-23 和血 FGF-7 均显著升高。目前 TIO 肿瘤的发生和肿瘤中 FGF-23 的来源尚不明确。Lee 的团队采用荧光原位杂交技术(fluorescence in situ hybridization,FISH)的方法检测发现成纤维细胞生长因子受体 1(fibroblast growth factor receptor 1,FGFR1)-FN 融合蛋白在磷酸盐尿性间叶组织肿瘤中占有 60% 的比例。最新的研究发现,除了 FGFR1-FN 融合蛋白外,TIO 肿瘤中存在 FN1-FGF1 融合蛋白(6%),并且免疫组化的结果显示 82% 的磷酸盐尿性间叶组织肿瘤 FGFR1 阳性。*FN1* 基因编码纤维连接蛋白,可以作为启动子促进 PMT 中 3'FGFR 的表达;FGF-1 蛋白是 FGFR 的重要配体。FGFR 是跨膜酪氨酸蛋白激酶受体,FGFR 与配体结合后发生二聚化。这种构象变化激活下游细胞内信号通路。目前研究已表明,FGFR 的改变与肿瘤发生相关。研究表明,当 FGFR1 转录表达下降时,骨的 FGF-23 表达及血浆 FGF-23 下降,从而激动 FGFR1 可能引起 FGF-23 分泌。

三、诊断

　　TIO 的诊断需明确无低磷血症的家族史,无特殊药物应用史,排除原发性甲状旁腺功能亢进症、肾小管酸中毒等其他引起骨软化症的病因,再有结合 TIO 的临床症状、体征、血生化以及影像学检查基本就可以确诊:①临床表现主要有骨痛、肌无力和/或病理性骨折、骨骼畸形、身高变矮;②血清磷降低、血钙正常,血碱性磷酸酶升高,尿磷排出量增多;③甲状旁腺激素及降钙素正常;④X 线片、骨密度测量及病变活检提示骨质软化、骨或软组织肿瘤;⑤维生素 D 治疗有抵抗;⑥肿瘤切除后,血磷和尿磷排泄均迅速恢复正常,骨痛等症状亦随之消失。

　　明确肿瘤的位置是本病诊断的关键和难点。因发病初期有骨软化症表现,排除其他获得性病因,常按散发性低磷骨软化治疗。而对于原因不明的低磷性骨软化症,给予中性磷溶液和活性维生素 D 治疗后开始疗效明显,但随后症状未能缓解,或者加重者,就应考虑 TIO。详细的体格检查非常重要,有些体表肿瘤可能会被发现。由于局部影像学检查对于肿瘤定位诊断较为困难,因此常需要借助核医学检查。

　　生长抑素受体显像(somatostatin receptor imaging,SRI)成为寻找 TIO 致病肿瘤的主要检查手段。显像剂包括单光子显像剂 ^{99m}Tc 标记的经肼基烟酰胺修饰的奥曲肽(^{99m}Tc-ydrazinonicotinyl-Tyr3-Octreotide,^{99m}Tc-HYNIC-TOC)、铟-111(^{111}In)-奥曲肽和正电子显像剂镓-68 标记物(^{68}Ga)标记的生长抑素类似物奥曲肽(^{68}Ga-DOTA-TOC、^{68}Ga-DOTA-NOC 或 ^{68}Ga-DOTA-TATE)。此外,还有 ^{18}F-FDG PET/CT,是利用一般肿瘤血供丰富、代谢活跃的特点,大量摄取核素标记的葡萄糖类似物完成肿瘤定位。Jing 等和 Chong 等分别研究不同显像剂对肿瘤定位诊断方面的敏感性及特异性;其结果显示,由于 TIO 致病肿瘤不同程度表达生长抑素受体(somatostatin receptors,SSTR),因此基于生长抑素受体的检查灵敏度及特异度更高。近年来,^{68}Ga-DOTA-TATE PET/CT 在 TIO 致病肿瘤定位中的应用越来越受到大家的关注。El-Maouche 等在 2016 年的回顾性研究中,比较了 ^{68}Ga-DATA-TATE PET/CT(用镓 68 做放射性标记的生长抑素 2 受体类似物为示踪剂的 PET/CT)、^{18}F-FDG PET/CT(用氟 18 做放射性标记的脱氧葡萄糖为示踪剂的 PET/CT)和 ^{111}In-O-SPECT/CT 三种检查手段在 TIO 肿瘤定位诊断中的灵敏度和特异度;其结果显示,^{68}Ga-DOTA-TATE PET/CT 检测在疾病诊断中有较大的优势。

另外,国外已经有利用 TIO 肿瘤分泌 FGF-23 因子的特点,分段取全身多部位静脉血测 FGF-23 浓度进行定位,取得良好效果;但目前 FGF-23 检测在我国尚未普遍应用于临床。

四、鉴别诊断

TIO 鉴别诊断是首先除外其他原因造成的低磷血症,包括遗传性低磷性骨软化[X 连锁显性低磷性骨软化(X-linked dominant hypophosphatemic rickets,XLHR)、常染色体显性低磷性骨软化(autosomal dominant hypophosphatemic rickets,ADHR)、伴高尿钙的遗传性低磷性骨软化(hereditary hypophosphatemic rickets with hypercalciuria,HHRH)]、甲状旁腺功能亢进症、范科尼综合征(Fanconi syndrome)、阿德福韦酯导致的低磷骨软化症等。

1. 遗传性疾病导致的低磷血症 与 TIO 都是存在血磷降低,但一般都有相关家族史,多发于儿童。发病年龄及生长发育状况有重要的诊断意义。

2. 药物所致低磷骨软化 药物(如阿德福韦酯)可导致肾小管损害,磷重吸收障碍。一般损害广泛,血清 1,25-$(OH)_2D_3$ 水平不定,血钙降低,有药物服用史,尿中出现糖及蛋白,多伴有代谢性酸中毒。停用相关药物后各项指标均可好转,可鉴别。

3. 原发性甲状旁腺功能亢进症 原发性甲旁亢临床表现为反复发作的肾结石、消化性溃疡、精神神经病变与广泛的骨吸收。患者 PTH 及血钙明显升高可与之鉴别。

4. 范科尼综合征 是遗传性或获得性近端肾小管功能异常综合征。临床表现为肾性糖尿、全氨基酸尿、高钙尿症、低磷血症、低尿酸血症、低钾血症、低钙血症、近端肾小管酸中毒等。本病多在婴儿及儿童期发病,成人发病者较少。肾脏病变呈进行性发展,最后多因尿毒症而死亡。可通过临床及实验室检查鉴别。

5. 骨质疏松症 虽然骨软化症与骨质疏松症均可引起骨密度降低;但二者是性质完全不同的两种疾病。原发性骨质疏松症患者通常血磷、血钙、甲状旁腺激素在正常范围;骨折时血甲状旁腺激素可轻度升高。从组织学上讲,骨质疏松症表现为骨小梁面积减少,骨基质和骨矿物质等比减少;而骨软化症只是骨矿物质的减少。

6. 强直性脊柱炎 强直性脊柱炎以骶髂关节炎为特征性改变;一般 X 线平片及 MRI 有比较典型表现;再结合患者 HLA-B27(人白细胞抗原 B27,是强直性脊柱炎的标记性抗体)水平即可明确诊断。

7. 多发性骨髓瘤 是浆细胞恶性肿瘤;瘤细胞在骨髓内克隆性增殖,引起溶骨性破坏,分泌单株免疫球蛋白,正常的多株免疫球蛋白受抑,本周蛋白随尿排出;常伴有贫血、肾衰、尿酸高及骨髓瘤细胞髓外浸润性损害。血或尿的轻链以及骨髓穿刺可以明确诊断。

五、治疗

完整切除肿瘤是治疗 TIO 的有效方法。切除肿瘤后,典型的生化表现是血磷水平回升。有研究指出,术后 5d 内血磷恢复至正常水平是 TIO 瘤体完全移除的标志。定位不明确的 TIO 患者,可服用中性磷制剂增加血磷水平。这种治疗方式亦可使患者症状缓解。但补磷治疗可能会进一步刺激 PTH 的分泌,出现继发性或三发性甲状旁腺功能亢进症;严重者需行甲状旁腺手术治疗。而有研究认为,西那卡塞或者甲状旁腺切除术是治疗伴有甲旁亢的 TIO 的备选方式,采用该治疗可不口服中性磷溶液。

由于 TIO 肿瘤不同程度表达生长抑素受体(SSTR),也有人提议采用奥曲肽治疗 TIO 患者。奥曲肽作为一种替代疗法,可用于奥曲肽显像阳性患者的治疗。但最近的一项研究显示奥曲肽治疗的 TIO 患者血磷、FGF-23、1,25-(OH)$_2$D$_3$ 水平、肾小管磷重吸收均无改善,对于 TIO 患者可能缺乏疗效。有文献显示,Ⅰ 期临床试验显示抗 FGF-23 抗体可升高 XLHR 患者的血磷水平,将来可能用于 TIO 患者的治疗。TIO 病灶的放射治疗也有报道,但仅为个案报道。Tarasova 等采用分次立体定向放射治疗成功治疗 1 例致病肿瘤位于颅内的 TIO 患者。放射治疗应用于 TIO 肿瘤还有待进一步的研究。

国外相关研究结果亦指出,TIO 患者骨痛会在术后短期恶化,可能会持续数周甚至更长时间。造成这一现象的原因可能与肿瘤切除导致调磷因子 FGF-23 水平下降。低血磷纠正后骨矿化和骨形成活跃有关。

六、TIO 的影像学表现

对于 TIO 来说,目前学者推荐"阶梯式方法"来寻找肿瘤,即首先通过功能显像检查进行初步定位,主要包括奥曲肽显像(^{99m}Tc-OCT)、^{18}F-FDG PET/CT、^{68}Ga-DOTA-TATE PET/CT,再行相应部位的解剖显像检查(超声、X 线、CT、MRI)进一步明确。若二者不一致,可考虑行 FGF-23 静脉取血进一步协助定位。

(一)功能显像

1. 生长抑素受体显像　TIO 病因是一种少见的间叶组织来源肿瘤。1959 年 Prader 等发现了肿瘤与这些症状之间的因果关系。1996 年 Reubi 等发现引起 TIO 的间叶组织来源肿瘤细胞表面表达生长抑素受体;由此开始利用生长抑素类似物奥曲肽(由 ^{111}In 或 ^{99m}Tc 标记的奥曲肽)与该受体结合显像来进行 TIO 肿瘤定位。

生长抑素受体(SSTR)属于典型的有 7 个跨膜 α 螺旋的 G 蛋白偶联受体家族,包括 5 种不同的亚型(SSTR1、SSTR2、SSTR3、SSTR4 和 SSTR5)。大多数神经内分泌肿瘤(neuroendocrine tumor,NET),包括垂体腺瘤、胃肠道神经内分泌肿瘤、胰腺神经内分泌肿瘤、嗜铬细胞瘤、副神经节瘤、甲状腺髓样癌等,都表达出相当高水平的 SSTR;而导致肿瘤性骨软化症的磷酸盐尿性间叶组织肿瘤(PMT)也是如此。生长抑素受体显像剂如由 ^{111}In 或 ^{99m}Tc 标记的奥曲肽,在这种肿瘤中有着较高的摄取水平,被应用于对 TIO 致病肿瘤的定位。

虽然奥曲肽对磷酸盐尿性间叶组织肿瘤的检出率比较高,但是仍有一部分肿瘤奥曲肽显像阴性,而且在局部有炎症或骨折的情况下可能出现假阳性。而 ^{68}Ga 标记的生长抑素受体显像剂 ^{68}Ga-DOTA-TATE 在对于那些奥曲肽显像无法定位的 TIO 肿瘤中表现出了较好的定位作用。奥曲肽显像对 SSTR2 和 SSTR5 都有较好的亲和力;而 ^{68}Ga-DOTA-TATE 对 SSTR2 的亲和力要明显高于 SSTR5。临床病例(图 9-8-1)说明,^{99m}Tc-OCT 结果显示左侧股骨头附近有生长抑素受体高表达区;但患者进一步做 ^{68}Ga-DOTA-TATE PET/CT 检查、CT 和 MRI 检查最终确定肿瘤部位在右侧股骨近端。由此可见,虽然 ^{99m}Tc-OCT 对本病的诊断和定位有着重要作用;但也存在假阳性结果的可能。

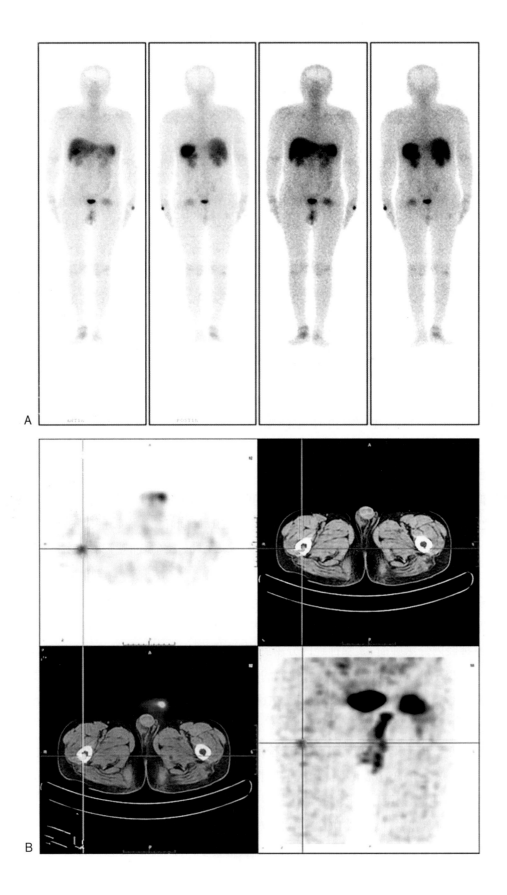

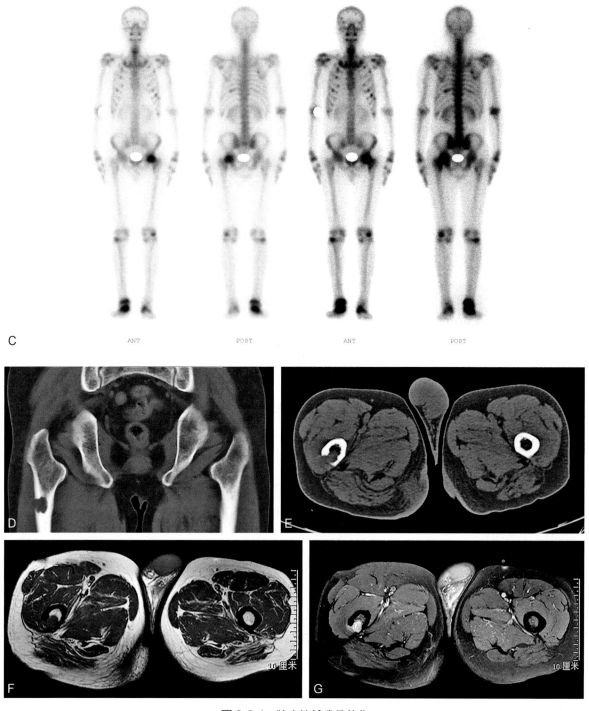

图 9-8-1　肿瘤性低磷骨软化

47 岁男性,主诉:双下肢疼痛伴无力 2 年,加重 3 个月。查血生化:血磷 0.56mmol/L,血钙 2.02mmol/L,碱性磷酸酶 236U/L,24h 尿磷 33.64mmol/L。奥曲肽显像(^{99m}Tc-OCT)(A)示:左侧股骨头附近见生长抑素受体高表达区域;^{68}Ga- DOTA-TATE PET/CT 影像检查(B)示:右股骨上段骨质破坏并有生长抑素受体高表达;骨扫描显像(C)示:双侧肩胛骨、肋骨、膝关节呈多发点状放射性分布增高;双腕、双手小关节、左踝关节放射性分布增高;左髋关节、右踝关节团状放射性分布浓集。全身骨显像呈严重的骨质疏松、代谢性骨病征象。CT 冠状位重建(D)及轴位(E)骨窗图像示右股骨近端后外侧局部溶骨性骨质破坏,局部骨皮质破坏中断;MRI 轴位 T_1WI 平扫(F)及 T_1 脂肪抑制增强扫描(G)图像示增强扫描病变明显强化。术后病理诊断为磷酸盐尿性间叶组织肿瘤。

　　奥曲肽显像对于低磷骨软化的肿瘤部位的发现具有非常重要价值,但是国内允许开展该检查项目医疗单位较少(最早的如中国医学科学院北京协和医院和复旦大学附属肿瘤医院,后期已渐增至数十家),影响了肿瘤定位的及早发现;而 PET/CT 检查在三甲医院普遍开展,也能发现部分肿瘤。对于 PET/CT 发现的浅层软组织肿瘤,可以配合体表 B 超,必要时进一步做 CT 或 MRI 检查。

　　2. ^{18}F-FDG PET/CT　^{18}F-FDG 是目前临床用于肿瘤诊断最广泛的显像剂,是一种葡萄糖类似物,在体内通过参与葡萄糖代谢而滞留在细胞内,不能进入三羧酸循环,在代谢越活跃的组织中滞留越多,从而将病灶显示出来。^{18}F-FDG PET/CT 作为一种能够实现功能代谢与解剖结构相结合的影像学诊断方法,对病变定性诊断的准确性起到了关键作用,并且有利于发现转移病灶,在肿瘤诊断和治疗前分期中的应用越来越广泛。

　　^{18}F-FDG PET/CT 在 TIO 肿瘤定位方面也有一定价值,其灵敏度为 87.5%。但值得注意的是,大脑对^{18}F-FDG 的摄取可能干扰颅内肿瘤定位。另外,此检查也会受到局部骨折愈合等的因素的干扰,而且假阴性的情况也有报道。

　　研究显示,^{68}Ga-DOTA-TATE PET/CT 定位 TIO 肿瘤的总体准确率为 97.7%;其灵敏度和特异度高于生长抑素受体显像和 ^{18}F-FDG PET/CT,是 TIO 定位最佳的功能显像检查。目前也有研究将 ^{68}Ga-DOTA-NOC PET/CT 用于 TIO 肿瘤定位。与 ^{68}Ga-DOTA-TATE 不同,^{68}Ga-DOTA-NOC 与 SSTR3 和 SSTR5 亚型亲和力高,研究显示其检测结果也会受到骨骼病变(骨折)等的干扰。目前关于 ^{68}Ga-DOTA-NOC PET/CT 在TIO 肿瘤定位中的研究还相对较少,其灵敏度、特异度还有待进一步研究。

　　(二) X 线平片

　　利用 X 线平片确诊 TIO 的肿瘤定位临床较少,原因是 TIO 的肿瘤体积多较小、生长缓慢,且部位隐匿,定位诊断十分困难,X 线平片难以发现。临床利用 X 线平片多为 TIO 辅助诊断。TIO 的 X 线表现多为骨小梁模糊,且多发假性骨折线或骨折,有骨盆呈三角样改变等骨骼畸形。

　　(三) CT、MRI

　　CT、MRI 对 TIO 的显示较 X 线平片更佳,常作为核医学检查对病变进行定位后的进一步检查。TIO 的病理类型多样,其中以间叶性肿瘤最多见。既往文献报道中的病理诊断类型有骨源性的、血管相关的及肌成纤维细胞瘤、腱鞘巨细胞瘤等,可见其病理形态的复杂多样,因而影像学表现也缺乏特异性。但是徐加利等的研究发现,相同部位的肿瘤影像学表现还是具有一定的共性:①骨内病变,骨内的肿瘤以下肢长骨骨端(或干骺端)及头面骨多见;CT 表现为偏心的溶骨性改变,边缘未见明显硬化边,一侧的骨皮质膨胀受压变薄或完全破坏。MRI 上 T_1WI 均为低信号,T_2WI 脂肪抑制像为高低混杂信号或低信号。②骨皮质旁软组织病变,CT 表现为均匀的软组织密度,MRI 上以 T_1WI 低、T_2WI 稍高或低信号为主。③软组织内病变,MRI 上 T_1WI 表现为等低信号,T_2WI 表现为高低混杂信号,增强扫描后病变明显强化。④筛窦及鼻腔内病变,MRI 上 T1WI 和 T2WI 均为稍低信号,CT 和 MRI 增强后均表现为明显强化。

　　CT 和 MRI 检查可以发现和更清晰显示病变,但是不适于用来寻找责任瘤。MRI 因为多参数、多序列成像及较高的软组织分辨率,对显示骨及软组织内病变有优势,而显示骨皮质旁或鼻窦内<1.0cm 的病变时劣于 CT;故对于颅底的小病变 MRI 增强显示效果较好。由于 TIO 肿瘤病理组织形态上的多样性,决定了其影像学表现有较大差异,仅依靠影像学定性诊断非常困难;但是 CT 和 MRI 均可发现及清晰显

示病变,对于已经排除其他病因的成年低磷骨软化患者,CT 和 MRI 的异常影像学发现可以做出提示性诊断,也可以用于 TIO 确诊者的术前评估和治疗随访。提高对该类肿瘤 CT 和 MRI 表现的认识,或许能帮助临床及影像科医师减少误诊及漏诊。

(四)超声诊断

在 TIO 的诊断方面,超声检查的作用也不容忽视。虽然超声对骨骼的显示不理想,但是超声成像具有分辨率高、对浅表病变定位准确的优势,还可以对评估良恶性提供帮助。尽管在 TIO 的诊断方面利用超声鉴别良恶性的研究较少,但是结合病理结果发现,可以利用钙化和血流信号是否丰富进行病变良恶性的术前预评估。

七、小结

总体来说,多数 TIO 患者由于在就诊时未检查血磷,临床表现呈非特异性,往往会被误诊为椎间盘突出症、骨质疏松症、骨关节病、风湿病和精神疾病等。究其原因可能是 TIO 较少见且临床工作者对本病认识不足,易造成诊断困难。如在临床上遇到成人起病、无家族史的低磷骨软化症患者,应考虑通过多种检查手段排查 TIO 肿瘤的可能性。^{99m}Tc-OCT 检查对发现病灶有重要意义。B 超、CT、MRI 及骨扫描等对辅助诊断和定位病灶都有帮助。必要时可做 ^{18}F-FDG PET/CT、^{68}Ga-DOTA-TATE PET/CT 检查。确定肿瘤病灶后应及时进行手术切除。手术是目前最有效的治疗方法。手术时应力求将病灶切除完全和彻底。术后应进行定期随访,监测患者的血磷水平,以防复发。

(裴萌萌　冯　剑)

第九节　脊柱感染和炎性病变

脊柱感染和炎性病变(spinal infection and inflammatory lesion)在临床上并不少见并且近年来呈日益上升的趋势。其症状和体征缺乏特异性,单纯依靠临床诊断比较困难;因此,影像学在诊断和鉴别诊断中起着十分重要的作用,尤其是 MRI 拥有最高的灵敏度和特异度。这类疾病累及脊柱最常的部位是椎体终板及终板下骨髓和椎间盘;其他如椎体附件、椎旁韧带和肌肉、椎管内脊髓、神经根甚至脊膜均可受累。常见的病理改变包括骨质侵蚀破坏、骨髓水肿(仅 MRI 可发现)、死骨、脓肿形成、韧带炎、小关节强直等,合并病理性骨折常见。

因此类疾病的影像学表现常包括骨质疏松,所以,在影像学上应注意与原发性骨质疏松症进行鉴别,当合并病理性骨折时需与骨质疏松性压缩骨折进行鉴别。因为骨质疏松性压缩骨折临床上最常见和首选的治疗方法是行经皮椎体成形术(PVP)和经皮椎体后凸成形术(PKP),而脊柱感染是首先需要排除的禁忌证,故术前的正确诊断和鉴别非常重要。本节就常见的一些脊柱感染和炎性病变对其临床和影像学表现、鉴别诊断进行论述。

一、脊柱结核

脊柱结核(spinal tuberculosis)是骨关节结核最常见的受累部位,约占 50%,又称 Pott 病(Pott's disease）。通常由肺或其他部位结核分枝杆菌感染后经血行播散至脊柱发病。大多数发生于椎体,与椎体以松质骨为主、滋养动脉为终末动脉、结核分枝杆菌容易在椎体停留有关。脊柱节段以胸腰段椎体最常见,与其活动度高和负重大、容易劳损有关。青少年常见;男性略高于女性。病理生理上结核感染早期为非特异性炎症,随后出现结核肉芽组织增生形成结核结节和干酪性坏死,导致椎体骨质破坏引起椎体塌陷楔形变。病变容易侵犯椎间盘导致椎间盘破坏并蔓延至相邻椎体,是本病的特征。干酪样物质突破椎体前方可沿前纵韧带下扩展到其他节段,进入椎旁软组织形成椎旁脓肿,亦可突向椎管内形成硬膜外脓肿,压迫脊髓。临床上发病隐匿,进展缓慢,症状较轻。全身表现包括午后潮热、疲倦、消瘦、盗汗、食欲减退与贫血等结核中毒症状;局部症状主要有疼痛、肌肉痉挛、神经功能障碍等。

　　脊柱结核的典型影像学表现包括骨质破坏、椎间隙狭窄、成角畸形和寒性脓肿形成。X线平片可直观显示脊柱结核椎体破坏塌陷、椎间隙狭窄和脊柱成角畸形情况;CT能清晰显示病灶部位、骨质破坏程度、死骨及腰大肌脓肿,对骨质改变优于X线。MRI对病变敏感性高于X线平片和CT,能显示病变早期骨质破坏所致的骨髓改变和椎间盘破坏,对周围软组织累及和椎管内受累及脊髓压迫情况有独特价值,有助于早期诊断和预后判断。根据脊柱结核骨质破坏始发部位常分为4型。

　　1. 边缘型　最常见,病变发生于椎体上下终板。早期仅出现终板边缘骨质侵蚀破坏,X线平片不敏感,表现为椎体缘模糊。CT更容易发现早期的骨质破坏和小死骨。MRI表现病变范围远较X线平片、CT广泛;病变椎体骨髓内大片状 T_1WI 低、T_2WI 高信号,STIR呈高信号(图9-9-1)。病变很快侵犯相邻椎间盘引起椎间盘破坏。X线平片/CT表现为椎间隙狭窄。MRI表现为椎间盘正常形态消失,信号混杂,为此型特征性改变。累及椎体周围组织可引起椎旁脓肿,X线平片表现为椎旁梭形增多软组织影。腰椎受累时表现为腰大肌肿胀,CT和MRI可直接显示脓肿。脓腔内为液体密度/信号,脓肿壁可伴钙化;增强后脓肿壁环形强化。晚期出现椎体塌陷变扁,脊柱后凸或侧凸畸形。

　　2. 中心型　较少见,多见于儿童,好发生在胸椎。起始于椎体前1/3的椎体中心,表现为椎体内局限性骨质破坏,边界不清,可见沙粒状死骨。MRI椎体呈大片广泛 T_1WI 低、T_2WI/STIR呈高信号(图9-9-2),中央破坏区呈 T_2WI 更高信号的脓肿形成。病变椎体容易发生病理性骨折塌陷。骨质破坏进一步进展到椎体边缘时也可侵犯邻近椎间盘及周围软组织引起椎间隙狭窄和椎旁脓肿形成。

　　3. 韧带下/骨膜下型　多见于成年人,主要见于胸椎,也称前缘型。病变主要局限于椎体前缘骨膜下沿前纵韧带下扩散;可累及多个节段,引起椎体前缘不规则骨质侵蚀破坏形成局限性凹陷,椎体无塌陷变扁(图9-9-3)。早期椎间隙正常,椎间盘完整;晚期亦可破坏、间隙狭窄。

　　4. 附件型　少见,主要侵及棘突、横突、小关节及椎弓等附件结构。表现为附件骨的局限性溶骨性破坏,边缘模糊,常见小的沙粒状死骨,累及小关节时可跨关节侵犯邻近椎体附件(图9-9-4)。突破骨皮质时可累及周围软组织形成软组织脓肿。

二、脊柱化脓性感染

　　脊柱化脓性感染(pyogenic spinal infection),又称脊柱化脓性骨髓炎,约占全身骨骼化脓性感染的1%~9%,包括:化脓性脊柱炎(suppurative spondylitis)、化脓性椎间盘炎(pyogenic spondylodiscitis)、硬膜外脓肿(epidural abscess)、化脓性小关节感染(pyogenic facet joint infection)。金黄色葡萄球菌是最常见的致

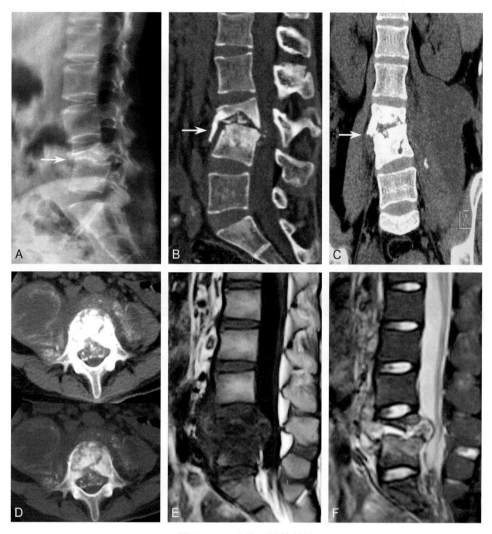

图 9-9-1　边缘型椎体结核

腰椎 X 线侧位平片（A）可见 L_4 椎体明显骨质破坏、塌陷，L_{4-5} 椎间隙狭窄（箭头），脊柱后凸；腰椎 CT 矢状位（B）、冠状位（C）重建及轴位（D）图像显示骨质破坏更明显，L_5 椎体上缘终板骨质破坏，并可见多发死骨形成（箭头），椎管狭窄，椎旁多发寒性脓肿形成伴钙化；腰椎 MRI 矢状位 T_1WI（E）及 STIR（F）图像示 L_{4-5} 相邻椎体骨髓广泛 T_1WI 低、STIR 高信号，相应椎间盘破坏呈 T_2WI 高信号，后缘局限性寒性脓肿形成突向椎管内继发局部椎管狭窄。

病菌（60%）；此外还有溶血性链球菌、大肠埃希菌、真菌等亦可致病。易感因素包括免疫抑制、激素应用、糖尿病、恶性肿瘤、吸毒、艾滋病、肾功能衰竭等。主要感染途径有：①邻近脊柱软组织感染直接蔓延侵犯；②其他部位化脓性感染经血行播散；③局部有创操作如手术、腰穿或外伤等继发感染；④经淋巴引流蔓延。本节以临床上相对比较常见的化脓性椎间盘炎为例进行叙述。

化脓性椎间盘炎好发年龄 20~40 岁，男性多于女性。发病部位依次为腰椎（48%）>胸椎（35%）>颈椎（6.5%）。病变始于软骨下骨，累及椎间盘及相邻终板。病理表现为急性炎症渗出物和毛细血管充血，细菌产生蛋白水解酶释放导致椎间盘崩解，相邻终板及骨髓受累表现为边缘溶骨性骨质破坏，椎间隙狭窄，晚期病变修复伴有广泛骨质增生硬化。临床往往起病较急，有发热、畏寒甚至毒血症等全身症状，局

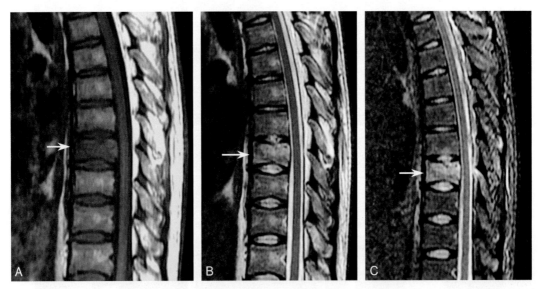

图 9-9-2　中心型椎体结核

腰椎矢状位 MRI 可见 T_9 椎体内异常信号（箭头），呈 T_1WI（A）低、T_2WI（B）和 STIR（C）不均匀高信号，上缘信号更高，上缘终板不连续，椎间盘未见明显受累。

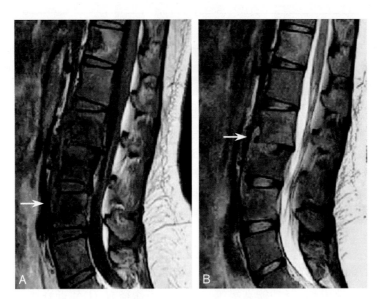

图 9-9-3　韧带下型脊柱结核

腰椎矢状位 MRI 示 $L_{2~4}$ 椎体前缘前纵韧带下可见波浪状异常信号（箭头），呈 T_1WI（A）低、T_2WI（B）高信号，椎体前缘局限性骨质破坏凹陷，椎间隙无狭窄，$L_{2~3}$ 椎间盘前缘部分受累。

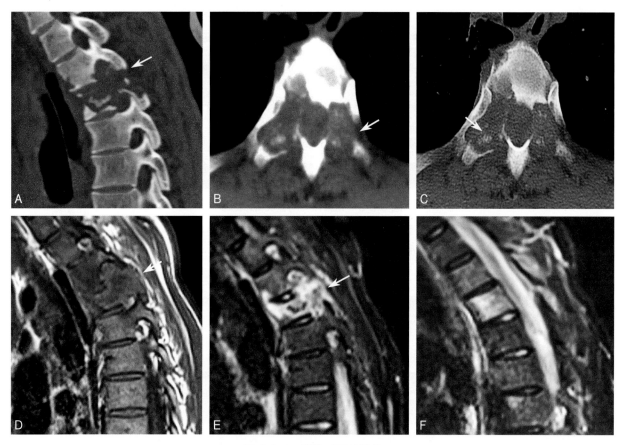

图 9-9-4　附件型脊柱结核

胸椎 CT 矢状位重建（A）及轴位（B、C）图像示 T_6 双侧椎弓根、椎板及横突溶骨性骨质破坏，可见多发沙粒状死骨（箭头），$T_{5\sim6}$ 椎体前缘亦可见少许骨质破坏；胸椎 MRI 矢状位图像示 T_6 附件区骨质破坏（箭头）呈 T_1WI（D）等低信号、STIR（E）高信号，$T_{5\sim6}$ 椎体及上下缘棘突骨髓亦呈广泛 STIR 高信号（F）。

部腰背部明显剧烈疼痛，椎旁肌肉痉挛明显，有深压痛和叩击痛，常合并脊柱活动受限和神经系统症状。实验室检查白细胞和 C-反应蛋白升高，红细胞沉降率加快。

X 线片早期不敏感，常呈阴性，有时可见受累椎体上下缘终板边缘模糊，密度减低。进展期出现相邻椎体骨质溶骨性破坏，椎间隙狭窄。晚期骨质增生修复，终板下骨密度增高硬化，椎体边缘骨赘形成；甚至椎间隙消失，相邻椎体骨性融合。CT 检查较 X 线平片能更敏感地发现早期终板下小的骨质破坏和死骨。骨质破坏多呈小囊状或锯齿状，椎体前缘多见，形态不规则，边缘不清。其形态需要与施莫尔结节鉴别；后者往往形态比较规则多呈类圆形，边缘清晰并可见完整的硬化边。进展期椎体大的骨质破坏同时开始修复，骨质增生硬化，密度增高；受累椎间隙变窄；椎间盘破坏，内可见更低密度的积脓甚至积气（图 9-9-5）；椎旁软组织肿胀伴小脓肿形成。

MRI 是最敏感的检查方法，早期即可发现病变节段椎间盘和相邻椎体的骨髓异常信号。检查可见受累椎间盘破坏，椎间隙狭窄，呈 T_1WI 低/T_2WI 高信号（脓肿）；相邻椎体终板及椎体骨髓可见大片 T_1WI 低、T_2WI 和 STIR 高的水肿样信号，椎体终板可以破坏消失，椎体塌陷和压缩骨折较少见；同时，椎旁软组织肿胀，可见椎旁或椎管内小脓肿形成，范围较局限。增强扫描骨质破坏区及周围软组织肿胀可见明显不

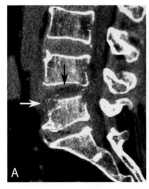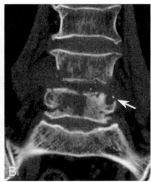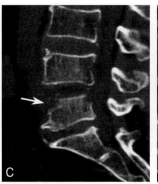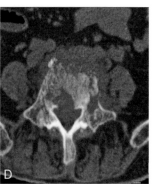

图 9-9-5　化脓性椎间盘炎 CT 表现

腰椎 CT 矢状重建软组织窗（A）及冠状重建（B）、矢状重建（C）、轴位（D）骨窗示 L₄～₅ 椎体边缘局限性骨质破坏并可见小的沙粒样死骨（白色箭头），L₄～₅ 椎间盘密度减低，并可见少许积气（黑色箭头）。

均匀强化，椎间盘积脓和椎旁脓肿常无强化，脓肿壁可见环形强化（图 9-9-6）。鉴别诊断主要是与脊柱结核进行鉴别，需要结合临床和影像学检查（表 9-9-1）。

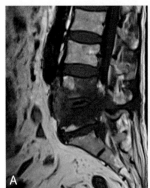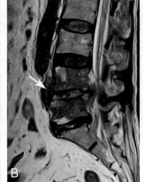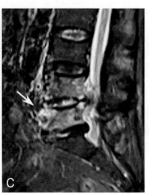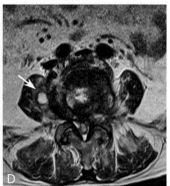

图 9-9-6　化脓性椎间盘炎 MRI 表现

与图 9-9-5 是同一患者。MRI 矢状位 T_1WI（A）示 L₄～₅ 骨髓呈广泛低信号，相邻终板前后缘破坏，皮质消失；矢状位 T_2WI（B）和 STIR（C）呈不均匀高信号，相应椎间盘破坏呈高信号；图 B、C 及轴位 T_2WI（D）示病变椎体周围软组织肿胀及小脓肿形成（箭头）。

表 9-9-1　化脓性椎间盘炎和脊柱结核鉴别

鉴别要点	化脓性椎间盘炎	脊柱结核
临床表现	起病急、高热、疼痛明显	起病缓、低热、盗汗
椎体破坏	少、局限、<1/2 椎体	多、广、>椎体 1/2
终板破坏	局限、虫蚀状	大、广、碎片状
椎间隙狭窄	晚、轻	早、明显
椎间盘信号	T_2WI 高信号为主（脓肿）	T_2WI 混杂/低信号（干酪坏死）
脊柱后凸/侧凸畸形	少见	多见
椎体塌陷	少见	多见

三、布鲁氏菌脊柱炎

布鲁氏菌脊柱炎（Brucellosis spondylitis）是由布鲁氏菌感染引起的人畜共患病。动物宿主包括牛、羊、骆驼、猪等，人类是第二宿主，常通过吃未经充分烹饪的生肉或未经高温消毒的乳制品感染。该病常见于我国畜牧业发达的地区，东北地区、西北地区和内蒙古为主要疫区；近年来呈不断蔓延趋势，城市中也不乏病例。脊柱受累的发生率占布鲁氏菌病约 2%~53%，男性多见。腰椎是最常见的受累节段，占一半以上，可能与其血供丰富和终板更容易退变有关；其次是胸椎 20%，颈椎较少累及；也可以多节段同时受累（6%~36%）。

布鲁氏菌病基本病理改变是细菌侵入人体停留在网状内皮系统产生肉芽肿性炎症，病理以修复为主。破坏修复共存，交替进行是慢性期的主要病理特征。临床根据发病时间可分为急性、亚急性、慢性和复发四期。症状根据受累部位和感染阶段有所不同。典型特点是在 1~3 周潜伏期后出现发热并呈典型的"波浪热"。全身症状包括发烧、虚弱、盗汗、体重减轻、多关节痛、全身性肌痛和头痛等。对于布鲁氏菌脊柱炎，局部背痛是最早也是最重要的症状，并伴有一定程度的神经功能缺损。实验室检查包括，①血清凝集试验：无动物接触史患者凝集滴度 >1∶80；有动物接触史患者凝集滴度 >1∶160 为感染阳性。②酶联免疫吸附试验（enzyme-linked immunoadsordent assay，ELISA）：包括间接法（indirect ELISA，iELISA）和竞争法（cellular ELISA，cELISA），操作简便，检测迅速（4~6 h），敏感度和特异度较高，待检血清的吸光度值（optical density，OD）≥临界值判为阳性。③虎红平板凝集试验阳性。④细菌培养：血培养和骨髓培养可发现病原菌，后者敏感性高于前者。

影像学上受累椎体骨质破坏较轻，而增生硬化为主要表现。根据受累形式可分为局限型和弥漫型两种。①局限型：好发于 L$_4$ 椎体，病灶局限于椎体前上终板；CT 可见局限性小的骨质破坏伴周围明显增生硬化，椎体前角呈"鹦鹉嘴"样骨赘形成（图 9-9-7）；椎间盘及周围软组织受累不明显。②弥漫型：骨质破坏累

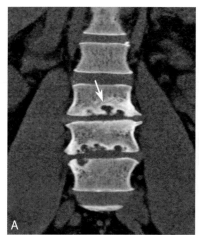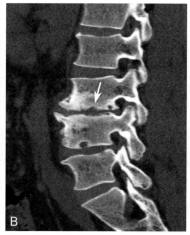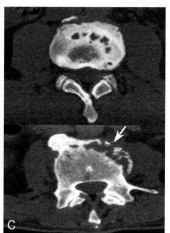

图 9-9-7　局限型布鲁氏菌脊柱炎 CT 表现

腰椎 CT 冠状位（A）及矢状位（B）重建图像示 L$_{3~5}$ 椎体终板多发局限性小的骨质破坏伴周围明显增生硬化（箭头），椎体前角骨赘形成，呈"鹦鹉嘴"样，L$_{3~4}$ 椎间隙狭窄；轴位（C）图像示 L$_{3~4}$ 椎体边缘增生硬化同时多发小囊状骨质破坏，边缘呈花边状（箭头）。

及整个椎体终板及邻近椎间盘、椎体、椎旁软组织及椎管内结构如硬膜、脊髓。X 线和 CT 表现为椎体多发不规则虫蚀样骨质破坏,周围骨质增生修复硬化明显,前缘形成"鹦鹉嘴"样骨赘。这是由于椎体边缘环形明显增生硬化的骨赘内同时仍存在多发小囊状骨质破坏,椎体边缘呈花边椎样改变。相邻椎间隙常狭窄,前后纵韧带均可钙化。MRI 对病变更敏感,可见受累椎体边缘及终板骨皮质中断不连续,椎体内骨髓呈 T_1WI 低、T_2WI 和 STIR 不均匀高信号,椎间盘破坏,高度减低,椎旁软组织肿胀。增强后受累的椎体骨髓、椎间盘及周围软组织均可呈不均匀强化(图 9-9-8)。

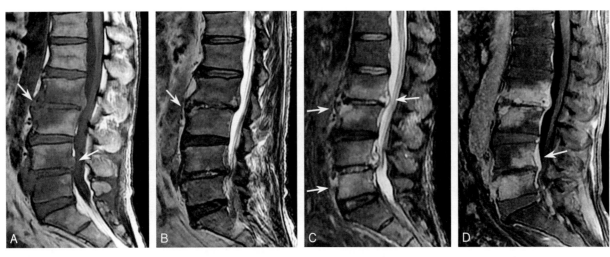

图 9-9-8 弥漫型布鲁氏菌脊柱炎 MRI 表现

腰椎 MRI 矢状位图像示 L_{2-5} 椎体多发跳跃状破坏,T_1WI(A)呈低信号,T_2WI(B)和 STIR(C)呈高信号,椎体前后缘可见局限性骨质破坏(箭头);T_1WI 增强脂肪抑制(D)示病变明显强化,椎体后方硬膜外间隙受累(箭头)。

布鲁氏菌脊柱炎影像学与脊柱结核、化脓性骨髓炎、椎间盘炎、椎间盘突出症和恶性肿瘤有时表现类似,鉴别困难。确诊需要结合病史和临床表现及实验室检查。

四、强直性脊柱炎

强直性脊柱炎(ankylosing spondylitis,AS)是一种多发于青壮年的慢性进行性炎症性关节病,患病率约为总人口 0.3%,是最常见的血清阴性脊柱关节病。血清阴性脊柱关节病(seronegative spondyloarthropathy,SpA)是一组以侵犯中轴骨、肌腱或/和韧带与骨附着点为特征的全身性慢性炎性疾病,包括强直性脊柱炎、银屑病关节炎(psoriatic arthritis)、炎性肠病性关节炎(inflammatory bowel disease arthritis)、Reiter 综合征、反应性关节病(reactive arthritis)。它们具有以下共性特征:家族聚集倾向;骶髂关节炎;外周关节炎,主要累及下肢,非对称性;肌腱和韧带附着点炎;血清类风湿因子(rheumatoid factor,RF)阴性,HLAC-B27 阳性。

AS 的主要病理改变为附着点炎和非特异性滑膜炎。骶髂关节、脊柱的炎症导致的骨质破坏与新生骨形成并存是 AS 的典型病理特征。附着点炎以肌腱、韧带、关节囊与骨附着点为中心发生炎症。炎性细胞浸润,侵蚀邻近骨质并纤维组织替代,随后骨质增生修复、骨化形成骨桥;非特异性滑膜炎以滑膜绒毛样增生并大量淋巴滤泡和浆细胞浸润、形成滑膜血管翳，侵蚀破坏关节软骨及软骨下骨。晚期发生纤维化、骨化使关节发生纤维强直和骨性强直。

临床上 AS 多青中年发病，以 20~30 岁为高峰；40 岁以后及 8 岁以前发病者少见。AS 男女比例为（2~3）：1。女性发病较缓慢且病情较轻。起病隐袭，典型表现为腰背痛、晨僵、腰椎活动受限、胸廓活动受限。中轴关节常见症状为腰背痛，逐渐出现腰背部、骶髂部疼痛、不适、晨僵，有交替性臀部疼痛及夜间背痛。疾病早期臀部疼痛多为一侧，呈间断性或交替性疼痛；后呈双侧持续性。病情大多数从骶髂关节开始并向上扩展至腰椎向胸椎、颈椎发展，则出现相应部位疼痛、活动受限或脊柱畸形。AS 晚期可合并脊柱侧弯、驼背畸形以及应力性骨折。24%~75% 的患者可出现外周关节病变，主要见于大关节如髋、膝、踝和肩关节居多。肘关节及手足小关节偶有受累，主要表现为双侧受累、局部疼痛、活动受限。25% 的患者在病程中发生眼葡萄膜炎，还可侵犯肺导致纤维化，引起大血管及心脏瓣膜病变。实验室检查类风湿子因子（RF）试验阴性，HLA-B27 多为阳性；急性期白细胞增多，红细胞沉降率（ESR）加快。

强直性脊柱炎影像学表现如下所述。

1. 骶髂关节表现　最早累及且几乎 100% 受累。一般始于骶髂关节的前下 1/3，即骶髂关节滑膜部。早期 X 线与 CT 表现为关节面模糊、虫蚀样骨侵蚀或囊状改变。可仅侵及一侧骶髂关节，也可一开始就对称性侵犯双侧。进展期关节面破坏明显伴周围增生硬化；进一步发展关节间隙不规则狭窄、消失，最后骨性融合。MRI 对疾病早期发现比 X 线平片和 CT 更敏感，包括滑膜炎、软骨下骨髓水肿和附着点炎。骶髂关节周围骨髓水肿表现为 T₂WI 脂肪抑制序列上关节周围骨髓内的高信号区域。滑膜炎表现为骶髂关节腔积液，增强扫描显示滑膜增厚强化。附着点炎表现为骨盆韧带、肌腱附着部以及关节间韧带区 STIR 序列呈高信号区（图 9-9-9）。

2. 脊柱受累表现　常由腰椎向上发展侵及胸椎、颈椎，主要表现为椎体骨炎、骨突关节炎、附着点炎、韧带骨赘与骨性强直及应力性骨折。X 线平片与 CT 早期椎体上下前后角呈局限性骨侵蚀，或骨硬化，呈三角形象牙质样亮白区，即"亮角征"，是 AS 早期重要的 X 线表现。随着椎体前缘韧带的骨化使椎体前缘失去正常的凹面，椎体呈方形变，称为"方形椎"，以腰椎为典型。韧带纤维环完全骨化后形成韧

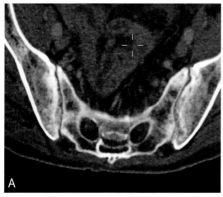
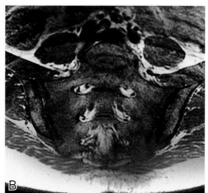
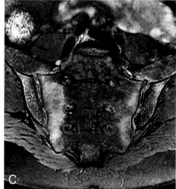

图 9-9-9　骶髂关节强直性脊柱炎 CT 和 MRI 表现

双侧骶髂关节 CT 轴位图像（A）示关节面不光整，多发小囊状骨质破坏；MRI 斜冠状位 T₁WI（B）、T₂WI-FS（C）示关节面下弥漫性骨髓水肿，呈 T₁WI 低、T₂WI-FS 高信号，右侧骶骨面为著。

带骨赘连接椎间隙。晚期脊柱广泛骨赘形成使脊柱外形呈"竹节"状,即"竹节椎",是 AS 最特征性征象(图 9-9-10)。

　　MRI 能在 X 线平片及 CT 征象出现之前就更敏感地探测到脊柱受累的多发异常信号,包括椎体边角、肋椎关节、骨突关节、肋横突关节及棘上韧带附着处。T_1WI 中呈稍低信号,T_2WI 及 STIR 上呈高信号;增强后明显强化(图 9-9-11)。

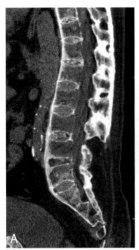
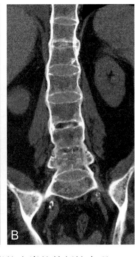

图 9-9-10　强直性脊柱炎脊柱特征性表现

腰椎 CT 矢状位(A)和冠状位(B)重建图像示椎体边缘前、后纵韧带和棘间、棘上韧带广泛钙化骨性连接,脊柱呈"竹节"状,椎体前缘平直呈方形。

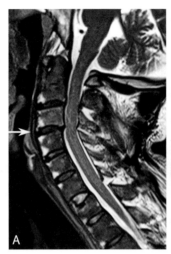
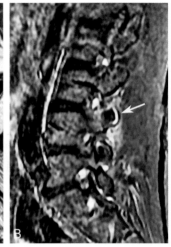

图 9-9-11　强直性脊柱炎脊柱受累 MRI 表现

颈椎 MRI 矢状位 T_2WI(A)示颈椎不稳,椎体前后角多发高信号呈"亮角征"(箭头);腰椎 MRI 矢状位 STIR(B)示 $L_{3\sim4}$ 关节突关节积液,邻近骨髓水肿及软组织肿胀(箭头)。

五、类风湿性关节炎

　　类风湿性关节炎(RA)是以关节慢性进行性滑膜炎导致骨软骨侵蚀、破坏和功能障碍为主要特征的全身自身免疫性疾病。其病因不明。风险因子包括基因易感性、性别、年龄、吸烟、感染、激素、饮食、种族等。我国患病率为 0.5%~1%,20~50 岁中青年女性好发。

　　病理表现为大量免疫复合物沉积于关节滑膜引起炎症反应,导致滑膜增厚、炎性肉芽组织形成血管翳;侵蚀关节软骨及软骨下骨,关节间隙消失,最终导致关节损毁、强直。临床表现主要累及四肢滑膜关节,最早侵犯手、足小关节,四肢大关节及脊柱亦可受累。主要症状为反复发作的对称性多发性手、足小关节疼痛、肿胀和晨僵;晚期出现关节畸形、功能障碍。脊柱受累主要以颈椎多见,可导致明显疼痛、活动受限和神经症状。30% 患者受累关节附近的皮下可见纤维组织硬结(皮下结节)。实验室检查红细胞沉降率增快,类风湿因子(RF)和抗环瓜氨酸肽抗体(anticyclic citrullinated peptide antibody,抗 CCP 抗体)阳性。

　　脊柱 RA 受累常见于颈椎,尤其是寰枢关节。寰枢关节受累时 X 线平片和 CT 可见关节间隙不均匀狭窄,齿状突边缘局限性不规则骨质侵蚀以及寰枢关节半脱位(图 9-9-12)。MRI 检查可见寰枢关节滑膜炎,表现为关节囊肿胀积液,增强后滑膜明显强化;骨侵蚀周围的骨髓水肿在 STIR 或 T_2WI-FS 序列上松

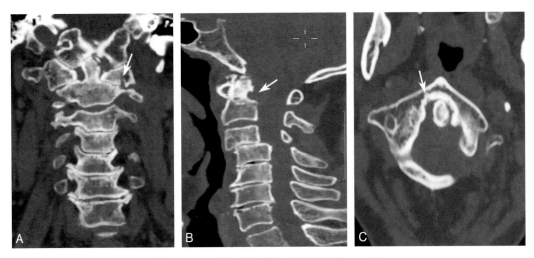

图 9-9-12　类风湿性关节炎脊柱受累 CT 表现

颈椎 CT 冠状位（A）、矢状位（B）重建及轴位（C）图像可见寰枢关节半脱位，双侧寰齿间隙不对称，寰椎关节面及齿状突后缘可见多发局限性小囊状侵蚀破坏（箭头）；颈椎顺列不稳，C₃ 轻度向前滑脱。

质骨内的水样信号区。其他椎体受累时 X 线平片和 CT 表现为骨突关节间隙狭窄，关节面侵蚀，小关节半脱位，椎间隙狭窄，椎体边缘、棘突骨侵蚀硬化等。MRI 可见小关节滑膜炎和周围骨髓水肿等。其与强直性脊柱炎表现类似，诊断需要结合临床和实验室检查。

（杨海涛）

建议阅读

[1]　WALKER M D,SILVERBERG S J. Primary hyperparathyroidism [J]. Nature Review Endocrinology,2018,14（2）:115-125.

[2]　MAKRAS P,ANASTASILAKIS A D. Bone disease in primary hyperparathyroidism [J]. Metabolism,2018,80:57-65.

[3]　MAZZUOLI G F,D'ERASMO E,PISANI D. Primary hyperparathyroidism and osteoporosis [J]. Aging（Milano）,1998,10（3）:225-231.

[4]　程晓光,崔建岭. 肌骨系统放射诊断学 [M]. 北京:人民卫生出版社,2018.

[5]　白荣杰,殷玉明,娄路馨. 实用骨科影像学 [M]. 6 版. 北京:科学出版社,2018.

[6]　DIMOPOULOS M A,HILLENGASS J,USMANI S. et al. Role of magnetic resonance imaging in the management of patients with multiple myeloma:a consensus statement [J]. Journal of Clinical Oncology,2015;33（6）:657-664.

[7]　DURIE B G,KYLE R A,BELCH A,et al. Myeloma management guidelines:a consensus report from the Scientific Advisors of the International Myeloma Foundation [J]. The Hematology Journal,2003,4（6）:379-398.

[8]　MAI E K,HIELSCHER T,KLOTH J K,et al. Association between magnetic resonance imaging patterns and baseline disease features in multiple myeloma:analyzing surrogates of tumour mass and biology [J]. European Radiology,2016,26（11）:3939-3948.

[9]　HEWISON M,KANTOROVICH V,LIKER H R,et al. Vitamin D-mediated hypercalcemia in lymphoma:evidence for hormone production by tumor-adjacent macrophages [J]. Journal of Bone and Mineral Research,2003,18（3）:579-582.

[10]　RUCHLEMER R,AMIT-KOHN M,TVITO A,et al. Bone loss and hematological malignancies in adults:a pilot study [J]. Support Care Cancer,2018,26（9）:3013-3020.

[11]　CABANILLAS M E,LU H,FANG S,DU X L. Elderly patients with non-Hodgkin lymphoma who receive chemotherapy

are at higher risk for osteoporosis and fractures[J]. Leukemia and Lymphoma,2007,48(8):1514-1521.

[12] SALA A,TALSMA D,WEBBER C,et al. Bone mineral status after treatment of malignant lymphoma in childhood and adolescence[J]. European Journal of Cancer Care,2007,16(4):373-379.

[13] TAKIGAWA T,TANAKA M,SUGIMOTO Y,et al. Discrimination between malignant and benign vertebral fractures using magnetic resonance imaging[J]. Asian Spine Journal,2017,11(3):478-483.

[14] REHM J,VEITH S,AKBAR M,et al. CT-guided percutaneous spine biopsy in suspected infection or malignancy:a study of 214 patients[J]. RoFo,2016,188(12):1156-1162.

[15] SCHWAIGER B J,GERSING A S,BAUM T,et al. Distinguishing benign and malignant vertebral fractures using CT and MRI[J]. Seminars in Musculoskeletal Radiology,2016,20(4):345-352.

[16] YUAN Y,ZHANG Y,LANG N,et al. Differentiating malignant vertebral tumours from non-malignancies with CT spectral imaging:a preliminary study[J]. European Radiology,2015,25(10):2945-2950.

[17] FRIGHETTO-PEREIRA L,RANGAYYAN R M,METZNER G A,et al. Shape,texture and statistical features for classification of benign and malignant vertebral compression fractures in magnetic resonance images[J]. Computers in Biology and Medicine,2016,73:147-156.

[18] KATO S,HOZUMI T,YAMAKAWA K,et al. META:an MRI based scoring system differentiating metastatic from osteoporotic vertebral fractures[J]. The Spine Journal,2015,15(7):1563-1570.

[19] TORRES C,HAMMOND I. Computed tomography and magnetic resonance imaging in the differentiation of osteoporotic fractures from neoplastic metastatic fractures[J]. Journal of Clinical Densitometry,2016,19(1):63-69.

[20] HANSEN E J,SIMONY A,CARREON L,et al. Rate of unsuspected malignancy in patients with vertebral compression fracture undergoing percutaneous vertebroplasty[J]. Spine,2016,41(6):549-552.

[21] 刘志红,李贵森. 中国慢性肾脏病矿物质和骨异常诊治指南[M]. 北京:人民卫生出版社,2019.

[22] 廖二元,谭利华. 代谢性骨病[M]. 北京:人民卫生出版社,2003.

[23] Kidney Disease:Improving Global Outcomes(KDIGO)CKD-MBD Work Group. KDIGO clinical practice guideline for the diagnosis,evaluation,prevention,and treatment of chronic kidney disease-mineral and bone disorder(CKD-MBD)[J]. Kidney International Supplements,2009(113):S1-S130.

[24] Kidney Disease:Improving Global Outcomes(KDIGO)CKD-MBD Update Work Group. KDIGO 2017 clinical practice guideline update for the diagnosis,evaluation,prevention,and treatment of chronic kidney disease-mineral and bone disorder(CKD-MBD)[J]. Kidney International Supplements,2017,7(1):1-59.

[25] ALONSO N,CALERO-PANIAGUA I,DEL PINO-MONTES J. Clinical and genetic advances in Paget's disease of bone:a review[J]. Clinical Reviews in Bone and Mineral Metabolism,2017,15(1):37-48.

[26] MOHAMED S N,NATHALIE A,JACQUES P B et al. Paget's disease of bone:an osteoimmunological disorder? [J]. Drug Design Development and Therapy,2015(9):4695-4707.

[27] SHAKER J L. Paget's disease of bone:a review of epidemiology,pathophysiology and management[J]. Therapeutic Advances in Musculoskeletal Disease,2009,1(2):107-125.

[28] 中华医学会骨质疏松和骨矿盐疾病分会. 原发性骨质疏松症诊治指南(2017年)[J]. 中华骨质疏松和骨矿盐疾病杂志,2017,10(5):413-443.

[29] ADAMI G,SAAG K G. Glucocorticoid-induced osteoporosis:2019 Concise Clinical Review[J]. Osteoporosis International,2019,30(6):1145-1156.

[30] BOLLERSLEV J,HARRIS S T,LEDER B Z. Glucocorticoid-induced osteoporosis[J]. J Clin Endocrinol Metab,2012,97(2):35A.

[31] JIA D,O'BRIEN C A,STEWART S A,et al. Glucocorticoids act directly on osteoclasts to increase their life span and reduce bone density[J]. Endocrinology,2006,147(12):5592-5599.

[32] CANALIS E,MAZZIOTTI G,GIUSTINA A,et al. Glucocorticoid-induced osteoporosis:pathophysiology and therapy[J]. Osteoporosis International,2007,18(10):1319-1328.

[33] DEMPSTER D W,ARLOT M A,MEUNIER P J. Mean wall thickness and formation periods of trabecular bone packets in corticosteroid-induced osteoporosis[J]. Calcified Tissue International,1983,35(4/5):410-417.

[34] VAN STAA T P, LEUFKENS H G, ABENHAIM L, et al. Use of oral corticosteroids and risk of fractures [J]. Journal of Bone and Mineral Research, 2000, 15 (6): 993-1000.

[35] BUCKLEY L, GUYATT G, FINK H A, et al. 2017 American college of rheumatology guideline for the prevention and treatment of glucocorticoid-induced osteoporosis [J]. Arthritis Care and Research, 2017, 69 (8): 1095-1110.

[36] 中华医学会风湿病学分会. 糖皮质激素诱导的骨质疏松诊治的专家共识 [J]. 中华风湿病学杂志, 2013, 17 (6): 363-368.

[37] CHIODINI I, FRANCUCCI C M, SCILLITANI A. Densitometry in glucocorticoid-induced osteoporosis [J]. Journal of Endocrinological Investigation, 2008, 31 (7Suppl): 33-37.

[38] LI N, LI X, XU L, et al. Comparison of QCT and DXA: osteoporosis detection rates in postmenopausal women [J]. International Journal of Endocrinology, 2013, 57 (6): 221-232.

[39] 程晓光, 李娜. 美国放射学院（ACR）关于定量CT（QCT）骨密度测量操作指南 [J]. 中国骨质疏松杂志, 2013, 19 (9): 991-997.

[40] ELISA TORRES-DEL-PLIEGO, LAIA VILAPLANA, ROBERTO GÜERRI-FERNÁNDEZ, et al. Measuring bone quality [J]. Current Rheumatology Reports, 2013, 15 (11): 373.

[41] HARVEY N C, GLÜER C C, BINKLEY N, et al. Trabecular bone score (TBS) as a new complementary approach for osteoporosis evaluation in clinical practice [J]. Bone, 2015, 78: 216-224.

[42] SAAG K G, AGNUSDEI D, HANS D, et al. Trabecular bone score in patients with chronic glucocorticoid therapy-induced osteoporosis treated with alendronate or teriparatide [J]. Arthritis and Rheumatology, 2016, 68 (9): 2122-2128.

[43] SUTTER S, NISHIYAMA K K, KEPLEY A, et al. Abnormalities in cortical bone, trabecular plates, and stiffness in postmenopausal women treated with glucocorticoids [J]. Journal of Clinical Endocrinology and Metabolism, 2014, 99 (11): 4231-4240.

[44] GLÜER C C, MARIN F, RINGE J D, et al. Comparative effects of teriparatide and risedronate in glucocorticoid-induced osteoporosis in men: 18-month results of the EuroGIOPs trial [J]. Journal of Bone and Mineral Research, 2013, 28 (6): 1355-1356.

[45] MELLIBOVSKY L, PRIETO-ALHAMBRA D, MELLIBOVSKY F, et al. Bone tissue properties measurement by reference point indentation in glucocorticoid-induced osteoporosis [J]. Journal of Bone and Mineral Research, 2015, 30: 1651-1656.

[46] COMPSTON J. Glucocorticoid-induced osteoporosis: An update [J]. Endocrine, 2018, 61 (1): 7-16.

[47] SCHAKMAN O, KALISTA S, BARBÉ C, et al. Glucocorticoid-induced skeletal muscle atrophy [J]. International Journal of Biochemistry and Cell Biology, 2013, 45 (10), 2163-2172.

[48] COOPER C, FIELDING R, VISSER M, et al. Tools in the assessment of sarcopenia [J]. Calcified Tissue International, 2013, 93 (3): 201-210.

[49] 余卫, 程晓光, 袁凌青. 肌少症的评估方法 [J]. 中华骨质疏松和骨矿盐疾病杂志, 2016, 9 (3): 240-246.

[50] BASSETT J H, WILLIAMS G R. Role of thyroid hormones in skeletal development and bone maintenance [J]. Endocrine Reviews, 2016, 37 (2): 135-187.

[51] WILLIAMS G R, D BASSETT J H. Thyroid diseases and bone health [J]. Journal of Endocrinological Investigation, 2016, 41 (1): 99-109.

[52] SINISCALCHI A, DE ARRO G, MICHNIEWICZ A, et al. Conventional and new antiepileptic drugs on vitamin D and bone health: What we know to date ? [J] Current Clinical Pharmacology, 2016, 11 (1): 69-70.

[53] FAN H C, LEE H S, CHANG K P, et al. The Impact of anti-epileptic drugs on growth and bone metabolism [J]. International Journal of Molecular Sciences, 2016, 17 (8): 1242.

[54] RAJGOPAL R, BEAR M, BUTCHER M K, et al. The effects of heparin and low molecular weight heparins on bone [J]. Thrombosis Research, 2008, 122 (3): 293-298.

[55] HOWELL A, CUZICK J, BAUM M, et al. Results of the ATAC (Arimidex, Tamoxifen, Alone or in Combination) trial after completion of 5 years' adjuvant treatment for breast cancer [J]. Lancet, 2005, 365 (9453): 60-62.

[56] MATSUO H. Bone loss induced by GnRHa treatment in women [J]. Nihon Rinsho. Japanese Journal of Clinical

Medicine,2003,61(2):314-318.

[57] BRAME L A,WHITE K E,EEONS M J. Renal phosphate wasting disorders:Clinical features and Pathogenesis[J]. Seminars in Nephrology,2004,24(1):39-47.

[58] DE BEUR S M,FINNEGAN R B,VASSILIADIS J,et al. Tumors associated with oncogenic Osteomalacia express genes important in bone and mineral metabolism[J]. Journal of Bone and Mineral Research,2002,17(6):1102-1110.

[59] DI MEGLIO L A,WHITE K E,EEONS M J. Disorders of phosphate metabolism[J]. Endocrinology and Metabolism Clinics of North America,2000,29(3):591-609.

[60] JEON H J,KWON S H,KIM S W,et al. Evaluation of the parathyroid function in six patients with hypophosphatemic osteomalacia,including a case of tertiary hyperparathyroidism developing during combined oral phosphate and vitamin d therapy[J]. Hormone Research,2003,60(3):127-133.

[61] MCCANCE R A. Osteomalacia with Looser's nodes(Milkman's syndrome)due to a raised resistance to vitamin D acquired about the age of 15years[J]. The Quarterly Journal of Medicine,1947,16(1):36-46.

[62] 张孝骞,朱预,刘彤华,等. 间叶瘤合并抗维生素D的低血磷软骨病一例报告[J]. 中华医学杂志,1981,60(3):150-152.

[63] CHONG W H,MOLINOLO A A,CHEN C C,et al. Tumor-induced osteomalacia[J]. Endocrine-Related Cancer, 2011,18(3):R53-R77.

[64] 巴建明,桑艳红,陆菊明,等. 12例肿瘤性骨软化症的临床诊治及术后随访[J]. 中华内分泌代谢杂志,2011,27(1):19-23.

[65] NUOVO M A,DORFMAN H D,SUN C C,et al. Tumor-induced Osteomalacia and rickets[J]. American Journal of Surgical Pathology. 1989:13(7):588-599.

[66] FOLPE A L,FANBURG-SMITH J C,BILLINGS S D,et al. Most osteomalacia-associated mesenchymal tumors are a single histopathologic entity:an analysis of 32 cases and a comprehensive review of the literature[J]. American Journal of Surgical Pathology,2004,28(1):1-30.

[67] JIANG Y,XIA W B,XING X P,et al. Tumor-induced osteomalacia:An Important Cause of adult-onset hypophosphatemic osteomalacia in China:report of 39 cases and review of the literature[J]. Journal of Bone and Mineral Research,2012,27(9):1967-1975.

[68] 杜洪泉,郑燕,章振林,等. 低磷性骨软化症的临诊应对[J]. 中华内分泌代谢杂志,2014,30(8):697-700.

[69] XIA W B,JIANG Y,LI M,et al. Levels and dynamic changes of serum fibroblast growth factor 23 in hypophosphatemic rickets/osteomalacia[J]. Chinese Medical Journal,2010,123(9):1158-1162.

[70] WHILE K E,JONSSON K B,CAM G,et al. The autosomal dominant hypophosphatemic rickets(ADHR)gene is a secreted polypeptide overexpressed by tumors that cause phosphate wasting[J]. Journal of Clinical Endocrinology and Metabolism,2001,86(2):497-500.

[71] JONSSON K B,ZAHRADNIK R,LARSSON T,et al. Fibroblast growth factor 23 in oncogenic osteomalacia and X-linked hypophosphatemia[J]. The New England Journal of Medicine,2003,348(17):1656-1663.

[72] YAMAZAKI Y,OKAZAKI R,SHIBATA M,et al. Increased circulatory level of biologically active full-length FGF-23 in patients with hypophosphatemic rickets/osteomalacia[J]. Journal of Clinical Endocrinology and Metabolism,2002,87(11):4957-4960.

[73] RAZZAQUE M S,LANSKE B. The emerging role of the fibroblast growth factor-23-klotho axis in renal regulation of phosphate homeostasis[J]. The Journal of Endocrinology,2007,194(1):1-10.

[74] BERNDT T J,SCHIAVI S,KUMAR R. "Phosphatonins" and the regulation of phosphorus homeostasis[J]. American Journal of Physiology,2005,289(6):1170-1182.

[75] AMBLEE A,UY J,SENSENG C,et al. Tumor-induced osteomalacia with normal systemic fibroblast growth factor-23 level[J]. Clinical Kidney Journal,2014,7(2):186-189.

[76] HABRA M A,JIMENEZ C,HUANG S C,et al. Expression analysis of fibroblast growth factor-23,matrix extracellular phosphoglycoprotein,secreted frizzled-related protein-4,and fibroblast growth factor-7:identification of fibroblast growth factor-23 and matrix extracellular phosphoglycoprotein as major factors involved in tumor-induced osteomalacia[J].

Endocrine Practice,2008,14（9）:1108-1114.

[77] DAVID V,MARTIN A,HEDGE A M,et al. Matrix extracellular phosphoglycoprotein（MEPE）is a new bone renal hormone and vascularization modulator[J]. Endocrinology,2009,150（9）:4012-4023.

[78] IMANISHI Y,HASHIMOTO J,ANDO W,et al. Matrix extracellular phosphoglycoprotein is expressed in causative tumors of oncogenic osteomalacia[J]. Journal of Bone and Mineral Metabolism,2012,30（1）:93-99.

[79] BANSAL S,KHAZIM K,SURI R,et al. Tumor induced osteomalacia:associated with elevated circulating levels of fibroblast growth factor-7 in addition to fibroblast growth factor-23[J]. Clinical Nephrology,2016,85（1）:57-62.

[80] LEE J C,JENG Y M,SU S Y,et al. Identification of a novel FN_1-$FGFR_1$ genetic fusion as a frequent event in phosphaturic mesenchymal tumour[J]. Journal of Pathology,2015,235（4）:539-545.

[81] LEE J C,SU S Y,CHANGOU C A,et al. Characterization of FN_1-$FGFR_1$ and novel FN_1-FGF_1 fusion genes in a large series of phosphaturic mesenchymal tumors[J]. Modern Pathology,2016,29（11）:1335-1346.

[82] AHMAD I,IWATA T,LEUNG H Y. Mechanisms of FGFR-mediated carcinogenesis[J]. Biochimica et Biophysica Acta,2012,1823（4）:850-860.

[83] SUNDIN A,GARSKE U,ORLEFORS H. Nuclear imaging of neuroendocrine tumours[J]. Best Practice and Research Clinical Endocrinology and Metabolism,2007,21（1）:69-85.

[84] JING H,LI F,ZHUANG H,et al. Effective detection of the tumors causing osteomalacia using [Tc-99m]-HYNIC-octreotide（99mTc-HYNIC-TOC）whole body scan[J]. European Journal of Radiology,2013,82（11）:2028-2034.

[85] CHONG W H,ANDREOPOULOU P,CHEN C C,et al. Tumor localization and biochemical response to cure in tumor-induced osteomalacia[J]. Journal of Bone and Mineral Research,2013,28（6）:1386-1398.

[86] SLOT-STEENKS M M,HAMDY N A,VAN DE SANDE M A,et al. Identifying the culprit lesion in tumor induced hypophosphatemia,the solution of a clinical enigma[J]. Endocrine,2016,54（3）:642-647.

[87] SATYARADDI A,CHERIAN K E,SHETTY S,et al. Musculoskeletal oncogenic osteomalacia-An experience from a single centre in South India[J]. Journal of Orthopaedics,2017,14（1）:184-188.

[88] EL-MAOUCHE D,SADOWSKI S M,PAPADAKIS G Z,et al. ^{68}Ga-dotatate for tumor localization in tumor-induced osteomalacia[J]. Journal of Clinical Endocrinology and Metabolism,2016,101（10）:3575-3581.

[89] LEDFORD C K,ZELENSKI N A,ARDONA D M,et al. The phosphaturic mesenchymal tumor:why is definitive diagnosis and curative surgery often delayed? [J]. Clinical Orthopaedics and Related Research,2013,471（11）:3618-3625.

[90] 杜洪泉,郑燕,章振林. 低磷性骨软化症的临诊应对 [J]. 中华内分泌代谢杂志,2014,30（8）:697-700.

[91] 周郁,王瑞,邹红云. 强直性脊柱炎患者 HLA-B27 检测结果分析 [J]. 西北国防医学杂志,2007,28（3）:220.

[92] 张毅,于兰,靳彩宁,等. HLA-B27 测定在诊断强直性脊柱炎的应用 [J]. 西北国防医学杂志,2001,22（4）:380.

[93] CHONG W H,ANDREOPOULOU P,CHEN C C,et al. Tumor localization and biochemical response to cure in tumor-induced osteomalacia[J]. Journal of Bone and Mineral Research,2013,28（6）:1386-1398.

[94] HUANG Q L,FEIG D S,BLACKSTEIN M E. Development of tertiary hyperparathyroidism after phosphate supplementation in oncogenic osteomalacia[J]. Journal of Endocrinological Investigation,2000,23（4）:263-267.

[95] MARKOU A,TSIAMA V,TOURNIS S,et al. Coexistence of tumor-induced osteomalacia and primary hyperparathyroidism[J]. Endocrine Practice,2011,17（6）:144-148.

[96] FOLPE A L,FANBURG-SMITH J C,BILLINGS S D,et al. Most osteomalacia-associated mesenchymal tumors are a single histopathologic entity:an analysis of 32 cases and a comprehensive review of the literature[J]. American Journal of Surgical Pathology,2004,28（1）:1-30.

[97] SEUFERT J,EBERT K,MÜLLER J,et al. Octreotide therapy for tumor-induced osteomalacia[J]. New England Journal of Medicine,2001,345（26）:1883-1888.

[98] 陈佳,田萌萌,李伟,等. 9 例肿瘤源性骨软化症诊治分析 [J]. 癌症进展,2015,13（4）:439-443.

[99] 徐加利,余卫,王华,等. 肿瘤源性骨软化症责任肿瘤的 CT 和 MRI 表现 [J]. 临床放射学杂志,2017,36（8）:1165-1169.

[100] 程晓光,崔建岭. 肌骨系统放射诊断学 [M]. 北京:人民卫生出版社,2018.

[101] 邓忠良,蒋电明. 运动系统疾病 [M]. 北京:人民卫生出版社,2017.

[102] MORALES H. Infectious spondylitis mimics：mechanisms of disease and imaging findings[J]. Seminars in Ultrasound CT and MR，2018，39（6）：587-604.

[103] TALI E T，ONER A Y，KOC A M. Pyogenic spinal infections[J]. Neuroimaging Clinics of North America，2015，25（2）：193-208.

[104] KILBORN T，JANSE VAN RENSBURG P，CANDY S. Pediatric and adult spinal tuberculosis：imaging and pathophysiology[J]. Neuroimaging Clinics of North America，2015，25（2）：209-231.

[105] TALI E T，KOC A M，ONER A Y. Spinal brucellosis[J]. Neuroimaging Clinics of North America，2015，25（2）：233-245.

[106] DESANTO J，ROSS J S. Spine infection/inflammation[J]. The Radiologic Clinics of North America，2011，49（1）：105-127.

第三篇

骨密度测量技术与临床应用

第十章

骨密度发展简史

伴随着人类预期寿命的延长和老龄化社会的发展,骨质疏松症及其导致的骨质疏松性骨折逐渐成为威胁人类健康和影响人类生活质量的关键因素。随着我国加快进入人口老龄化社会,骨质疏松症日益引起大家的重视。因此,精确而早期地测定骨密度值及其变化范围,对于诊断骨质疏松症、评价骨折风险以及预防骨质疏松性骨折的发生都有着极其重要的临床意义。目前临床应用中,X线平片、CT、MRI和核医学等影像检查,尤其是DXA和QCT等骨密度的定量检测已经成为骨质疏松症的诊断、骨折风险评估和疗效评价的重要依据。

从20世纪30年代起,人们就开始探索骨密度的测量方法,从定性、半定量检测,再到定量检测。骨密度测量方法与技术的进步,也始终围绕着不同检测技术之间的准确性、精确性、敏感性以及辐射剂量等几个关键问题进行探索。准确性指该方法测定骨密度的能力,反映测定结果与目标骨密度真实值之间的差异;精确性指该方法测定骨密度的可重复性,多为反映短时间内多次重复测定结果的差异变化;敏感性是指检测方法对于骨密度值变化的敏感能力,反映了测定骨密度真实变化的能力。骨密度测量技术的发展基本分为两类:电离辐射方法与非电离辐射方法。因此,辐射剂量的大小也是各种骨密度测量技术在临床应用中所必须面临的挑战。

20世纪60年代以前,骨密度的测量主要依靠X线平片,包括X射线法及X线吸收法等。但因其灵敏度及精确性均较差,不能满足临床对于骨密度真实值和骨密度变化监测的需求,因此多应用于骨质疏松性骨折的诊断;尤其是椎体骨折的鉴别诊断,X线平片是首选方法。近些年,伴随着科学技术的快速发展,骨密度测量技术的硬件设备及软件开发都有了质的进步,先后有多种不同骨密度测量技术出现,如单光子吸收法(single photon absorptiometry,SPA)、双光子吸收法(dual photon absorptiometry,DPA)、双能X射线吸收法(DXA)、定量CT(QCT)以及超声波骨密度检测(ultrasound bone densitometer,UBD)。超声检测方法属于非电离辐射技术,主要包括声速(speed of sound,SOS)法和超声振幅衰减(broad-band ultrasound attenuation,BUA)法。

一、X 射线法

在临床应用的早期阶段,骨密度的定性、半定量及定量测定主要依靠 X 线。定性方法主要是根据 X 线平片骨组织的形态学特征来判断是否存在骨质疏松。用该方法观察皮质骨是否变薄,松质骨是否变稀疏,只能定性地判断骨密度的变化情况,而且只有当骨密度改变 30%~50% 时才能有所反映;因此不能发现早中期的骨量变化。骨质疏松在 X 线平片上可以表现为骨小梁稀少,骨密度降低;但这些影像表现受主观因素影响大,对早期的骨丢失不敏感。

X 线摄片半定量方法主要包括骨小梁形态分度、骨皮质厚度测量等。如摄取第二掌骨的正位片,用量尺测量骨骼外侧横径(D)、髓腔宽度(d),从而计算出皮质骨厚度的百分数为(D-d)/D×100%,判断皮质骨厚度的减少量;其敏感性及准确度均难以满足临床诊断的需要。

X 线定量测量法,主要是 X 线光密度法(X-ray photodensiometry)。其基本原理是用已知密度的标准体,与前臂同时摄 X 线片,然后以光密度仪测量 X 线片的光密度,再换算成骨密度值,测量值为皮质骨及髓质的总和。受仪器及显影方式影响较大,质量不易控制,且整个测量过程较为烦琐。

二、光子吸收骨密度测量

利用光子吸收法(photon absorptiometry)测量骨密度,其原理是利用放射性核素,如 ^{125}I 或 ^{241}Am,发射出低能光子作为入射光子束,测定入射的光子束在通过骨骼或软组织时,能量被吸收而产生的衰减来测定骨密度。根据所采用的光子能量的不同,主要包括单光子吸收法和双光子吸收法。

(一)单光子吸收法

早在 1963 年,Cameron 和 Sorenson 首先发明并应用单光子吸收法(SPA),才真正诞生无损伤骨矿物质含量的定量测定技术。SPA 采用同位素放射源发出单一能量的 γ 射线对目标部位进行照射,同时利用碘化钠探测器接收其穿透人体的射线量。为了消除软组织对骨密度测定的影响,SPA 测试时被测部位需要置于水袋或水槽中,以消除软组织的影响;因此,适用于软组织附着较少的骨骼,尤其适用于四肢骨的测定。而对于软组织密度变化较大的部位(如脊柱或髋部),SPA 测量不能解决软组织引起的衰减问题。SPA 的测量部位主要是前臂尺桡骨、掌骨等,这些部位以皮质骨为主;而骨质疏松早期的改变主要发生在松质骨,因此 SPA 并非早期诊断骨质疏松的敏感方法;且存在放射源衰减和不稳定等问题,现已被逐渐淘汰。

(二)双光子吸收法

为了有效去除软组织对光子束衰减的影响,20 世纪 70 年代出现双光子吸收法(DPA)。DPA 能够准确测定人体软组织较多的脊柱或髋部的骨密度。DPA 的出现提高了骨密度测定的准确性,大大扩展了其在临床中的应用范围。DPA 是利用同位素(通常是钆元素)发射出独立分散的两种不同能量的光子,再利用其高能和低能射线通过被测部位的不同衰减率,从而消除骨周围软组织的影响,计算出骨组织等量吸收的部分,获得骨密度的校正值。因此,DPA 可以测量中轴骨的骨密度和骨量变化。DPA 的测量检测时间较长,测量的精确度及准确度较差。放射源需定期更换并且价格昂贵,测量结果容易受到体位和活动的影响。此类测量方法已被双能 X 射线吸收法取代,基本在临床应用中被淘汰。

三、双能 X 射线吸收法

20 世纪 80 年代出现双能 X 射线吸收法（DXA）骨密度测量技术。DXA 技术采用的是球管过滤式或对球管分时施加不同高压的方法激发出两种不同能态的 X 射线，分别对检测部位进行照射，再检测通过人体不同组织的光子流量率，利用朗伯-比尔定律（Lambert-Beer law）进行分析处理，最后计算出检测部位的骨密度。DXA 是通过 X 线球管产生更多且更稳定的光子流，缩短扫描时间的同时，获得的图像也更加清晰。20 世纪 90 年代，随着技术的进一步发展，DXA 逐渐由笔形束 X 射线转变为扇形束方式，再次提高了 DXA 的检测精密度以及图像的空间分辨（图 10-0-1）。探测器 C 形臂在 DXA 设备的应用，使其可旋转 90°，患者无须变换体位即可检测侧位脊柱骨密度；同时还可进行椎体形态学评价。探测器 C 形臂技术的出现，使侧位椎体 BMD 和全身体质成分分析变得更快捷省时；同时侧位椎体扫描可避免腰椎退变增生、韧带的钙化以及腹主动脉钙化等干扰因素，并可以实现侧位椎体形态学自动分析与评价，对脊柱退行性病变和脊柱骨折有重要的鉴别诊断价值。侧位椎体 BMD 的检测越来越受到临床应用的重视。

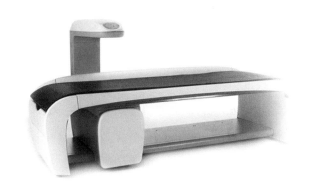

图 10-0-1　双能 X 线骨密度测量仪

随着 DXA 新技术的发展与应用，DXA 全身扫描可以实现对人体体质成分的分析，主要包括骨量、肌肉含量及脂肪成分的定量检测。DXA 全身体质成分分析技术的发展，对于肌少症的诊断及治疗，有着重要的意义。2016 年国际疾病分类（international classification of diseases，ICD）把肌少症正式纳入 ICD-10 疾病编码中。肌少症判定标准综合了肌量和肌肉功能两个方面。现在临床上对于肌肉含量的测量多依赖于 DXA。因此，基于 DXA 的全身体质成分分析，不仅为骨密度检测的国际统一标准，同时也是肌少症和肥胖相关疾病的诊断基础。

DXA 常用的测量部位是腰椎、髋部及前臂。其测量的是面积骨密度，单位为 g/cm^2。虽然 DXA 测定脊柱和髋部骨密度的精确度误差在 1%~3%，且 DXA 测量的 BMD 主要是评估的骨矿物质含量的变化，但是 BMD 只能解释 60%~80% 的骨强度。众多其他骨骼特征与骨强度和骨折风险相关；而骨的微结构受损与脆性骨折风险的评估有着密切的关系。因此，在标准 DXA 测量基础和临床风险因素上，骨小梁评分（TBS）是评价骨强度的最新应用。TBS 技术及其分析软件在 2012 年被美国 FDA 批准可作为评估骨微结构和骨质疏松性骨折风险的参考指标。TBS 是通过对 DXA 影像像素结构的分析，从而实现对骨微结构进行间接的评估。DXA 技术所获得的影像，是依据腰椎不同骨结构对 X 线吸收不同而形成的二维结构影像；因此，TBS 并非是对腰椎骨微结构的直接强度的测量，而是在 DXA 所获得的影像基础上通过计算比较不同像素灰阶差异的间距大小，间接评估其骨微结构的状况。

以 DXA 为基础的 TBS 技术评价骨微结构的应用，目前并没有公认的临床标准。目前文献报道的绝经后妇女 TBS 的判定标准为：TBS≥1.35 为骨微结构正常；1.20<TBS<1.35 为微结构部分受损；TBS≤1.20 为微结构明确受损。但是至今尚未见有关男性 TBS 判定标准的文献数据。同时骨强度作为独立的骨折

风险因素,并不包含在 FRAX 的风险因素之内。因此,TBS 间接评价的骨强度可作为独立的风险因素用于评估骨折风险。TBS 结合 FRAX 可显著提高腰椎和髋部脆性骨折风险评估的能力。

随着 DXA 检测技术及软件应用的不断发展,其具有的辐射剂量低、扫描速度快、精密度与准确度高等优点,成为认可度最高、应用最广的骨密度临床测量方法。但是,国内医院现有的骨密度仪的数量还远远不能满足实际的临床需求。

四、定量 CT

定量 CT(QCT)是 1982 年由美国加利福尼亚大学旧金山分校放射科的 Genant 教授等提出的利用 CT 设备进行临床骨密度测量的一种方法(图 10-0-2)。基于 CT 扫描技术的快速发展,QCT 在骨质疏松症诊断和临床应用中受到重视。QCT 也是利用 X 线衰减的原理,在 CT 设备扫描时附加外置的质量控制体模和校准体模,再通过分析软件将扫描图像的 CT 值计算转换成等效的骨密度。QCT 利用 CT 的三维容积数据进行分析,因此 QCT 测量的是真正的体积骨密度(vBMD),单位是 mg/cm^3。与 DXA 所测量的面积骨密度(aBMD)相比,QCT 测量不受脊柱增生、韧带和血管钙化、脊柱侧弯以及体重大小等因素的影响,可以更好地避免面积骨密度的假阴性结果。QCT 可以将皮质骨和松质骨的骨密度进行分别评价。QCT 对椎体骨密度的测量所选择的 ROI 是椎体中央的松质骨部分。由于椎体松质骨的代谢转化率约为皮质骨的 8 倍,相比 DXA 测得的前后位椎体的骨密度,QCT 测得的骨密度值和骨密度变化率会更加敏感,可较早地反映骨质疏松早期的松质骨量丢失以及治疗后骨量变化的情况。另外,因为排除了体位及体重的影响,在测量肥胖或低体重的患者时,QCT 测量的骨密度相对更加准确。

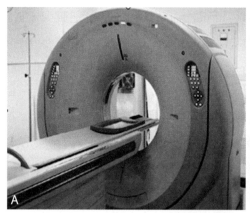 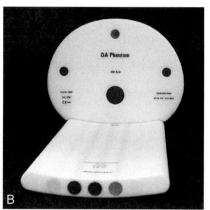

图 10-0-2 定量 CT 骨密度测量

A. 扫描床垫下放置骨密度测量体模后的临床 CT 机,将被测部位置于体模上方进行扫描,即可行 QCT 检查;B. QCT 质量控制体模和校准体模。

QCT 理论上可以测量全身各部位的骨密度。目前临床上应用较多的是测量脊柱和髋部。区别于 DXA 诊断骨质疏松时需要腰椎和髋部两个部位的骨密度值,QCT 诊断骨质疏松仅需做一个部位即可,根据临床实际需要选择扫描腰椎或者髋部。与 DXA 不同,QCT 腰椎骨密度的测量仅选择椎体松质骨部分,因此腰椎 QCT 的骨质疏松诊断标准不能采用 WHO 的 DXA 诊断标准。选取腰椎 QCT 扫描来诊断骨质疏松时,是选取 2 个腰椎(常用第 1 和第 2 腰椎)的松质骨骨密度平均值,采用骨密度绝对值进行诊断。骨密度绝对值>120mg/cm³ 为骨密度正常;骨密度绝对值于 80~120mg/cm³ 范围内为低骨量;骨密度绝对值<80mg/cm³ 为骨质疏松。若选取髋部 QCT 扫描,采用的是类似于 DXA 的测量技术(CT X 线吸收法,CTXA-hip)。髋部 QCT 测量的骨密度结果与 DXA 测量的面积骨密度基本是等效的。因此,髋部 QCT 骨质疏松诊断标准采用了 WHO 推荐的 DXA 的诊断标准。

和 DXA 的不同设备间的 BMD 值不能直接比较一样,QCT 的不同校准体模所测得的 BMD 结果也不能直接进行比较。不同品牌或型号的 CT 设备需要进行交叉校准和质控测试,且必须使用相同的标准体模进行测试。目前最常使用的标准体模有:欧洲腰椎体模(European spine phantom,ESP)和欧洲前臂体模(European forearm phantom,EFP)。

随着多排螺旋 CT 技术的不断发展,尤其是低剂量 CT 技术的推广应用,辐射剂量明显降低的同时,扫描速度也在加快。在临床应用中,推荐 QCT 与临床所必需的胸、腹部或髋部等 CT 扫描同时进行;在不增加辐射剂量的同时,可以获得 QCT 骨密度值。如果临床需要单独扫描时,应尽量采用低剂量 CT 扫描技术,以有效降低辐射剂量。目前在国内各级医疗机构 CT 设备的应用已较为普及。在现有的 CT 设备基础上配备校准体模和分析软件;在临床所需的必要 CT 检测的同时,完成 QCT 骨密度测量检查。随着 CT 技术的进一步发展,QCT 骨密度测量技术有着良好的临床应用前景。

五、外周定量 CT

外周定量 CT(pQCT)是使用外周专用 CT 扫描仪进行扫描。主要测量部位选择桡骨远端和胫骨。这些部位主要反映的是皮质骨的骨密度;同时 pQCT 扫描可以获得骨骼的几何形态数据。pQCT 具有的突出优势是设备轻便、检测费用低、辐射剂量非常小(仅有 0.1μSv)。但是,pQCT 具有较低的空间分辨率,并且扫描速度慢,易产生活动伪影。另外一个明显缺点是其缺乏标准化的测量部位和统一的诊断标准,不同设备的结果无法进行比较,因此限制了其在临床中的应用。pQCT 的测量不建议用于骨质疏松症的诊断和药物疗效评价,多用于社区骨质疏松风险人群的筛查和骨质疏松性骨折的风险评估。近些年,基于显微 CT(μCT)技术的发展,出现了一种高分辨率外周定量 CT(HR-pQCT),也是主要扫描桡骨或胫骨远端的骨密度及骨结构参数。因其拥有非常高的空间分辨率和信噪比,可以直接测量皮质骨和松质骨的几何结构,同时其辐射剂量也比较低,因此 HR-pQCT 主要应用于骨骼相关的各种科研中。

六、定量超声

20 世纪 80 年代末出现骨定量超声(QUS)技术。QUS 基本原理是利用超声波的反射及穿透组织后的声速衰减;利用超声在骨组织内的声速要远大于软组织内的声速。当声波进入人体后,在探头端接收到的首先是沿骨组织传播的声波,由此可得到超声在被测骨骼上的传播速度;此速度与骨皮质骨密度密切相关。根据稀疏的骨组织与正常健康的骨组织对声速的传导不同进行骨密度测定,再利用公式计算出跟骨、胫骨或指骨等部位的骨密度。超声波测定骨组织短期变化的精确度误差约为 1.5%。运用超声波测量技术不但能测量骨密度,而且还能一定程度反映骨强度和骨结构的情况。超声法测量骨密度的主要优点是设备便捷、无辐射损害、价格便宜且操作简便灵活等。但是超声法测量更适宜测量皮质骨,对于松质骨测量的精准度并不理想。由于松质骨的表面积大、转换快,其转换率约为皮质骨的8倍,因此松质骨的丢失才是骨质疏松症早期的骨转化特征。故超声法测量骨密度在临床的应用上受到了很大的限制,现多用于健康普查或社区人群的骨质疏松初步筛查等领域。

综上临床骨密度测量技术的不断发展和迭代,目前临床上应用最广泛,认可度最高的是DXA技术,被全球范围内公认为是骨密度检测的国际标准。定量CT具有良好的分辨率和精确度,能精确测定松质骨的骨密度,也是目前唯一能够分别测定松质骨与皮质骨的方法,在临床骨密度的测量中有着独特的应用优势。超声骨密度测量因其非电离辐射、轻便及费用低等优势,主要用于健康人群的体检和社区骨质疏松的初步筛查等。

(孙晓雷　王　莉)

建议阅读

[1] SPELLER R D,ROYLE G J,HARROCKS J A. Instrumentation and techniques in bone density measurement[J]. Journal of Physics E:Scientific Instruments,1989. 22(4):202-214.

[2] GNUDI S,MALAVOLTA N,RIPAMONTI C,et al. Ultrasound in the evaluation of osteoporosis:a comparison with bone mineral density at distal radius[J]. British Journal of Radiology,1995,68(809):476-480.

[3] OSTLERE S J,GOLD R H. Osteoporosis and bone density measurement methods[J]. Clinical Orthopaedics and Related Research,1991,271:149-163.

[4] JACOBSON B. X-ray spectrophotometry in vivo[J]. The American Journal of Roentgenology,Radium Therapy,and Nuclear Medicine,1964,91(1):202-210.

[5] THORSON L M,WAHNER H W. Single and dual-photon absorptiometry techniques for bone mineral analysis[J]. Journal of Nuclear Medicine Technology,1986,14:163-171.

[6] Tomomitsu,Tatsushi et al. Clinical usefulness of a dual photon absorptiometry system using X-ray for peripheral bone-comparison with a single photon absorptiometric system[J]. Radioisotopes,379(1988):521-524.

[7] MCCREADY R,BOMANJI J,GNANASEGARAN G. A History of Radionuclide Studies in the UK:50th Anniversary of the British Nuclear Medicine Society[M]. Cham(CH):Springer,2016.

[8] LASKEY M A,FLAXMAN M E,BARBER R W,et al. Comparative performance in vitro and in vivo of Lunar DPX and Hologic QDR-1000 dual energy X-ray absorptiometers[J]. British Journal of Radiology,1991,64(767):1023-1029.

[9] 弓健,程晓光,徐浩. 非骨密度DXA测量对骨折风险的预测——骨小梁评分(TBS):ISCD 2015官方共识(第四部分)[J]. 中国骨质疏松杂志,2018,24(11):1401-1404.

[10] TIM R,MICHAEL A. Bone biology in the elderly:clinical importance for fracture treatment[J]. Innovative Surgical Sciences,2016,1(2):49-55.

[11] SILVA C,LESLIE D,RESCH H,et al. Trabecular Bone Score:A Noninvasive Analytical Method Based Upon the DXA Image[J]. Journal of Bone and Mineral Research,2014,29(3):518-530.

[12] 胡剑,汤光宇. 定量CT骨密度测量研究进展及其临床应用[J]. 实用放射学杂志,2014(10):1742-1746.

[13] 夏维波,章振林,林华,等. 原发性骨质疏松症诊疗指南(2017)[J]. 中国骨质疏松杂志,2019,25(3):7-35.

第十一章

四肢骨密度测量技术

一、双能 X 射线吸收法

双能 X 射线吸收法（DXA）主要测量部位是中轴骨，包括：腰椎和股骨近端。如腰椎和股骨近端测量受限，可选择非优势侧桡骨远端 1/3（图 11-0-1）。

DXA 用于前臂骨密度测量的相关内容包括：①根据 WHO 推荐骨质疏松症诊断标准，DXA 前臂测量结果可用于骨质疏松症的诊断；但前臂不是用于诊断的首选 DXA 测量部位。首选的测量部位是腰椎正

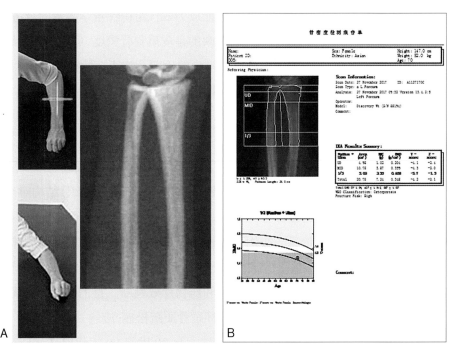

图 11-0-1　DXA 用于前臂骨密度检测

A. 前臂 DXA 骨密度测量摆位及扫描范围；B. 前臂 DXA 骨密度测量报告。

位和股骨近端。②在腰椎退行性病变较为明显、腰椎侧弯严重、股骨近端骨折等不宜行 DXA 测量时,应选择 DXA 的前臂测量。特殊肥胖超出 DXA 测量腰椎和股骨近端测量范围者,可选择前臂测量进行骨密度分析。另外,DXA 前臂桡骨远端 1/3 感兴趣区测量结果主要反映皮质骨变化情况;故了解甲状旁腺功能亢进症患者皮质骨变化时,可选用前臂 DXA 测量。③DXA 前臂测量应首选非优势前臂。④DXA 前臂测量的感兴趣区中,仅桡骨远端 1/3 感兴趣区测量结果可用于诊断;该部位的感兴趣区测量结果主要反映皮质骨的状况。⑤DXA 前臂(桡骨远端 1/3 感兴趣区)测量结果的诊断也依据 T 值。⑥并非所有 DXA 机型均有前臂测量功能,有的 DXA 机型则需另安装前臂测量软件。

二、外周定量 CT

自 1982 年应用定量 CT(QCT)测量原理已成功地研制出了专门测量四肢骨(如:桡骨、胫骨、股骨)的方法,即外周定量 CT(pQCT)。这种方法可以分别测量四肢骨的皮质骨及松质骨骨量,而且 pQCT 测量的结果是无其他附加组织影响的真实体积骨密度(即三维骨密度)为其突出优点。此外,pQCT 能自动选定标准扫描部位,具有高精确度、高准确度及低辐射量(pQCT 为 1~2mSv;而脊椎 QCT 为 50~100mSv),以及可提供更多的诊断信息等特点。目前,已有两种 pQCT 装置应用于临床,即单层扫描系统(如:XCT-960)及多层扫描系统(如:Densiscan 1000)。

一般来讲,pQCT 测量准确度的误差取决于脂肪量及 X 线硬度,而精确度则受适宜线量及适宜扫描部位的影响。一些研究表明,pQCT 测量具有高准确度和高精确度。

pQCT 不但能分别测量皮质骨及松质骨骨量,还有助于区分缓慢进展及快速骨丢失(年丢失量>2.5%)。测量桡骨预测髋部骨折,较预测脊椎骨折更有价值。pQCT 测量为可重复的非损伤性检查,适于检测骨块、骨密度及几何学特征的变化。所以,它可能成为取代组织计量学测量的合适手段。pQCT 测量部位多为桡骨远端和胫骨。该部位测量结果主要反映的是皮质骨骨密度,可用于评估绝经后妇女髋部骨折的风险。因目前无诊断标准,尚不能用于骨质疏松症的诊断及临床药物疗效判断。另外,HR-pQCT 除测量骨密度外,还可显示骨微结构及计算骨力学性能参数。

三、定量超声

定量超声(QUS)技术检测 BMD 的原理是通过被测物体对超声波的吸收或衰减及反射来反映被测物体的几何结构。QUS 测量的主要是感兴趣区(包括软组织、骨组织、骨髓组织)结构对声波的反射和吸收所造成超声信号的衰减结果,通常测量部位为跟骨。QUS 测量结果不仅与骨密度有不同程度的相关,还可提供有关骨应力、结构等方面的信息。应用了传感器及双向变速器的技术后,大大提高了该技术的可重复性,并减少了由软组织所引起的误差。QUS 目前主要用于骨质疏松症风险人群的筛查和骨质疏松性骨折的风险评估,但还不能用于骨质疏松症的诊断和药物疗效判断。目前国内外尚无统一的 QUS 筛查判定标准,可参考 QUS 设备厂家提供的信息。如果怀疑骨质疏松症,应进一步行 DXA 测量。

定量超声有超声衰减、超声反射及超声速度测量法。自 20 世纪 90 年代以来,已有 10 种定量超声仪商品化。这些 QUS 仪的性能有所不同,可用来估计不同参数,如:超声振幅衰减(broad-band ultrasound attenuation,BUA)、声速(SOS)、骨硬度、骨面积比率(bone area ratio,BAR)、骨超声指数(osteosonic index,

OSI)等;可测量不同的骨,如:跟骨、胫骨、指骨,或跟骨的不同感兴趣区;可有或无图像。用 QUS 衡量骨骼情况得到快速发展。因为这种设备较 X 线密度测量仪价廉、便携、操作简单、无辐射、精确度高,预测骨折具有高灵敏度,故在发达国家已被日益广泛地应用于临床。骨质疏松症能否发生骨折,除与骨矿物质含量密切相关外,还由骨的结构和骨的力学性质(骨的强度、刚度、弹力、孔隙等)所决定。QUS 恰好能获得反映骨结构及质量的信息,而这些是不能用骨密度测量仪来衡量的。

超声在媒体中的速度即超声传递速度(ultrasound transmission velocity,UTV)与 BUA 的特性,是 QUS 得以对骨组织进行数量和质量估计的基本原理。

超声速度是指被测部位的长度或宽度与超声传导时间之比,单位为 m/s。超声测量跟骨时,可测量整个跟部(跟骨及其周围软组织)或只是跟骨的宽度。前者测得的 UTV 称为 SOS;而后者称为超声穿骨速度(ultrasound velocity through bone,UVB)。跟骨、髌骨与胫骨中部皮质骨的 UTV 正常值范围分别为 1 400~1 900m/s、1 600~2 200m/s 及 3 300~4 300m/s。SOS 值和 UVB 值有重叠,通常是后者高于前者。声音通过某物质的速度和该物质的弹性及密度为函数关系。这表明声速与骨密度及弹性密切相关。声速的平方与弹性模量成正比,与骨密度成反比。

BUA 为 QUS 的另一个常用参数。由于骨及软组织对声波吸收和散射,而使超声能量信号减低,构成 BUA。BUA 是由 Langton 首先提出并应用于跟骨测量。在 200~600kHz 频率间 BUA 与频率呈近直线关系。BUA 为此直线方程的斜率,单位为 dB/MHz。BUA 的测量精确度不及 UTV。根据不同文献报道变异系数(coefficient of variation,CV)在 0.9%~6.3%。超声参数 BUA 和 UTV 不但受骨密度影响,还与骨的组成成分及内部结构方式有关。一般认为,BUA 是由骨密度及骨微细结构(小梁数目、走向、连接方式)决定的;而 UTV 则受骨弹性及密度的影响。骨的质量是抵御骨折的重要因素;而骨质量的最常见的两种特性即弹性模量和骨强度,都可借助超声检查进行衡量。

SOS 及 BUA 值都是自 20 岁开始下降,直至 80 岁大致以一定速度连续下降。一般认为,SOS 及 BUA 可以较好地反映松质骨的变化以及预测骨折危险性。有关髌骨超声传递速度(AVU)的研究表明,绝经前妇女 AVU [(1 953±58)m/s] 与绝经后妇女 [(1 885±73)m/s] 间存在显著差别(P<0.01);但这两者的腰椎骨密度 DXA 测值分别为(0.930±0.08)g/cm^2 及(0.851±0.148)g/cm^2,并不存在有意义的差别。这提示,绝经期因雌激素减少所致的松质骨结构上质的变化。首先表现在 UTV 的变缓,而后才显示出骨密度的变化。因此,以 AVU 估计骨骼质量变化是有用的。此外,利用超声技术衡量骨强度也是有意义的。

超声波的机械能经过所测骨结构、并与其骨皮质和骨小梁产生振动,波的形态、密度和声速在此过程中发生变化;因此,骨结构可通过超声的速度和衰减加以评估。

物质抗骨折能力与骨的弹性系数有关。骨的弹性系数与骨质量和骨密度有关。骨超声速度与弹性系数和骨密度有关 [SOS=(E/ρ)1/2]。E 为弹性系数(阻抗变形的能力);ρ 为骨骼的生理密度。因此超声的速度与骨的弹性、质量和密度有关。

QUS 通过测量感兴趣区骨结构的声速(SOS)和超声振幅衰减(BUA)间接地反映骨的密度和骨的质量。①SOS:超声经感兴趣区两点的距离所需时间,即距离(或长度)/时间,单位 m/s。与感兴趣区骨皮质和骨小梁结构有关;声速越快骨密度越高。②BUA:是超声波通过骨的能量衰减的指标。超声带宽以不同频率穿过被测物体后测其净衰减值。由此可见带宽衰减与频率之间的关系。超声带宽的衰减与频率之间近似线性关系;其回归的斜率即为 BUA 值,即 BUA 是斜率,单位为 dB/MHZ;与骨密度和骨结构(骨皮质孔隙和骨小梁的连接)有关。同 SOS 一样,BUA 值越高骨密度也越高。也有厂家的测量结果用骨强度、骨超声指数、预估骨密度值或 T 值和 Z 值等表示;其中骨强度、骨超声指数均是通过 SOS 和 BUA 的不同计算而得。

QUS 常见的测量部位是髌骨和跟骨,但也可以通过测量桡骨、指骨干骺端、胫骨等其他部位来采集受检者的骨密度信息:①跟骨特点为松质骨所占比例高(近 90%),覆盖的软组织少,使超声的测量相对准确。②胫骨超声测量是皮质的测量,可间接反映其皮质密度和厚度。皮质骨在决定骨的强度起着重要的作用。另外,胫骨表面软组织少也是其另一特点。③指骨测量部位是示指近节指骨的远侧干骺端。该部位的内、外侧表面近于平行,有利于超声的传导和减少超声散射。

有研究表明,在预测腰椎、髋部等大关节骨质疏松性骨折风险方面,跟骨超声 BMD 测量结果与双能 X 射线吸收法测量髋关节、股骨颈、腰椎所得的结果相似。虽然定量超声法具有诸多优点,但其测量的骨密度并不是真正的骨矿物质含量,而是利用不同的参数来间接反映被测部位骨量的变化情况。现阶段超声仪器种类较多,尚没有统一的行业标准。因此定量超声在临床中的应用并不广泛。

QUS 最大的优点是无电离辐射而且经济负担小,并能从骨组织的质与量两个方面来反映骨组织的密度、结构与弹性。QUS 的另一优点是比较轻便,便于携带。此系统中安装有一个水槽,含有两个宽带超声换能器(transducer):一个作为发送器(transmitter),另一个作为接受器(receiver),均与计算机接口与测量电子系统相连。这种方法常以足跟作为测量部位。当超声通过足跟时,其频率变化可以从 200~1 000kHz。每一个频率的衰减是与水的衰减相比较的;所得衰减程度与超声有关,可以得出跟骨的骨密度。此外,也有应用超声偶合剂作为介质而不采用水作介质的超声骨密度仪。它们对患者检查的重复性为 2.2%~3.5%。近年采用了显像系统,得到了很大的改进。

QUS 主要用于骨质疏松的诊断、鉴别诊断和随访观察。QUS 跟骨 SOS 的可重复性非常好,很适用于骨量及骨质的分析估计。BUA 的体内测量精度为 1.5%~3.7%,骨强度为 2.6%,也有临床应用可能。

超声测量尚有很大潜力有待开发利用。同时,也存在一些问题。如:现在的超声技术仍限于对四肢骨检查、超声参数与骨量及骨弹性的不确定关系以及周围组织对骨测量的影响。这些都是超声检查能广泛而有效地应用于临床之前有待解决的问题。

四、X 线吸收法

X 线吸收法(radiograph,RA)又称为光密度吸收测量(photo densitometry,PD)。将前臂与铝制楔形标准体同时放在水槽内,进行 X 线拍片。以骨密度计或光电比色计测出前臂骨各测试点的读数及具有相同读数的铝标准体所对应的铝厚度。按 1mm 铝厚相当于 $130mg/cm^2$ 骨矿计算,再将所得值除以被测骨的厚度,就可得出每 3cm 内所含骨矿量。利用已有的 X 线机就可拍得测量用的照片,而不需购置骨矿测量专用机。故 X 线吸收法有价廉、易推广的优点,但操作烦琐、测量结果受洗片客观条件及读片者主观判断的影响,测量精度不够理想(CV 为 9.4%±1.7%),故已被改良的 X 线吸收法所取代。

此方法应用很早、简便、经济、易于实施。现在从普通 X 线骨骼片能观察到患者是否有骨质疏松存在。不过,常用的 X 线摄片诊断骨质丢失是不敏感的,只有在骨矿物质丢失到 30%~50% 时方能发现有疾病存在;因此失去早期诊断价值。应用光密度的原理测量X线片上所显示骨骼的透光度,并用一已知厚度的参考对照物质,在同一曝光时间内同时曝光,作初步定量比较;其结果与骨灰化后的结果相似。现在又加用了计算机技术,增加了它的准确性。另一种简便的方法是对第二掌骨中段摄片后,用尺在胶片上测量骨骼外侧横径(D)、髓腔宽度(d),从而计算出皮质骨厚度的百分数为(D−d)/D×100%,判断皮质骨厚度的减少程度。我国对于骨质疏松的诊断仍大量采用以上方法。该方法简单易行、费用低廉、辐射量小,现仍用于临床诊断及团体普查。但该方法无法准确定量,且主观性大,分辨能力差,对骨质疏松的早期诊断也不敏感。如髓腔直径等于或大于皮质的总宽度,则说明有明显的骨质丢失。

(王天天　王　亮)

建议阅读

[1] PEPPLER W W,MAZESS R B. Total body bone mineral and lean body mass by dual-photon absorptiometry. I. Theory and measurement procedure[J]. Calcified Tissue International,1981,33(4):353-359.

[2] MILLER P D. The history of bone densitometry[J]. Bone,2017,104:4-6.

[3] MORGAN S L,PRATER G L. Quality in dual-energy X-ray absorptiometry scans[J]. Bone,2017,104:13-28.

[4] HEYMSFIELD S B,ADAMEK M,GONZALEZ M C,et al. Assessing skeletal muscle mass:historical overview and state of the art[J]. Journal of Cachexia,Sarcopenia and Muscle,2014,5(1):9-18.

[5] NEER R M. The utility of single-photon absorptiometry and dual-energy x-ray absorptiometry[J]. Journal of Nuclear Medicine Official Publication Society of Nuclear Medicine,1992,33(1):170-171.

[6] NUTI R,MARTINI G,RIGHI G,et al. Comparison of total-body measurements by dual-energy X-ray absorptiometry and dual-photon absorptiometry[J]. Journal of Bone and Mineral Research,2009,6(7):681-687.

第十二章

双能 X 射线吸收法

第一节 概 述

骨量测量有多种不同原理的方法评价,如 X 线光密度法(radiographic absorptiometry,RA)、单光子吸收法(SPA)、双光子吸收法(DPA)、定量 CT(QCT)、外周定量 CT(pQCT)、定量 MRI(quantitative magnetic resonance imaging,QMRI)、定量超声(QUS)和 X 线吸收法(X-ray absorptiometry,XA)等。使用 X 线吸收法的有单能 X 线和双能 X 射线吸收法,以及定量 CT 装置。其原理是,基于 X 线穿透人体骨组织时,对于不同骨矿物质含量组织 X 线吸收量的不同,通过计算机将穿透骨组织的 X 线强度转换为骨矿物质含量数值。其中双能 X 射线吸收法(DXA)是 X 线球管经过吸收过滤产生高/低两种能量的光子峰,采用笔形束或扇形束 X 线,通过全身扫描系统将信号送至计算机处理,可以精确得到骨矿物质含量、肌肉量和脂肪量。该仪器可测量全身任何部位的骨量,精确度高,对人体危害较小,检测一个部位的放射剂量约相当于一张胸片的 1/30,定量 CT 的 1%。

DXA 测定仪分为测量系统和数据处理系统两部分。测量系统包括双能 X 线发生器、单探测器或多探测器阵列、CT 床、C 形臂(探测器在其上端,调线发生器在其下端)、机械传动机构及用于测量与控制的电子学线路部分。测量系统具有单独的自控系统,并将采集到的数据传送给数据处理系统。测量系统的 X 线球管发出 X 线,通过一个特制滤过器 kedge 吸收过滤,分成高、低两束不同能量的 X 线(40keV 和 70~80keV)进行测定。由于 X 线的特性和人体组织及器官密度与厚度的差异,利用两种不同能量的 X 射线光子穿透人体骨组织后的衰减和吸收的差别,测量穿透后的射线强度,经过计算机处理,去除软组织的影响后得到人体骨骼中矿物质的含量和人体骨骼的疏松程度。DXA 的扫描可由设计的不同,分为笔形线束(pencil beam)光源及扇形线束(fan beam)光源两种。前者只有一个探测器,接受通过身体的一束光源;后者具有多个探测器,能同时接受通过身体不同部位的多束光源。因此后者具有一次通过腰椎或髋部检查部位的优点,提高了检查速度。但由于扇形束在被检查部位的双侧边缘可使图像变形,现今又应用了窄角的扇形光束。它也是应用多个探测器接受通过身体的多束光源,其范围较窄,不造成图像变形,辐射剂量也较低,但需要横向扫描。为了克服 X 射线源的不稳定性及光束硬化现象,达到减少骨密度测量误差、提高准确度和精确度的目的,不同厂家采用了不同方法,如:Hologic 公司制成内部调节系统,GE 公司、Norland 公司等则采用过滤产生两种能量光子(70keV 和 40keV)。

数据处理系统包括计算机、外配高分辨彩显和彩色打印机以及完整的 DXA 软件包。接收测量系统传递的测量数据并实时地将数据转换成图像进行显示,产生密度高低不等的影像。DXA 软件包除可提供评价腰椎、股骨、前臂、胫骨、肱骨、侧位腰椎及全身等部位以及身体组织成分的能力外,还可提供各个年龄组人群骨密度和骨矿物质含量的正常值范围,用于与受检者进行对照比较。

DXA 的基础研究在 30 多年以前就已开始,DXA 用于骨密度(BMD)测量是 1980 年后发展起来的。1987 年第一台双能 X 线骨密度仪问世后,单、双光子吸收法用于骨密度测定被逐步取代。与双光子吸收法测定比较,双能 X 射线吸收法具有扫描时间短、结果不受放射性核素衰变等因素影响、无须更换放射源等优点。由于其 X 射线源辐射量多,散射量较少,因此可明显改善测量的精确性和准确性。自 1988 年美国食品药品管理局(FDA)批准用于临床以来,DXA 骨密度测量一直是国内外骨质疏松诊断和疗效观察的检测方法。

DXA 检测部位主要为腰椎、髋部和全身,也可检查肢体骨骼。腰椎和股骨近端是最常用的检测部位。股骨颈和全髋 BMD 可较好预测骨折风险,腰椎 BMD 是观察疗效的最敏感部位。DXA 正位腰椎测量感兴趣区包括椎体及其后方的附件结构,故其测量结果受腰椎的退行性改变(如:椎体和椎小关节的骨质增生硬化等)和腹主动脉钙化影响。DXA 股骨近端测量感兴趣区分别为股骨颈、大粗隆、全髋和 Wards 三角区的骨密度;其中用于骨质疏松症诊断感兴趣区是股骨颈和全髋。所有的患者都要求测量脊柱后前位及髋部 BMD。只有以下情况时才测量前臂 BMD:髋和/或脊椎的 BMD 无法测量或分析时,甲状旁腺功能亢进及过于肥胖(超出检查床承重负荷)等。脊柱侧弯者的扫描部位定位困难,扫描时应包括所有腰椎,以显示第 12 胸椎和骨盆边缘。可使用泡沫垫抬高受测者膝部,使脊柱与股骨成角 90°,减少腰椎前凸度。

DXA 测定的骨密度值是反映骨强度和骨折风险的主要指标,在世界范围内得到了广泛的应用,可用于骨质疏松症的诊断、骨折风险性预测和药物疗效评估。测量数据结果可与年龄、性别和种族匹配参考数据库进行比较。DXA 骨密度测量报告应包括 DXA 仪器名称、制造商、测量地点、时间、部位,患者或被测量者的年龄、性别、骨折风险因素评估、测量技术评估、感兴趣区、面积骨密度值、T 值、Z 值及复查时间等。

除 BMD 测定,DXA 技术还可提供其他可用于骨质疏松症患者定量评估测量的可能性,包括骨折风险预测的潜力等。因此,2015 年 ISCD 发布了新的立场文件,就髋部几何学可能用于骨折风险预测提出建议,但并未在临床实践中得到充分实施。骨小梁评分(TBS)是从腰椎 DXA 图像衍生而来的骨微结构的三维分析。ISCD 专题工作组就 TBS 进行骨折风险评估、指导治疗、治疗监测和使用,以及在关于更高骨折风险的情况下药物的使用提出建议。绝经后女性 TBS 可以结合骨密度评估骨折风险。每 6~12 个月用 DXA 系统地观察中轴骨骨密度的变化,有助于评价药物的疗效。在判断药效时,应充分考虑骨密度测量的最小有意义变化(LSC)。

DXA 骨密度测量也有一些局限性,如老年人群常见的腰椎骨质增生、主动脉钙化、近日曾行强化扫描、钡餐等检查,通常会增大骨密度测定值。此外,DXA 骨密度测量是面积骨密度,与体积骨密度略有差别;因此可能导致过高估计大骨的骨密度和过低估计小骨的骨密度,尤其是在儿童的应用中受到限制。

(王 燕　张 伟)

第二节　DXA 质量控制

一、DXA 质量控制的重要性

DXA 测量 BMD 是诊断骨质疏松较好的检测方法。但任何高精确度的仪器必然有一定测量误差;若所测量的数据不可靠,会误导临床诊治。为了尽量减少和控制骨密度仪的测量误差,保证测量结果的可靠性和一致性,减少漏诊误诊,节省人力物力,必须重视骨密度测量的质量控制。质量控制即控制仪器的测量误差,包括系统误差或准确度误差和随机误差或精确度误差。

准确度误差是仪器测量值反映真值的一致程度。准确度误差与生产厂家的设计、探测和计算方法有关,可以校正。准确度误差的校正方法有 2 种,即百分误差校正法和回归方程校正法,由于 BMD 准确度误差范围较大,因而建议用回归方程校正更好。多中心的骨密度测量研究应在测量一批骨密度数据后即时校正,可显示仪器即刻状态下的误差,校正后作统计处理。临床应用中,如果诊断骨质疏松时所用的 BMD 正常参考值范围为该人群的 BMD 参考范围,则不需要矫正,因为该人群的 BMD 正常参考范围与患者测量值走向一致,否则应该在 BMD 测量值矫正后进行诊断。

随机误差为精确度误差或重复性误差,反映仪器的稳定性及测量结果的可重复性,是评价仪器是否正常运行和测量方法是否具有可重复性的重要指标。短期连续精确度的影响因素较少,故误差较小。长期精确度测试受环境、受检者、操作者及测量仪器性能等因素的影响,使精确度误差增大。2007年英国爱丁堡大学西部总医院医学物理系采用 DXA 仪进行了长达 2~5 年的骨密度长期精确度与短期精确度比较,结果显示腰椎、全髋及股骨颈的长期精确度误差分别为 2.4%、2.3%、2.7%,短期精确度误差分别为 1.3%、1.2%、1.4%,长期精确度误差约为短期的 2 倍。2011 年英国某骨质疏松研究机构发现长期精确度误差比短期精确度误差约大 50%。随检测期限增长,精确度误差逐渐增大,但短期精确度测试期限并非越短越好。为了保证精确度的可靠性,国际临床骨测量学会(International Society for Clinical Densitometry,ISCD)建议连续重复测量次数不得小于 20 次(1 次/d),BMD 短期精确度测定一般多用 25次/25d。

二、DXA 测量结果的影响因素

影响 DXA 准确度和精确度的主要因素为仪器测定性能、操作者、受检者和环境因素。

(一)操作者因素

1. 体位摆放状况如腰椎轴线倾斜偏移、人为侧弯,髋部测量中股内旋角不准、不稳定,股轴线放置不标准。

2. 腰椎分椎线和边缘线校正不准等。

(二) 受检者因素

1. 随身携带的高密度物质。

2. 胃肠钡餐。

3. 骨内外密度增加,如:主动脉钙化、骨畸形、骨增生(如:椎间增生硬化、骨折骨痂等)。

4. 外伤、手术所致的骨缺损和植入金属异物。

5. 体胖者较体瘦者易产生散射的穿透误差。

6. 不自主呼吸及心脏跳动等不自主活动。

(三) 环境因素

环境因素包括:电源电压的稳定性、温度、湿度、粉尘量等。

三、DXA 质量控制的要点

DXA 质量控制的基本要点包括严格按照厂家说明操作和对质控体模测量结果进行分析。

(一) 按厂家说明操作

不同厂家或同一厂家生产的 DXA 可有不同种类和/或不同机型。操作说明会因 DXA 的种类不同、型号不同、软件版本不同而有所不同。操作者应严格按照所操作的 DXA 机型及软件版本操作手册进行操作。同一单位可能有不同 DXA 设备,不应混淆操作。

岗前培训主要是针对初上岗的操作人员或测量软件版本升级后进行的。如厂家仅提供设备工程师的操作培训,建议应同时进行相关的医学及骨矿测量培训或对操作人员进行相关的业务知识培训。

(二) 对质控体模测量结果进行分析

1. 测量体模种类 包括机器检测模块和人体测量部位体模。

(1) 机器检测模块:分机器的内校准和外校准模块。不同厂家的 DXA 分别应用各自厂家所设置的内校准或外校准模块进行每次开机的机器检测工作。

内校准装置在机器内,每次开机过程中机器自动进行内校准测量分析。如测量符合要求,则可进行随后的 DXA 测量。外校准是由厂家提供的校准体模块,每次开机后先对此模块进行扫描。如机器的各相关运行系统正常,则机器显示操作系统正常,此后可进行患者的 DXA 测量。

然而,无论是内校准还是外校准,如机器提示某个步骤不正常时不可进行随后的 DXA 测量,应及时与厂家联系,找出原因。另外,对外校准模块的 DXA 设备,不应忽视或遗忘每次开机时的模块测量。

(2) 人体测量部位体模:依据人体测量部位的解剖形态和骨密度特点制成。所有的 DXA 厂家均提供该厂家相应的腰椎体模。有的厂家还提供股骨近端体模、全身体模。有的腰椎体模并非由 DXA 生产厂家制造,如欧洲腰椎体模,旨在用于各种 DXA 和 QCT 的腰椎骨密度测量质控分析。不同部位的体模最好用于各自部位测量的质控数据分析。

1) 腰椎体模:不同厂家生产的腰椎体模有所不同。①GE-Lunar 是依据腰椎不同椎体骨密度的不同而制作的方形块状体模,周围绕以水或塑料(相当于骨周围的软组织);但其形态与人体腰椎形态差异甚大。②Hologic 腰椎体模形态与人体腰椎形态略有相似。脊柱模型内有名称为"羟基磷灰石"的材料制造的人脊柱片段,将人脊柱片段密封在模拟水的环氧物模块内;但腰椎体模的各椎体间密度存在相同梯度。③Norland 腰椎体模形态与人体腰椎形态极为相似;但腰椎体的诸椎体密度相同,无密度梯度。④Medilink 为不同密度的方形条块状体模,周围由塑料包绕。⑤OsteoSys 为与人体椎体形态相似的几何形状的椎体体模,周围绕以塑料,不同椎体骨密度不同。⑥欧洲腰椎体模(图 12-2-1)虽腰椎体模形态上与人体腰椎形态略相似,但椎体和其附件的形态是由几何方形及长方形所组成。该体模各腰椎体的密度不同,其周围绕以水和脂肪的类似物质(接近于软组织);不仅用于 DXA 腰椎的质控测量,还可用于 QCT 的腰椎质控测量。

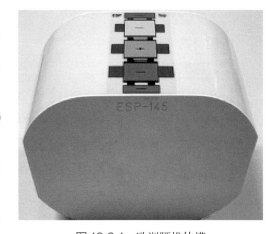

图 12-2-1 欧洲腰椎体模

ESP-编号 145,国际公认的 DXA 和 QCT 质控专业体模。

2)股骨近端体模和全身体模:临床应用较少,不用做日常 DXA 测量的质控分析。

2. 人体 DXA 测量的评估(可用于计算最小有意义变化) 各单位选取年龄介于本单位 DXA 测量年龄范围内的受检者 30 例,并在同一日内分别测量腰椎和股骨近端(左侧)2 次,每次重复测量需重新摆放体位。腰椎和股骨近端(左侧)测量扫描及分析的感趣区分别为 L_{1-4}、股骨颈和全髋。测量结果送中心单位计算相应的精确性误差,即测量结果的平方根标准偏差(standard deviation of root mean square,RMS-SD)或百分变异系数(coefficient variation,CV)的均方根(RMS-%CV)。ISCD 认为测量重复性良好的精确性误差值(%CV)范围应为:腰椎<2%;全髋<2%;股骨颈<3%。

3. 计算最小有意义变化值 计算最小有意义变化值(LSC)的意义为判定随访变化是 DXA 设备系统所致还是真正生物体本身变化所致。其计算公式为:最小有意义变化值(95% 可信限)=2.77×精密度误差(单位:g/cm²)。结果的判定标准如下所述。

(1)生物体本身变化或疗效有效:前、后两次 BMD 升高值≥LSC(95% 可信限)。

(2)DXA 设备系统所致:前、后两次 BMD 升高值<LSC(95% 可信限)。

(3)治疗无效:前、后两次 BMD 比较,后次测量结果明显减低。

四、DXA 质量控制分类

DXA 质量控制分为纵向质控和横向质控。

(一)纵向质控

通常是将每次开机所测得的腰椎测量结果与基线值(ISCD 的建议:新机器或机器更新及维修后应扫描相应的腰椎体模 10 次,求其均值,以此作为基线值)进行比较。如测量结果超出均值的±1.5%(药物研究多限制在±1.5%,临床工作多在±2% 或±3%)范围时,应及时与厂家联系,尽快找出原因或进行相应的维修及校准。人体测量部位体模的纵向质控分析是在定期测量体模建立基线值的基础上进行的。质控的分析方法有多种,如质控表、目测图表、Shewhart 判定准则、累计总和图表等。

(二)横向质控

常用于多中心的临床药物研究。具体操作是用同一体模在多中心同一类测量仪、相同或不同的机型测量后,通过换算进行不同测量仪的校准比较。多中心的人体活体测量虽在理论上可满足多中心测量值的横向校准的要求,但伦理上和实际操作上受限。上述虽已介绍各厂家的腰椎体模有各自的特点,但目前还没有完全理想化的骨密度体模用于所有DXA测量的横向质控分析或取代各自厂家所生产的腰椎体模。

总之,了解DXA测量原理、双能的产生及作用、各自DXA厂家的体模特点以及质控在DXA测量中的作用,有助于判断DXA测量结果的可靠性,为临床骨质疏松症诊治方案的制订提供客观可靠的依据。

（王　燕　张　伟）

第三节　DXA 骨密度测量规范

随着人口老龄化的加剧,骨质疏松症已成为我国面临的重要公共健康问题,对人们健康和生活产生巨大影响。为了更好地开展骨质疏松症防治工作,中华医学会骨质疏松和骨矿盐疾病分会与中国老年学和老年医学学会骨质疏松分会均发布了骨质疏松症诊疗相关指南,为临床骨质疏松防治提供具体指导,明确了骨密度测量在骨质疏松症诊疗与防治中的作用。其中双能X射线吸收法(DXA)是认可度最高、应用最为广泛的骨密度测量方法。DXA具有简便快速、精密度与准确度高、电离辐射剂量小、检查费用相对较低等优点,是诊断骨质疏松症、评估其转归和治疗随访监测的主要手段,也用于骨折风险性预测、药物开发和疗效评估。

一、DXA 设备和测量技术人员要求

DXA利用X线,属于放射设备;环境和操作人员可按辐射设备和人员管理。

DXA仪器来自不同厂家,有不同的机器型号。仪器本身因素、操作者操作的正确与否、受检者本身因素等均可影响DXA测量结果。严格质量控制是得到准确BMD的关键。不合格DXA测量会导致受检者骨质疏松症诊断或治疗监测的误判。DXA测量和分析需要有专业素质、经过专业训练、有丰富经验的技术人员完成。进行DXA操作者需具备以下基本条件:①DXA操作人员应遵守放射工作人员的要求,并定期参加相关主管部门组织的学习考试;②经过系统培训并获得资格认证,国内要参加中华医学会或中国医师协会组织的培训及考试;③DXA操作者应熟悉操作手册,严格按照DXA设备使用操作流程进行操作;④了解每个DXA仪器所在单位测量的精确性,并计算其最小有意义变化(LSC);了解每个DXA操作者该仪器测量的精确性及LSC;⑤DXA辐射剂量低,但仍应遵守辐射防护的相关规定。

二、DXA 骨密度测量适应证与禁忌证

双能X射线吸收法骨密度测量对骨质疏松症诊断、防治、骨折风险评估等方面价值已得到肯定。近年来国内DXA数量明显增加,但现有仪器数量远不能满足临床需求。对个体进行骨质疏松症风险评估,筛查高危人群,对疾病早期发现、治疗以预防骨质疏松性骨折发生具有实用价值。

(一) DXA 骨密度测量适应证

DXA骨密度测量适应证:①65岁以上的妇女;②65岁以下具有骨折危险因素的绝经后的妇女;③在

围绝经期时有临床骨折危险因素的妇女,如低体重、有骨折史、或服用高骨质疏松风险的药物;④70岁以上男性;⑤70岁以下的有骨折风险的男性;⑥脆性骨折史的成人或有脆性骨折家族史;⑦患有导致低骨量或骨丢失相关疾病的成人;⑧服用导致低骨量或骨丢失的药物的成人;⑨任何需要进行抗骨质疏松药物治疗的人,接受抗骨质疏松症治疗需要监测治疗效果;⑩任何尚未接受治疗,但有证据显示骨丢失可能需要治疗的人;⑪国际骨质疏松基金会(IOF)骨质疏松症一分钟测试题回答结果阳性者;⑫亚洲人骨质疏松自我筛查工具(OSTA)结果≤-1者;⑬40岁以上体检人群;⑭定量超声或骨放射吸收法进行骨质疏松症风险初筛结果高风险人群。

（二）DXA 骨密度测量禁忌证

1. 绝对禁忌证　孕妇或怀疑妊娠者。孕妇测量 BMD,其胎儿可能会暴露在小剂量辐射中;在妊娠后期,胎儿的矿化骨可干扰母亲的脊柱和股骨 BMD 测量。

2. 相对禁忌证　下列情况获得的 BMD 可以用于骨密度的总体评价,但会影响骨密度测量的准确性和精确性:①测量区有严重的骨折畸形;②测量区有植入物,常见于脊柱和髋;③患者不能保持正确体位时或扫描时不动;④特别肥胖患者,超出扫描野。

三、DXA 测量部位选择

（一）DXA 部位选择原则

人体骨组织由松质骨和皮质骨组成。骨密度测量是扫描路径上的所有骨组织,即皮质骨和松质骨密度的总和。测量部位选择要求松质骨含量高、最容易发生骨折、身体最承重部位、测量重复性好的部位。DXA 测量首选部位是正位 L_{1-4} 和左侧股骨近端,包括股骨颈、大转子、Wards 三角区和全髋部。诊断骨质疏松症用 L_{1-4} 或 L_{2-4}、股骨颈和全髋部骨密度值。上述部位最低一个达到标准即可诊断。Wards 三角区不能作为诊断部位。

（二）DXA 测量感兴趣区选择

1. 所有患者都应测量腰椎前后位及髋部的骨密度,在以下情况时进行前臂骨密度测量　①髋骨和/或脊椎的骨密度无法测量或分析时;②甲状旁腺功能亢进者;③过于肥胖超过检查床负荷的患者。

2. 腰椎感兴趣区

（1）使用前后位测量腰椎 L_{1-4} 骨密度。

（2）使用所有可评估的椎体,去除病变的椎体。如果无法使用 4 个椎体则使用 3 个椎体,如果无法使用 3 个椎体则使用 2 个椎体。

（3）不能用单个椎体的 BMD 来诊断和分类。

（4）如果只有一个椎体,那么诊断必须根据其他部位的骨密度测量来获得。

（5）如果存在以下情况,在分析时必须排除解剖异常的椎体:①椎体显著异常,超出系统的设置而无法分析评价的椎体;②有问题的椎体和邻近椎体的 BMD T 值相差 1.0 以上时,须排除此异常椎体。

（6）除外异常椎体后,可以利用余下椎体计算出 T 值。

（7）侧位腰椎测量不能用于诊断,但有时可能可以用于监测。

3. 髋部感兴趣区

（1）用股骨颈或全髋最低的部位诊断。

（2）可测量任一侧髋骨。

（3）还没有足够的证据表明是否双侧髋部的平均 T 值可以用于诊断。

（4）平均髋部骨密度可以用于监测，但以全髋最好。

4. 前臂感兴趣区　选择非优势侧桡骨远端 1/3 感兴趣区用于诊断；不建议使用其他感兴趣区。

四、DXA 骨密度测量操作规范

（一）腰椎前后位 DXA 测量

腰椎由椎体和附件组成，是骨质丢失较快的部位，也是骨质疏松症最早受累和最常见的部位。椎体主要由松质骨构成，松质骨的表面和体积比较大，其代谢转换率是皮质骨的 8 倍，可早期反映骨量的变化。附件主要是皮质骨，包括椎弓根、椎弓板、棘突、横突和上下关节突等构成。正常人有 5 个腰椎；少数人可有 4 个或 6 个腰椎。通常 L_4 和 L_5 椎间隙平行于两侧髂嵴上缘水平。腰椎是骨质疏松症致骨折最常见的部位，表现为椎体的楔形变或压缩性骨折，并导致骨折椎体 BMD 假性增高。DXA 测量最常用的是腰椎前后位骨密度值，感兴趣区为 $L_{1\text{-}4}$ 椎体或 $L_{2\text{-}4}$ 椎体。

1. 腰椎 DXA 扫描及模式选择

（1）检查前准备：①扫描前除去被扫描区域内能产生伪影或影响测量结果的物品，包括拉链、腰带、纽扣、金属物品、过厚的衣服或装饰品；②受检者在过去的 3~5d 内服用或注射放射性核素、对比剂和不透射线药剂暂不宜检查。

（2）DXA 检查方法：①受检者采取仰卧位，人体中线与扫描床中线平行并重叠，双足自然并拢，双手置于身体两侧，身体保持不动；激光标准线定位于脐下 2~5cm 处，自下往上开始扫描。扫描过程中如果监视器显示扫描开始的位置偏低或偏高时则停止扫描，将扫描野移至适当位置后重新开始扫描。②不同仪器扫描模式选择可能有不同，如 GE-Lunar Prodigy advance 在测量中选取一次扫描（OneScan），则不能使用泡沫块。受检者定位在扫描床的中间，使用扫描床的中线作为参考。受检者手臂在胸前交叉，远离髋关节部位。③如测量中没有选取一次扫描（OneScan），则使用泡沫块足部定位器：受检者仰卧位于扫描床中间，双手平放，手掌朝下放置在扫描床上。使用支撑块来抬高患者的脚部，使受检者腿与扫描床面形成一个 60°~90° 的角度，有助于隔离椎骨和使后背底部平躺。在定位扫描臂之前和完成前后位（poterior anterior，PA）脊柱扫描之后立即取出足部泡沫块。④不同 DXA 仪器扫描方法和模式可能有不同，严格按照仪器操作规程进行。受检者扫描模式并不影响测量结果，但随访受检者建议扫描模式、位置、扫描范围等前后保持一致。

2. 扫描结果分析　判定 DXA 扫描图像自动分析 ROI 是否符合要求，尽量避免手动调节 ROI 边缘，如明显错误或 ROI 定位不准确可手动调整。随访扫描者尽量保持前后扫描图 ROI 一致。ROI 区域内有金属异物、骨水泥、外科手术置入物、明显压缩性骨折等应将椎体从 ROI 中去除。

（1）腰椎椎体标记：双侧髂嵴上缘连线平 $L_{4\text{-}5}$ 椎间隙水平，从下往上标记。部分区分困难者应在以后随访中保持前后标记一致。对于退行性病变严重或骨病严重的患者，分析中应去除骨折、局部退行性病变的椎体。如不能分析 4 个椎体,可以分析 3 个,如果 3 个也不能则可分析 2 个。

（2）腰椎 DXA 扫描合格标准:腰椎垂直并位于扫描野中央;两侧髂嵴可见;扫描范围包括腰 5 椎体中部至胸 12 椎体中部;扫描影像上无体外异物伪影;腰椎各椎体和椎间隙等感兴趣区的标记线分别与腰椎各椎体骨结构边缘相一致(图 12-3-1)。

（3）下列任一条件者视为不合格:腰椎扫描不全;腰椎体位偏斜;腰椎间隙定位有误;腰椎扫描区内体外伪影(图 12-3-2~图 12-3-7)。

3. 腰椎前后位 DXA 局限性及对策　DXA 测得的 BMD 为扫描区内骨的总和,不能区分皮质骨和松质骨;而皮质骨和松质骨的转换率不同且对治疗的反应也不一样。脊柱随增龄发生退行性变,骨赘和局部硬化会导致 BMD 增加,主动脉钙化、椎间隙狭窄也可能引起骨密度变化。故老年人群腰椎 BMD 敏感性降低,建议要测量股骨近端 BMD。腰椎侧位 BMD 及椎体形态学分析测定有助于减少上述因素影响或发现压缩性骨折,但其应用并不广泛。

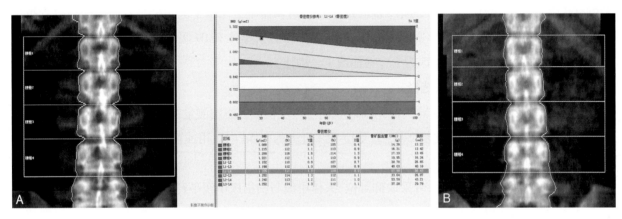

图 12-3-1　正常腰椎 DXA 扫描图像

腰椎垂直并位于扫描野中央;两侧髂嵴可见;扫描范围包括 L_5 中部至 T_{12} 中部;扫描影像上无体外异物伪影;各椎体和椎间隙等感兴趣区的标记线均与腰椎椎体骨结构边缘一致。A. 左侧为腰椎扫描图,右侧为扫描结果;B. 腰椎扫描图。YA T 值(young adult T-score):年轻成人 T 值;YA(%):占年轻成人 BMD 百分比;AM Z 值(age matched Z-score):年龄匹配 Z 值;AM(%):占年龄匹配 BMD 百分比。

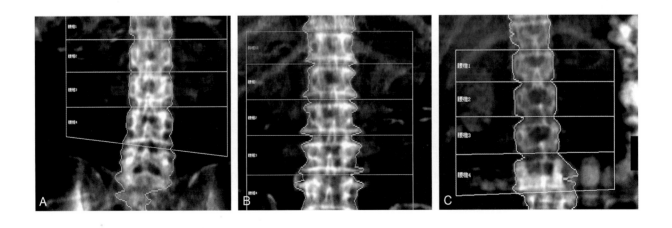

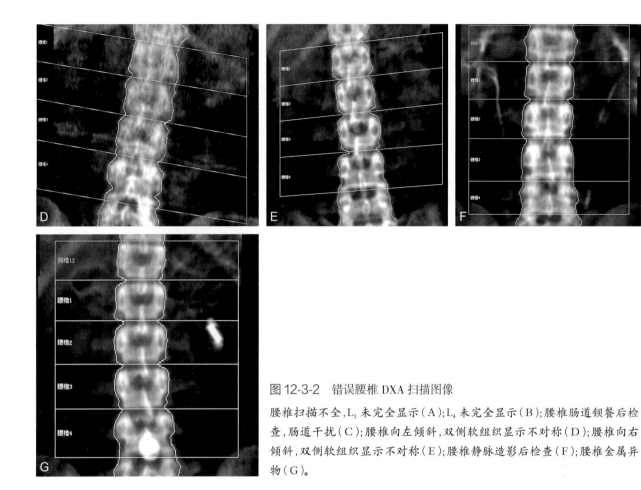

图 12-3-2　错误腰椎 DXA 扫描图像

腰椎扫描不全,L_1 未完全显示(A);L_4 未完全显示(B);腰椎肠道钡餐后检查,肠道干扰(C);腰椎向左倾斜,双侧软组织显示不对称(D);腰椎向右倾斜,双侧软组织显示不对称(E);腰椎静脉造影后检查(F);腰椎金属异物(G)。

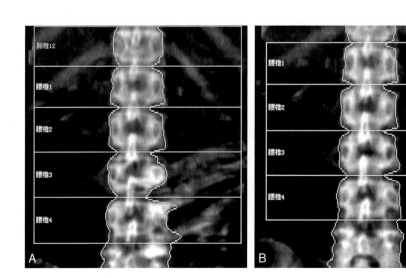

图 12-3-3　异物取出前后腰椎 DXA 扫描图像比较

女性,54.7 岁。A. 异物取出前,腰椎 DXA 扫描,$L_{1\sim4}$ BMD 0.949g/cm^2,T 值=−1.40,诊断为低骨量;B. 异物取出后,$L_{1\sim4}$ BMD 1.007g/cm^2,T 值=−0.90,诊断为骨量正常。

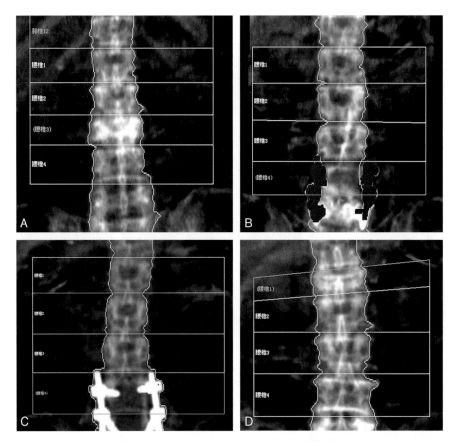

图 12-3-4 腰椎异常 DXA 扫描图像及处理

各图为不同患者。A. L_3 压缩性骨折引起 BMD 值异常增高, BMD 1.513g/cm^2, T 值=3.0SD, $L_{1~4}$ T 值=0.3SD, 将 L_3 剔除调整后 T 值从 0.3SD 变为-0.4SD。B. L_4 术后, 选择 $L_{1~3}$ 感兴趣区, T 值=-2.7SD。C. $L_{4~5}$ 术后, BMD 异常增高, 选择 $L_{1~3}$ 感兴趣区, T 值=-1.6SD。D. L_1 压缩骨折, 选择 $L_{2~4}$ 感兴趣区, T 值= -1.6SD。

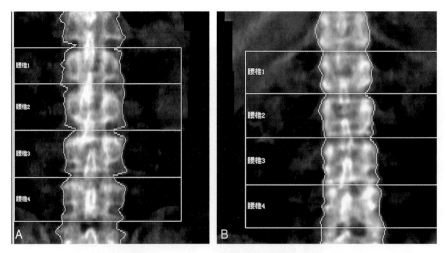

图 12-3-5 不标准腰椎 DXA 扫描图像

A. 腰椎未居中, 右侧软组织少; B. 腰椎未居中, 左侧软组织少。

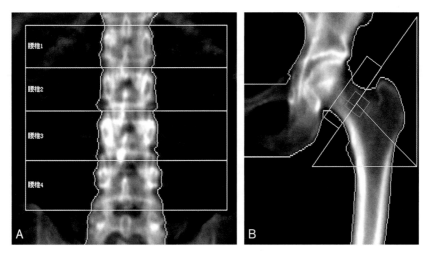

图 12-3-6　腰椎生理异常 DXA 扫描图像

A. 腰椎 BMD 异常增高,$L_{1\sim4}$ T 值=2.6SD;B. 同一患者髋关节股骨颈 T 值=1.1SD,全髋 T 值=0.6SD。

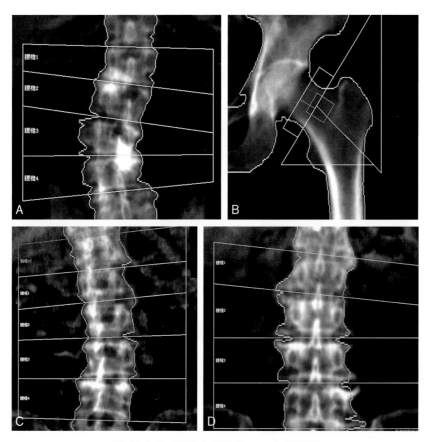

图 12-3-7　腰椎生理异常 DXA 扫描图像

A. 腰椎侧弯,$L_{1\sim4}$ T 值=2.0SD;B. 股骨颈 T 值=-0.6SD,全髋-0.3SD;A、B 为同一受检者。C、D. 腰椎骨质增生(为不同受检者)。

QCT 作为一种三维成像测量技术,可以检测选定的椎体中部松质骨,得到真正意义上的体积 BMD。老年人群 QCT 和 DXA 诊断结果的完全一致率近 50.0%。单纯利用 QCT 或 DXA 诊断骨质疏松症均可能存在漏诊。在临床症状和测量结果(DXA 或 QCT)明显不符的老年人群中,完善另一种检查方法有助于避免骨质疏松的漏诊。

(二)腰椎侧位 DXA 测量

DXA 腰椎前后位 BMD 是骨质疏松诊断的常用投照体位;而骨质疏松往往发生在松质骨区域,腰椎松质骨含量可达 66%~75%,可早期反映骨矿物质含量的变化,松质骨骨转换率明显高于皮质骨,对各种代谢刺激反应较皮质骨敏感。随着年龄增加,腰椎小关节退变、椎间盘钙化、腹主动脉钙化等都可引起腰椎前后位 BMD 假性增高而使敏感性降低。腰椎侧位 BMD 可以去除脊柱后 1/3 棘突、横突、椎弓根等富含皮质骨区域的影响,主要测定松质骨含量丰富的椎体,敏感性较前后位 BMD 高。

1. 腰椎侧位 DXA 扫描方法

(1)腰椎侧位扫描前准备:①扫描前除去被扫描区域内能产生伪影或影响测量结果的物品,包括拉链、腰带、纽扣、金属物品、过厚的衣服或装饰品;②受检者在过去的 3~5d 内服用或注射放射性核素、对比剂和不透射线药剂暂不宜检查。

(2)腰椎侧位 DXA 扫描:①不同仪器扫描方法可能会有不同,请按仪器操作规程进行。②美国 Hologic 公司生产的 QDR-4500 型扇形束 DXA、GE 公司生产的 Lunar Expert-XL DXA 均有能旋转的 C 形臂。检查时患者仰卧于扫描床中央,两腿上抬放于一方形塑料块上,使脊柱与扫描床平直,按仪器操作规程进行扫描。③没有旋转 C 臂扫描方法:将枕头放置在患者的头部底下,在膝盖背侧和膝盖之间放置一个泡沫楔子让患者感觉舒适。确定患者的背部和髋平直靠着侧位定位器,患者的手臂应该放在胸部成 90°。④将激光定位在患者髂骨嵴的顶部,侧位脊柱测量的图像至 L_1 中部结束(图 12-3-8)。

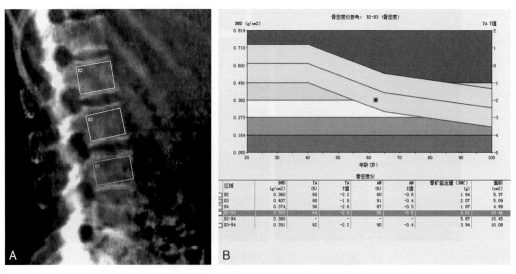

图 12-3-8　腰椎侧位 DXA 扫描图像

图像从骶骨中部开始,至 L_1 结束,使所有受试者的 L_5 都可见。椎骨的前面至少 2.5cm 的软组织显示,所有的后侧结构附件都会显示在图像中。如果图像不正确,可选择中止(Abort),重新定位激光,然后重新开始测量。B2、B3、B4 分别表示第 2、3、4 侧位腰椎椎体。

2. 腰椎侧位 DXA 扫描结果分析　腰椎侧位 L$_1$ 易受第 12 肋骨、L$_4$ 易受髂骨影像重叠影响骨密度的测量,在分析侧位腰椎 BMD 时仅选择 L$_{2-3}$。调节 ROI 至 L$_{2-3}$ 椎体最佳位置。每个感兴趣区的顶部边缘位于椎体顶部终板下方的相邻位置,底部边缘位于椎体底部终板上方的相邻位置;ROI 后边缘和前边缘位于脊柱椎体内部后边缘和前边缘相邻的位置。

3. 腰椎侧位 BMD 局限性　腰椎侧位 BMD 主要测定松质骨含量丰富的椎体,敏感性较前后位 BMD 高,但并没有得到广泛临床应用,其局限性包括:①腰椎侧位检测包括全椎体及中部区域分析,ROI 选择上仍不统一。②很多仪器不能进行侧位检测或要患者翻动体位。③由于能量选择等限制,对体重指数较大者,图像显示欠佳;腰椎侧曲、其他畸形不宜用侧位检测。④扫描时间长、精确性较差、测量范围相对较小等。⑤WHO 诊断标准并未包括侧位腰椎骨密度,BMD 与骨折风险关系并不明确。随着技术的发展,如能改善显像模式、腰椎侧位测量敏感性及精确性提高,侧位腰椎 BMD 测定在骨质疏松的诊治随访可能会得到更多的应用。

（三）脊柱侧位（lateral vertebral assessment,LVA）DXA 扫描

椎体骨折是最常见的骨质疏松性骨折,发病率高,往往外伤较轻或无明显外伤史,相对于其他骨折部位的临床表现不明显,易漏诊或误诊为腰背肌劳损,发生椎体骨折患者再骨折风险增加。及时药物干预可以降低患者再发骨折风险,具有十分重要的临床意义。椎体脆性骨折是骨质疏松症的独立诊断标准,DXA BMD 检测联合椎体骨折评估（vertebral fracture assessment,VFA）可明显提高椎体骨折及骨质疏松的诊断率。在 DXA 仪器扫描的脊柱影像,利用其自带的椎体骨折评估（VFA）软件进行定量椎体形态学评估,判断椎体骨折,使椎体骨折评估的敏感性及特异性与传统 X 线脊柱侧位片相比不断地趋于一致。

《中国老年骨质疏松症诊疗指南（2018）》推荐,DXA 胸腰椎的侧位椎体骨折评估（VFA）和 X 线评估椎体骨折特异度及灵敏度相当,均可用于椎体骨折的评估(1A)。

1. 脊柱侧位/VFA DXA 扫描适应证　建议以下情况进行胸腰椎侧位 X 线或 VFA 检测明确是否存在椎体骨折:T 值<-1.0 并包含以下 1 项以上情况。①≥70 岁女性或≥80 岁男性;②既往高度丢失≥4cm;③既往椎体骨折史;④糖皮质激素治疗:泼尼松≥5mg/d 超过 3 个月。

2. 脊柱侧位/LVA DXA 测量

（1）DXA 扫描前准备:同腰椎侧位。

（2）DXA 扫描方法:①美国 Hologic 公司生产的 QDR-4500 型扇形束 DXA、GE 公司生产的 Lunar Expert-XL DXA 均有能旋转的 C 形臂。检查时受检者仰卧于扫描床中央,两腿上抬放于一方形塑料块上,使脊柱与扫描床平直,按仪器操作规程要求进行扫描。②没有选择 C 臂 DXA 扫描:将侧位定位器放在扫描床上,用于使腰椎平直并且与扫描床平行,手臂应该放在胸部成 90°。扫描床上放置一个枕头来支撑患者的头部。受检者膝盖朝向胸部定位,在膝盖背侧和膝盖之间放置一个泡沫楔子让患者感觉舒适,直到背部下方与肩膀平直靠着侧位。③将激光定位在患者髂骨崎的顶部,图像会在骶骨中部开始以使所有的 L$_4$ 都可见。至少 2.5cm 的软组织显示在椎骨的前面;而 LVA 测量则在靠近 T$_4$ 处结束（图 12-3-9）。④所有的后面元素都会显示在图像中。后面的边缘可能会显示在图像中。如果图像不正确,可选择中止,重新定位后再测量。⑤不要对 ROI 的位置进行任何更改,除非程序明显出错。如果骨盆覆盖椎骨体的一部分,不要分析 B4（第 4 腰椎）。如果肋骨覆盖椎骨体的一部分,不要分析 B2（第 2 腰椎）。

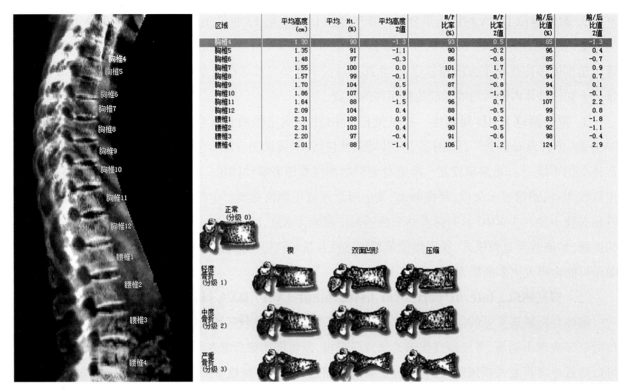

图 12-3-9 DXA 扫描图像-脊柱形态学

根据椎体前缘（A）、中部（M）和后缘（P）高度这三个数据可以计算椎体的前后缘高度比（A/P）、中后缘高度比（M/P）和楔形指数（P/A），当 A/P、M/P 或 P/A 与邻近椎体相应值减少 15% 及以上时，则认为存在椎体骨折的可能。

3. 脊柱侧位/LVA DXA 结果分析 扫描后获得胸腰椎 T4~L4 侧位清晰图像，利用 VFA 软件进行定量椎体骨折评估，得到椎体骨折的压缩分类及压缩程度的诊断。定量形态学测量法是测量每个椎体前、中、后高度，计算椎体压缩程度。VFA 软件可以自动放置上下终板前、中、后共 6 个点，调整 6 个点的放置位置；通过测量可自动计算椎体高度减少百分比。当椎体高度减少≥20% 即诊断为椎体骨折。若经 VFA 软件评估后得出椎体有骨折，即可诊断骨质疏松症；同时骨密度 T 值≤-2.5SD，即可诊断为严重骨质疏松症。

4. 脊柱侧位/LVA DXA 的局限性 与腰椎侧位 BMD 一样，脊柱侧位/LVA DXA 也并没有得到广泛应用，其局限性包括：①很多仪器不能进行侧位检测或要患者翻动体位。②由于能量选择等限制，对体重指数较大者，图像显示欠佳；腰椎侧曲、其他畸形不宜用侧位检测。③扫描时间长、精确性较差、测量范围相对较小等。随着技术的发展，如能改善显像模式，侧位脊柱 BMD 测定在骨质疏松的诊治随访中将得到更多的应用。

（四）股骨近端骨密度测定

髋部骨折是骨质疏松最严重的并发症，增加残疾和死亡率，增加家庭和社会经济负担。亚洲地区髋部骨折及医疗费用预计到 2050 年分别增加 2.28 倍和 1.59 倍。DXA 测量 BMD 对骨质疏松性骨折风险预测价值已得到证实。BMD 每降低 1 个标准差，骨折风险增加 1.4~2.6 倍。特定骨骼部位对特定位置预测效果最好。如髋部每降低 1 个标准差，髋部骨折风险增加 2.6 倍。股骨与腰椎 BMD 互为补充，二者结合增加骨质疏松症的检出率。对于腰椎手术不能检测、生理异常包括骨质增生、侧弯、硬化等,建议测量股骨更有价值。

1. DXA 扫描方法及模式选择

（1）DXA 股骨近端扫描前准备:①扫描前除去被扫描区域内能产生伪影或影响测量结果的物品,包括拉链、腰带、纽扣、金属物品、过厚的衣服或装饰品;②受检者在过去的 3~5d 内服用或注射放射性核素、对比剂暂不宜检查。

（2）股骨近端 DXA 扫描方法:受检者采取仰卧位;人体中线与扫描垫上的中线平行并重叠;双足固定于专用固定装置上,内旋约 15°~25°;激光标准线定位于股骨中部,自耻骨联合下 3~5cm 处开始扫描。扫描过程中如果监视器显示扫描开始的位置偏低或偏高时则停止扫描;将扫描野移至适当位置后重新开始股骨近端扫描。股骨近端理想扫描图髋关节位于图像中心位置,股骨干垂直,股骨颈、大粗隆及股骨头显示清晰完整,小转子粗隆不显示。

（3）扫描模式选择:在测量过程中,GE Lunar Prodigy DXA 设置的束型有标准、薄、细节、快速扫描和厚 5 种条件(图 12-3-10)。常规情况下仪器设置为标准束,但软件会依据患者身高、体重进行自动调整。对身材消瘦者调整为薄型,肥胖者应用厚型。

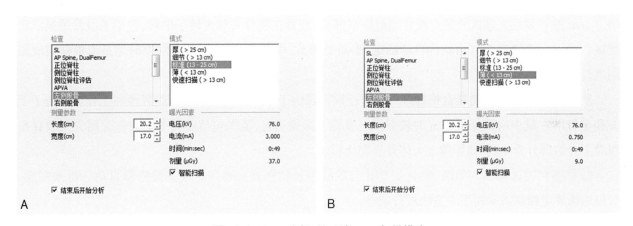

图 12-3-10　不同股骨近端 DXA 扫描模式

A. 扫描模式为标准,电流为 3.0mA;B. 扫描模式为薄层,电流为 0.75mA。

在实际操作中也会出现对消瘦患者扫描时仪器仍旧按标准束扫描,扫描图像显示股骨近端大转子部位边缘十分不整齐,出现骨边缘缺损(图 12-3-11A);而转换成薄型扫描时出现正常的骨边缘(图 12-3-11B)。

对两种不同束型扫描结果进行比较,由于使用标准束型骨边缘缺损,BMD 值在各部位均低于使用薄型束的结果,故 T 值使用薄型束的结果高于使用标准束。原因可能由于标准束为 3.0mA、薄型束 0.75mA、对瘦的患者扫描射线衰减少,特别在大粗隆边缘处骨量低处使用标准束穿透过骨的射线量多,探测器可能工作在饱和区,一部分射线漏记使 BMD 结果比薄型束低。当改为薄型束减少射线输出量,探测器工作在线性区能够全部接收穿过骨的射线量,显示骨边缘并正常计算 BMD 值和 T 值。

2. DXA 股骨扫描结果分析　股骨颈感兴趣区垂直股骨颈轴线,但不同厂家机型 ROI 位置有差异。

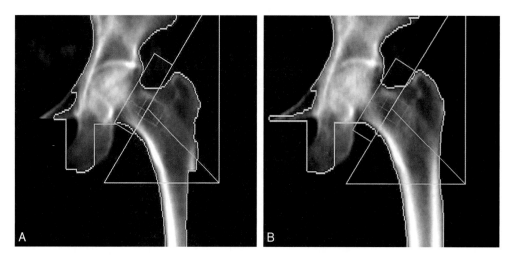

图 12-3-11 股骨近端不同 DXA 扫描模式图像

A. 股骨近端标准模式 DXA 扫描图像:女性,体重 48kg,股骨大转子显示不全,股骨颈 T 值-3.5SD,全髋 T 值-3.6SD;Wards 三角区 T 值-3.9SD,大转子 T 值-4.4SD。B. 股骨近端薄层模式 DXA 扫描图像:股骨大转子显示完整,股骨颈 T 值-3.4SD,全髋 T 值-3.6SD,Wards 三角区 T 值-3.7SD,大转子 T 值-3.8SD。

GE Lunar 股骨颈感兴趣区放置在股骨颈最狭窄部分,放置在股骨头和大转子中部,包括了股骨颈最低密度区。建议常规情况 ROI 由软件自动确定,不需要调节、移动或转动;但是有需要时还是要根据摆放原则进行调整。

3. 股骨近端 DXA 测量合格标准 股骨近端影像位于中央,显示大转子、股骨颈和坐骨。大转子上方和坐骨下方最少应该显示 3cm 的软组织。股骨干影像垂直,范围包括髋关节上方部分髂骨至股骨小粗隆下方的部分骨干,扫描影像上无体外异物伪影。

股骨感兴趣区包括大粗隆、股骨颈 ROI 与股骨颈长轴垂直。感兴趣区主要依靠自动分析来完成。骨骼边缘界定错误者采用手工方法进行调整。

股骨干保持垂直,腿内旋 15°~25°,小转子小或不可见。扫描包括坐骨和大转子。小转子大小是内旋的最佳指示标志(图 12-3-12~图 12-3-15)。

股骨颈、股骨头骨折、股骨头缺血性坏死,髋部有金属植入物等均不宜检查或选择对侧。

(五) 前臂 DXA 骨密度测定

DXA 测量前臂 BMD 也可用于骨质疏松症的诊断、治疗效果评估以及随访观察。前臂 BMD 测量预测前臂骨折风险优于其他部位 BMD,而且能评估其他中轴骨和周边骨的骨量、预测腰椎和股骨等其他部位骨折风险。前臂 DXA 扫描能减少腺体的辐射剂量,前臂周围组织较少,可增加测量的精确性和准确性。前臂包括尺骨和桡骨。不同部位其皮质骨和松质骨比例不同。桡骨远端皮质骨占 80%;松质骨占 20%,桡骨超远端二者比例为 3∶2。桡骨中段几乎均由皮质骨组成。前臂骨折在儿童和成人中最常见,包括桡骨和尺骨远端骨折;桡骨远端骨折在年轻人和老年人中常见,又称为 colles 骨折。前臂 BMD 能够监测风湿性关节炎、肾性骨营养障碍和甲状旁腺功能亢进症患者中疾病对骨的影响及治疗的有效性。前臂 BMD 测量精确性均低于腰椎、全髋和股骨颈。

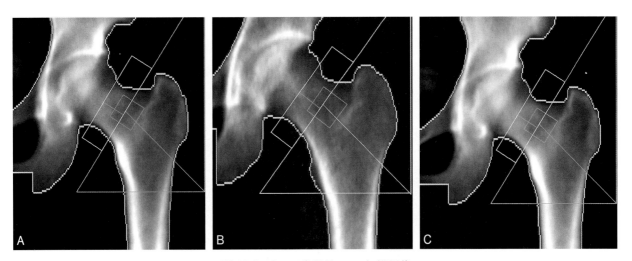

图 12-3-12　正常股骨 DXA 扫描图像

A、B、C 均为正常扫描图。股骨影像位于中央,大转子上方和坐骨下方最少应该显示 3cm 的软组织;股骨干影像保持垂直,范围包括髋关节上方部分髂骨至股骨小粗隆下方的部分骨干,扫描影像上无体外异物伪影;股骨测量感兴趣区包括大粗隆、股骨颈 ROI 与股骨颈长轴垂直、下部不包括耻骨,腿内旋 15°~25°,小转子小或不可见。

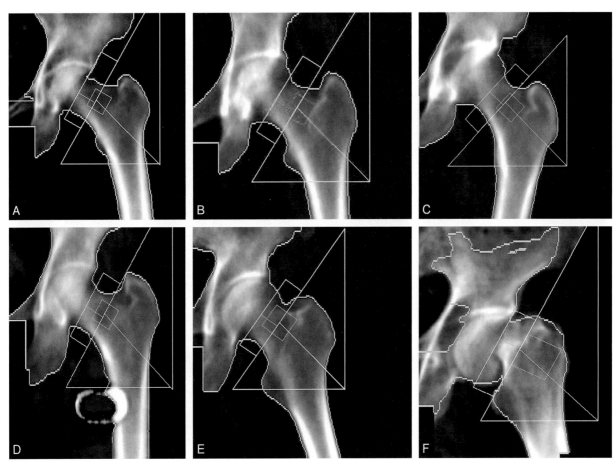

图 12-3-13　错误股骨 DXA 扫描图像

A.股骨近端外展,股骨干不垂直;B.股骨内旋不够,小转子显示;C.股骨内收过度,股骨干不垂直;D.股骨干金属异物;E.股骨近端内旋不够,股骨干不垂直;F.股骨颈骨折,应选择对侧测量。

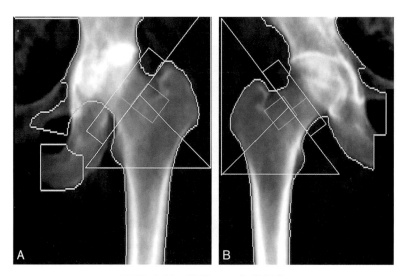

图 12-3-14　股骨 DXA 扫描图像

A. 左股骨头骨坏死 DXA 扫描图像,左股骨头缺血性坏死,股骨颈 ROI 定位不准,股骨颈 BMD 异常增高,T 值 2.1SD,全髋 T 值$-0.3SD$,应选择右侧股骨测量更为合适。B. 同一患者右股骨 DXA 扫描图像,右股骨颈 T 值$-0.8SD$,全髋 T 值$-0.9SD$。

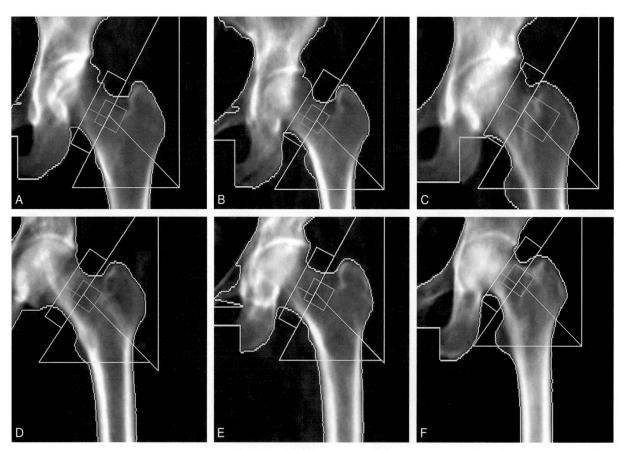

图 12-3-15　错误股骨近端 DXA 扫描图像

A、B. 左股骨 DXA 扫描图像,坐骨下方软组织少;C. 左股骨 DXA 扫描图像,坐骨下方软组织少,内旋角度不足;D. 左股骨 DXA 扫描图像,坐骨未显示;E. 左股骨大转子上方软组织少;F. 左股骨大转子上方软组织少,内旋角度不足。

DXA 测量首选腰椎和股骨近端,以下情况测量前臂 BMD:①腰椎或髋部检测部位存在严重的退行性改变不适于 DXA 测量(如椎体多发骨折、腰椎严重退行性变或股骨近端手术等因素);②椎体或髋部有不可去除的伪影;③严重脊柱侧弯;④髋部和椎体的 BMD 差异很大,无法解释;⑤极度疼痛、无法平卧、残疾人;⑥甲状旁腺功能亢进症等;⑦双侧全髋置换者;⑧肥胖/体重超出检查床极限。

1. 前臂 DXA 扫描前准备　扫描前除去被扫描区域内能产生伪影或影响测量结果的物品,包括首饰、金属物品或装饰品。

2. 前臂 DXA 扫描方法

(1)坐位前臂测量方法:①将前臂定位器放在垫子的上面,前臂定位器可以在测量期间保持患者前臂不移动。将手臂放置在定位板上,手掌朝下。受检者坐在扫描床旁边的椅子上,使用没有扶手或轮子的椅子。前臂居中置于测量区中央,测量时小心不要让扫描仪臂撞击受检者头部。②将激光定位在手腕的中间,接近尺骨尖处。移动定位器和受检者的手臂,确定受检者的肘形成一个 90° 的角度,确定前臂定位器在扫描床面上平直。所有的尺骨茎突应该都可以看见,前臂骨应该居中和平直。确定前臂在图像的中央,尺骨的茎突显示在靠近图像顶部的地方。如果图像不正确,可选择中止,重新定位激光,然后重新开始测量。

(2)仰卧位前臂测量方法:受检者平躺在检查床上。在测量仰卧位左侧前臂时,受检者靠近检查床的右侧,给左侧前臂留出足够的空间。在测量右侧前臂时,靠近检查床的左侧,给右侧前臂留出空间。将前臂定位器放在垫子上面,定位标志应该位于靠近患者待测量侧手指的地方。前臂定位器可以在测量期间保持患者的前臂不会移动。将激光定位在手腕的中间,接近尺骨茎突。确保受检者的肘部成角,并确保前臂定位器在扫描床面上平直。

3. 前臂 DXA 扫描结果分析　参考线位于尺骨茎突。超远端(ultra distal, UD)ROI 位于桡骨终板的正下方。垂直线在 UD 的中心以及 33% 的 ROI 位于桡骨和尺骨之间。不要对 ROI 的位置进行任何更改,除非程序明显出错。正确定位参考线后,如有必要可移动 UD ROI。不要在正确定位参考线后移动 33% ROI。程序会根据参考线的位置来定位 33% ROI。

(1)前臂 DXA 正常影像:前臂位于扫描中心,沿扫描台长轴;显示尺桡骨远端皮质,无伪影;参考线应该在尺骨茎突的顶部。

正常前臂 DXA 图像:前臂垂直居中,尺桡骨间分离线位于尺桡中间;桡骨远端感兴趣区(桡骨 UD)位于桡骨远端关节终板下(图 12-3-16)。

(2)前臂 DXA 异常影像:包括尺桡骨上包腕骨不全;定位不准;位置移动等(图 12-3-17)。

（六）全身 DXA 测量规范

全身 BMD 测量未作为骨质疏松症诊断的常规检查,易被临床医生所忽视。结果提供 BMD 的 *T* 值与 *Z* 值。全身 BMD 容易受骨质增生、退变、腹主动脉硬化等影响。一般认为,若全身骨密度 *T* 值低于 $-2.0SD$,可诊断骨质疏松症。检查结果也用于研究和测定人体组成成分,可广泛应用于保健医学、体质测定、营养评定、运动医学等领域。

1. 全身 DXA 扫描方法　为避免穿戴物对测量造成影响,受试者都只穿一件贴身衣物,不佩戴任何影响检查结果的物品,包括金属物品(如:各种金属饰品、项链、胸罩等)、手表、腰带等。受检者仰卧位于

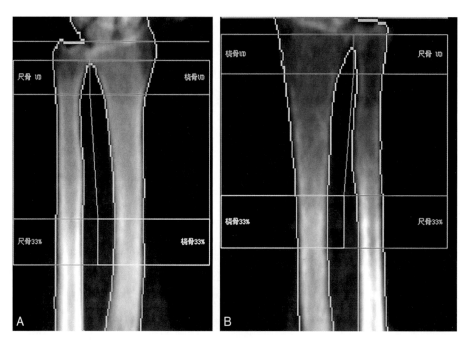

图 12-3-16　正常前臂 DXA 扫描图像

左侧（A）及右侧（B）正常前臂 DXA 扫描图像。

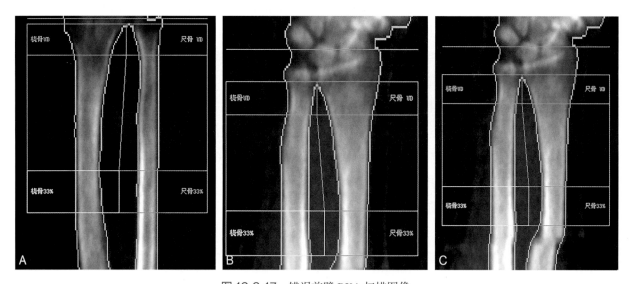

图 12-3-17　错误前臂 DXA 扫描图像

A.尺桡骨上包腕骨不全；B.前臂定位线不准；C.前臂移动,定位线不准。

DXA 扫描床中间,身体中线与扫描床中线一致,四肢自然垂直并拢,双手指并拢手掌朝下平放于身体两侧,手臂横靠患者的身体,不要与躯体及两侧软组织重叠,膝、踝部用束带固定,头、足、四肢均应位于扫描范围内。

　　全身扫描时间相对较长。受检者在扫描过程中避免身体移动和说话。全身扫描程序下扫描后系统自动给出骨密度相关测量数据。分别记录全身骨密度、股骨颈骨密度、全髋及腰椎骨密度值和脂肪组织含量。

监视图像以确定它无误,正确的全身图像将显示受检者的整个身体,确定头部、足部,和患者的手臂有显示在图像中。如果图像不正确,可选择中止然后重新定位患者。

2. 全身 DXA 扫描正常图像及结果分析

（1）头部:头部切线位于下颚的正下方。

（2）左臂和右臂:两条臂的切线通过臂窝,并且尽可能靠近身体。确保切线可将手和臂与身体隔离。

（3）左前臂和右前臂:两条前臂的切线都尽可能靠近身体,并且将肘和前臂与身体隔离。

（4）左脊柱和右脊柱:两个脊柱的切线都尽可能靠近身体,并且不包括肋骨支架。

（5）左骨盆和右骨盆:两个骨盆的切线都通过股骨颈,并且不碰触骨盆。

（6）骨盆顶部:骨盆顶部切线位于骨盆顶部的正下方。

（7）左小腿和右小腿:两条小腿的切线可将手和前臂与腿隔离。

（8）中腿:中腿切线可隔离右小腿和左小腿。

正常全身骨密度及体成分分析见图 12-3-18。

（七）儿童和青少年骨健康的评价

DXA 测量 BMD 也用于儿科领域。儿童随生长发育,骨骼的大小和形状不断发生变化。青春期开始会对骨骼的发育产生重大的影响。影响儿童 BMD 因素包括:骨龄、性成熟情况、骨骼大小及形状、骨骼发育情况等。DXA 骨密度测定对儿童骨质疏松症诊断、骨骼疾病的诊断治疗提供帮助,但在技术上和对结果判断上还存在很多问题。

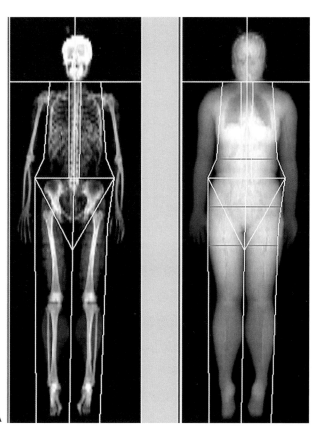

A

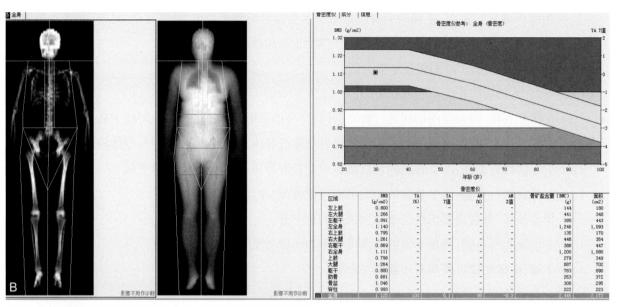

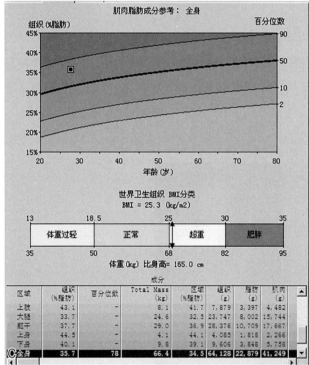

图 12-3-18　正常全身骨密度及体成分分析

A. 显示正常全身骨；B. 显示全身各部位 BMD、BMC，总 T 值、Z 值；YA：年轻人匹配值；AM：成年人年龄匹配；C. 全身 DXA 扫描图像显示不同部位组织、肌肉、BMC 含量及百分比。Total Mass（全身质量）＝肌肉＋脂肪＋骨矿物含量；组织（% 脂肪）＝脂肪/（脂肪＋肌肉）；区域（% 脂肪）＝脂肪/（脂肪＋肌肉＋骨矿物含量）。

1. 儿童 DXA 扫描方法　儿童 DXA 骨密度检查操作技术方面与成人并没有大的差异。除了成人检测常规要求外，尽量使儿童在接受扫描时保持安静，缩短扫描时间。按仪器操作规程，如有儿童特异的软件最佳。儿童应使用快速的扫描模式、并避免重新扫描或重复扫描，使辐射剂量最低。

2. 扫描部位选择　儿童 DXA 测量首选前后位（posterior anterior，PA）位腰椎和全身的 BMD。

3. 儿童 DXA 扫描结果分析　由于儿童的体重及骨密度较低，探测成人骨缘的骨密度范围可能无法测得儿童的骨缘。因为仪器无法鉴别骨骼开始和结束的部位，由此可能得出骨量减少甚至骨质疏松的错误诊断。操作人员在分析和矫正过程中应校验骨缘。部分仪器可选择最佳扫描模式或使用特定儿童分析软件更好。

20 岁以下的儿童和青少年不宜采用 WHO 根据 BMD 诊断骨质疏松症的标准。在儿童骨密度测量诊断中不应采用 T 值,而应采用 Z 值。对儿童应测量 PA 位腰椎和全身的 BMD（图 12-3-19）。

儿童未达到峰值骨密度年龄,不宜用 T 值进行任何诊断和处理;可用 Z 值作诊断,Z 值的有效性取决于参考数据库。儿童 BMD 的参考数据库应该有针对不同性别、年龄及种族的数据,并考虑到骨骼大小和青春期状态的影响,建立合适的参考数据库有利于儿科骨质疏松症的诊治。

4. DXA 扫描在儿童中的应用　男、女到达峰值骨量年龄、不同骨骼部位达到峰值骨的年龄有差异;不能仅根据儿童的骨密度诊断骨质疏松症。必须同时有临床意义的骨折史及低骨量或低骨密度;后者的定义为 Z 值 ≤ –2.0SD,其有效性取决于参考数据库的有效性。

儿童时期可能对骨密度产生不良影响甚至导致骨质疏松症的原因包括:①青少年特发性骨质疏松症,相对较少见;②继发性骨质疏松症或低骨量,如:库欣综合征,甲状腺功能亢进、垂体功能低下、性腺功能低下及各种营养缺乏等;③一些药物如:糖皮质激素和解痉药也会引起骨丢失。

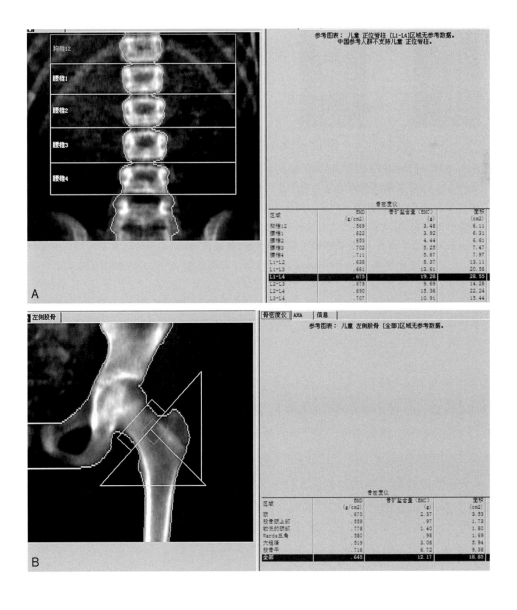

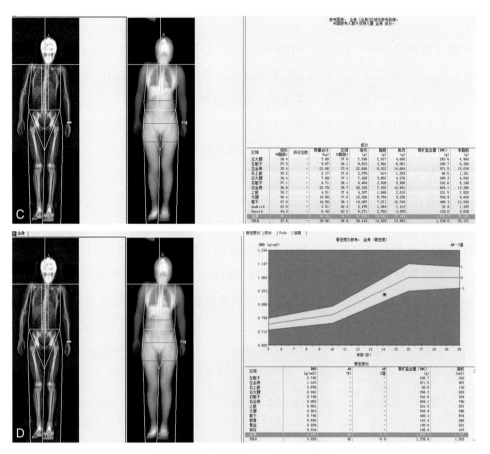

图 12-3-19　儿童 DXA 骨密度测量

A. 儿童腰椎 DXA 扫描图像:腰椎垂直并位于扫描野中央,两侧髂嵴可见,扫描范围包括 L₅ 中部和 T₁₂ 中部,各椎体和椎间隙等感兴趣区的标记线均与腰椎椎体骨结构边缘相一致,儿童腰椎仅显示 BMD 和 BMC,未显示相应 T 值和 Z 值。B. 儿童股骨 DXA 扫描图像:股骨近端影像位于中央,显示大转子,股骨颈和坐骨,大转子上方和坐骨下方最少应该显示足够的软组织。股骨干影像垂直,小转子隐约可见或不显示,仅显示 BMD 和 BMC,未显示相应 T 值和 Z 值。C. 儿童全身体成分(body composition)DXA 扫描图像:全身 DXA 扫描图像显示不同部位组织、肌肉、BMC 含量及百分比。组织(% 脂肪)=脂肪/(脂肪+肌肉);区域(% 脂肪)=脂肪/(脂肪+肌肉+骨矿物含量)。D. 儿童全身骨密度 DXA 扫描图像:全身 DXA 扫描图像要求同成人,显示不同部位 BMD、BMC,全身 BMD 提供 Z 值。

　　儿科骨密度测量存在的问题包括:对结果的解释不准确,除了 BMD 和 Z 值外还要考虑更多的影响因素;儿童 DXA 检查时专有儿童骨密度的软件问题、放射线的安全性问题、参考数据库选择等。

　　通过 DXA 获得的为面积骨密度,没有考虑骨骼的大小,不是真实的体积骨密度。DXA 不能区分在儿童生长期身体和骨骼的明显变化,不能用于儿童 BMD 随访。QCT 可以准确测量躯干或四肢骨的骨密度和体积,不受身体或骨骼大小的影响。在评价许多患有影响儿童骨骼生长疾病的儿童 BMD 改变时,QCT 测量可能比 DXA 更有用。

五、腰椎+髋关节联合检测与 DXA 数据库的选择

腰椎和股骨均是骨质疏松及骨折好发部位,DXA 测量 L_{1-4}、股骨颈、全髋 BMD 的 T 值达到 $-2.5SD$ 即可诊断骨质疏松。但在临床工作中,腰椎和髋关节两个部位的 DXA 测量结果常不完全一致。联合检查可以提高骨质疏松症检出率,故建议两个部位同时测量。

腰椎和髋关节 T 值的差异可归为以下 5 方面的原因。①生理上的差异:主要与骨骼对内外压力等因素产生适应性反应有关。机械性张力对承重部位骨密度有重要影响,如优势侧与非优势侧髋部或手骨密度有明显差异。另外不同骨骼部位松质骨、皮质骨含量不同、达到峰值骨时间、丢失速度也有差异。②病理生理原因:包括引起腰椎密度假性增高的疾病,如腰椎骨赘、终板硬化、骨软化、主动脉钙化等,腰椎压缩骨折、强直性脊柱炎等。部分继发性疾病主要影响腰椎,导致腰椎高的骨质疏松症发生率,如:糖皮质激素应用、甲状腺功能亢进、类风湿性关节炎等。③解剖因素:主要指检测部位骨成分差异。如:同一受检者,前后位腰椎、侧位腰椎 T 值存在差异。④人为因素:扫描区域 ROI 有高密度物质,如硫酸钡、拉链、硬币及其他金属物质等。⑤技术因素:仪器、操作人员变化、患者位置移动、软件分析、数据库选择等均可影响检测结果。

DXA 测量 T 值的计算公式为:T 值=(BMD 测量值-正常青年人 BMD 峰值均值)/正常青年人 BMD 峰值标准差(SD);T 值无计量单位,其应用旨在消除不同骨密度技术、不同测量仪器中差异的影响。

不同厂家 DXA 仪器由于扫描方式、分析软件、参考数据库不同。同一受检者在不同 DXA 仪器检查,其测得的 BMD 结果及 T 值可不一致。因此,不同厂家设备、同一厂家不同型号仪器之间的 DXA 扫描结果不能直接对比。

健康人群峰值骨密度受种族、地区、性别等多种因素影响。采用同种族人群数据作为骨质疏松症诊断标准更有价值。国内有学者分析了不同厂家、不同仪器间的换算公式,尝试建立中国人标准化的骨密度,但临床应用尚不理想。目前骨质疏松症诊断、治疗随访仍以同一中心骨密度检测为主;而不同仪器间的测量结果差异并不能通过 T 值的比较加以消除。

T 值 $\leq -2.5SD$ 作为骨质疏松症的公认诊断标准。中国老年学学会骨质疏松委员会曾提出以 T 值 $\leq -2.0SD$ 作为诊断标准是基于中国人群特点;黄种人女性峰值骨量一般较白种人女性峰值骨量低 10%~15% 左右,认为以 $-2.5SD$ 为诊断截断值可能漏诊。目前临床应用中仍然以 $-2.5SD$ 作为骨质疏松症诊断标准。

六、DXA 骨密度以外其他用途

(一) DXA 骨密度测量同时进行 FRAX 评分

是否发生骨折是由骨强度决定的,但骨密度只能反映 70% 的骨强度,在临床中发现有些患者已经发生脆性骨折但骨密度未达到骨量减少或骨质疏松的诊断标准。故单用 BMD 不能完全对骨质疏松性骨折进行预测,从而使许多处于骨折高风险的患者失去药物治疗的机会。BMD 需要结合其他危险因素共同来预测骨折风险。

FRAX 是目前使用最广泛的评估骨质疏松性骨折绝对风险的软件工具,可用于估算个体 10 年内

发生骨折的可能性(图 12-3-20)。除 BMD 外,FRAX 纳入的其他骨折危险因子主要包括年龄、体重指数(BMI)、母亲髋部骨折史、口服糖皮质激素、类风湿性关节炎、吸烟及饮酒等。FRAX 骨折风险界值是根据各国的骨折发生率和经济效益得出的治疗阈值。不同国家的 FRAX 干预阈值可以不同。美国骨质疏松基金会(NOF)推荐,低骨量患者采用 FRAX 评估主要部位(包括脊柱、髋部、前臂远端和肱骨近端等)的 10 年骨折风险超过 20% 则应接受相应治疗。我国目前缺乏系统的药物经济学研究,尚无依据 FRAX 结果计算的治疗阈值。

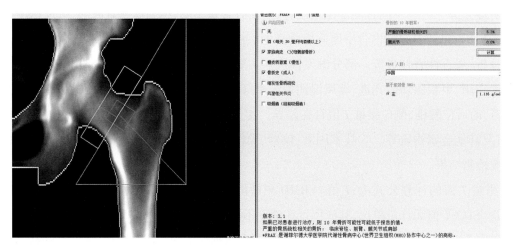

图 12-3-20　通过 DXA FRAX 评分工具计算 10 年骨折风险

(二) 髋部几何结构分析

股骨近端骨折是骨质疏松症最严重的并发症,并有较高的致残率和致死率,产生高额的医疗费用。单用 BMD 不能完全对骨质疏松性骨折进行预测,BMD 需要结合其他独立危险因素来预测骨折风险,如:年龄、BMI、骨折家族史、糖激素应用等。髋部几何力学参数(图 12-3-21)是骨密度以外影响骨强度和预测骨折危险性的重要因素。随增龄骨量丢失往往伴随骨几何结构的重建,髋部几何结构发生相应改变。髋结构几何力学参数联合 BMD 比单纯用 BMD 对髋部骨折风险有更好预测价值。Hologic DXA 通过髋部结构分析(hip structural analysis,HSA)软件在扫描的图像上自动分析得出与骨强度有关的骨截面结构信息,即 6 种髋部几何力学参数,包括截面弯曲模量(SEM)、股骨颈横截面惯性矩(cross-sectional moment of inertia,CSMI)、股骨颈横截面积(cross sectional area,CSA)、屈曲应力比(buckling ratio,BR)、股骨颈的皮质骨厚度(FNCT)及股骨颈干角(neck-shaft angle of femur,NSA),更完善地表达了患者 ROI 的骨强度。GE Lunar prodigy Advance 软件分析骨结构参数指标包括横截面惯性矩(cross-sectional moment of inertia,CSMI)、横截面积(cross-sectional area,CSA)、截面模量(section modulus,SM)、皮质骨内径(ED)、皮质骨外径(outer diameter,OD)、髋轴长度(hip axis length,HAL)、股骨颈干角(neck-shaft angle,NSA)、髋关节强度指数(strength index,SI)。这些髋部几何参数增龄与骨密度一样会发生变化。它们如何影响髋部骨折的发生仍然有待进一步研究。髋部骨结构分析参数不用于启动治疗,也不用于治疗监测。

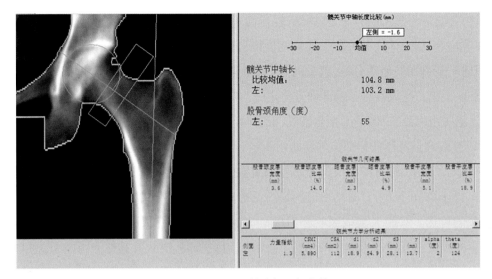

图 12-3-21　股骨髋部几何参数

d1:沿颈轴线从头部中心到 CSMI 最小的部分之间的距离;d2:沿颈轴线从股骨头中心到颈/股骨干轴线相交点的距离;d3:股骨颈的平均直径;y:从躯干中间到上颈边缘的距离;alpha(a):股骨干轴与垂直方向之间的角度;theta(Θ):颈轴线与股骨干轴相交的角度。

(三) 骨小梁评分

骨小梁评分(TBS)是一个从腰椎 DXA 图像衍生而来的灰阶结构指数,与骨折风险有关,且部分独立于 DXA 测量的 BMD 和临床风险因素。TBS 可用于评估骨折风险,并可与 FRAX 和 BMD 相结合使用来校正 FRAX 骨折概率,指导治疗决策;但不应单独使用 TBS 来确定治疗建议。关于 TBS 的 ISCD 共识中,TBS 与绝经妇女的椎体骨折、髋部骨折以及主要骨质疏松性骨折风险有关(等级:Good-B-W)。TBS 与大于 50 岁男性的髋部骨折风险有关(等级:Fair-B-W)。TBS 与大于 50 岁的男性的主要骨质疏松性骨折风险有关(等级:Fair-C-W)。[注:证据质量分为 Good(好)、Fair(一般)、Poor(差);推荐强度分为 A(强推荐)、B(推荐)、C(基于专家意见);适用性分为 W(全球)、L(当地)]

(黄际远)

第四节　DXA 体成分测量规范

人体体成分是指体内各成分包括肌肉、骨骼、脂肪、水和矿物质等的含量及其在人体中所占百分比。体成分测量有二室法、三室法或四室法。二室法测量是指把人体分成两种成分,即脂肪和非脂肪组织,包括水下称重法、皮褶厚度法、生物电阻抗法(bioelectric impedance analysis,BIA)等。三室法或四室法测量将人体成分分成脂肪及两种或 3 种非脂肪组织。按测定技术分为直接、间接和双间接测定法。间接法有人体测量法、近红外线吸收法等。直接法有 CT、MRI、双能 X 射线吸收法(DXA)等。

体成分不同测量方法各有优缺点,在实际中应根据情况作出选择。人体测量法可测量身高、体重、腰围、臀围、腰臀围比,计算体重指数(BMI)。BMI 可评价人体肥胖程度,是公认的肥胖筛查指标;但 BMI 并不能很好地区分脂肪组织和瘦组织。皮褶厚度法不仅能测量局部的脂肪厚度,还能推算出全身脂肪的分布,是测量脂肪含量最为常用的方法,费用低,操作简单,适用于大面积群体普查。BIA 操作简便、安全性好、非侵入性等特点,用于体成分分析的准确性也得到证实;但测量的准确性易受饮水及活动影响。MRI 与 CT 扫描可进行局部脂肪组织分析,测量内脏、局部与全身脂肪组织的分布,对瘦组织进行量化。CT 测量脂肪面积是评价脂肪区域性分布最准确方法之一。MRI 无放射性,对受检者不会造成健康方面的影响,适合测量整体脂肪组织分布;但费用相对昂贵、检查时间长。

DXA 可以直接测量身体任何部位的脂肪组织量(fat mass,FM)、瘦组织量(lean mass,LM)、骨矿物质含量(BMC)及其百分率,对身体组成及分布做出定量的评价。该方法具有安全、简便、快速,放射量低,测量精密度高、准确度好等优点,是临床应用最广泛的直接测量全身或局部体成分的方法。DXA 可作为测量身体成分的首选。双能 X 射线吸收法(DXA)基本原理是两种能量的 X 线在穿透人体不同密度的组织时产生不同程度的衰减。人体中的脂肪、瘦组织,包括肌肉、皮肤及其他非脂肪组织和骨矿盐,有不同的密度。在低能状态下,骨衰减大于软组织衰减。在高能状态下,骨衰减与软组织衰减相似。高能与低能转换可以获得全身骨密度、体重、脂肪及肌肉质量等数据。人体体成分的变化与某些疾病密切相关。准确测量体成分对疾病的预防、诊断、监测和治疗评估有较大价值。

一、DXA 扫描技术人员要求

不同厂家 DXA 仪器扫描方式、仪器因素、操作者正确与否、受检者因素等均可影响 DXA 测量结果。严格质量控制是得到准确测量结果的关键。DXA 测量和分析需要有专业素质、经过专业训练、有丰富经验的技术人员完成。

DXA 操作人员应遵守放射工作人员的要求,并定期参加相关主管部门组织的学习考试。经过系统培训并获得资格认证。国内要参加中华医学会或中国医师协会组织的培训及考试。

操作者应熟悉操作手册,严格按照 DXA 操作流程。

DXA 受检者及操作者辐射剂量低,但仍应遵守辐射防护的相关规定。

每位技师应行全身骨密度和体成分扫描精确度评估,其精确度误差分别为总脂肪质量(total fat mass,TFM)、总瘦组织量(total lean mass,TLM)和脂肪质量(fat mass,FM)分别为 3.0%、2.0% 和 2.0% 以内。

二、DXA 体成分扫描适应证与禁忌证

(一) DXA 体成分扫描适应证

1. 营养状态失调　①肥胖;②超重;③神经性厌食症。

2. 胃肠道疾病　①克罗恩病;②胃切除术。

3. 肝胆系统疾病　①肝硬化;②胆结石。

4. 肾功能失调　①慢性肾衰竭;②血液透析;③肾移植。

5. 内分泌系统疾病　①垂体功能减退症;②肢端肥大症;③库欣综合征。

6. 骨骼系统疾病　①骨质疏松症;②畸形性骨炎;③骨硬化症等。

7. 肺部疾病　①慢性阻塞性肺疾病(chronic obstructive pulmonary diseases,COPD);②纤维性囊性变。

8. 药物和激素 ①皮质激素;②胃肠外营养。

9. 其他疾病 ①糖尿病;②艾滋病;③交感神经营养不良综合征;④肌萎缩侧索硬化;⑤四肢瘫痪;⑥进行性假肥大性肌营养不良。

（二）DXA 体成分扫描禁忌证

1. 孕妇或怀疑怀孕者 因为孕妇测量 BMD 胎儿可能会暴露在小剂量辐射中,并且在怀孕后期。胎儿的矿化骨也会干扰母亲骨密度和体成分测量。

2. DXA 体成分扫描相对禁忌证 下列情况获得的结果可用于对全身骨密度和体成分进行总体评价,但会影响测量的准确性和精确性:①测量区有植入物;②患者不能保持正确体位或扫描时移动;③过度肥胖,超出扫描野;④过去的 3~5d 内服用或注射放射性核素、对比剂和不透射线药物。

三、成人 DXA 全身体成分测量规范

（一）DXA 体成分扫描前准备

1. 为避免穿戴物对测量造成影响,受检者只穿一件贴身衣物。扫描前除去能产生伪影或影响测量结果的物品,包括:拉链、腰带、手表、纽扣、金属物品（如各种金属饰品、项链、胸罩等）、过厚的衣服或装饰品等。

2. 若受检者在过去的 3~5d 内服用或注射放射性核素、对比剂和不透射线药物,则暂不宜行 DXA 体成分检查。

（二）DXA 体成分扫描方法

1. 受检者仰卧于 DXA 扫描床正中,身体中线与扫描床中线一致,四肢自然垂直并拢,双手指并拢平放于身体两侧,不要与躯体及两侧软组织重叠,膝、踝部用束带固定,头、四肢均应位于扫描范围内。

2. 全身扫描时间相对较长,受检者扫描过程中避免身体移动和说话。

3. 分别测量双上肢、双下肢、头部、躯干、肋骨、脊柱、骨盆、全身的骨面积、骨矿物质含量、骨密度、脂肪和瘦肉含量。

4. 厂家提供双膝、双足固定带以防止患者扫描过程中移动。但使用固定带时不宜太紧,以免软组织受压。双上肢在扫描范围内,且双上肢软组织与髋部软组织不要重叠,以免实际操作中出现错误或不标准（图 12-4-1）。

（三）DXA 体成分扫描图像分析

1. 确定 DXA 全身扫描图是否符合要求 包括有无体外异物、身体有无明显倾斜、是否移动、全身是否均在扫描范围内等,不同部位软组织是否会有重叠。如不符合要求建议按要求重新扫描。

2. 扫描结束后 DXA 专用软件自动分析感兴趣区 扫描可同时获得全身骨密度及体成分结果,包括全身骨量（TBMC）、全身脂肪组织量（total fat mass,TFM）、全身瘦组织量（total lean mass,TLM）、体脂百分数（total body fat percentage）、Android 脂肪百分数（android fat percentage）、Gynoid 脂肪百分数（gynoid fat percentage）。

3. DXA 体成分扫描正常图像 理想的扫描图像是身体垂直并位于扫描野中央,包括全身骨骼及软组织均在扫描范围内,软组织无重叠（图 12-4-2）。头部切线位于下颚的正下方。两条上臂的切线通过臂

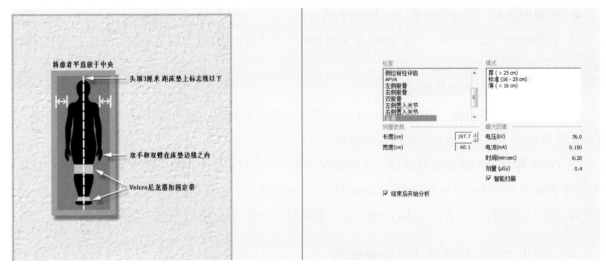

图 12-4-1 DXA 体成分扫描方法

图示显示扫描模式、时间、剂量,扫描模式由程序自动选择。

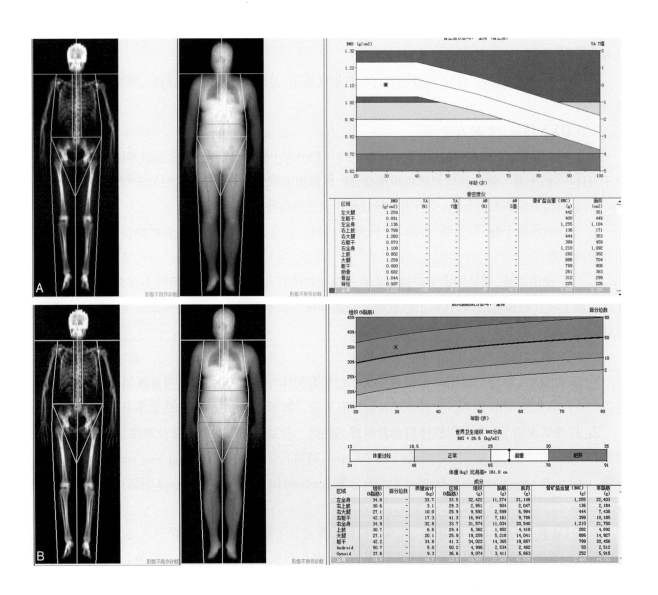

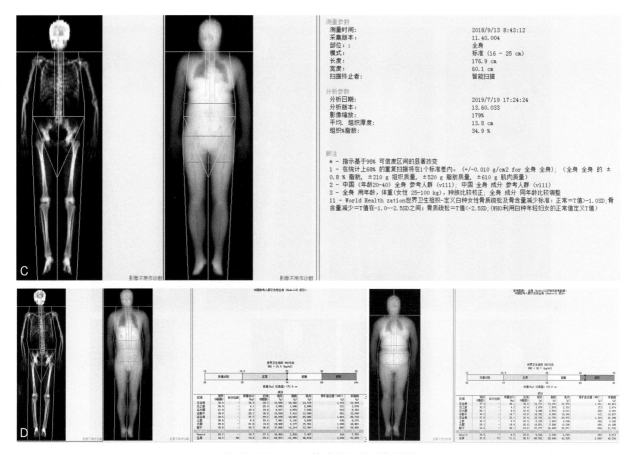

图 12-4-2 DXA 体成分扫描正常图像

A. 正常全身 DXA 扫描图:身体中线与扫描床中线一致,双上肢平伸,位于躯体两侧,双下肢平行;显示全身各部位 BMD、BMC,总 T 值、Z 值。B. 正常 DXA 体成分扫描图:双上肢软组织与躯干无重叠,双下肢软组织无重叠;显示不同部位脂肪、肌肉、BMC 含量及百分比。C. 显示 DXA 全身体成分扫描相关参数。D. 显示男女体成分及 android 区 ROI。

窝,并尽可能靠近身体,确保切线可将手和臂与身体隔离。两条前臂的切线都尽可能靠近身体,并且将肘和前臂与身体隔离。脊柱两侧的切线都尽可能靠近身体,且不包括肋骨。双侧骨盆的切线通过股骨颈,且不碰触骨盆。骨盆顶部切线位于骨盆顶部的正下方。两条小腿的切线可将手和前臂与腿隔离。中腿切线可隔离右小腿和左小腿。

感兴趣区(ROI)主要依靠自动分析程序来完成,ROI 界定错误者采用手工方法调整。ROI 定位准确要求头颈交界线垂直头颈并位于颏下;双上肢分隔线分别位于其上肢软组织内侧,与躯干软组织分开;脊柱线位于脊柱两侧,左、右两侧脊柱线不与脊柱重叠;骨盆上线:紧贴左、右两侧髂嵴上缘。骨盆下线分别起于骨盆上线,经股骨颈斜向内下,交于大腿内侧。双下肢分隔线:内侧分隔线位于双下肢中部;外侧分别位于双下肢外侧软组织轮廓外。

4. DXA 全身扫描不合格影像 不合格影像包括 DXA 扫描全身骨与体成分处理不一致,全身 BMD 可以区分,但局部软组织有重叠;或图像中存在肢体偏移、包含不全、局部异物等(图 12-4-3)。

(四)DXA 全身体成分扫描结果分析

应用 DXA 专用软件自动分析感兴趣区,并计算全身骨量(TBMC)、全身脂肪组织量(TFM)、全身瘦

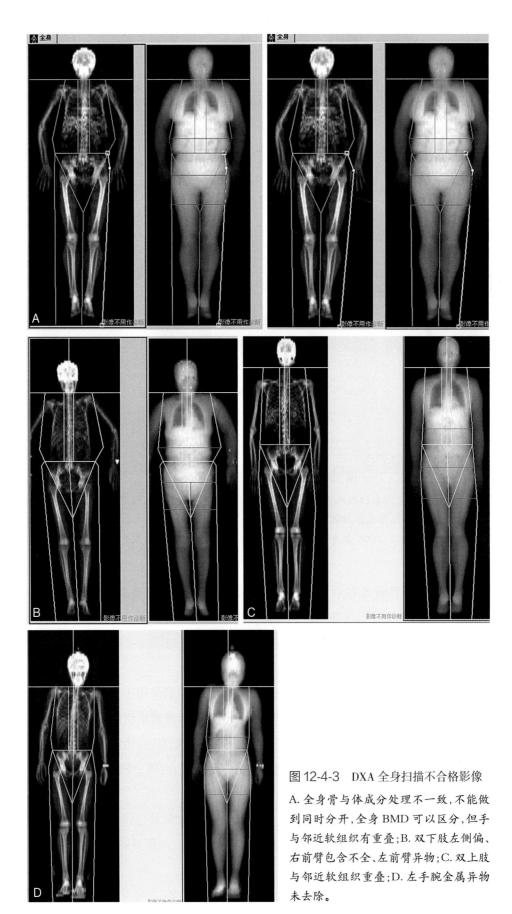

图12-4-3 DXA全身扫描不合格影像

A. 全身骨与体成分处理不一致,不能做到同时分开,全身BMD可以区分,但手与邻近软组织有重叠;B. 双下肢左侧偏、右前臂包含不全、左前臂异物;C. 双上肢与邻近软组织重叠;D. 左手腕金属异物未去除。

组织量（TLM）、全身脂肪百分数、腹部脂肪百分数、臀部脂肪百分数（图 12-4-4）。腹 Android region 下边界是髂前上棘连线水平线；上边界是髂前上棘连线水平线至双侧股骨颈连线距离的 20% 处（对应于肋缘下）。Gynoid region 位于双侧髂前上棘连线水平线下 1.5 倍腹部区域高度处，高度为腹部区域的 2.0 倍。

脂肪质量、瘦组织质量和骨矿量 3 种成分总和等于受检者体重。组织质量是指脂肪和瘦组织质量总数。脂肪部位（区域）%= 指定部位脂肪组织 / 该部位脂肪 + 瘦组织 + 骨矿总质量；脂肪组织 %= 指定部位脂肪 / 该部位脂肪 + 瘦组织总量。

DXA 可以测量 android 区和 gynoid 区的脂肪含量。android/gynoid 脂肪含量比率是很好的预测心血

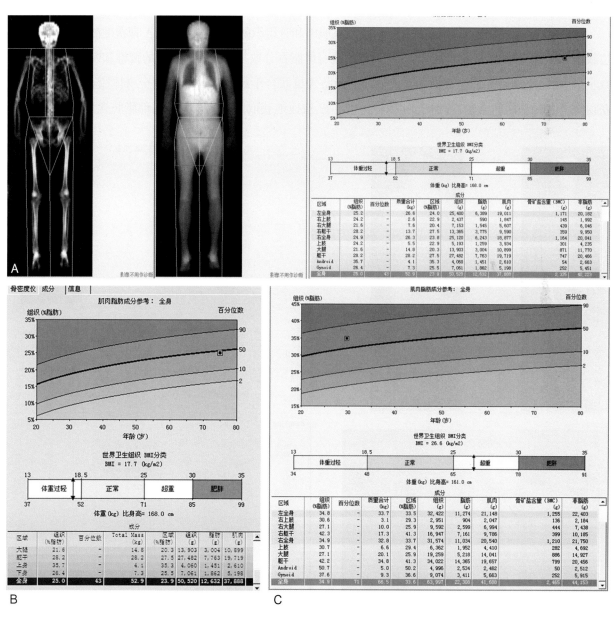

图 12-4-4　DXA 全身体成分扫描结果分析

A. DXA 体成分扫描图显示不同部位脂肪、肌肉、BMC 含量及百分比，同时显示 android 区（男型）和 gynoid 区（女型）脂肪含量和脂肪组织 %；B. DXA 体成分扫描图显示不同部位脂肪、肌肉、BMC 含量及百分比，相同受检者，由于软件差异不显示 android 区和 gynoid 区脂肪含量和组织 %；C. 除了体成分数据，显示 BMI 并按 WHO 分类，BMI=26.6kg/m² 为超重。

管疾病指标。不同版本分析软件提供特异的感兴趣（ROI）存在差异，如腹部 android 区域（A 区）、髋部 gynoid 区域（G 区）。采用不同软件分析，同一受检者图 12-4-4A 显示 android 和 gynoid 区脂肪含量及比例，图 12-4-4B 没有显示。

BMI=体重/身高²，是营养状态简单而确切的指标。BMI 不能区别脂肪和瘦肉。用于 20 岁以上成年人，可以分为：体重不足≤18.5kg/m²；正常为 18.6~24.9kg/m²；超重为 25.0~29.9kg/m²；肥胖≥30.0kg/m²。

四、体成分 DXA 其他扫描方式

（一）DXA 腰椎、髋关节扫描估算脂肪含量

DXA 体成分采用全身扫描模式，可提供脂肪、肌肉和骨组织的定量信息。DXA 骨密度测量一般选用正位腰椎和髋关节等部位。DXA 全身扫描所得的全身体脂百分数与局部扫描获得的腰椎和髋关节体脂百分数呈显著正相关。用 DXA 腰椎和髋关节局部脂肪含量联合年龄及 BMI 可预测全身体脂百分数，并同时获得全身及局部脂肪含量，有助于临床医生更方便、快捷地获取人群的全身及局部脂肪含量（图 12-4-5）。

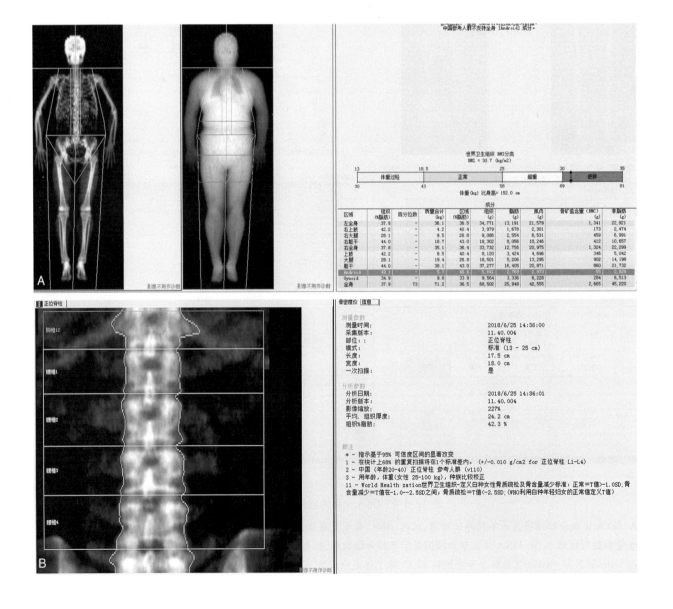

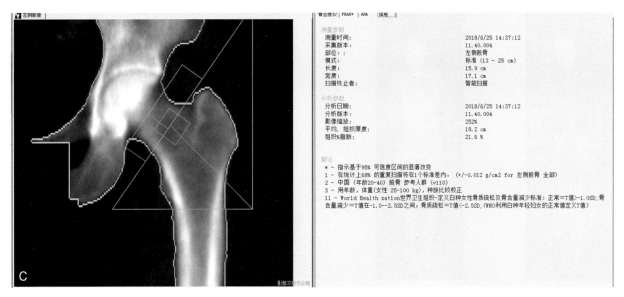

图 12-4-5　DXA 体成分扫描

A. DXA 全身扫描显示全身 %fat（脂肪）和其他参数；B. 同一受检者腰椎 BMD 扫描,显示（组织 % 脂肪）含量为 42.3%；C. 同一受检者髋关节 BMD 扫描,显示（组织 % 脂肪）含量为 21.6%。

（二）偏移扫描、半身扫描估算全身体成分

1. 偏移扫描　对部分受检者不能行 DXA 全身扫描,垂直和水平偏移扫描技术并匹配软件分析技术可解决此问题,而不用增加扫描床宽度和高度。在一次扫描中即使一个手臂、腿或两者都没有获得,也可以估计所有身体成分。这种扫描方法称为偏移扫描;不同仪器上称为反射模式或镜像模式。

2. 半身扫描　受检者不能行 DXA 全身扫描,可行半身扫描,通过软件处理计算全身体成分。仅部分厂家提供相应的仪器及软件功能。

五、儿童青少年 DXA 全身体成分扫描

（一）儿童青少年 DXA 扫描方法

儿童青少年的 DXA 体成分扫描辐射剂量远低于其他放射性检查;测量结果有较好的精确度和准确性,达到临床应用要求。

儿童青少年 DXA 检查技术方面与成人没有差异;除了成人测量常规要求外,尽量使儿童在扫描时保持安静,缩短扫描时间。儿童应使用快速的扫描模式、并避免重新扫描或重复扫描,使辐射剂量最低。

受检者仰卧于扫描床中央,上肢伸展,掌心向下,使尺骨、桡骨分开,平放于身体两侧,下肢用束带绑紧,使胫骨、腓骨分开,两足微并,脚尖朝上。按仪器规程操作,如有儿童特异的软件最佳。

（二）儿童青少年 DXA 扫描结果分析

由于儿童的体重及骨密度较低,探测成人骨缘的骨密度范围可能无法测得儿童的骨缘。操作人员在分析和矫正过程中应校验骨缘,仪器如可选择特定儿童分析软件更好。测量指标包括骨矿物质含量（BMC）、脂肪组织含量（fat mass,FM）、瘦组织含量（lean mass,LM）、骨密度（BMD）、骨面积等（图 12-4-6）。

体成分存在种族、性别、年龄及地域差异。受检者的体成分指标须与正常儿童数据库比较才能够提

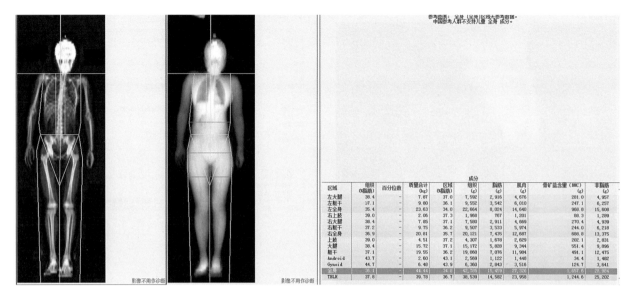

图 12-4-6　正常儿童青少年身体成分扫描图

身体垂直并位于扫描野中央,全身骨骼及软组织均在扫描范围内,软组织无重叠,显示不同部位脂肪、肌肉、BMC 含量及百分比。

供有临床意义的结果,建立相对应的数据库对儿童生长发育评估、治疗监测等极具价值。DXA 体成分测量在国内有部分报道,但尚未建立广泛认可的正常儿童青少年体成分的数据库。

六、DXA 体成分扫描应用进展

体成分的变化与某些疾病密切相关,准确测量体成分对这类疾病的预防和治疗有积极意义。

(一)肌少症

DXA 是评估肌量常用的方法,可精确区别全身和局部肌肉、脂肪和骨骼量,有助于肌少症诊断。肌少症是随增龄机体出现以骨骼肌肌纤维质量丢失、力量下降为特征的退行性改变,肌耐力和代谢能力下降以及结缔组织和脂肪增多等,增加跌倒、残疾等不良事件的发生,影响生存质量等一系列综合征。老年人是肌少症和骨质疏松症的高发人群,两种疾病相互影响。DXA 全身扫描同时了解体成分和骨密度,对肌少症及骨质疏松症防治监测有重要意义。肌少症的概念同时已被逐渐延展到肿瘤恶病质、慢性肾脏病恶病质以及营养不良的诊断之中。

(二)肥胖

肥胖已是影响人口健康的重要因素。DXA 测量全身体成分同时提供局部体成分分布情况,定量分析局部脂肪的分布,如腹部和臀部脂肪含量。人体脂肪组织含量过多会引起代谢综合征及相关的糖脂代谢异常,是心血管疾病及猝死的重要危险因素。DXA 可评估肥胖程度与肥胖相关疾病的风险以及监测减肥过程中内脏脂肪(visceral adipose tissue,VAT)变化等。

(三)在儿童青少年中的应用

1. 体成分与儿童的生长发育评估　在儿童生长发育过程中,随着年龄增加体内的肌肉、脂肪组织和其他组织含量、比例和分布均发生变化。体成分测量可用于评估儿童身体发育,尤其是对肥胖儿童的研究。

2. 儿科疾病相关临床研究 体成分可被应用于一系列影响骨和软组织的儿科疾病相关临床研究，包括肥胖、超重、胃肠道功能失调、垂体功能减退症、肢端肥大症、库欣综合征、畸形性骨炎、骨硬化症、糖尿病等。

七、DXA 体成分扫描质量控制与数据库选择

DXA 测量人体体成分为疾病诊治、健康评估和疾病治疗监测提供依据，可量化分析人体体成分和脂肪分布、肌肉分布，但目前仍无正常人群参考数据。目前未见全身 DXA 测量脂肪、肌肉的统一诊断标准。

体成分测量软件通常由仪器厂家提供，不同厂家、不同型号仪器计算方式及 ROI 选择存在差异，测量脂肪、肌肉比例和骨矿物质含量结果会有不同。DXA 评估、随访及监测体成分时应用同一仪器，并用相同的扫描方式。

DXA 测量全身体成分有良好的精密度和准确性。严格质量控制是获得准确结果的关键。多种因素影响扫描结果，包括受检者饮水、饮食、运动、测量时间、膀胱充盈状态等。建议 DXA 扫描时尽量做到所有条件一致。

体成分测量为疾病诊治、健康管理和治疗监测提供依据，在营养不良、肥胖症、糖尿病、骨质疏松症、慢性肾脏病、艾滋病等诊治方面应用广泛。DXA 骨密度测定在骨质疏松症诊断和治疗监测、骨折风险性评估等方面已得到充分应用和广泛认可。DXA 体成分扫描技术已取得了很多进展，为临床疾病诊治提供了新的方法和手段，在临床应用方面仍有很大潜力。随着仪器以及软件改进，将来可能在更多的领域发挥作用。

（黄际远）

第五节　DXA 测量结果及诊断标准

DXA 骨密度是公认的骨质疏松症诊断标准。规范化的 DXA 测量是得到准确结果的保证，也是骨质疏松症诊治的基础和前提。DXA 测量受仪器、操作者、受检者等因素影响。操作人员应进行相应的培训，通过对 DXA 报告的影像分析，可以评估 DXA 操作者检查质量。规范化的 DXA 诊断报告在骨骼健康诊疗工作中具有重要的临床参考价值。

一、DXA 测量结果

DXA 测量报告中包含下述内容（图 12-5-1）：

（一）标题和患者信息

DXA 诊断报告应具有醒目的题目，明确显示 DXA 检查的医疗单位名称、科室。

患者的检查信息包括：①姓名；②性别；③年龄；④检查编号；⑤身高、体重；⑥种族；⑦检查仪器的制造商及型号、分析软件版本信息；⑧DXA 扫描日期、DXA 分析日期。

DXA 检查的其他信息包括：①住院号、住院科室和床号等；②危险因素包括既往骨折病史、手术史、髋关节置换史等；③女性是否绝经及绝经年龄等在报告上均不显示。

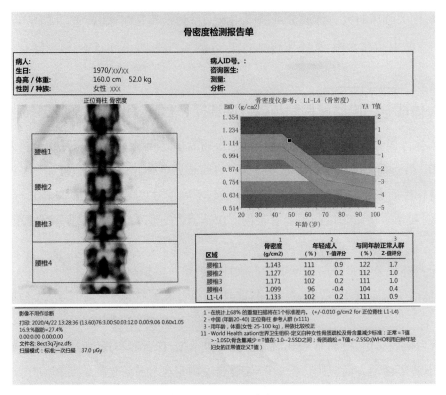

图 12-5-1　DXA 诊断报告

（二）图像和分析信息

DXA 测量报告中包含图像、参考图表和结果表。

1. 评估图像是否符合规范　评估 DXA 影像的技术性能有无缺陷。

（1）正常影像标准

1）腰椎 DXA 影像（图 12-5-2A）：①腰椎正位影像平直位于报告图像中央；②腰椎影像范围包括 T_{12} 椎体下缘至 L_5 椎体上缘；③腰椎扫描影像上无体外异物伪影；④腰椎椎体和椎间隙等 ROI 的标记线均与椎体骨结构边缘相一致。

2）髋关节 DXA 影像（图 12-5-2B）：①股骨近端正位影像位于报告中央，骨干影像垂直；②范围包括髋关节上方部分髂骨至股骨小粗隆下方的部分骨干；③扫描影像上无体外异物伪影；④股骨颈大粗隆等 ROI 的标记线均与股骨近端骨结构边缘相一致；⑤股骨干保持垂直，腿内旋 15°~25°，小转子小或不可见。

（2）不合格影像

1）腰椎不合格影像包括：腰椎扫描不全；造影检查干扰结果；体位偏斜、不对称；腰椎感兴趣区内异物伪影等（图 12-5-3）。不合格扫描相应的处理：如为显示不全，则重新扫描；如有造影、放射检查等干扰因素，延迟扫描；体位不合格调整位置重新扫描；如扫描部位有异物去除异物伪影再扫描。

2）髋关节不合格影像：包括股骨外展过度；股骨内收过度；股骨近端内旋不足；股骨颈骨折；扫描区内伪影；扫描模式选择错误等（图 12-5-4）。不合格扫描相应的处理：重新调整体位；股骨颈骨折选择对侧扫描；变换扫描模式。

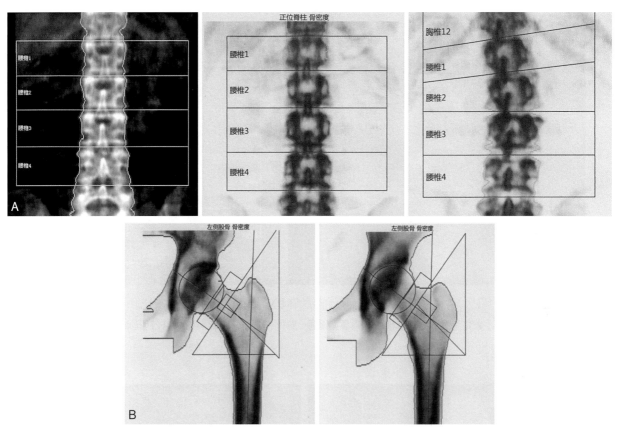

图 12-5-2　腰椎及髋关节正常 DXA 扫描图像

A. 腰椎正常 DXA 扫描图像;B. 髋关节正常 DXA 扫描图像。

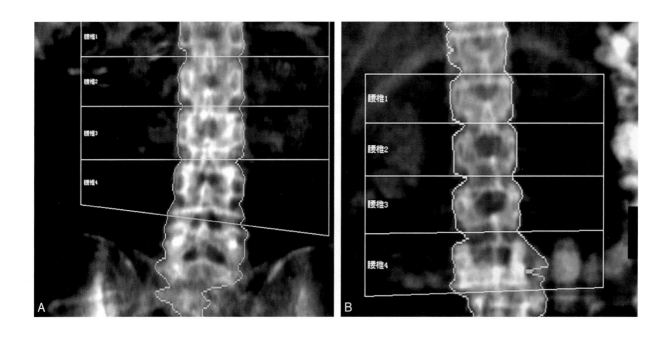

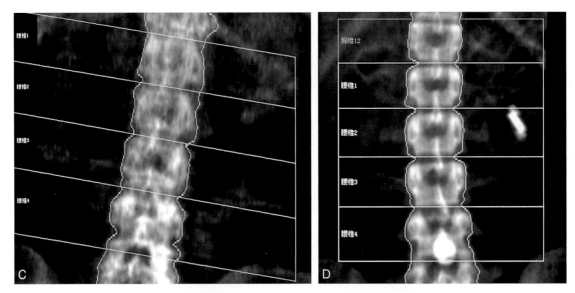

图 12-5-3 不合格腰椎 DXA 扫描图像

A.腰椎扫描不全,L_1 未完全显示;B.腰椎肠道钡餐后检查,肠道干扰;C.腰椎向左倾斜,两边软组织显示不对称;D.腰椎金属异物。

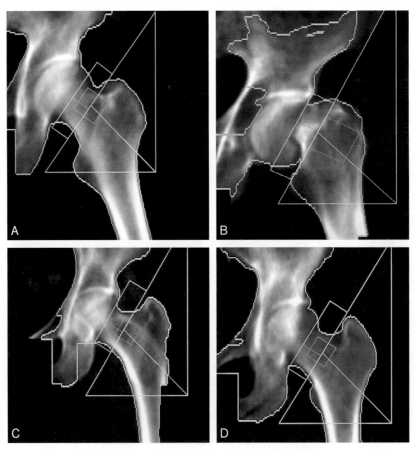

图 12-5-4 不合格髋关节 DXA 扫描图像

A.股骨外展,股骨干不垂直;B.股骨颈骨折;C.扫描部位显示不完整;D.图像未在中央,坐骨下方软组织不够。

2. 参考图表检查结果 黑点的正方形代表患者,纵、横坐标分别对应患者BMD和年龄。患者BMD对侧为相应的 T 值。T 值 –1.0下方栏,代表一个低于"年轻患者值"的标准偏差。斜/折线栏(回归栏)显示匹配年龄及与老化有关的骨密度变化;其中间线称为衰退线。衰退线显示特定测量部位的不同年龄预期BMD。回归栏代表指定患者的预期匹配年龄BMD的标准偏差(图12-5-5)。

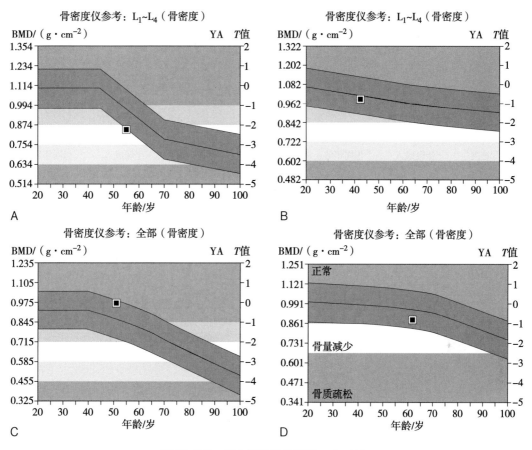

图12-5-5 男女腰椎股骨预期BMD变化

A. 女性腰椎预期BMD变化:随增龄预期BMD逐渐降低,约在45~65岁年龄段斜/折线栏(回归栏)呈快速下降,65岁以后缓慢下降。B. 男性腰椎预期BMD变化:随增龄预期BMD缓慢降低,没有快速丢失期。C. 女性股骨预期BMD变化:随增龄BMD逐渐降低,在45以后快速下降,没有明显变缓的年龄段,与腰椎不同。D. 男性股骨预期BMD变化:随增龄预期BMD缓慢降低,70岁以后出现相对快速丢失。

影响回归线的两个变动的因素是:体重调整和种族调整。体重与BMD相关,随着体重的增加或减少,BMD一般会按比例增加或减少。高于或低于男性(78kg)和女性(65kg)平均体重的每1kg体重,L_{1-4}骨密度将调整0.004g/cm²,而股骨BMD则调整0.003g/cm²。此体重调整适用于25~100kg之间的体重。

体重调整仅影响匹配年龄 Z 值,BMD和 T 值不受影响(图12-5-6)。如同个患者测量的体重是90kg而不是45kg,回归栏将会向上移动;患者BMD保持不变,匹配年龄的体重增加将提高患者预期BMD。

3. 趋势图 DXA提供的监测工具,用来查看患者BMD随着时间的变化。要查看趋势结果。所有测量必须为同个部位;每个测量结果都必须分析。每个测量文件会在图表上显示为正方形。正方形内会显示一个点的代表当前图像。倾向结果表会在图表下方显示,提供测量日期、年龄、BMD及变化(图12-5-7)。

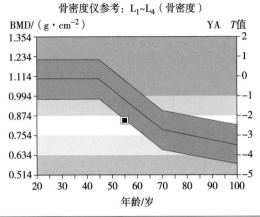

区域	1 骨密度/ g·cm⁻²	2 年轻成人 /%	T值评分	3 与同年龄正常人群 /%	Z值评分
腰椎1	0.755	73	−2.3	85	−1.1
腰椎2	0.766	69	−2.8	81	−1.5
腰椎3	0.892	77	−2.2	89	−0.9
腰椎4	0.918	80	−1.9	90	−0.8
L₁~L₄	0.841	76	−2.3	87	−1.1

A

区域	1 骨密度/ g·cm⁻²	2 年轻成人 /%	T值评分	3 与同年龄正常人群 /%	Z值评分
腰椎1	0.755	73	−2.3	71	−2.6
腰椎2	0.766	69	−2.8	68	−3.0
腰椎3	0.892	77	−2.2	76	−2.4
腰椎4	0.918	80	−1.9	77	−2.3
L₁~L₄	0.841	76	−2.3	74	−2.5

B

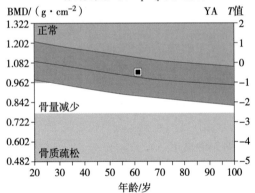

区域	1 骨密度/ g·cm⁻²	2 年轻成人 /%	T值评分	3 与同年龄正常人群 /%	Z值评分
腰椎1	0.970	95	−0.4	102	0.2
腰椎2	1.017	93	−0.6	101	0.1
腰椎3	1.164	105	0.4	111	1.0
腰椎4	0.943	87	−1.2	89	−1.0
L₁~L₄	1.027	95	−0.5	102	0.2

C

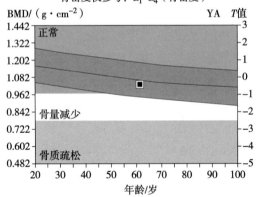

区域	1 骨密度/ g·cm⁻²	2 年轻成人 /%	T值评分	3 与同年龄正常人群 /%	Z值评分
腰椎1	0.970	95	−0.4	97	−0.3
腰椎2	1.017	93	−0.6	96	−0.4
腰椎3	1.164	105	0.4	106	0.5
腰椎4	0.943	87	−1.2	85	−1.4
L₁~L₄	1.027	95	−0.5	97	−0.3

D

图 12-5-6　男女不同体重对 T 值、Z 值的影响

A. 女性，55.1 岁，体重 55.0kg，测 $L_{1~4}$ T 值−2.3SD，Z 值−1.1SD。B. 女性，55.1 岁，当体重变为 80.0kg，$L_{1~4}$ T 值−2.3SD 不变；Z 值变为−2.5SD，同时患者在回归栏的位置向下移动。C. 男性，62.3 岁，体重 67.0kg，测 $L_{1~4}$ T 值−0.5SD；Z 值 0.2SD。D. 男性，62.3 岁，当体重为 85.0kg，$L_{1~4}$ T 值−0.5SD 和 BMD 均不变；Z 值−0.3SD，在回归栏位置下降。

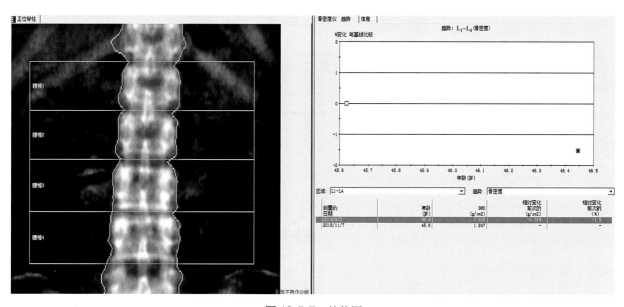

图 12-5-7　趋势图

显示前后两次腰椎 DXA 检查 BMD 变化及百分比。

4. 脚注　包含脚注信息、用于分析的参考人种,以及匹配年龄标准。

5. 结果分析与结论　如果有某些特定部位或者 ROI 是无效的或者无法对其进行报告的情况,则需要说明原因,例如:因左侧髋部旋转较差,DXA 测量数据无法用于诊断。结论:依据 DXA 诊断结果,结合患者临床信息给出相关建议。如绝经后、围绝经期女性和 50 岁以上男性,选用 L_{1-4}、股骨颈、全髋或桡骨远端 1/3,选择其中最低的 T 值;绝经前女性和 50 岁以下男性及儿童青少年使用 Z 值。

二、DXA 测量正常值及诊断标准

(一)骨量的变化

正常脊柱由前方椎体和后方附件组成。椎体富含松质骨,其松质骨占灰重的百分比约为 42%;附件包括棘突、横突、椎弓根等,主要由皮质骨构成,其松质骨占灰重的百分比仅为 10%。脊椎松质骨每年更新率约为 20%~25%,而皮质骨仅为 1%~3%。松质骨的骨代谢转化率远高于皮质骨。骨量丢失首先从松质骨开始。DXA 腰椎 BMD 包括了前方椎体及后方附件;二者所含松质骨比例不同。随增龄椎体 BMD 下降程度高于后方附件,从而影响骨质疏松症诊断的准确性、可靠性。骨质疏松症患者多为老年人,常合并多种腰椎退行性疾病,影响腰椎 BMD 测量。椎间盘钙化增加了单位面积内的骨矿物质含量,虚假提高了 BMD。关节突骨关节炎主要病理改变包括骨质硬化、骨质增生和骨赘形成等,使单位面积内的骨量增高,导致 BMD 升高。退行性脊柱侧凸由于椎体旋转,骨矿物质含量不变,投射面积增加,BMD 被低估。胸腰椎压缩性骨折减少了 DXA 投影面积,引起 BMD "虚假" 升高。

正常人骨矿物质含量与性别、年龄密切相关。峰值骨量是一生所获得的最高骨量,60%~80% 由遗传因素决定,同时受环境、营养、运动、生活方式等因素影响。健康人群达峰值骨量后随增龄骨密度逐渐降低。男性下降幅度较小;女性 50 岁后骨密度下降明显。不同性别、不同骨骼部位达到峰值骨年龄及水

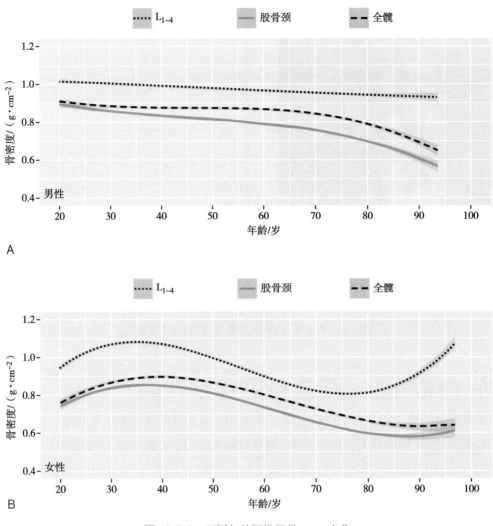

图 12-5-8　不同年龄腰椎股骨 BMD 变化

BMD 随年龄变化:随着年龄增加,男性(A)L$_{1\sim4}$、股骨 BMD 降低,L$_{1\sim4}$ BMD 下降缓慢,75 岁以后反弹;女性(B)L$_{1\sim4}$、股骨 BMD 逐渐降低,40 岁以后骨量快速丢失,75 岁以后 L$_{1\sim4}$ BMD 反弹。

平不同。男性峰值骨密度出现在 20~30 岁;L$_{1\sim4}$ 峰值骨密度出现在 25~30 岁;股骨颈和全髋峰值骨密度出现在 20~25 岁。女性各部位峰值骨密度值出现在 35~40 岁。BMD 随增龄呈下降趋势(图 12-5-8),随 BMI 升高呈上升趋势,并存在地区差异。在我国,一般而言,北方地区人群骨密度水平高于南方地区人群。Zhu 等报道我国北方地区人群的峰值骨密度比南方地区人群高 1%~4%;这种差异可能与不同地区之间光照、气候、饮食、生活方式以及 BMI 水平的差异有关。骨质疏松的发生率在男性和女性中均呈增龄性增加。绝经后女性骨质疏松症的发生率则随增龄呈快速增加趋势(图 12-5-9)。

(二) DXA 诊断标准

WHO 以健康成年男、女的 DXA 骨密度分布为基础,以 T 值表示个体骨密度与同性别、同种族健康年轻人骨密度参考值相比所得出的标准差(SD)。T 值=(BMD 测量值–正常青年人 BMD 峰值均值)/正常青年人 BMD 峰值标准差(SD)。1994 年 WHO 推荐诊断标准见表 12-5-1。

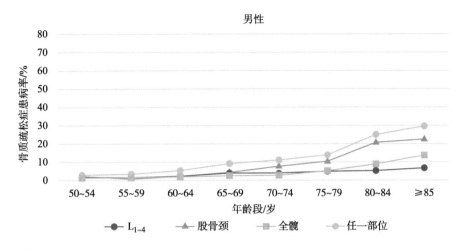

A

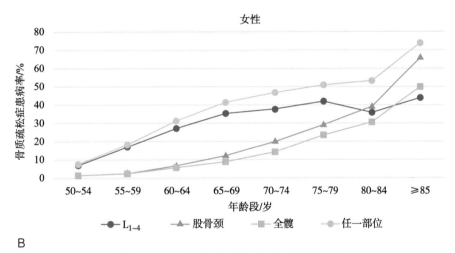

B

图 12-5-9　不同年龄段骨质疏松症的检出率

A. 男性随增龄 $L_{1\sim4}$、股骨骨质疏松症检出率逐渐增加；B. 女性随增龄 $L_{1\sim4}$、股骨骨质疏松症检出率快速增加。

表 12-5-1　WHO 推荐 DXA 骨质疏松诊断标准

诊断	T 值
骨量正常	T 值 ≥ $-1.0SD$
骨量减低（或低骨量）	$-2.5SD<T$ 值 $<-1.0SD$
骨质疏松	T 值 ≤ $-2.5SD$
严重骨质疏松	T 值 ≤ $-2.5SD$，伴有一处或多处骨折

　　基于脆性骨折也可诊断骨质疏松症。脆性骨折是指受到轻微创伤（如从站立高度或以下跌倒）或日常活动中发生的骨折。如髋部或椎体发生脆性骨折，不依赖于骨密度测定，临床上即可诊断骨质疏松症。而在肱骨近端、骨盆或前臂远端发生的脆性骨折，即使骨密度测定显示低骨量（ $-2.5SD<T$ 值 $<-1.0SD$ ），也可诊断骨质疏松症。选择 $T=-2.5SD$ 为诊断切点是基于一定研究人群观察得出的数据；即选择此阈值并

通过腰椎、股骨或前臂的测量结果,可检出约 30% 绝经后妇女患骨质疏松。此患病率与这些部位终身骨折危险性结果相当。

对于绝经后女性、50 岁及以上男性,推荐使用 DXA 测量腰椎正位和髋关节两个部位,选取其中的 $L_{1\text{-}4}$、全髋及股骨颈三个感兴趣区,并以 T 值≤-2.5SD 作为骨质疏松症的诊断切点。对于无法进行脊柱和髋部 BMD 检测的患者,也推荐非优势侧桡骨远端 1/3 处作为诊断部位。

对于儿童、绝经前女性和 50 岁以下男性,建议用同种族的 Z 值表示。将 Z 值≤-2.0SD 视为"低于同年龄段预期范围"或低骨量,或 BMD 低于同龄人;Z 值>-2.0SD,定义为 BMD 在同龄人范围内。

骨质疏松症诊断时不同部位 T 值不同,T 值就低不就高,按照整体评价即选择腰椎、股骨颈、全髋中的最低 T 值作诊断,同时结合患者情况综合考虑。注意 Wards 三角、大转子和侧位腰椎 T 值不用于诊断骨质疏松症。

(三)DXA 骨质疏松诊断标准的变化

T 值≤-2.5SD 作为骨质疏松症诊断标准已被广泛接受;国内外指南均推荐此标准。中国老年学会骨质疏松委员会曾提出以 T 值≤-2.0SD 作为骨质疏松症诊断标准,主要是基于中国人群特点,黄种人女性峰值骨量一般较白种人女性峰值骨量低 10%~15% 左右。临床工作中也常发现骨密度尚未下降到-2.5SD 时就出现了很多骨折病例;以-2.0SD 为诊断截断值可减少漏诊。何涛综述我国骨质疏松症诊断情况,认为以 T 值低于-2.0SD 为骨质疏松症的诊断标准可减少骨质疏松症的漏诊。但大规模的流行病学调查比较研究还很少,有必要进一步提供更确切的骨质疏松诊断更改的流行病学依据。目前也无证据表明 T 值≤-2.0SD 作为诊断标准具有更高的效益比。

(四)参考数据库的选择

骨质疏松症的诊断依靠受检者 DXA BMD 值同厂家提供的参考数据库比较,计算出 T 值或 Z 值。不同仪器选择数据库不同。BMD 峰值骨以及性别、年龄匹配的 BMD 不同,其 T 值或 Z 值也不相同,对最终的诊断或治疗产生差异。

对所有目标人群进行 BMD 检测不具可行性,可通过抽样人群建立参考人群数据库,计算出 BMD 均值和标准差。由于抽样方式及样本大小不同,用于建立特定数据库的人群 BMD 和标准差不同。同一受检者选取不同数据库得到的 T 值或 Z 值是有差别的。同一厂家不同型号仪器往往选用相同数据库,对相同受检者结果差别可能不大。Faulkner 发现参考数据库的差异可能源于:不同的纳入标准、用于计算年轻成年人均数和标准差的样本量以及用于计算参考曲线的统计学方法不同。Kaptoge 对欧洲 17 个国家的多中心研究发现 BMD 均数和标准差有显著的国家差异性。程晓光等 2008 年调查了多个地区年龄相关性 BMD 和中国女性的骨质疏松症发生率,建立了可供全中国范围内女性骨质疏松症诊断使用的数据库,为骨质疏松症防治提供了可靠的参考依据。2019 年,中华医学会骨质疏松和骨矿盐疾病分会和 GE Lunar 合作进行中国人正常参考人群研究,建立了多中心参加、大样本的参考值。同类型的 DXA 可以采用该参考值并用于骨质疏松症的诊断。中国 BMD 参考值比美国参考值低 4%~6%;但比日本参考值略高(1%~3%)。这可能反映了 3 个人群研究对象体型大小的差异。伍西羽等多中心研究显示中国七城市(长沙、北京、南京、上海、嘉兴、广州、成都)女性 BMD 存在地区差异,提示我国可能需要建立多个区域性 BMD 参考数据库。

选择不同数据库患者的 T 值会有一定差异,但对常规临床骨质疏松症诊治不会产生大的影响。使用全国多中心数据库是否优于区域性的数据库尚无确切依据。

(五) 不同仪器换算

不同 DXA 仪器如 GE、Hologic 和 Norland 等公司生产的不同型号 DXA 仪器测量 BMD 都有较好的准确度和精确度。由于 X 线产生方式、仪器校准上的不同,同一受检者在不同仪器上检查 BMD 结果不同,其 T 值或 Z 值也不同。建议受检者在诊治及随访中采用同一 DXA 检测。

国内学者按年龄、部位把 DXA 骨密度通过一定公式或系数互换,会得出不同 DXA 之间的换算公式。可尝试建立中国人标准化骨密度,使不同厂家所测的 BMD 差异减少到最低程度。采用同一个欧洲脊柱体模对所有 DXA 机器进行校准,保证了不同年代 DXA 机器的可比性。研究结果提示,中国人群 BMD 没有随年代下降的趋势。不同报道的差异原因可能与不同地区、人群选取、样本大小、仪器差异等多种因素有关。目前骨质疏松症诊断、治疗随访仍以同一中心 BMD 检测为主。

（黄际远）

第六节　DXA 临床应用

一、骨质疏松症高危人群筛检与 DXA 检测

对骨质疏松症及骨折高风险人群筛查是为早期发现并治疗骨质疏松症患者,降低骨折风险、防治骨折。不同国家、地区运用筛检方式和标准不完全一致。筛选骨质疏松症高危险者行 DXA 检查有更高成效比,也有利于随后骨质疏松症的治疗与随访。

(一) 骨折风险评估工具

将临床风险因素整合入骨折风险评估工具中,国际骨质疏松基金会(IOF)发布的指南推荐使用骨折风险评估工具(FRAX),旨在通过临床危险因素对骨折风险进行高、中、低分层。并非所有地区都有DXA,推荐接近干预阈值的患者进行 BMD 测量将减少 60% DXA 测量需求。

(二) 筛检策略

中华医学会在原发性骨质疏松症诊疗指南中阐述了筛检策略:①IOF 骨质疏松风险一分钟测试题:根据简单病史选择筛选出可能有骨质疏松症风险的患者。该测试简单快速,易操作,但仅作为疾病风险初步筛查。②亚洲人骨质疏松自我筛查工具(OSTA):基于亚洲 8 个国家和地区绝经后妇女的研究,主要是利用年龄和体重筛查骨质疏松症风险。OSTA 指数＝［体重(kg)–年龄(岁)］×0.2。由于筛检目标不同,OSTA 指数截断值是可以调整的。FRAX 将按骨折风险将患者分为高、中、低危(图 12-6-1)。

(三) 证据质量与推荐强度

中国老年学和老年医学学会骨质疏松分会制订《中国老年骨质疏松症诊疗指南(2018)》中对骨质疏松症风险筛查作了阐述,其证据质量与推荐强度见(表 12-6-1)。

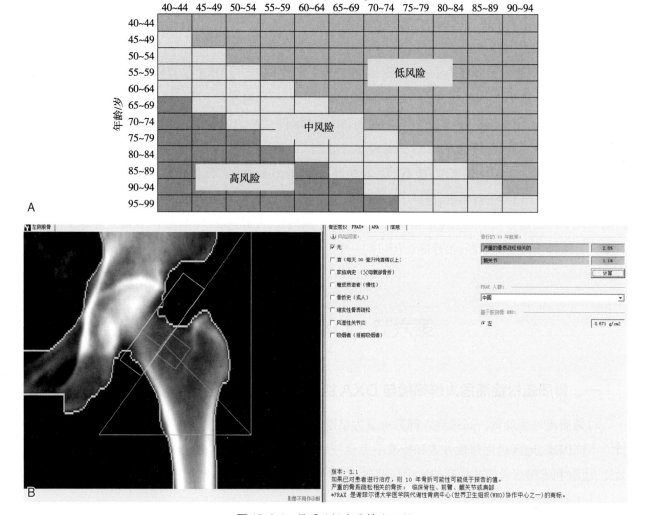

图 12-6-1　骨质疏松自我筛查工具

A. 直观显示受检者在 OSTA 的风险范围；B. DXA 扫描髋部通过 FRAX 直接得到 10 年骨折概率。

表 12-6-1　证据质量与推荐强度分级

分级	具体描述
证据质量分级	
高（A）	非常有把握：观察值接近真实值
中（B）	对观察值有中等把握：观察值有可能接近真实值，但也有可能差别很大
低（C）	对观察值的把握有限：观察值可能与真实值有很大差别
极低（D）	对观察值几乎没有把握：观察值与真实值可能极大差别
推荐强度分级	
强（1）	明确显示干预措施利大于弊或弊大于利
弱（2）	利弊不确定或无论质量高低的证据均显示利弊相当

1. 建议≥65 岁女性及<65 岁绝经后女性伴骨质疏松高风险者进行骨质疏松筛查(推荐强度 1B 级)。

2. 对于<65 岁绝经后女性和<70 岁老年男性,且伴有脆性骨折家族史或具有骨质疏松危险因素人群。建议采用 IOF 骨质疏松风险一分钟测试题、OSTA 和/或定量超声(QUS)或指骨放射吸收法(radiographic absorptiometry,RA)进行骨质疏松风险初筛(2B)。

3. 对于所有 70 岁以上男性进行 DXA 检测成本效益比不高;用 OST 进行风险分层后仅对骨质疏松高风险组进行 DXA 或 QCT 检测则具有更高成效比。

4. IOF 骨质疏松风险一分钟测试题可作为骨质疏松风险的初筛工具。骨质疏松症风险评价工具(Osteoporosis Risk Assessment Instrument,ORAI)、骨质疏松症自我测评工具(Osteoporosis Self-Assessment Tool,OST)、简易计算的骨质疏松风险评价工具(Simple Calculated Osteoporosis Risk Estimation,SCORE)及 FRAX 在评估骨质疏松及脆性骨折风险具有积极作用;而相对简单的 OST 或 OSTA 比复杂评估工具临床表现更好。

(四) DXA 检测适应证

《中国老年骨质疏松诊疗指南(2018)》对 DXA 检测适应证也提出意见。

1. 对于≥65 岁女性和≥70 岁男性,推荐直接进行 DXA 骨密度检测(1B)。

2. 推荐根据初筛结果选择高风险人群行 DXA 或 QCT 检查明确诊断(1B)。

3. 对有 DXA 的机构使用 DXA 进行老年性骨质疏松症诊断(1A)。

4. 在有 DXA 或 QCT 的机构,结合有无新发骨折、每年使用 DXA 或 QCT 检查(2B)。

5. 55 岁开始每 5 年进行一次随访筛查,采用包括 DXA、QCT、QUS 或 SCORE 量表等筛查方法。对绝经后妇女骨强度进行综合评估是骨质疏松症筛查的一种高效的方法,目前没有最佳筛查策略。

不同指南或不同筛查方法其目的都是选出骨质疏松症和骨折高危人群,最终的诊断、治疗随访以 DXA 或 QCT 测量为主要依据。

二、骨质疏松症的诊断

骨质疏松症的临床诊断基于病史采集、体格检查、BMD 测量、影像学检查及生化测定。BMD 不同测量方法在骨质疏松症的诊断、治疗、疗效监测及骨折危险性评估中的作用不同。常用的 BMD 测量方法有 DXA、QCT、外周定量 CT 和定量超声(QUS)等。

(一) 诊断标准

骨质疏松症诊断是基于 DXA 骨密度测量结果,采用 WHO 推荐的 T 值诊断标准(详见表 12-5-1)。主要测量部位包括腰椎正位和髋关节或非优势侧桡骨远端 1/3。髋关节 DXA 用于诊断的 ROI 是股骨颈和全髋。

(二) 不同骨骼部位 DXA 在诊治中作用不同

1. 腰椎正位　腰椎 ROI 反映皮质骨和松质骨总 BMD,也是骨质疏松症发生较早和对疗效观察最敏感部位。当腰椎有骨质增生、压缩骨折、脊柱侧弯、畸形或手术史时,股骨近端的测量结果对骨质疏松症的诊断尤为重要。选择 L_{1-4} 的 T 值,既往也有选择 L_{2-4} 作为诊断标准。

随增龄 L_{1-4} 和 L_{2-4} 骨密度具有相同的变化趋势。L_{1-4} 骨密度值及 T 值低于同年龄组 L_{2-4}。在随诊时应选择同一部位的 ROI 进行评估,为骨质疏松症的诊断防治提供较为准确和客观的结果。

$L_{1\sim4}$ 分析要求:①用所有能被分析的椎体,仅除外结构改变或有伪影的椎体。②不能只根据一个椎体 BMD 值来诊断。③下列解剖异常的椎体应该从分析中剔除:有明显的异常和系统现有的分辨率不能被分析;相邻椎体的 T 值差超过 1.0SD;当椎体被剔除时,用余下椎体计算 T 值。

2. 髋关节　髋关节包括股骨颈、大粗隆、Wards 三角、全髋和股骨干等可测量的感兴趣区。2003 年 ISCD 推荐用股骨颈、全髋或粗隆中最低 T 值,常规选择非优势侧即左侧。当左侧有病变、手术、不能检测或检测结果达不到要求时可选右侧。包括 GE Lunar Prodigy 等都可测量双侧股骨 BMD;但目前还没有足够数据来确定双髋 BMD 的平均 T 值能否用于诊断,或在骨质疏松症诊治中优于单侧。2005 年 ISCD 推荐中把大转子去掉,选择股骨颈、全髋中 T 值最低者,并明确提出 Wards 三角和大转子区不能用于诊断。

股骨颈上部 BMD 是指股骨颈区域的上半部分,部分 DXA 提供股骨颈上部 BMD。有研究提出,女性股骨颈上部的骨密度丢失更多,因此重心会发生转移,股骨颈承受的压力会增加,进而会使骨折风险增加。发现股骨颈上部 BMD 对股骨颈骨折具有很高的预测价值,每降低 1 个标准差其股骨颈骨折风险 OR 值为 2.8。股骨颈下部 BMD 对股骨颈骨折没有预测价值(图 12-6-2)。

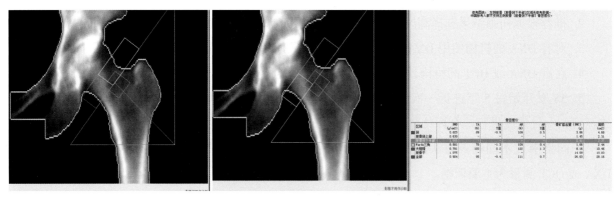

图 12-6-2　股骨颈上部及下部 BMD

显示股骨颈上颈部、下颈部位置及 BMD,无 T 值和 Z 值。

Wards 三角由 DXA 自动定位确定;不同仪器 Wards 三角区位置可能有差异。Wards 三角为髋部骨质疏松症检出最敏感的部位,对骨折的风险性预测较好。Wards 三角区 BMD 的变异系数最大,可能是操作误差或机器取样误差引起的。朱晓颖用 DXA 对 385 名志愿者研究发现,有 40.4%~55.8% 的青年人 Wards 三角区的具体位置很难确定,自动定位的小方块位置取样误差比较大,Wards 三角区大部分与解剖部位不相对应。Wards 三角区 BMD 的精确度误差大,腿的位置旋转过度或不足都能引起变化,故不能用于诊断或随访。

3. 前臂　当腰椎退行性病变明显、腰椎侧弯严重、股骨近端骨折等不宜行 DXA 测量。肥胖者超出 DXA 腰椎和股骨近端测量范围时,可选前臂进行骨密度测量。前臂桡骨远端 1/3 处 ROI 结果主要反映皮质骨骨密度变化情况,了解甲状旁腺功能亢进等继发性骨质疏松症患者皮质骨变化时可选前臂 DXA 测量。

4. 全身　DXA 全身 BMD 一般不作为诊断依据,检查提供的 T 值与 Z 值为数个部位的均值,容易受骨质增生、腹主动脉硬化等多种因素影响,使得有些部位特别是易骨折部位的 T 值与 Z 值不易体现。但是若全身 BMD 的数个部位 T 值均低于 $-2.0SD$,也可诊断骨质疏松症。全身 BMD 检查数量相对较少,没有广泛认可的数据库。

5. 儿童及未成年人　DXA 提供了儿童 BMD 分析功能,但 BMD 值及其预测骨折的价值还没有确定,一般情况下不主张大力开展少年儿童的 DXA 骨密度测定,因为 DXA 尽管是低剂量 X 线,但越是小剂量 X 线就越容易被身体吸收。目前儿童和青少年尚无广泛认可的数据库和标准,检查结果里只有 BMD,没有 T 值和 Z 值(图 12-6-3)。

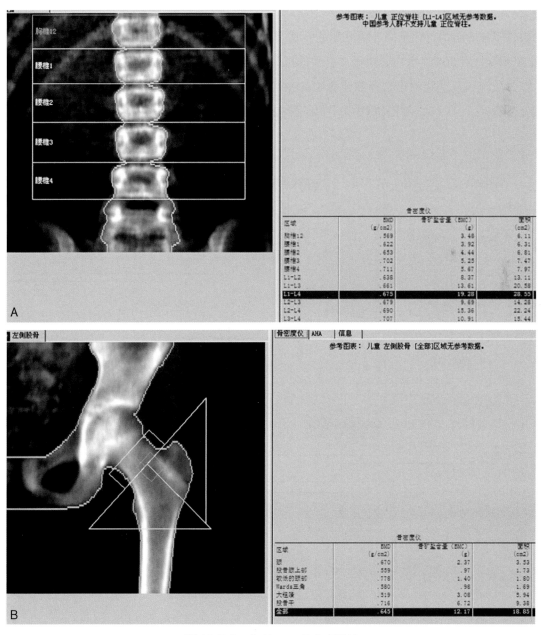

图 12-6-3　儿童 DXA 骨密度测量

A. 儿童腰椎 BMD,T 值和 Z 值没有显示;B. 儿童股骨 BMD,T 值和 Z 值没有显示。

6. 椎体形态评估及其骨折判定 椎体骨折常因无明显临床症状被漏诊,发生早于髋部骨折,是预测新发椎体骨折、非椎体骨折和髋部骨折的可靠性很强的因子。一旦确定椎体骨折,即使骨密度未达到骨质疏松症标准,临床上也可作出诊断,并有药物干预指征。提高椎体骨折诊断率具有重要临床意义。新型 DXA 可以清晰显示 $T_4 \sim L_4$ 侧位影像,可用于椎体形态评估及其骨折判定。《中国老年骨质疏松症诊疗指南(2018)》推荐 DXA 胸腰椎的侧位椎体骨折评估(vertebral fracture assessment,VFA)和 X 线均可用于椎体骨折的评估,指出了 VFA 的适应证。VFA 结合 DXA 可提高骨质疏松症诊断率,值得在我国推广应用。

三、骨质疏松症治疗与监测

骨质疏松症的防治目标是促进峰值骨量形成、维持骨量和骨质量、预防增龄性骨丢失,避免跌倒和骨折,防止出现脆性骨折或避免再骨折等。有效的抗骨质疏松症治疗可增加骨密度,改善骨质量,降低骨折风险。在骨质疏松症药物治疗选择和监测中,DXA 起到至关重要的作用。中华医学会骨质疏松和骨矿盐疾病分会明确了 DXA 在治疗选择中的作用(图 12-6-4)。

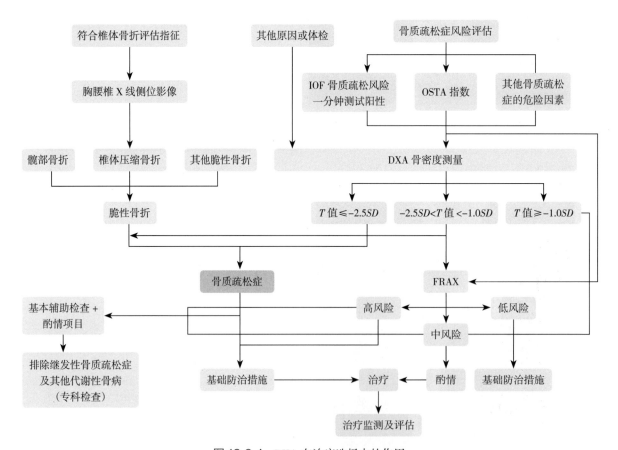

图 12-6-4 DXA 在治疗选择中的作用

（一）DXA 在治疗选择中的应用

2016 年美国临床内分泌医师协会（American Association of Clinical Endocrinologists，AACE）和美国内分泌学会（American College of Endocrinology，ACE）联合发布了新的绝经后骨质疏松诊疗指南，提出抗骨质疏松治疗标准包括：骨量低下伴有椎体和髋部等部位脆性骨折者；腰椎、股骨颈、全髋 DXA 测定的 T 值 ≤−2.5SD；增加桡骨远端 1/3 处也被确定为新的诊断部位；骨量低下（−2.5SD~T 值~−1.0SD），FRAX 计算出的 10 年任何重要的骨质疏松症相关性骨折风险≥20%，或髋部骨折风险≥3%。上述 FRAX 治疗阈值是基于美国数据制订，同时指出不同的国家需根据自己的标准划定治疗阈值。此举扩展了骨质疏松症的诊治范围。新标准有助于筛选出骨折风险较高；但 BMD 的 T 值＞−2.5SD 的人群，避免低骨折风险的患者过度治疗。指南中 DXA BMD 作为检查在治疗中占重要地位；同时也对 DXA 筛查指征给出了意见；应根据骨折风险大小考虑，如≥65 岁女性，发生过脆性骨折，影像学提示骨量低下或全身性应用糖皮质激素≥3 个月的绝经后女性也需筛查 BMD；并明确提出应使用 DXA 测量腰椎和髋部 BMD。

美国骨质疏松基金会（NOF）2014 年纳入治疗标准：以腰椎或髋部 DXA 测定的 T 值≤−2.5SD；无法进行中轴骨 DXA 测量者，可根据桡骨远端 1/3 处 DXA 测定的 T 值诊断骨质疏松症；具有髋部、脊柱脆性骨折史的成年人。

国内骨质疏松症治疗标准与 2016 年 AACE/ACE 相似，强调 DXA BMD、结合脆性骨折与 FRAX 骨折风险。腰椎、股骨颈、全髋 DXA 测定的 T 值≤−2.5SD；腰椎和髋部骨折均诊断骨质疏松，均入组治疗。T 值介于 −2.5SD~T 值~−1.0SD 并伴有其他部位脆性骨折或 FRAX 骨折高风险者纳入治疗；而 FRAX 骨折中风险者则酌情考虑。

不同骨质疏松症诊疗指南可能会有差异，多以 BMD 结合脆性骨折与骨折风险综合考虑；而 DXA 骨密度测定在治疗选择上至关重要。

（二）DXA 骨密度测定在治疗随访中的应用

抗骨质疏松症治疗目的是提高骨强度，降低骨折风险；但骨折风险在个体不易监测。BMD 是客观、易于量化并得到大家认可的指标。成功的抗骨质疏松症治疗应为 BMD 稳定或升高，且无新发骨折，骨折风险降至可接受的范围。但目前，通过 FRAX 计算的骨折风险变化对治疗效果的反映不够敏感，尚无法在临床中应用。连续检测 BMD 已经成为临床中监测疗效的重要手段，是判断骨质疏松症治疗是否有效的主要指标，也是骨质疏松症新药观察的主要指标之一。BMD 还可对骨丢失情况进行监测，如：糖皮质激素治疗可引起骨丢失。BMD 监测可及时发现骨丢失并采取相应治疗。BMD 变化对解释骨折风险的下降在不同的药物是有差别的。地舒单抗治疗 36 个月全髋 BMD 变化可解释其使新发椎体骨折的风险降低 35% 和非椎体骨折的风险降低 84%；BMD 以外的其他因素对骨折风险下降也至关重要。BMD 变化并不能解释骨质疏松症治疗中所有问题，但仍是目前最认可的指标。NOF、ISCD 及国内指南常规推荐 BMD 作为主要治疗监测指标之一。

1. DXA 质量控制　在患者治疗和临床药物试验中要准确知道 BMD 是否发生了真正的变化，DXA 仪器质控至关重要。首先应知道每台仪器精确度误差和最小有意义变化（LSC）。精确性误差是随机误差，反映仪器测量可重复性，分为短期和长期精确度误差。一般用短期精确度误差，以变异系数（CV）表示。LSC=$t_{0.05}$×CV×X，X 为骨密度基线值，t 为 t 检验，0.05 为显著水平95%。如仪器的精确度误差为1%，取 95% 的可信区间;两次测量骨密度变化大于 2.8% 才有临床意义。如进行精确性评价,以 15 人重复测量 3 次,或 30 人每人重复测量两次,每次重新摆体位;选择有代表性的受检者,根据检查结果按公式计算 95% 可信区间的 LSC。如果两次测量改变值大于 LSC,则可认为改变不是由测量误差引起的。评估精确度误差和计算 LSC 可参见网站 www.ISCD.org。

为将精确度误差降至最低,BMD 测量最好在同一台仪器,由同一技术员实施。在某一个特定的时间段内,采用相同的扫描部位和扫描方式。在分析时要注意 2 次测量的感兴趣区(ROI)相同。每个操作人员的 LSC 范围不同,对于结果解读可能带来影响。要加强整个检测团队内部培训,提高精确度,减少操作人员之间的精确度差异,使团队 LSC 最低,每个检测中心最好在随访的 BMD 报告中注明 LSC 值。同时注意只对 BMD 测量绝对值进行比较,而不是受检者 T 值或 Z 值。

2. 随访过程中 BMD 测量部位选择

(1)监测药物治疗部位要求:①治疗应该能被骨骼部位组织类型(松质骨或皮质骨)变化反映出来;②该部位有最大的 BMD 改变,BMD 变化显著的骨骼通常松质骨比例较高;③该部位有最佳的 BMD 测量精确度;④肢体骨通常不用于监测;其虽然可以有较好的 LSC,但出现的时间间隔过长。

(2)测量部位选择:腰椎体中松质骨占 66%~75%,可早期反映骨矿物质含量的变化,松质骨对各种代谢刺激的反应较皮质骨敏感,精确性最好,首选 L_{1-4}。

如腰椎无法测量,可用全髋、股骨颈骨密度。Wards 三角区由机器自动定位、面积小、取样和重复性误差导致其精确度差,不宜用于诊断和治疗随访。

腰椎侧位 BMD 主要测定松质骨含量丰富的椎体,敏感性较前后位 BMD 高,但并没有得到广泛临床应用,其局限性包括:①很多 DXA 不能进行侧位检测;②对体重较大者图像不满意;腰椎侧曲、其他畸形不宜用侧位检测;③扫描时间长、精确性较差等。

3. 随访时间间隔确定 有些药物可明显增加 BMD,有些药物可使 BMD 轻度增加或无变化。已知 LSC 预测 BMD 的变化,取决于药物和测量部位。观察年数=LSC/1 年内期望 BMD 的变化。如 LSC 为 $0.042g/cm^2$,1 年期望的 BMD 改变为 $0.03g/cm^2$,则随访时间间隔=0.042/0.03=1.4 年。治疗后[如双膦酸盐和激素替代治疗(hormone replacement therapy,HRT)等]腰椎正位 BMD 增加一般需要 1 年。有些药物如糖皮质激素可使 BMD 降低,但至少在 6 月以后。建议糖皮质激素治疗后 6 个月复查,然后随访间隔定为 6~12 个月直至变化稳定或有改善。指南仍推荐在药物首次治疗或改变治疗后每年、效果稳定后每 1~2 年重复骨密度测量以监测疗效。

QCT 测量的腰椎 vBMD 也可用于监测骨质疏松症治疗变化;应根据体模数据建立其精确度。pDXA、pQCT 和 QUS 测量的外周骨骼并不能像脊椎和髋部对治疗有相同幅度的反应,不宜用于监测治疗。

四、DXA 在骨折风险评估中应用

(一)DXA 骨密度测量与骨折风险

亚洲地区髋部骨折及医疗费用呈明显增加趋势;预计到 2050 年髋部骨折及医疗支出分别增加 2.28 倍和 1.59 倍。2010 年我国骨质疏松性骨折患者达 233 万;推测至 2050 年将达 599 万,相应的医疗支出高达 1 745 亿元。BMD 是评估骨折风险及骨骼治疗反应最容易计量、最直接的指标。BMD 与骨折风险间的联系密切程度高于胆固醇与心脏病之间的联系。BMD 是群体骨折的预测指标,但不能预测个体是否骨折;BMD 与骨折危险之间不是阈值关系。骨折危险性分为绝对危险性和相对危险性。绝对危险性是指人群中一定时间内骨折的频率,如 10 年骨折概率,终身骨折率等;相对危险性指两组不同危险人群绝对骨折危险性的比值。

BMD 能反映出 70% 的骨强度,是评估骨强度的最佳方法之一。随着 BMD 降低被检测骨骼区域的骨折风险将增加,往往不用 BMD 绝对值,而用 T 值表示。BMD 降低 1 个标准差,骨折相对风险增加 1.4~2.6 倍,特定骨骼部位对特定位置预测效果最好;如髋部每降低 1 个标准差,髋部骨折风险增加 2.6 倍。

(二) 年龄、性别、BMI、骨折史对骨折风险的影响

年龄对于骨折风险有独立的贡献因素,是新发骨折最强的预测因子。相同 T 值,不同年龄段代表的骨折风险不同。研究认为 T 值相同的人骨折风险随着年龄增加而升高,如 T 值为 -2.5SD 的女性患者,80 岁的骨折风险是 50 岁的 5 倍。Black 研究认为股骨颈 BMD 是髋部骨折、非椎体骨折强的预测因子,随 T 值降低骨折风险增加,相同 T 值随年龄增加骨折风险升高。

相同 T 值、不同地区代表的骨折风险不同。股骨颈 T 值为 -2.5SD、不伴有其他骨折危险因素的 65 岁女性,在中国大陆地区(未包括台湾地区)髋部和主要部位 10 年骨折概率分别为 1.8% 和 5.4%;相同条件的欧洲比利时 65 岁女性的 10 年骨折概率达 2.7% 和 9.3%。

性别是影响骨折另一重要因素。男女骨折有不同的特点:Kannus 的研究发现男性骨折高发期为 50~59 岁,而非年龄越高,骨折风险越大;但女性则为 80 岁以上骨折发生率最高。50 岁以上的女性骨质疏松症发生率比男性高出 4 倍,骨折发生早 5~10 年。

BMI 被认为是骨质疏松性骨折的独立危险因素。低体重与老年人骨折风险增加相关,而增加体重能减小骨折风险。身高也可用于简单有效地预测髋部骨折的风险:身高降低 5cm 以上者,男性髋部骨折的风险增加 50%,女性增加 34%,具有较强的相关性。既往骨折史是独立于 BMD 的骨折危险预测因子。Kains 的分析表明既往骨折会增加骨折的风险。在一项对 4 005 名澳大利亚人群长达 16 年的随访研究显示,存在低能量骨折史的女性和男性,再次发生骨折的风险明显增加。

(三) 骨折风险评估工具

单用 BMD 对脆性骨折预测能力不够,使许多处于骨折高风险的患者失去药物治疗机会。BMD 需结合其他危险因素来预测骨折风险。通过引入风险因素能显著提高对骨折的预测能力。骨折风险评估工具(FRAX)无疑是应用最广、接受度最高的一种方法。FRAX 由 WHO 研发并推荐使用,用于计算 10 年髋骨和主要部位骨折(包括髋骨、腕骨、脊柱以及肱骨骨折)的发生概率。针对中国人群的 FRAX 可登录以下网址获得:http://www.sheffield.ac.uk/FRAX/tool.aspx?country=2。在使用中应注意数据安全。

FRAX 适用于 40~90 岁个体,采用临床危险因素并计算出纳入或未纳入 BMD 评分情况下的骨折概率。FRAX 模型只适用于 DXA 测量股骨颈 BMD 或 T 值;其他测量方法或部位不适用。该计算法整合了多个骨折风险因素如年龄、性别、BMI、既往骨折史、父母髋部骨折、目前是否吸烟、是否服用激素、是否有风湿性关节炎、继发性骨质疏松症、乙醇摄取量每日超过 3 个单位(30ml 或 24 克纯酒精)。根据不同国家骨折概率及死亡率的差异,FRAX 对数据信息充分的国家建立了各自专有的模型。

登录 FRAX 网址可获得 10 年骨折概率,也可通过 DXA-FRAX 直接得到,但二者结果有明显差别

（图 12-6-5）。网上数据保持更新获得结果更可靠。

1. 使用 FRAX 的优势　FRAX 可在网上免费获取，具有良好使用界面。它的问卷问题和临床危险因素的提问方式简洁明了，易于填写。无论是否提供 BMD 都能计算得出髋骨和主要部位骨折的 10 年风险率。在不能进行 BMD 检测的地方用 FRAX 模型计算可对该地区人群的骨折风险概率进行预测和评估。McCloskey 研究表明，早期使用药物干预 FRAX 评估出的骨折高危人群将得到显著的疗效。

2. FRAX 的局限性

（1）FRAX 调查问卷的二分性提问方式决定了其无法体现一些风险因素的量效关系；无法反映多次

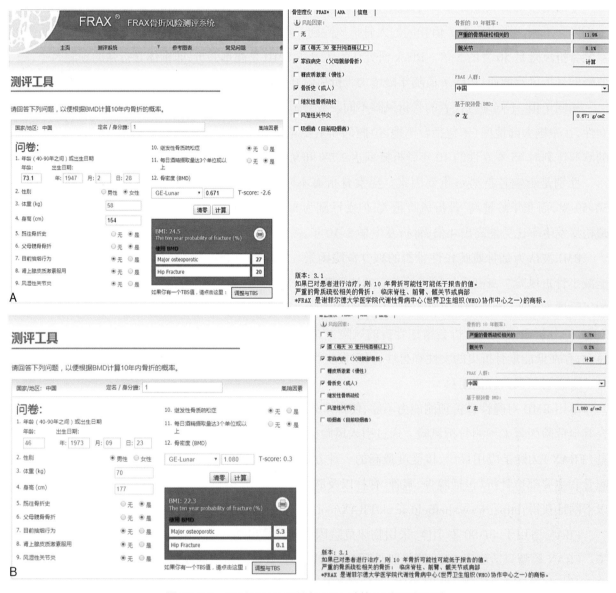

图 12-6-5　通过 FRAX 网站与 DXA 计算 10 年骨折风险

A. 女性，73.1 岁，FRAX 网站计算主要部位（脊柱、髋部、前臂、肱骨）、髋部 10 年骨折率分别为 27.0% 和 20.0%，DXA 计算主要部位、髋部 10 年骨折率分别为 11.9% 和 8.1%；B. 男性，46 岁，FRAX 网站计算主要部位、髋部 10 年骨折率分别为 5.3% 和 0.1%，DXA 计算主要部位、髋部 10 年骨折率分别为 5.7% 和 0.2%。

与单次骨折病史在预测中的权重差异;吸烟、酗酒程度及激素用量的影响也无法被量化。

（2）FRAX 中股骨颈 BMD 是唯一可录入的 BMD。股骨颈是 BMD 变化最敏感的部位;但是对于那些髋骨和椎体 BMD 存在显著差异的患者,FRAX 的预测准确性将受到影响。

（3）FRAX 的计算结果局限于有髋骨骨折或包含有髋骨、腕骨、肱骨及临床椎体骨折风险的范畴。而多数绝经后妇女为非髋部或非椎体骨折;许多骨折部位并未囊括在 FRAX 的计算范围内。因不同部位骨折的危险因素不尽相同,用主要部位骨折的 FRAX 近似计算所有临床骨折的风险是并不完全准确。

FRAX 虽有较多不足之处,仍然是运用最为广泛的骨质疏松症和骨折风险计算工具。期望将来有更多研究为 FRAX 提供更充分的证据,不断调整、完善,提高准确性。

（四）DXA 在骨折风险非骨密度评估中运用

除 BMD 以外影响骨折因素还包括:①跌倒是骨质疏松性骨折的独立危险因素;跌倒危险因素包括环境因素和自身因素等。②pQCT 反映皮质骨 BMD,可评估绝经后妇女髋部骨折的风险,还可显示骨微结构及计算骨力学性能参数。③骨显微结构分析。④骨折类型与骨的几何结构。

1. 髋部几何结构与强度分析　骨骼的强度不仅与骨量有关,还与骨骼的几何结构有关。DXA 可以测量股骨上段骨密度,还可评价髋部的几何形态及骨强度等生物力学参数(图 12-6-6),常用指标如下。

（1）髋骨轴长度:髋骨轴长度(hip axis length,HAL)指沿着股骨颈轴从骨盆内缘到大转子外缘的距离,由计算机输出带的测角仪测量,是独立于 BMD 的髋骨骨折风险的预测因子。一项对法国 7 575 名 75~95 岁的女性进行的多中心前瞻性研究,发现 HAL 是股骨颈骨折的预测因子,但并非转子间(intertrochanteric,IT)骨折的预测因子。HAL 的差异有可能是不同种族髋骨骨折率不同的原因。

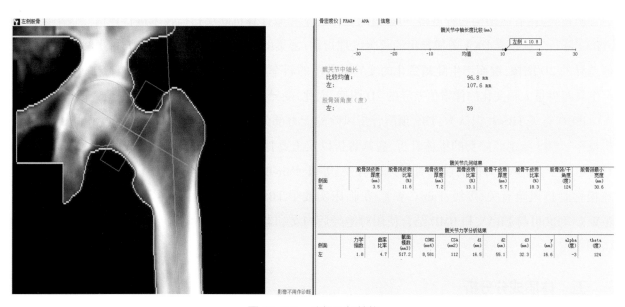

图 12-6-6　髋部几何结构

d1:沿颈轴线从头部中心到 CSMI 最小的部分之间的距离;d2:沿颈轴线从股骨头中心到颈/股骨干轴线相交点的距离;d3:股骨颈的平均直径;y:从躯干中间到上颈边缘的距离;alpha(度):股骨干轴与垂直方向之间的角度;theta(度):颈轴线与股骨干轴相交的角度。

（2）股骨颈干角：股骨颈干角（NSA）是另一个预测髋骨骨折风险的几何测量值，但该指标的结论并不一致。有研究认为髋骨骨折患者的股骨颈干角明显大于对照人群，可能是由于NSA较大时力臂相对较长，在受到外力作用时容易导致髋部骨折。而另一些研究未发现这一现象。

（3）股骨颈宽度：股骨颈宽度（femoral neck width）是指股骨颈最窄部分的宽度。宽度增加会导致横截面惯性矩（CSMI）的增加。这些变化可以代偿骨内膜的骨丢失从而减少髋骨骨折的风险。研究表明股骨上端几何形态中股骨颈宽度能有效地预测女性患者的股骨颈骨折及腰椎骨折；而股骨颈干角和股骨颈长度则只能预测股骨颈骨折。相比之下股骨颈宽度与股骨颈骨密度及骨折风险的相关性最佳。

（4）骨横截面积：骨横截面积（CSA）是抗轴向力的一个指标，数值越大，代表骨骼的机械强度越大，即骨骼抵抗轴向压缩力越强。

（5）横截面惯性矩：横截面惯性矩（CSMI）是反映骨刚度的几何参数，是与股骨颈长轴垂直横截面的惯性矩，由横截面积增量乘积的积分与距截面中性轴的距离的平方决定，与骨受力时的弯曲变形密切相关。

（6）曲率比率：屈曲应力比（buckling ratio，BR）是受压时局部皮质屈曲敏感性的指标，是骨骼几何结构的不稳定性的体现，由骨半径与皮质平均厚度的比值决定；数值越大，表明骨骼受压后越易折断，骨质量越差。

基于DXA髋部几何结构参数并不能反映三维骨结构的特点，只能获得平面生物力学参数。随着增龄伴随骨量的丢失及骨几何结构重构，老年人群髋部骨强度的改变与骨量丢失及几何结构的改变均有关。髋部几何结构参数作为评估骨折风险及监测抗骨质疏松症疗效的指标还有待进一步的研究。

2. 骨小梁评分与骨折风险 除BMD外还有其他骨骼特征与骨强度和骨折风险相关，如：骨几何形状、微结构、骨重塑和微损伤等，都会影响骨强度和骨折风险。骨骼的这些影响抗骨折能力的性能被称为骨质量，包括骨微结构和骨重塑，可通过组织形态学和微计算机断层扫描技术进行评估。骨小梁评分（TBS）是一个从腰椎DXA图像导出的灰阶纹理指数，密集的小梁结构可产生具有大量小幅变化的像素值差异的2D图像，继而产生陡峭变化的变异函数图的斜率和较高的TBS值。相反，稀疏的小梁结构可产生具有少量大幅变化的像素值差异的2D图像，因此，变异函数图的斜率低平且TBS值较低。

ISCD有关TBS共识认为：TBS预测骨折风险的能力部分独立于BMD、临床风险因素和FRAX的骨折概率。TBS与绝经妇女的椎体骨折、髋部骨折以及主要骨质疏松性骨折风险有关（等级：Good-B-W）。TBS与大于50岁的男性的髋部骨折风险有关（等级：Fair-B-W）。TBS与大于50岁的男性的主要骨质疏松性骨折风险有关（等级：Fair-C-W）。在临床实践中TBS不应单独用于确定治疗建议（等级：Good-A-W）。TBS可与FRAX和BMD结合使用对绝经后妇女和老年男性的FRAX骨折概率进行校正（等级：Good-B-W）。

五、体质成分分析

体成分测定包括体内脂肪组织和瘦组织分布及百分组成。在各种疾病状态下（如代谢综合征、腕骨和椎体骨质疏松性骨折、心血管疾病等），体成分比体重更重要。DXA全身测量多用于人体的体成分（包括脂肪、肌肉和骨密度等）分析，特别是体内脂肪和肌量测量分析，有助于临床相关疾病的诊治。大多数

DXA 都可测定全身体成分,在几分钟内实现全身扫描,放射暴露也非常低。

在进行体成分研究时,除了标准的部位分区外,还可以自定义独特的分区以描述更加男性化或女性化的脂肪分布。这一方法多用于关于心血管疾病及脂肪分布对其影响方面的研究,但要求将 ROI 置于腹部和大腿。一些体成分分析软件提供这些高度特异的感兴趣部位。目前已有学者将其用于乳腺密度测定,发现其与传统测量乳腺密度的方法比有很好的相关性,而且放射暴露要低得多,不失为一种可以选择的方法。

测量体成分时使用相同的仪器对获得好的精确度来说很重要;不同的扫描模式可能会降低测量精确度。不同厂家生产 DXA 对体成分的测量结果高度相关;但由于校正方式不同结果仍存在差异。DXA 进行体成分测定仍未得到充分的利用。尚未见全身 DXA 测量脂肪含量、肌肉含量的统一诊断标准。

(一) 肌少症

伴随老龄化出现骨骼肌肉量及肌肉强度下降、骨量丢失、骨骼功能下降及随后的骨质疏松逐渐受到人们重视;而与之相对应的疾病肌少症则容易被忽视。肌少症是一种增龄性疾病;其特征是骨骼肌力量的进行性和全面丧失,以及低肌肉量或质量,导致身体活动能力低下,并存在机体失能、跌倒、生活质量差和死亡等不良后果的风险。肌少症、骨质疏松症和骨折的发生均随增龄而增加,致使老年人易于跌倒和骨折,继而成为老年人群致残、致死的主要原因之一。由于缺乏对肌少症的定义和诊断的明确共识,不同的工作组使用不同的评估工具和界值,包括欧洲老年人肌少症工作组(European Working Group On Sarcopenia In Older People,EWGSOP)、国际肌少症工作组(International Working Group on Sarcopenia,IWGS)、亚洲肌少症工作组(Asian Working Group For Sarcopenia,AWGS)等。DXA 基本原理是两种能量的 X 线在穿透人体不同密度的组织时产生不同程度的衰减,可以直接测量身体任何部位的脂肪组织、瘦组织量、骨矿物质含量及其百分率,对身体组成及分布做出定量的评价。DXA 是临床上最广泛的直接测量全身或局部体成分、估计肌肉质量的技术之一。该方法具有安全、简便、快速,放射量低,测量精密度高、准确度好等优点,可作为测量身体成分的标准。若以 DXA 为测量工具诊断肌少症,EWGSOP 将四肢肌量身高指数的男女诊断阈值分别定为 $7.26kg/m^2$ 和 $5.44kg/m^2$;ISCCWG 定为 $7.23kg/m^2$ 和 $5.67kg/m^2$。DXA 测量的瘦体组织并不全是肌肉,还包括了脂肪、骨矿物质、筋膜等身体成分。当将瘦体组织笼统地作为肌肉计算时会高估肌肉的质量。肌量测定应首选 DXA,也可根据实际情况选择 MRI、CT 或 BIA 测量。

(二) 体脂测量

体脂测量在评价及处理代谢综合征方面具有重要意义。代谢综合征的定义的一部分就是代表腹部脂肪的腰围而不是 BMI。可以定量测定腹部脂肪及腹部内脏脂肪组织的成像技术包括 MRI、CT 和 DXA,其中 MRI 和 CT 是三维成像技术,可以鉴别内脏、深部及浅部脂肪;而 DXA 为二维成像技术无法做到这一点。但进一步研究表明,CT 和 MRI 检测的腹部脂肪组织和 DXA 检测的腹部脂肪间具有很好的相关性。与 MRI 相比,在 DXA 中肋骨、脊柱、骨盆对测量躯干软组织的影响很小;DXA 测得的腹部脂肪量低于 CT 测量值但与 CT 测量结果显著相关;因此认为 DXA 完全可以替代 CT 测量腹部和内脏脂肪。

DXA 测量体成分在评价和处理神经性厌食症、克罗恩病和腹腔疾病等疾病中发挥重要作用;而肥胖和代谢综合征发病率增加也加速了 DXA 技术在测体成分和腹部脂肪方面的应用。

骨质疏松症已成为世界性公共卫生问题,骨折为其最严重的并发症。及早发现骨质疏松症及骨折高危人群,并对其监测和干预是减少骨折的有效手段。骨质疏松症检测方法包括 DXA、QCT、QUS 等,针对不同部位、不同年龄、不同检查目的各有优缺点。DXA 仍然是诊断骨质疏松症的首选检查,它作为公认的诊断标准已被广泛接受和使用。规范化的 DXA 操作是得到准确结果的前提和保障,对随后的骨质疏松症诊治具有重要影响。除 BMD 外还存在其他骨折危险因素,合理运用骨质疏松症及骨折预测方法对防治骨折有重要意义。管理过程中需以人为本,结合危险因素、临床症状、骨折风险等综合考量,才能建立最优化的骨质疏松症防治策略。

（黄际远）

建议阅读

[1] OSTLERE S J, GOLD R H. Osteoporosis and bone density measurement methods[J]. Clinical Orthopaedics and Related Research, 1991(271):149-163.

[2] ADAMS J E. Advances in bone imaging for osteoporosis[J]. Nature Review Endocrinology, 2013, 9(1):28-42.

[3] KAPTOGE S, BECK T J, REEVE J, et al. Prediction of incident hip fracture risk by femur geometry variables measured by hip structural analysis in the study of osteoporotic fractures[J]. Journal of Bone and Mineral Research, 2008, 23(12):1892-1904.

[4] SILVA B C, BROY S B, BOUTROY S, et al. Fracture risk prediction by non-BMD DXA measures: the 2015 ISCD official positions part 2: Trabecular bone score[J]. Journal of Clinical Densitometry, 2015, 18(3):309-330.

[5] 刘忠厚. 骨矿与临床[M]. 北京:中国科学技术出版社, 2006.

[6] 杨定焯, 尚佳芸, 杨惠. 骨密度测量的质量控制及重要性[J]. 中国骨质疏松杂志, 2002, 8(4):365-366, 323.

[7] 杨定焯, 尚佳芸, 宋文忠, 等. DXA 测量用校准脊椎体模的研制及临床测试[J]. 中国医学科学院学报, 2003, 25(3):262-266.

[8] TOTHILL P, HANNAN W J. Precision and accuracy of measuring changes in bone mineral density by dual-energy X-ray absorptiometry[J]. Osteoporosis International, 2007, 18(11):1515-1523.

[9] RAJAMANOHARA R, ROBINSON J, RYMER J, et al. The effect of weight and weight change on the long-term precision of spine and hip DXA measurements[J]. Osteoporosis International, 2011, 22(5):1503-1512.

[10] 李慎安. 测量不确定表达 10 讲[M]. 北京:中国计量出版社, 1999.

[11] 余卫. 临床骨密度测量应用手册[M]. 北京:中国协和医科大学出版社, 2018.

[12] 秦莹, 尚家芸, 唐成志, 等. DXA 仪测量骨密度的质量控制及效果评价[J]. 中华骨质疏松和骨矿盐疾病杂志, 2014, 7(1):55-61.

[13] LEWIECKI E M, GORDON C M, BAIM S, et al. International Society for Clinical Densitometry 2007 adult and pediatric official positions[J]. Bone, 2008, 43(6):1115-1121.

[14] International society for clinical densitometry (ISCD) skeletal health[EB/OL]. [2017-10-28]. Available online: http://www.iscd.org/officialpositions/2015-iscd-official-positions-adult/.

[15] 中华医学会骨质疏松和骨矿盐疾病分会. 原发性骨质疏松症诊疗指南(2017)[J]. 中华骨质疏松和骨矿盐疾病杂志, 2017, 10(5):413-443.

[16] 臧渊, 雷伟, 吴子祥. 脊柱退行性疾病对腰椎前后位骨密度的影响分析[J]. 中国骨质疏松杂志, 2012, 18(2):179-182.

[17] 常冰岩, 卢勇, 宋丽俊, 等. DXA 骨密度检测在骨质疏松症诊断、预防、治疗中的指导作用[J]. 中国骨质疏松杂志, 2011, 17(2):153-157.

[18] 李毅中, 蔡思清, 颜丽笙, 等. 定量与半定量方法评估 DXA 影像发现椎体骨折的比较[J]. 中国骨质疏松杂志, 2017, 23(5):567-569.

[19] GEHLBACH S H, BIGELOW C, HEIMISDOTTIR M, et al. Recognition of vertebral fracture in a clinical setting[J]. Osteoporosis International, 2000, 11(7):577-582.

[20] DELMAS P D,LANGERIJT L,WATTS N B,et al. Underdiagnosis of vertebral fractures is a world-wide problem:the IMPACT study[J]. Journal of Bone and Mineral Research,2005,20(4):557-563.

[21] JAGER P L,JONKMAN S,KOOLHAAS W,et al. Combined vertebral fracture assessment and bone mineral density measurement:a new standard in the diagnosis of osteoporosis in academic populations[J]. Osteoporosis International,2011,22(4):1059-1068.

[22] MRGAN M,MOHAMMED A,GRAM J. Combined Vertebral assessment and bone densitometry increases the prevalence and severity of osteoporosis in patients referred to DXA scanning[J]. Journal of Clinical Densitometry,2013,16(4):549-553.

[23] 蔡思清,颜丽笙,李毅中,等. 骨密度影像学测量与椎体骨折率结合提高骨质疏松的诊断率[J]. 中国组织工程研究,2014,18(33):5341-5 345.

[24] FAULKNER K G,CUMMINGS S R,BLACK D,et al. Simple measurement of femoral geometry predicts hip fracture:the study of osteoporotic fractures[J]. Journal of Bone and Mineral Research,1993,8(10):1211-1217.

[25] DUBOEUF F,HANS D,SCHOTT A M,et al. Different morphometric and densitometric parameters predict cervical and trochanteric hip fracture:the EPIDOS study[J]. Journal of Bone and Mineral Research,1997,12(11):1895-1902.

[26] BERGOT C,BOUSSON V,MEUNIER A,et al. Hip fracture risk and proximal femur geometry from DXA scans[J]. Osteoporosis International,2002,13(7):542-550.

[27] GOMEZ ALONSO C,DIAZ CURIEL M,HAWKINS CARRANZA F,et al. Femoral bone mineral density,neck shaft angle,and mean femoral neck width as predictors of hip fractures in men and women[J]. Osteoporosis International,2000,11(8):714-720.

[28] PARTANEN J,JÄMSÄ T,JALOVAARA P. Influence of the upper femur and pelvic geometry on the risk and type of hip fractures[J]. Journal of Bone and Mineral Research,2001,16(8):1540-1546.

[29] GNUDI S,MALAVOLTA N,TESTI D,et al. Differences in proximal femur geometry distinguish vertebral from femoral neck fractures in osteoporotic women[J]. British Journal of Radiology,2004,77(915):219-223.

[30] TSAL K S,CHENG W C,SANCHEZ T V,et al. Bone densitometry of proximal femur in Chinese subjects:gender differences in bone mass and bone areas[J]. Bone,1997,20(4):365-369.

[31] ZHU W Y,WANG K Z,ZENG H,et al. Biomechanical correlation of the proximal femur fracture risk:study with cadaveric bones[J]. China Journal of emergency resuscitation and disaster medicine,2007,12(11):20-23.

[32] YOSHIKAWA T,TURNER C H,PEACOCK M,et al. Geometric structure of the femoral neck measured using dual-energy X-ray absorptiometry[J]. Journal of Bone and Mineral Research,1994,9(7):1053-1064.

[33] 王钰,彭静娴,程晓光,等. DXA 与 QCT 预测骨折风险的进展:非骨密度测量指标[J]. 中国骨质疏松杂志,2018,24(5):561-566.

[34] 商敏. DXA 在体成分测定方面的应用进展[J]. 中国骨质疏松杂志,2011,17(8):736-740.

[35] MASKARINEC G,MORIMOTO Y,DAIDA Y,et al. Comparison of breast density measured by dual energy X-ray absorptiometry with mammographic density among adult women in Hawaii[J]. Cancer Epidemiol,2011,35(2):188-193.

[36] ALBERTI K G,ZIMMET P,SHAW J. The metabolic syndrome—a new world wide definition[J]. Lancet,2005,366(9491):1059-1062.

[37] TANKÓ L B,CHRISTIANSEN C,COX D A,et al. Relationship between osteoporosis and cardiovascular disease in postmenopausal women[J]. Journal of Bone and Mineral Research,2005,20(11):1912-1920.

[38] BAGGER Y Z,TANKO L B,ALEXANDERSEN P,et al. Radiographic measure of aorta calcification is a site-specific predictor of bone loss and fracture risk at the hip[J]. Journal of Internal Medicine,2006,259(6):598-605.

[39] 商敏. DXA 在诊断主动脉钙化中的应用进展[J]. 中国骨质疏松杂志,2011,17(7):651-654.

[40] KANIS J A. Assessment of fracture risk and its application to screening for postmenopausal osteoporosis:synopsis of a WHO report[J]. Osteoporosis International,1994,4(6):368-381.

[41] 贺丽英,孙蕴,要文娟,等. 2010—2016 年中国老年人骨质疏松症患病率 Meta 分析[J]. 中国骨质疏松杂志,2016,22(12):1590-1596.

[42] 程晓光,董剩勇,王亮,等. 应用双能 X 线骨密度仪调查中国人群骨密度水平和骨质疏松症患病率——多中心大样本

体检人群调查 [J]. 中华健康管理学杂志,2019,13（1）:51-58.

[43] 马远征,王以朋,刘强,等. 中国老年骨质疏松症诊疗指南（2018）[J]. 中华健康管理学杂志,2018,12（6）:484-509.

[44] MESSINA C,BANDIRALI M,SCONFIENZA L M,et al. Prevalence and type of errors in dual-energy X-ray absorptiometry[J]. European radiology,2015,25（5）:1504-1511.

[45] 李凯,李新民,闫东,等. 腰椎 QCT 与 DXA 对老年骨质疏松的诊断差异 [J]. 中华骨质疏松和骨矿盐疾病杂志,2017,10（3）:271-276.

[46] 程晓光,李勉文,李娜,等. 定量 CT 骨密度测量（QCT）在骨质疏松症诊治中的临床应用 2007 国际临床骨密度学会（ISCD）共识摘录 [J]. 中国骨质疏松杂志,2012,18（11）:969-974.

[47] 弓健,程晓光,徐浩. 非骨密度 DXA 测量对骨折风险的预测——骨小梁评分（TBS）:ISCD 2015 官方共识（第四部分）[J]. 中国骨质疏松杂志,2018,24（11）:1401-1404.

[48] CHEUNG C L,ANG S B,CHADHA M,et al. An updated hip fracture projection in Asia:The Asian Federation of Osteoporosis Societies study[J]. Osteoporos Sarcopenia,2018,4（1）:16-21.

[49] CLARK E M,CARTER L,GOULD V C,et al.Vertebral fracture assessment（VFA）by lateral DXA scanning may be cost-effective when used as part of fracture liaison services or primary care screening[J]. Osteoporosis International,2014,25（3）:953-964.

[50] GORDON C M,BACHRACH L K,CARPENTER T O,et al. Dual Energy X-ray Absorptiometry Interpretation and reporting in Children and Adolescents:The 2007 ISCD Pediatric Official Positions[J]. Journal of clinical densitometry,2008,11（1）:43-58.

[51] BAIM S,LEONARD M B,BIANCHI M,et al. Official positions of the International Society for Clinical Densitometry and executive summary of the 2007 ISCD pediatric position development conference[J]. Journal of Clinical Densitometry,2008,11（1）:6-21.

[52] BINKOVITZ L A,HENWOOD M J,SPARKE P. Pediatric DXA:technique,interpretation and clinical applications[J]. Pediatric radiology,2008,38（Suppl 2）:227-239.

[53] 张智海,沈建雄,刘忠厚.DXA 骨密度仪在国内标一化回顾性研究 [J]. 中国骨质疏松杂志,2005,11（2）:133-139.

[54] 张智海,刘忠厚,李娜,等. 中国人骨质疏松症诊断标准专家共识（第三稿 2014 版）[J]. 中国骨质疏松杂志,2014,20（9）:1007-1010.

[55] LEWIECKI E M,BINKLEY N,MORGAN S L,et al. Best practices for dual-energy X-ray absorptiometry measurement and reporting:international society for clinical densitometry guidance[J]. Journal of Clinical Densitometry,2016,19（2）:127-140.

[56] CRABTREE N J,ARABI A,BACHRACH L K,et al. Dual-energy X-ray absorptiometry interpretation and reporting in children and adolescents:the revised 2013 ISCD Pediatric Official Positions[J]. Journal of Clinical Densitometry,2014,17（2）:225-242.

[57] SIMONELLI C,ADLER R A,BLAKE G M,et al. Dual-Energy X-ray absorptiometry technical issues:the 2007 ISCD official positions[J]. Journal of Clinical Densitometry,2008,11（1）:109-122.

[58] ZHAO J,XING Y,ZHOU Q,et al. Can forearm bone mineral density be measured with DXA in the supine position？ A study in Chinese population[J]. Journal of Clinical Densitometry,2010,13（2）:147-150.

[59] LEMOS T,GALLAGHER D. Current body composition measurement techniques[J]. Current opinion in endocrinology,diabetes,and obesity,2017,24（5）:310-314.

[60] XU L,CHENG X,WANG J,et al. Comparisons of body-composition prediction accuracy:a study of 2 bioelectric impedance consumer devices in healthy Chinese persons using DXA and MRI as criteria methods[J]. Journal of Clinical Densitometry,2011,14（4）:458-464.

[61] ALBANESE C V,DIESSEL E,GENANT H K. Clinical applications of body composition measurements using DXA[J]. Journal of Clinical Densitometry,2003,6（2）:75-85.

[62] ROSENTHALL L,FALUTZ J. Estimation of total-body and regional soft tissue composition from DXA bone densitometry of the lumbar spine and hip[J]. Journal of Clinical Densitometry,2010,13（3）:263-266.

[63] MESSINA C,MONACO C G,ULIVIERI F M,et al. Dual-energy X-ray absorptiometry body composition in patients

with secondary osteoporosis[J]. European Journal of Radiology,2016,85(8):1493-1498.

[64] 李金花,吴秋莲,袁中满,等. DXA 腰椎和股骨局部脂肪测量推算全身脂肪含量的研究[J]. 中国骨质疏松杂志,2008,14(11):782-784.

[65] SHEPHERD J A,SOMMER M J,FAN B,et al. Advanced analysis techniques improve infant bone and body composition measures by dual-Energy X-Ray absorptiometry[J]. The Journal of pediatrics,2017,181:248-253.

[66] KENDLER D L,BORGES J L,FIELDING R A,et al. The Official Positions of the International Society for Clinical Densitometry:Indications of use and reporting of DXA for body composition[J]. Journal of Clinical Densitometry,2013,16(4):496-507.

[67] HANGARTNER T N,WARNER S,BRAILLON P,et al. The Official Positions of the International Society for Clinical Densitometry:acquisition of dual-energy X-ray absorptiometry body composition and considerations regarding analysis and repeatability of measures[J]. Journal of Clinical Densitometry,2013,16(4):520-536.

[68] ROTHNEY M P,BRYCHTA R J,SCHAEFER E V,et al. Body composition measured by dual-energy X-ray absorptiometry half body scans in obese adults[J]. Obesity,2009,17(6):1281-1286.

[69] 赵燕玲,弓健,徐浩,等. DXA 骨密度测量的规范化诊断报告书写专家共识[J]. 国际放射医学核医学杂志,2019,43(5):484-489.

[70] 余卫,夏维波,王青松,等. 双能 X 线骨密度测量仪测量报告的影像分析及其质量评估[J]. 中华骨质疏松和骨矿盐疾病杂,2015,8(4):312-316.

[71] LEWIECKI E M,BINKLEY N,MORGAN SL,et al. Best practices for dual-energy X-ray absorptiometry measurement and reporting:international society for clinical densitometry guidance[J]. Journal Of Clinical Densitometry,2016,19(2):127-140.

[72] SCHOUSBOE J T,SHEPHERD J A,BILEZIKIAN J P,et al. Executive summary of the 2013 International Society for Clinical Densitometry Position Development Conference on bone densitometry[J]. Journal of Clinical Densitometry,2013,16(4):455-466.

[73] RIGGS B L,MELTON L J,ROBB R A,et al. A population-based assessment of rates of bone loss at multiple skeletal sites:evidence for substantial trabecular bone loss in young adult women and men[J]. Journal of Bone and Mineral Research,2008,23(2):205-214.

[74] ZENG Q,LI N,WANG Q,et al. The prevalence of osteoporosis in China,a Nationwide,Multicenter DXA survey[J]. Journal of Bone and Mineral Research,2019,34(10):1789-1797.

[75] ZHU H,FANG J,LUO X,et al. A survey of bone mineral density of healthy Han adults in China[J]. Osteoporosis International,2010,21(5):765-772.

[76] 何涛,杨定焯,刘忠厚. 骨质疏松症诊断标准的探讨[J]. 中国骨质疏松杂志,2010,16(2):151-156.

[77] FAULKNER K G,ROBERTS L A,MCCLUNG M R. Discrepancies in normative data between Lunar and Hologic DXA systems[J]. Osteoporosis International,1996,6(6):432-436.

[78] KAPTOGE S,D A SILVA J A,BRIXEN K,et al. Geographical variation in DXA bone mineral density in young European men and women. Results from the Network in Europe on Male Osteoporosis(NEMO)study[J]. Bone,2008,43(2):332-339.

[79] 程晓光,杨定焯,周琦,等. 中国女性的年龄相关骨密度、骨丢失率、骨质疏松发生率及参考数据库——多中心合作项目[J]. 中国骨质疏松杂志,2008,14(4):221-228.

[80] 伍西羽,周琦,张娜,等. 女性骨密度的地区差异及多中心参考数据库对诊断骨质疏松的影响[J]. 中国骨质疏松杂志,2019,25(10):1398-1404.

[81] 程晓光,王亮,曾强,等. 中国定量 CT(QCT)骨质疏松症诊断指南(2018)[J]. 中国骨质疏松杂志,2019,25(6):733-737.

[82] KANIS J A,COOPER C,RIZZOLI R,et al. European guidance for the diagnosis and management of osteoporosis in postmenopausal women[J]. Osteoporosis International,2019,30(1):3-44.

[83] CUI L,CHEN L,XIA W,et al. Vertebral fracture in postmenopausal Chinese women:a population-based study[J]. Osteoporosis International,2017,28(9):2583-2590.

[84] ITO K,HOLLENBERG J P,CHARLSON M E. Using the osteoporosis self assessment tool for referring older men for bone densitometry:a decision analysis[J]. Journal of the American Geriatrics Society,2009,57（2）:218-224.

[85] International Osteoporosis Foundation. IOF One-minute osteoporosis risk test[EB/OL]. https://www.Iof bone health.org/iof-one-minuteosteoporosis-risk-test.

[86] NAYAK S,EDWARDS D L,SALEH A A,et al. Systematic review and meta-analysis of the performance of clinical risk assessment instruments for screening for osteoporosis or low bone density[J]. Osteoporosis International,2015,26（5）:1543-1554.

[87] NAYAK S,ROBERTS M S,GREENSPAN S L. Cost-effectiveness of different screening strategies for osteoporosis in postmenopausal women[J]. Annals of Internal Medicine,2011,155（11）:751-761.

[88] AGTEN C A,RAMME A J,KANG S,et al. Cost-effectiveness of virtual bone strength testing in osteoporosis screening programs for postmenopausal women in the United States[J]. Radiology,2017,285（2）:506-517.

[89] 邵红宇,余卫,林强,等. 女性腰 1-4 和腰 2-4 椎体 DXA 测量结果比较[J]. 中华骨质疏松和骨矿盐疾病杂志,2018,11（4）:353-358.

[90] 朱晓颖,朱汉民,张雪梅. 关于 Wards 三角区的探讨[J]. 中国骨质疏松杂志,2005,11（4）:460-463.

[91] 李毅中,蔡思清,颜丽笙,等. 定量与半定量方法评估 DXA 影像发现椎体骨折的比较[J]. 中国骨质疏松杂志,2017,23（5）:567-569.

[92] JAGER P L,JONKMAN S,KOOLHAAS W,et al. Combined vertebral fracture assessment and bone mineral density measurement:a new standard in the diagnosis of osteoporosis in academic populations[J]. Osteoporosis International,2011,22（4）:1059-1068.

[93] MRGAN M,MOHAMMED A,GRAM J. Combined Vertebral assessment and bone densitometry increases the prevalence and severity of osteoporosis in patients referred to DXA scanning[J]. Journal of Clinical Densitometry,2013,16（4）:549-553.

[94] 廖二元,徐苓,朱汉民,等. 原发性骨质疏松症干预的疗效监测与评估专家意见[J]. 中华骨质疏松和骨矿盐疾病杂志,2015,8（1）:1-6.

[95] COMPSTON J. Monitoring osteoporosis treatment[J]. Best practice and research:Clinical rheumatology,2009,23（6）:781-788.

[96] AUSTIN M,YANG Y C,VITTINGHOFF E,et al. Relationship between bone mineral density changes with denosumab treatment and risk reduction for vertebral and nonvertebral fractures[J]. Journal of Bone and Mineral Research,2012,27（3）:687-693.

[97] COSMAN F,DE BEUR S J,LEBOFF M S,et al. Clinician's guide to prevention and treatment of osteoporosis[J]. Osteoporosis International,2014,25（10）:2359-2381.

[98] CHEUNG C L,ANG S B,CHADHA M,et al. An updated hip fracture projection in Asia:The Asian Federation of Osteoporosis Societies study[J]. Osteoporos Sarcopenia,2018,4（1）:16-21.

[99] SI L,WINZENBERG T M,JIANG Q,et al. Projection of osteoporosis-related fractures and costs in China:2010-2050[J]. Osteoporosis International,2015,26（7）:1929-1937.

[100] CURTIS E M,MOON R J,HARVEY N C,et al. The impact of fragility fracture and approaches to osteoporosis risk assessment worldwide[J]. Bone,2017,104:29-38.

[101] BLACK D M,CAULEY J A,WAGMAN R,et al. The ability of a single BMD and fracture history assessment to predict fracture over 25 years in postmenopausal women:the Study of Osteoporotic Fractures[J]. Journal of Bone and Mineral Research,2018,33（3）:389-395.

[102] KANNUS P,NIEMI S,SIEVANEN H,et al. Fall-induced fractures of the calcaneus and foot in older people:nationwide statistics in Finland between 1970 and 2013 and prediction for the future[J]. International Orthopaedics,2016,40（3）:509-512.

[103] ALSWAT K A. Gender disparities in osteoporosis[J]. Journal of Clinical Medicine Research,2017,9（5）:382-387.

[104] 黄公怡. 跌倒与骨质疏松性骨折[J]. 中华骨质疏松和骨矿盐疾病杂志,2011,4（3）:149-154.

[105] MARQUES A,FERREIRA R J,SANTOS E,et al. The accuracy of osteoporotic fracture risk prediction tools:a

systematic review and meta-analysis [J]. Annals of Rheumatic Diseases, 2015, 74 (11): 1958-1967.

[106] PANG W Y, INDERJEETH C A. FRAX without bone mineral density versus osteoporosis self-assessment screening tool as predictors of osteoporosis in primary screening of individuals aged 70 and older [J]. Journal of the American Geriatrics Society, 2014, 62 (3): 442-446.

[107] LESLIE W D, LIX L M, JOHANSSON H, et al. Spine-hip discordance and fracture risk assessment: a physician-friendly FRAX enhancement [J]. Osteoporosis International, 2011, 22 (3): 839-847.

[108] JOHANSSON H, KANIS J A, ODEN A, et al. Impact of femoral neck and lumbar spine BMD discordances on FRAX probabilities in women: a meta-analysis of international cohorts [J]. Calcified Tissue International, 2014, 95 (5): 428-435.

[109] ROUX C, WYMAN A, HOOVEN F H, et al. Burden of non-hip, non-vertebral fractures on quality of life in postmenopausal women: the Global Longitudinal study of Osteoporosis in Women (GLOW) [J]. Osteoporosis International, 2012, 23 (12): 2863-2871.

[110] PREMAOR M, PARKER R A, CUMMINGS S, et al. Predictive value of FRAX for fracture in obese older women [J]. Journal of Bone and Mineral Research, 2013, 28 (1): 188-195.

[111] LI F, ECKSTROM E, HARMER P, et al. Exercise and fall prevention: narrowing the research-to-practice gap and enhancing integration of clinical and community practice [J]. Journal of the American Geriatrics Society, 2016, 64 (2): 425-431.

[112] SHEPHERD J A, SCHOUSBOE J T, BROY S B, et al. Executive summary of the 2015 ISCD position development conference on advanced measures from DXA and QCT: fracture prediction beyond BMD [J]. Journal of Clinical Densitometry, 2015, 18 (3): 274-286.

[113] BIVER E, DUROSIER-IZART C, CHEVALLEY T, et al. Evaluation of radius microstructure and areal bone mineral density improves fracture prediction in postmenopausal women [J]. Journal of Bone and Mineral Research, 2018, 33 (2): 328-337.

[114] SU Y B, WANG L, WU X B, et al. The spatial differences in bone mineral density and hip structure between low-energy femoral neck and trochanteric fractures in elderly Chinese using quantitative computed tomography [J]. Bone, 2019, 124: 62-68.

[115] CRUZ-JENTOFT A J, BAHAT G, BAUER J, et al. Sarcopenia: revised european consensus on definition and diagnosis [J]. Age Ageing, 2019, 48 (4): 16-31.

[116] GUGLIELMI G, PONTI F, AGOSTINI M, et al. The role of DXA in sarcopenia [J]. Aging clinical and experimental research, 2016, 28 (6): 1047-1060.

第十三章

定量 CT 测量技术

第一节　概　　述

一、QCT 的概念和原理

定量 CT（QCT）是在临床 CT 扫描数据的基础上，经过 QCT 专用体模和专业软件分析，测定某一感兴趣区内特殊组织的某一种化学成分含量的方法，1982 年由美国加利福尼亚大学旧金山分校（UCSF）放射科 Genant 和 Cann 医师首先应用。完整的 QCT 系统应包括 CT 机、校准体模（图 13-1-1）、专用分析软件（图 13-1-2）以及正常参考值，QCT 使用校准体模和专用分析软件，可以在任何一台 CT 机器上进行 QCT 操作。值得注意的是，QCT 是利用临床 CT 数据进行骨密度测量，不是单独的仪器，不同的 QCT 商家设计的 QCT 分析程序采取了不同的骨骼分割和分析算法。

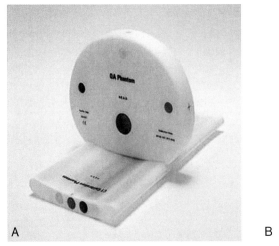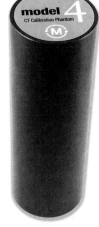

图 13-1-1　QCT 校准专用质控和校准体模

A. Model 3；B. Model 4。

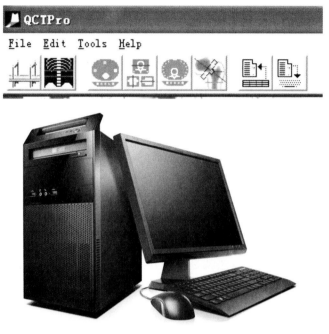

图13-1-2　QCT分析工作站

目前QCT技术已广泛应用于临床腰椎骨密度的非侵入测量。检查时患者仰卧位躺在校准体模上方，在体模和患者之间垫上充满水和凝胶的垫子，以避免人和体模之间的气体产生的伪影。得到CT扫描数据后传输至QCT工作站，通过公式将选定感兴趣体积（VOI）的CT值转换为羟基磷灰石的等效密度，得到所测骨的骨密度（BMD）。QCT测量人体骨骼BMD的中间桥梁是CT图像。CT图像上每个体素都对应一个X线线性衰减系数的相对值。通过计算公式可以得出每个体素的CT值。由于各组织的整体密度和原子序数均不相同，其CT值也不同，决定CT值的主要因素是X线所穿透物质的密度。测量BMD值需要借助已知骨和软组织密度的标准QCT体模校准机器、扫描协议和患者自身差异造成的CT值差异，需将CT值转化为组织密度。QCT主要应用于骨密度BMD值的测量：$BMD=[(Hb-Hw)/(Hk-Hw)]×CK$，式中CK为体模中骨矿替代物质浓度，Hb、Hk、Hw分别为骨、体模、水的CT值；单位是以每立方厘米内所含羟基磷灰石的当量浓度来表示（mg/cm^3）。

二、QCT的发展

早期QCT因CT扫描速度慢、辐射剂量大及图像质量差等缺点限制了其临床推广。几乎同时期出现的DXA因价格低、电离辐射剂量小、精密度高、操作简单等优势迅速发展，积累了大量临床数据、流行病学资料并确定了临床诊断标准，成为测量骨密度的主流方法。近年来，人们对QCT的关注又有所增加；原因首先是多排螺旋CT扫描新技术的出现，极大地提升扫描速度的同时，患者所受电离辐射大大减少，图像质量也有了明显提高。QCT体模也由原来的液体体模发展成固体体模，更方便稳定。QCT分析软件从单层轴位图像分析发展为采用容积数据或三维重建数据进行的三维分析，即3D-QCT。QCT应用方面也由原来的腰椎骨密度测量分析拓展到多个部位、多种组分的分析，包括但不限于人体体质成分分析，肝脏、肌肉、胰腺脂肪含量分析等。QCT本身的技术优势也受到了关注。QCT不仅可以分开测量皮质骨和松质骨的体积骨密度(vBMD),还能提供骨的 3D 几何测量参数和骨小梁结构方面的信息。

(一) CT 技术和设备的发展

近年来,CT 设备变化的最大参数是扫描速度。滑环技术和螺旋扫描技术的发展大大提高了扫描速度,常规螺旋 CT 的时间分辨力可达 0.5s。扫描速度的提高减少了运动伪影和辐射暴露时间;CT 的图像质量也有了明显提高。目前多数 CT 机的密度分辨力已高于 3mm,空间分辨率可高于 20Lp/cm。CT 技术和设备的飞速发展克服了早期 QCT 的缺点,推动了 QCT 的科研发展和临床应用,将骨密度测量从二维(g/cm^2)推向三维(mg/cm^3)。

(二) QCT 校准体模

QCT 检查需要进行校准,以校正 CT 扫描参数、衰减特性变化、射束硬化和患者自身特性如体型大小等不一致引起的衰减特性改变;否则不同患者之间的 QCT 结果就失去了可比性,极大地限制了 QCT 的临床和科研应用。最广泛应用的校准方法就是使用外部校准体模。最先出现的是需要和患者同时扫描的同步体模。体模内含有数个已知的浓度不同的羟基磷灰石或磷酸氢二钾(K_2HPO_4),磷酸氢二钾体模为液体体模,不利于长期保存,且易产生气泡和沉淀后会导致溶液变质,进而影响测量结果,准确度较羟基磷灰石体模低。由于人骨矿成分中约 85% 是羟基磷灰石,羟基磷灰石固态体模更接近人体骨骼成分,其放射线特性和测量结果与骨矿一致,性状稳定。羟基磷灰石体模中应用较多的是固态 "Cann-Genant" 体模和由 Kalender 等人开发的体模。国内也有学者利用碳酸钙和氧化镁混合制作水模、利用羟基磷灰石制作骨模的方法研制了固体体模。QCT 体模类型众多。不同类型的校准体模得到的骨密度数据不能互换。若要比较不同体模的测量结果,需要通过特殊体模进行交叉校准。最著名的交叉校准体模是欧洲脊柱体模(ESP)。

外部校准体模要求扫描时放置于患者扫描部位下方,增加了扫描技师的工作量,影响扫描速度,也影响了 QCT 分析的速度。近年来,已经提出了非同步扫描体模进行校准的办法。第一种方法是使用校准体模预校准特定的 CT 扫描仪(比如:Mindways 公司的非同步校准体模),或者通过 DXA 预校准基于 CT 的骨密度测量,然后使用该预校准数据在该扫描仪或者类似扫描仪上进行扫描。患者检查图像的采集与 QCT 校准数据的采集分开进行。这种方法的不足之处在于忽略了不同患者的体型以及扫描状态之间的差异,会造成一定的误差。这种误差程度是可以被接受的。对于基于 QCT 的密度测量,在保持扫描仪稳定性的前提下,可以使用非同步校准代替体模校准。

第二种方法是无体模内部校准方法。ON Diagnostics 公司的 VirtuOst 软件、Philips Healthcare 提供的 BMAP 软件包等都可以实现这种方法。无体模内部校准是利用患者自身的组织脊柱旁肌肉、皮下脂肪(subcutaneous adipose tissue,SAT)作为校准参考材料。分别利用与肌肉和脂肪直方图相匹配的高斯分布峰值校准自动分割的椎体各结构的 CT 值,再根据其 CT 值计算 BMD 值。这一方法可以利用已有的诊断用 CT 图像进行骨密度测量,具有明显的性价比优势且不增加辐射,还可应用于常见椎体骨折的回顾性机会筛检和鉴别诊断,可实现更方便地对大规模人群进行 BMD 测量。但是其可重复性还存在争议,尚没有足够的证据能判断内部校准的可行性。

第三种方法是直接使用松质骨 CT 值计算骨密度。这一方法的提出立足于临床 CT 扫描仪是将物质的衰减系数与水的 X 线吸收系数做校准,即在经过适当校准的 CT 扫描仪上,水的 CT 值为 0。这种方法相当于不执行 QCT 体模校准。测量对象的衰减值可能根据具体的扫描仪型号、扫描仪制造商和扫描协议参数发生很大的变化;其中不同制造商的扫描仪之间骨模体的衰减值变化最高可达 70Hu。这种变化会影响骨密度的测量结果,导致一些患者的分类不准确。由扫描仪和扫描方案带来的误差不支持骨质疏松症回顾性机会筛查的应用;但这种方法对于识别极低骨密度人群依然是有价值的。

(三) QCT 分析软件

部分 CT 扫描仪系统有自带的 QCT 分析程序,比如西门子(Siemens)的 CT 扫描仪上安装了标准化的采集和分析协议 Osteo™,可支持 $L_{1~3}$/$L_{1~4}$ 椎体的单层 BMD 值测量。Philips 在其 Brilliance 扫描仪上添加了专门的 QCT 分析选项。

随着 QCT 分析软件技术的发展和改进,现今的 QCT 分析软件操作简单、能满足临床和科研的多方面要求。QCT 工作站可连接各中心信息系统自动匹配被检者信息。进行骨密度测量时可自动区分皮质骨和松质骨以确定 ROI 位置,可在冠状位、矢状位、轴位上调整 ROI 的大小和位置;在椎体测量时可以保证测量层面位于椎体中部并与椎体终板平行;进行人体体质成分分析时可自动描绘皮下脂肪和内脏脂肪轮廓,可手动调整脂肪轮廓。QCT 采用图和/或表的形式显示测量结果;部分结果可与正常值及以往结果对比。

三、QCT 的分类

(一) 根据 X 线能谱分类

1. 单能 QCT　单能 QCT(single energy QCT,SEQCT)使用常规的 CT 扫描仪来获取 CT 扫描数据;其测量结果常低于体内实际的骨密度,原因在于椎体内的脂肪成分随年龄增加而变化,每 10 年增约 5%。SEQCT 不能正确计算椎体内胶原基质和脂肪的含量。脂肪组织的存在会导致图像的 CT 值降低,QCT 测得的 BMD 值下降。已经有学者开发了利用基于 MRI 化学位移成像(chemical shift encoded MRI,CSE-MRI)技术校正骨髓脂肪对 vBMD 的影响的方法,并与双能 QCT(dual energy QCT,DEQCT)进行了验证,证实了这种方法的可靠性;但是其准确性和临床相关性还需要进一步研究验证。

2. 双能 QCT　双能 QCT(DEQCT)的应用可降低脂肪含量变化导致的误差,提高测量结果的准确性,是较为理想的测量骨密度的方法。但是由于先前 CT 设备的限制,DEQCT 误差大、图像配准困难、辐射剂量大,难以应用到实际临床和科研中。随着双源 CT 的出现,DEQCT 的应用成为可能;但是目前还未研发出一套能成熟应用于双源 CT 的 QCT 分析软件,尚不能应用于临床骨密度测量。

(二) 根据检查部位分类

1. 脊柱 QCT　脊柱 QCT 是最常见的 QCT 类型。由于 CT 空间分辨率的限制,脊柱皮质骨的骨密度检测较为困难。脊柱 QCT 主要应用于腰椎松质骨骨密度的检测。理论上脊柱 QCT 可以应用于全脊柱椎体的骨密度检测。由于腰椎是骨质疏松症最常见也是最早发的部位,腰椎松质骨的骨密度检测对于骨质疏松症的诊疗和预防具有重要意义。脊柱 QCT 的研究多集中在腰椎。腰椎 QCT 一般取 2 个腰椎松质骨 BMD 的平均值(常用第 1 和第 2 腰椎)作为最终结果,利用骨密度绝对值进行骨质疏松症诊断。

2. 外周定量 CT　外周定量 CT(pQCT)是一种专门用于四肢骨的 QCT 骨密度测量方法,主要用于测量四肢骨(桡骨或胫骨等)远端骨皮质的 BMD 值,还可测量骨的三维几何参数。pQCT 有专门的设备,辐射剂量比常规 CT 少,对患者的体型要求不高,但是对骨髓的变化和髓腔内的脂肪含量敏感。因为目前缺乏实施 pQCT 操作的共识建议和诊断标准,不建议常规使用 pQCT 来诊断骨质疏松症、预测骨折风险或监测治疗效果,所以 pQCT 主要应用于科研上研究药物对骨量和骨骼几何形状的影响。

3. HR-pQCT　21 世纪初出现的高分辨率外周定量 CT(HR-pQCT)使用多色 X 射线源,需要每日和每周进行质控扫描,以避免 X 射线发射源衰减导致的扫描漂移。由于 HR-pQCT 扫描分辨率高且扫描时间较长(3min),所以目前已开发了自动化和手动化移动伪影校正方法,可以帮助操作者实时评估扫描质量,确定是否重新扫描,改进固定装置也是未来 HR-pQCT 的发展趋势。HR-pQCT 系统配备了图像校准功能,基于相似形态或骨小梁的三维结构进行 2 次扫描图像相同切面的配准,可用于监测患者 2 次扫描的骨微结构是否发生变化。

HR-pQCT 除了应用于皮质骨和松质骨的骨密度测量外,因较 pQCT 有更高的空间分辨率(像素尺寸为 100μm 或更小),获得的分辨率接近或小于人类骨小梁的平均厚度(100~150μm),在直观观测骨微结构中具有独特优势。骨小梁主要参数包括骨小梁平均厚度、平均间距、数量、连接度等。HR-pQCT 可以定性、定量分析骨小梁的棒状结构和板状结构,主要参数包括结构模型指数、个体化骨小梁分割方法、连接密度和个体化骨小梁分割方法等。对皮质骨参数如皮质骨孔隙率、面积、厚度也通过改进皮质骨和松质骨分割技术得以实现。HR-pQCT 可以结合计算机的有限元分析法,能够同时定量分析骨结构和骨强度,使骨的无创性评估达到了一个新的高度,对诊治骨骼系统疾病有重要意义。HR-pQCT 目前已经用于临床研究,在药物开发中可用于评估药物的疗效和安全性。

4. 髋部 QCT　应用于髋部的 QCT 技术模拟 DXA,是从三维图像中将股骨与周围软组织分离,投影生成二维平面数据而进行计算面积骨密度(aBMD)的方法;图像具有和 DXA 相同的信息,可被测量的值包括 aBMD 及面积等。可应用髋部 QCT 的软件包括 QCT Pro(Mindways 公司,美国),VirtuOst(ON Diagnostics 公司,美国),埃尔朗根大学研发的医学影像分析模组(the Medical Image Analysis Framework),剑桥大学研发的 3D cortical bone mapping 软件等。QCT Pro 软件是从 2D 类 DXA 投影分割出目标图像再转换为 3D 数据,故扫描时要求脚尖内旋,以减少受髋臼和股骨颈过度覆盖对结果造成的影响。VirtuOst 软件则是在 3D CT 图像上将髋臼从股骨头和股骨颈分割出来,对扫描时脚尖状态不做要求。

由于髋部的骨皮质厚度较椎体厚,且 CT 髋关节扫描的层厚更薄(约 1~3mm),髋部骨密度的研究更适合用皮质骨。一系列的研究肯定了其在预测骨质疏松性骨折及辨别风险因素、年龄和治疗相关变化方面的评估研究。髋关节 QCT 的 CT X 线吸收法(computed tomography X-ray absorptiometry,CTXA)可以测量等同于 DXA 的股骨颈和全髋关节的面积骨密度。采用中国人数据库计算的 T 值可以用于骨质疏松诊断,诊断标准与 WHO 推荐的 DXA 诊断标准一致。其他髋部 QCT 测量参数如体积骨密度则不能用作诊断骨质疏松。

髋部 QCT 可以提供真实的三维重建图像来测量股骨头松质骨的真实形态特征和骨密度,不受股骨头周围骨重叠的影响,是分析髋关节几何形态和测量骨密度的有用研究工具;然而,它尚未广泛应用于临床。髋部 QCT T 值和股骨颈 aBMD 可被纳入 WHO 骨折风险评估工具 FRAX 中,计算 10 年骨折概率。对于绝经后妇女和老年男性,QCT 测得的股骨近段松质骨骨密度结果可用于骨折风险的评估;其效能与 DXA 测得全髋骨密度相同。髋部 QCT 测得的股骨近段骨密度可被用于监测年龄及治疗引起的骨密度改变。此外,髋部 QCT 作为一项重要的术前评估,可以更好地指导髋关节髓内钉内固定术中螺钉的选择,可应用于骨科手术的术前评估。

(三) 按照扫描 CT 类型分类

1. 单层 QCT　单层 QCT(single-slice QCT)主要用于测量腰椎的骨密度。典型测量对象是 T_{12}~L_4 椎体中间、平行于椎体终板的大约 10mm 厚的轴位图像。ROI 的放置可以通过手动操作来实现。Kalender 等人开发了自动分割皮质骨轮廓的技术,可以分别测量皮质骨和松质骨的骨密度。单层 QCT 的辐射剂量高于 DXA;低剂量扫描协议产生的有效剂量低于 $200\mu Sv$。如果与临床 CT 检查同步进行则不增加辐射。单层 QCT 的显著缺点是精确度较 DXA 低;但是由于单层 QCT 测量的是代谢更活跃的松质骨,部分抵消了这一缺点,在监测相同范围内的纵向变化上的能力不弱于 DXA。

2. 容积 QCT　容积 QCT(volumetric QCT,vQCT)以常规多层螺旋 CT 获得的容积数据为基础,将容积数据重建后分析测量。建议在临床 CT 检查的图像上进行 QCT 测量,避免增加辐射。如果单独 QCT 检查,建议使用低剂量扫描,降低辐射。

四、QCT 的主要用途

(一) 诊断骨质疏松症

QCT 的重要临床应用是测量 BMD 值以诊断骨质疏松症。骨质疏松症是一种以骨量减低、骨组织微结构损坏,导致骨脆性增加、易发生骨折为特征的全身性骨病。BMD 值是被广泛接受的诊断骨质疏松症、预测骨折风险的指标。WHO 所制订的骨质疏松症诊断标准也是基于对 BMD 值的测量。《原发性骨质疏松症诊疗指南(2017)》建议 65 岁以上女性和 70 岁以上男性均需要测量 BMD 值。《中国老年骨质疏松症诊疗指南(2018)》也明确了骨密度测量在预防、诊断和治疗骨质疏松症中的作用。国际公认的骨质疏松症的诊断标准是基于 DXA 测量的 T 值≤-2.5SD。DXA 是目前认知度和认可度最高的骨密度测量方法;但是我国现有的 DXA 数量远远不能满足临床需求,DXA 在测量 BMD 值时也存在一些不足。随着 QCT 的发展和普及,近年来 QCT 已经被确立为 DXA 的补充方法。QCT 在测量骨密度方面有独特优势,能单独测量松质骨的三维 vBMD,敏感性和精确性高,是诊断骨质疏松症的重要方法。QCT 能联合常规 CT 平扫检测骨密度,在继发性骨质疏松症患者的早期诊断中能发挥更大的作用;尤其是对因其他原因需行胸部、腹部或髋部 CT 平扫的患者,可同时实现骨密度检测,充分利用 CT 图像信息,无须单独做骨密度检查。除此之外,CT 扫描仪在我国各级医疗机构中已经比较普及。QCT 仅需在 CT 扫描机的基础上简单配备一套 QCT 体模和分析软件即可开展骨密度检查工作,更适合我国国情,具有良好的应用前景。

根据 2018 年发布的《中国定量 CT(QCT)骨质疏松症诊断指南(2018)》,基于腰椎 QCT 的骨质疏松症诊断标准如下:vBMD≥120mg/cm³ 为正常,80mg/cm³<vBMD<120mg/cm³ 为骨量减少,vBMD≤80mg/cm³ 为骨质疏松症,需要强调的是该诊断标准适用于绝经后妇女和老年男性;年轻人出现骨密度减低应进一步检查除外继发原因。髋部 QCT 测量的骨密度结果与 DXA 的面积骨密度等效;其骨质疏松症诊断标准可沿用 DXA 的诊断标准,但是需要根据中国人群的正常参考值计算 T 值。

(二) 骨质疏松性骨折的诊断和风险预测

骨质疏松症能引起骨量减少、骨质微结构改变、骨强度减低、骨脆性增加,容易诱发骨折。骨质疏松症患者受到轻微创伤或日常活动中比如打喷嚏、弯腰拾物都可能发生骨折,常见的有椎体骨折、股骨颈骨折和 Colles 骨折。骨质疏松性骨折是骨质疏松症的严重后果,也是老年患者致残和致死的主要原因之一。无论 BMD 的测量结果如何,骨质疏松性骨折都是骨质疏松症诊断和治疗的标准之一。

QCT 重建的三维数据可应用于骨质疏松性骨折的诊断和鉴别诊断;其测得的 BMD 结果可应用于骨质疏松性骨折风险的预测。大量的前瞻性流行病学研究证实,BMD 值对未来骨折有预测作用。低骨量是预测第一次骨折的最重要的危险因子。WHO 推荐的骨折风险评估工具(FRAX)的计算参数包括部分临床危险因素和股骨颈骨密度,也提示 BMD 值可应用于骨质疏松性骨折风险的预测。任何部位的 BMD 结果都能为全身骨折的危险性评估提供有用的信息;但是对特殊部位如股骨颈骨折的危险性评估,建议测量该部位的 BMD 值。QCT 不仅能测量骨密度,还能用于骨三维几何结构的测量以及骨小梁微结构的分析。单独的 BMD 值仅能反映 48%~77% 的骨强度变化情况。将骨几何结构和骨 BMD 值结合,能够更好地反映骨强度状况(87%~93%)。pQCT 测量骨密度结果可应用于评估绝经后妇女髋部骨折的风险。近年来 HR-pQCT 在评估皮质骨厚度、孔隙率、骨小梁信号衰减等方面的应用使 QCT 在诊断骨折方面显现出了特殊的优势。

(三) 监测抗骨质疏松药物的疗效

骨质疏松症是慢性疾病,药物治疗的目的是提高骨强度,降低骨折风险。骨强度由骨质量和骨密度共同决定。目前尚未有精确测量人体骨质量的方法,所以对骨质疏松症治疗药物疗效的评价主要依靠骨密度检测。骨密度变化这一指标可以用于评价骨质疏松药物的疗效,并且对于促骨形成药物的疗效评价更有价值。尽管对于将骨密度变化作为药物疗效评价指标尚有争议,但美国骨质疏松基金会和国际临床骨密度学会均推荐将骨密度测量作为常规监测指标。我国 2017 年发布的《原发性骨质疏松症诊疗指南(2017)》中也推荐通过重复测量骨密度来监测疗效。

BMD 测量有一定的误差,所以需要了解各中心 BMD 测量的精密度误差。根据精密度误差和可信范围计算最小有意义变化,使用同一 QCT 系统或同一公司产品的 QCT 测量结果可以直接进行比较。如果前后 2 次检查为不同的机器,应报告标准化结果后才可进行比较。当对随访 BMD 结果进行比较时,只有当 2 次 BMD 的差值超过最小有意义变化时,才能说明 BMD 值有变化。根据最小有意义变化还可以计算随访间隔时间,即随访间隔时间=最小有意义变化/预计 BMD 年变化率。

QCT 能选择性地测量代谢速率更快的松质骨,缩短观察周期,提高患者治疗依从性,有助于动态了解疗效,指导临床治疗调整。尽管有证据支持骨密度增加和骨折复位有关,但在个别试验中观察到骨折风险的降低只有 4%~28% 可以用骨密度解释。骨密度变化的大小和时间与骨折风险降低之间的差异表明还有其他因素影响骨强度。QCT 可以提供骨的几何结构参数和骨微结构信息,为骨质量评估提供更多信息。用有限元分析来预测骨强度,比单独应用 BMD 值监测抗骨质疏松药物疗效更有说服力。

(四) QCT 数据是有限元分析法确定骨强度的基础

有限元法是一种常应用于机械及土木工程中的计算机技术,以计算刚度、强度以及受外力影响的复杂结构的内部应变和应力。有限元分析法能够从 QCT 的三维骨质图像中创建符合使用者需求的脊柱有限元模型,计算骨内应变和应力的复杂问题,可以反映椎体几何形态、松质骨密度不均一性及各向异性对骨强度的影响。除 ON Diagnostics 公司的 VirtuOst 软件已经在美国 FDA 获批可用于鉴别骨折风险患者和随访治疗效果外,大部分用于骨骼分析的有限元分析软件尚处于试验阶段。有限元分析法首先通过 QCT 获取三维影像数据,创建基于 QCT 的骨骼几何模型,然后划分为更小的有限元单元并组合,为每个单元定义基于 QCT 骨矿物质浓度的材料属性,对模型赋予正确的边界及机械载荷,模拟所需要的力学状态,进行有限元分析,实现在体较为准确的骨强度评价。基于 QCT 的有限元分析是预估骨折风险的有效工具。

(五) 骨科术前评估

骨科手术多需要在术前行 CT 扫描以了解骨骼结构的解剖细节。QCT 骨密度测量可以和常规骨科术前 CT 扫描同时进行。精确的骨密度测量有助于制订手术方案;尤其是需要了解手术部位或打钉道部位的骨密度时,QCT 可以在三维图像上根据手术需求做指定部位的骨密度测定。QCT 可以精确测量股骨近端、膝关节等部位指定区域的骨密度,明确骨质疏松程度,对指导骨折手术内植物的材料、入路、深度选择、手术方式以及术后并发症的风险评估有重要作用。

(六) 测量腹部脂肪、肌肉面积分布

目前,肥胖在全球的发病率都呈上升趋势,且与多种疾病相关,脂肪细胞分泌的各种活性生物蛋白在糖尿病、心血管疾病等肥胖并发症患者中显示增高。肥胖并发症并不是简单与体重指数相关。内脏脂肪可以作为肥胖并发症的独立危险因素,在预测心脑血管疾病的指导意义比人体总脂肪量更重要。对内脏脂肪的研究有利于正确认识正常脂肪的分布规律以及病理状态下脂肪的再分布。QCT 测量腹部脂肪面积分布一般是建立在骨密度分析的基础上,利用 QCT 骨密度扫描数据,图像分辨率高,测量简单方便。QCT 分析软件可自动识别皮下脂肪和内脏脂肪。如对自动区分结果不满意时可手动调整,在获得腹部脂肪定量测量结果的同时,还可在轴位 CT 图像上清晰地显示腹部脂肪的分布情况。QCT 应用于腹部脂肪面积分布定量分析结果准确、直观,重复性好,与 MRI 测量结果相比差值很小,具有明显相关性和较好一致性,支持在临床上相互替代。

QCT 可测量人体任意层面的脂肪、肌肉分布面积。在评估骨密度的同时获取该层面脂肪、肌肉面积分布情况,可以帮助临床医生在不增加射线量的前提下评估糖尿病、心脑血管疾病等肥胖并发症的风险,可应用于大样本的临床研究或骨密度检查群体的腹部脂肪调查。

(七) 定量分析在体组织和器官的脂肪含量

QCT 除了应用于骨关节系统,还可以用于量化在体器官、组织中脂肪含量的百分比。以肝脏脂肪含量的测量为例,肝脏内脂肪沉积会导致肝脏组织 CT 值下降,在 CT 图像上有所显现。QCT 体模内包含水和脂肪样本,理论上能够将组织中的 CT 值转化为脂肪含量,对肝脏内的脂肪含量进行定量测量。在动物实验中以化学萃取法为验证标准,QCT 可以准确测量动物肝脏的脂肪含量。与 MR mDixon-quant 结果相比,QCT 测量的人体肝脏脂肪含量结果是准确可靠的,有望成为临床肝脏脂肪含量无创定量评估的有效手段。

QCT 在定量分析肌肉、胰腺的肝脏脂肪含量方面的应用也得到了应用。QCT 测量的胰腺脂肪含量结果和 CSE-MRI 结果之间有很好的相关性;但还需要进一步研究来提高 QCT 测量和质子密度脂肪分数(proton density fat fraction,PDFF)数值的一致性,推进 QCT 的临床应用。

五、QCT 的优势

（一）测量三维体积骨密度

与 DXA 检查仅能得到面积骨密度（三维结构在二维空间的投影，单位：g/cm^2）及骨结构参数不同，QCT 测得的是三维空间的体积骨密度（单位：mg/cm^3）及解剖形态及结构参数，不受骨骼体积影响，避免了应用二维骨密度测量方法时骨骼厚度会造成误差这一缺点，以及感兴趣区（ROI）外组织（如骨质增生、骨岛、血管钙化等）的影响。

（二）单独测量松质骨和皮质骨

QCT 是 X 线光吸收法、单光子吸收法、双光子吸收法、定量超声、DXA、磁共振成像技术等常见骨密度测量方法中唯一能分别测量皮质骨、松质骨的 BMD 值的骨密度检测方法。皮质骨和松质骨是两个不同的反应系统。由于松质骨的表面积/体积比值较高，所以松质骨的代谢速率是皮质骨的 8 倍。不同疾病导致的继发性骨质疏松症，皮质骨和松质骨的变化不一致；比如围绝经期松质骨丢失较为明显；原发性甲状旁腺功能亢进主要影响皮质骨，长期接受糖皮质激素治疗的患者松质骨变化更明显。这种不一致也体现在抗骨质疏松药物治疗上，口服双膦酸盐的骨质疏松症患者松质骨密度增加较皮质骨明显。单独测量松质骨和皮质骨能更敏感地反映骨质疏松早期骨丢失情况，早期诊断骨质疏松症，也有利于观察骨质疏松症治疗后效果，缩短观察周期，有助于动态了解疗效，指导临床治疗调整。

（三）测量骨 3D 几何参数和评价骨微结构

QCT 不仅能精确测量骨 BMD 值，还能提供骨结构的 3D 几何参数和骨微结构信息。骨骼几何学参数与骨折最大荷载有着很高的相关性，脊柱终板区面积、横截面积或椎体表面提高了骨密度与骨折荷载的相关性。股骨颈横截面区、颈部轴长和皮层厚度被视为骨折载荷的独立预测因子。骨强度是由骨密度和骨质量共同决定的。大量证据表明，骨质疏松骨组织的改变除了骨密度降低外，还包括骨小梁数量、分离度、厚度等骨小梁微结构的改变。骨微结构独立于骨密度影响骨强度，甚至是比骨密度更重要的指标。骨密度的变化不能完全解释在骨质疏松症治疗开始后观察到的骨折风险的降低，而且在骨密度达到峰值改善之前就可以观察到骨折风险的显著降低。骨微结构成像提供了骨密度以外的信息，有助于评估生物力学关系，阐明骨骼疾病的微结构基础，并确定骨骼对药物治疗的反应。尽管 QCT 评价骨微结构暂时未应用于临床，但是这代表了开发准确、可靠的骨形态三维估计方法的一个重要方向。

（四）应用于特殊人群

对于肥胖或低体重指数的患者，QCT 较 DXA 误差更小、可重复性更高，弥补了 DXA 在测量极高或极低体重指数患者骨密度方面的不足。QCT 还可以应用于接受胸部、腹部或盆腔 CT 扫描的患者的骨密度检测。与健康人群相比，这些患者接受肿瘤治疗、器官和骨髓移植等其他疾病的患骨质疏松症的比例更高，比普通人群接受 CT 检查更为频繁。QCT 可应用于这类患者的早期骨质疏松症的诊断和治疗进展监测。

（五）安装、操作简单

我国县级以上医院已经普遍安装 CT 机器。QCT 在原有 CT 扫描仪基础上联合校准体模和分析软件即可使用，无须额外的场地、费用和扫描技师，更易于普及；尤其是在健康管理领域，联合低剂量胸部 CT

平扫或常规腹部、盆腔 CT 扫描,拓展了 CT 图像的应用价值;一次检查可得到 CT 平扫、腰椎骨密度、腹部人体质成分分析、肝脏或肌肉脂肪含量等结果;大大增加了经济效益,优化体检流程,缩短体检时间,使健康管理水平提升一个台阶。

(陈白如　李永丽　徐良洲)

第二节　脊柱 QCT 测量规范

骨密度检测是诊断骨质疏松症的主要标准之一。定量 CT(QCT)骨密度测量可以对骨骼骨矿物状态提供精确的量化评估,是临床认可的脊柱、髋关节和部分外周部位 BMD 测量方法,对骨质疏松症高危患者和可能发生脆性骨折的患者具有较大价值,可广泛应用于骨科、内分泌科、老年医学科、儿保科、妇产科等临床骨质疏松症的诊断、防治和疗效监测,尤其对老年人各种腰腿痛疾病的鉴别诊断具有重要意义,具有较高临床应用价值。根据 ISCD 和中国人骨质疏松症影像学诊断标准(DXA、QCT)(2018)建议,QCT 测量椎体松质骨骨密度可用于诊断骨质疏松症、预测骨折风险和监测疗效。

与双能 X 射线吸收法(DXA)相比,脊柱 QCT 可以选择性地测量椎体松质骨的体积骨密度,避免了因脊柱退变、腹部血管钙化、口服对比剂和含钙或其他矿物质的食物或添加剂等造成的假阴性结果,并且不易受体位、脊柱侧弯、肥胖或低体重指数等情况的影响,能更敏感地反映早期骨丢失和对治疗的反应,在诊断骨质疏松症方面具有更高的敏感度和准确度。

一、QCT 检查的适应证

当临床治疗方案的制订受 BMD 测量结果影响时,应行 QCT 骨密度测量。QCT 可用于下列人群。

(一)成人适应证

确诊或怀疑低 BMD,或低 BMD 风险者,包括:①所有 65 岁及以上女性和 70 岁及以上男性(无症状筛查)。②小于 65 岁的妇女,病史和其他检查提示有其他骨质疏松症危险因素。骨质疏松症的危险因素包括:雌激素不足、母亲有 50 岁后髋部骨折史、低体重[低于 127 磅(1 磅=0.45kg)]、42 岁前闭经超过 1 年。③小于 65 岁的妇女或小于 70 岁男性,有下列危险因素:目前吸烟、体重减轻、驼背。④任何年龄,有影像学低骨密度的征象,包括椎体压缩骨折。⑤≥50 岁,在轻微外伤或无外伤情况下发生腕关节、髋关节、脊柱和肱骨近端骨折者。⑥任何年龄,有 1 个或多个机能不全性骨折。⑦正在接受或考虑接受激素治疗超过 3 个月。⑧任何开始或接受长期药物治疗,而这些药物对 BMD 有副作用(抗凝血药,雄激素剥夺治疗,芳香化酶抑制疗法或长期肝素治疗)。⑨影响 BMD 的内分泌疾病者(甲状旁腺功能亢进,甲状腺功能亢进或库欣综合征)。⑩大于 18 岁男性,性腺功能减退者。⑪代谢病和/或其他疾病可能影响 BMD 者,如:慢性肾衰、类风湿性关节炎和其他关节炎、饮食疾病(包括厌食和贪食症)、器官移植、长期制动、胃肠吸收不良或营养不良、骨软化、维生素 D 缺乏、子宫内膜炎、巨人症、长期酗酒或肝硬化、多发骨髓瘤、胃肠道减肥手术者。⑫考虑药物治疗骨质疏松症者。⑬监测骨质疏松症药物治疗反应和疗效者。

(二)儿童适应证

儿童的 BMD 测量和适应证与成人有明显不同。因儿童骨骼快速生长,儿童的 BMD 测量和结果解释很复杂。研究表明,DXA 不能区分在儿童生长期身体和骨骼的明显变化,所以 DXA 不能用于儿童的 BMD 随访。QCT 可以准确测量躯干或四肢骨的骨密度和体积,不受身体或骨骼大小的影响,所以儿童 QCT 测量可能比 DXA 更有用。也有报道 QCT 用于婴儿以及青少年。在青少年,DXA 的面积骨密度反映的可能是椎体大小而不是真正骨密度。

采用非体积骨密度诊断骨质疏松症时,应该慎重。这些人群 DXA 测量的骨密度增加更可能是由于椎体形态增大所致。因此,在评价许多影响儿童及其骨骼生长疾病的儿童的 BMD 改变,QCT 可能是好的方法。这些患儿包括儿童恶性肿瘤放疗和化疗者、原发或继发甲状旁腺功能亢进、成骨不全或石骨症及生长激素不足、感染性肠道疾病或 HIV 治疗的监测。

在研究不同种族和性别对儿童 BMD 影响,QCT 可能比 DXA 更好。非洲裔美国儿童松质骨骨密度高,但椎体横断面积相似;相反,在四肢骨,他们股骨横断面积大,皮质骨面积和密度相似。这些差别也许是不同种族成人骨质疏松症和骨折患病率不同的原因。

(三) 相对适应证

躯干和四肢 BMD 测量结果可能会不一致。骨质疏松症高危人群,四肢 BMD 正常,应该进一步做躯干 QCT。

QCT 也可以用于 BMD 病理性升高疾病,如石骨症或氟中毒的诊断、分期和随访。BMD 和体质成分的分析对其他人群,如职业运动员,也有益。

二、QCT 检查的禁忌证

QCT 检查的禁忌证:①孕妇或可能怀孕者,请参照美国放射学院(American College of Radiology,ACR)关于放射检查的相关规则;②下列情况可以影响 QCT 骨密度测量的准确性和/或重复性,在这些情况下获得的 BMD 可以用于对骨密度的总体评价,但会影响测量的准确性或精密度也就限制在随访过程中评估或发现 BMD 的真正变化;③近期静脉注射对比剂;④测量区有严重的骨折畸形;⑤测量区有植入物,常见于脊柱和髋关节;⑥患者不能保持正确体位时或扫描时静止不动;⑦特别肥胖患者,超出 CT 扫描野。

三、腰椎 BMD 的 QCT 检查方法

(一) 设备要求

目前,脊柱 QCT 骨密度测量有 3 种方法:①采集带校准体模的 CT 体积数据(三维 QCT);②采集带体模的椎体单层断面图像(二维 QCT);③采集椎体 CT 体积数据图像,并单独扫描非同步体模(非同步 QCT)。

所有 3 种方法都能准确测量 BMD 评价骨情况。但在随访测量中有不同,一般带体模的精密度好。另外,体积采集避免患者摆位和数据处理对操作员技术的依赖,精密度比较好。

(二) 体位扫描

受检者仰卧于检查床,按设定的腰椎 QCT 扫描方案进行扫描。采用设定的床高、管电压、管电流及视野(field of view,FOV),将校准体模(Mindways 公司)置于患者腰下,尽量贴近。单排 CT 可以采集 L_{1-3}

椎体中部层面各一层,层厚 10mm;多排螺旋 CT 可以行 $L_{1～2}$ 椎体范围的容积数据采集,薄层重建,在 QCT 分析工作站选取椎体中间层面。第四代产品已整合为非同步 QCT(Asynchorous QCT),即扫描受检者时腰下不用放置校准体模,亦不用考虑设定床高的问题(图 13-2-1)。

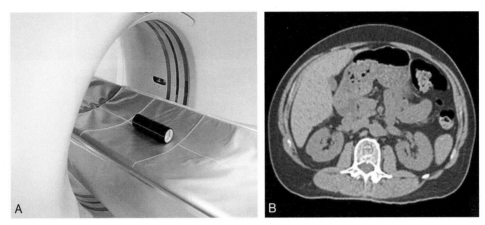

图 13-2-1 非同步 QCT

A. 体模扫描;B. 椎体松质骨骨密度分析。

(三) 图像分析

QCT 检查完成后将 Volume 数据上传至 QCT Pro 工作站,分别测量 $L_{1～2}$ 椎体 BMD,在椎体中心位置标记 ROI,避开骨质异常区(如:骨岛)、椎体周边皮质骨及椎体静脉走行区(图 13-2-2),并根据情况适时手动调节,记录各椎体骨量及平均骨量(图 13-2-3)。

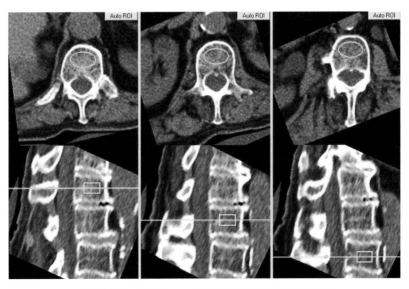

图 13-2-2 腰椎 QCT 骨密度测量的感兴趣区选择

63 岁女性,腰背痛 10 年余,加重 3 个月,临床疑诊骨质疏松症,行 QCT 测量腰椎松质骨骨密度时,可在工作站上观察椎体 CT 图像,对测量感兴趣区进行精确勾画。从左至右分别显示 L_1、L_2、L_3 椎体测量 BMD 的 ROI 选择。

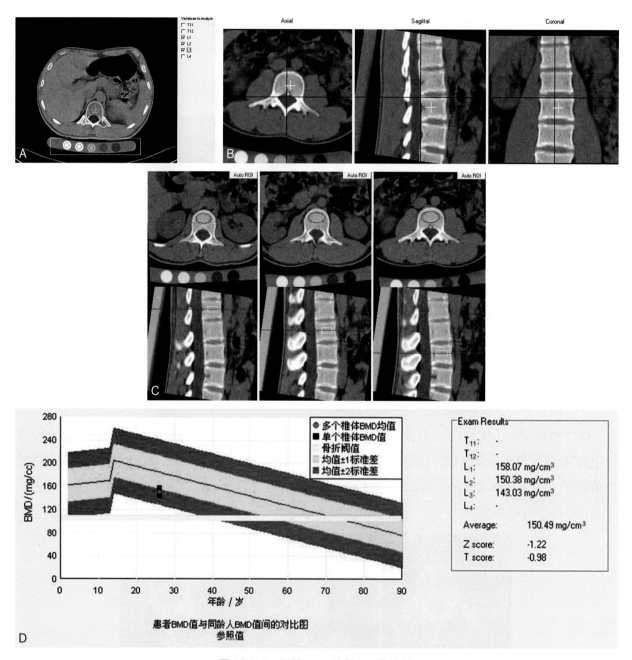

图 13-2-3　腰椎 QCT 骨密度图像分析

A. 结合定位像选定 $L_{1\sim3}$ 椎体；B. 将十字形分别置于 $L_{1\sim3}$ 椎体中心区域；C. 分别调整 $L_{1\sim3}$ 椎体 ROI；D. $L_{1\sim3}$ 椎体 BMD 值分别为 158.07mg/cm³、150.38mg/cm³、143.03mg/cm³，均值为 150.49mg/cm³，诊断为骨量正常。

四、QCT 测量规范

1. 申请单要有病史及做 QCT 的目的，这样有助于 QCT 检查和结果解释。病史包括：症状和体征和/或相关病史（已经确诊的疾病）。另外，还要注明做 QCT 的目的、考虑的诊断，提供有关病史对解释结果很有帮助。

2. QCT 申请单必须由医生或具有相应资质的医务人员开出，并提供病史和相关临床资料［符合美国放射学院（ACR）35,2006]。

3. QCT 检查包括腰椎侧位定位相。

4. 技术员根据定位像判定是否有需要排除的部位。侧位像还用于标记扫描范围,应该包括整个腰椎,图像质量及分辨率要达到可以观察椎体形态(即椎体骨折评价)的要求。

5. 在儿童,QCT 常用于腰椎。其他部位也可以做,但不是常规测量区域。

6. 合理使用 QCT 厂家提供的胶垫和泡沫垫。胶垫建议置于受检者拟扫描区的腰下和校准体模间。

7. 术后椎体或陈旧及新发骨折椎体不应作为测量椎。如果观察图像证实椎体解剖正常,也没有溶骨性或成骨性病变,该椎体可被包括在内。

8. 如果 2 个椎体骨密度测量结果差异较大,应加做第 3 个椎体,并在 CT 图像上仔细查看骨质异常的测量区;必要时进一步做 MRI 检查或骨扫描。

9. 脊柱 QCT 可不用报告 T 值,且脊柱 QCT 结果的 T 值不适用 WHO 骨质疏松症诊断标准。

五、QCT 诊断结果随访

同一部位的随访测量都应该与以前的结果比较。通过计算精密度误差和最小有意义变化(LSC)来判断变化是否有显著统计学意义。下列检查认为是可以比较的:①前后 2 次检查应该使用同一 QCT 系统;②前后 2 次检查应该使用同一公司的产品;③如前后 2 次检查为不同的 CT 机扫描,测量前应使用相应 CT 机的质控扫描数据对 QCT 系统校准。

应该注意完整的 QCT 系统包括 CT 机、校准体模和软件以及正常参考值,其中任何一个因素改变都会影响结果。如果发生变化,应该做质控进行校正,包括精密度测试、确定适当的统计参数。

六、QCT 诊断报告规范

报告应该遵循 ACR 关于放射诊断报告的规范。

1. 应该永久存档　①患者信息,机器型号,检查日期,图像设置,系统厂商和型号;②临床病史或患者问卷;③摆位,解剖信息和/或随访测量所需的技术设定参数;④打印结果(包括图像,测量感兴趣区和 BMD 值)。

2. 绝经后妇女和 50 岁及以上男性,报告脊柱松质骨体积 BMD(mg/cm^3),也应该报告骨折风险。另外,其他流行病学风险也可以报告。

3. 报告应该提示是否有伪影或其他可能影响 BMD 测量技术原因。应该报告 2 次 BMD 测量的变化是否有临床提示意义(即是否大于 LSC)。提示关于复查及时间的建议。也可以建议其他 BMD 测量方法、其他的影像学检查或测量方法。应该注明正常参考数据库来源。

七、QCT 设备的质量控制

QCT 质量控制对复查判断疗效和病情进展的准确性非常重要。质量控制包括两方面:第一是 CT 机本身的维护,二是 QCT 软件、体模和配件的维护。

1. CT 机要按厂家的要求,由受培训的技术员做基本质量控制步骤。质控的结果要根据厂家的要求,及时解读保证系统的正常运行。如果发现有问题,要通知 CT 机维修工程师检修,修好后才能正常运行。

2. CT 软件也要根据厂家要求由受训的技术员做基本的质量控制,质控的结果要根据厂家的要求,及时解读保证系统的正常运行。如果发现有问题,要通知 CT 机维修工程师检修,修好后才能扫描患者。

3. 测量精密度误差与 CT 机型号、QCT 方法以及技术员的水平有关。虽然可以用 QCT 厂家或文献提供的测量误差数据来评估患者随访前后的 BMD 变化,精密度测试会使这种评估更完善。每个中心应该做精密度测试来确定该中心的精密度误差和最小有意义变化(LSC)。建议用 95% 可信区间。如果一个中心有多个技术员,应该使用所有技术员的平均值。做精密度测试需要征得受试者的知情同意。

4. 如果更换 CT 机或 X 线球管,QCT 应对 CT 机重新质控校准。

5. 设备的监测应该符合 ACR 关于 CT 的技术标准。

八、QCT 操作人员的资质和责任

医生和技术员除需要符合从事放射相关资质和要求外,QCT 需要特别的资质和责任。

(一) 放射科医生

1. QCT 检查必须由有资质的放射科医生出报告,该医生还要具备下列知识。

(1) 了解骨结构、代谢和骨质疏松。

(2) 了解 QCT 测量的扫描和图像处理:包括摆位和感兴趣区选择,可以引起 BMD 值假性增加或减低的伪影和解剖异常。

(3) 了解报告事项:包括(但不限于)骨密度值、均数百分比、T 值、Z 值、骨折风险和 WHO 分类系统。

(4) 了解随访测量的准确和重复比较的标准:包括不同技术和设备测量的结果不能比较,了解重复性的重要性,随访测量显著变化的统计意义。

(5) 了解其他 BMD 测量方法:如躯干和四肢 DXA、X 线吸收法(RA)、单能 X 线骨密度测量和定量超声(QUS),以便回答关于其他或随访 BMD 相关问题。另外,医生应该出报告提建议并指出 QCT 图像显示的其他病变的影像所见,如肿块、肾上腺病变和肠道异常等提出处理意见。

2. 医生应督促 QCT 设备和质控流程,是 QCT 质控的责任人。

(二) 放射科技术员

技术员应该具备下列资质。

1. 接受 QCT 设备培训的证书,包括质量控制流程。

2. 了解和熟悉所有 CT 机的用户手册。

3. 负责患者的安全和舒适,准备和摆位,确定扫描区域,在扫描过程中观察患者,并根据申请单要求做好测量。

4. 负责日常质量控制和精确性误差测试,包括确定精密度误差和最小有意义变化(LSC)的计算,应有中国放射技师注册。

九、辐射

放射科医生、医学物理师、技术员和所有医生都有责任减少患者、工作人员和公众辐射剂量,同时要保证图像质量;在保证检查目的的前提下尽可能降低辐射剂量,即合理使用低剂量(as low as reasonably achievable,ALARA)原则。

(王 燕 张 伟)

第三节 髋关节 QCT 测量规范

髋部 QCT 在骨折预测和随访监测中具有关键作用,髋部 QCT 已成为公认的骨密度测量方法。3D QCT 数据可被投影为类 DXA 的平面图像。在该图像中,aBMD、骨矿物质含量(BMC)及面积可被测得,并且等同 DXA 的 T 值。换而言之,QCT 除了可提供真实的 3D 数据外,也可利用 3D 数据生成 2D 平面投影图,提供等效 DXA 的分析功能。

2015 国际临床骨密度学会(ISCD)共识部分 I(髋部 QCT 临床应用)指出:根据 WHO 诊断标准,QCT 二维平面数据得出股骨颈和全髋 T 值与相应 DXA 感兴趣区的 T 值拥有等效的诊断效能;对于绝经后妇女和老年男性,QCT 测量的股骨近段总的松质骨骨密度预测髋部骨折效能与 DXA 测得全髋骨密度相同;QCT 测得的股骨近段的整体和松质骨骨密度可被用于监测年龄及治疗引起的骨密度改变。

目前,几乎所有临床试验机构在进行骨质疏松性骨折预防药物疗效评估中都纳入 QCT 用于亚组患者的评价,因此,使用 QCT 规范测量髋关节骨密度及相关参数至关重要。

QCT 软件多种多样,其中,美国食品药品管理局批准的商业化软件 QCT Pro(Mindways 公司)在腰椎和髋部(CT X 线吸收法,CTXA)测量被临床机构广泛使用。全世界大约 2 000~2 500 台装机量。CTXA 是一种模拟 DXA 的方法,即从三维图像中生成平面投影数据进而计算面积骨密度(aBMD)。CTXA 的 DXA 等效 T 值和股骨颈面积骨密度最近被纳入至 WHO 骨折风险评估工具(FRAX)中,FRAX 可计算 10 年骨折概率。本节将着重介绍 CTXA 的测量规范。

需注意,在 CTXA 分析中,CT 数据的平面投影在股骨分割前完成,因而,QCT Pro 分析常受髋臼和股骨颈过度覆盖影响。故 QCT Pro 髋部模块建议扫描时像 DXA 一样脚尖内旋;髋关节扫描范围为髋臼上缘 3~5cm 处到小转子下 5~10cm 处;若使用同步 QCT(Model 3),扫描患者时必须将校准体模(矩形者)垫在患者身下,中间铺垫胶垫以减少不适感;体模要将扫描范围全部覆盖住;非同步 QCT(Model 4)则无须校准体模。

一、髋关节骨密度测量

(一)打开 QCT Pro 软件,启动 CTXA 模块

从桌面找到 QCT Pro 软件图标,双击点开,用户界面见图 13-3-1;单击 QCT 用户界面"New CTXA exam analysis"图标 ,以启动 CTXA 模块。

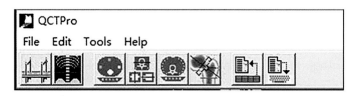

图 13-3-1 QCT Pro 用户界面

（二）打开受试者 QCT 文件，确认患者信息

1. CTXA 模块启动后会自动弹出默认路径的文件夹（图 13-3-2）。使用者可在该路径下选择所需测量的受试者 QCT 文件。若受试者 QCT 文件不在该路径下，则需使用者自行选择路径找到相应文件。

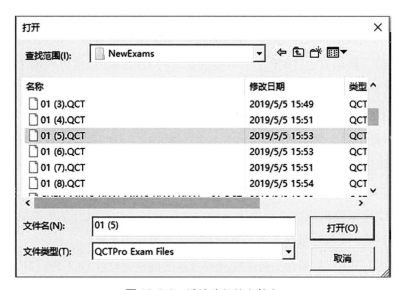

图 13-3-2 默认路径的文件夹

2. 打开患者 QCT 文件后，将弹出受试者相应信息（图 13-3-3）。核对受试者姓名、编号、性别、出生日期等；必要时可以补充受试者信息，如身高、体重、种族等。

（1）初诊：若受试者以前从未做过 QCT 测量，直接点击 "Add new record" 按钮创建新患者记录。

（2）复诊（包括曾经做过腰椎 QCT 测量的受试者）：检查输入栏和下面信息栏是否匹配。

1）信息匹配，直接点击 "Confirm match" 按钮进入下一步。

2）发现输入栏和下面信息栏有任何不匹配项目，请点击软件界面右侧 "Update record" 按钮，然后再点击 "Confirm match" 按钮。

3. 点击屏幕顶端 "Extraction" 进入下一步。

（三）定位并提取所需测量部位

在 CT 轴位图像上使用箭头浏览包含股骨颈的层面，将绿色含有十字的定位框放置在待测一侧的股骨颈中心，等待定位框重新变绿后即可点击屏幕顶端 "Rotation" 进入下一步。如图 13-3-4；若患者一侧存在骨折，则应选择健侧测量，双侧骨折一般不测量（除非课题特殊要求）；若患者一侧行髋关节置换术或其他带有金属内固定的手术，一律测量健侧；若患者双侧髋关节均为术后，则不进行测量。

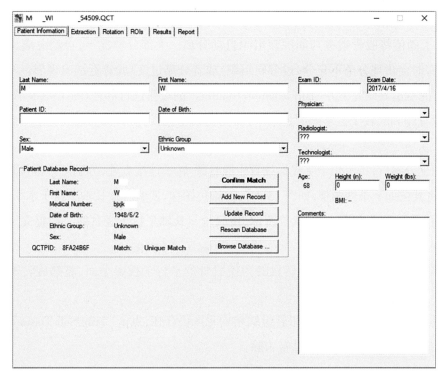

图 13-3-3 受试者信息栏

左上方为可编辑输入栏,包括该受试者本次测量的基本信息;左下方为历史信息栏,包括 QCT 数据库中原本存储的复查受试者历史信息;右侧栏可添加补充信息。

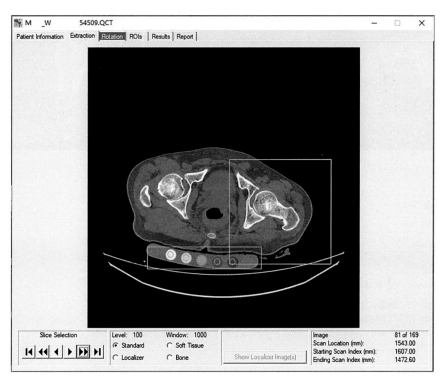

图 13-3-4 髋关节 CT 轴位图像

点击左下角箭头可调节层面,其右边选框可调节窗宽窗位。

（四）旋转

CTXA 设定了阈值将股骨近端与周围软组织自动分离。大部分情况下,自动分离出的股骨近端足够进行分析;但有时会出现分离不充分(过多软组织)或者分离过度(股骨近端出现黑色缺损区)的情况。此时需要根据情况点击界面左下方"Hip Isolation Controls"的按钮进行修正(图 13-3-5~图 13-3-8)。黑色缺损区出现在股骨颈和大转子会影响测量结果,需完全填充,出现在股骨头或股骨干不影响分析可以不做处理。

股骨近端完全分离后,将定位十字光标放置于股骨颈-转子连接点处,分别左键拖拽轴位、冠状位、矢状位 3 幅视图,将其按如下条件调整,如图 13-3-5:①轴位图像,使股骨颈长轴平行于水平线;②矢状位图像,使股骨干长轴平行于竖直线;③冠状位图像,使股骨干长轴平行于竖直线。调整完毕即可点击屏幕顶端"ROIs"进入下一步。

1. 股骨颈旋转示例(图 13-3-6),旋转目的为使股骨颈平行于投影平面,髋部旋转不当会影响测量结果。

2. 分割软组织示例(图 13-3-7),如果软组织结构元区仍存在,点击"Trim Soft Tissue",可接受少许软组织存在,不要过度去除软组织以致骨骼被去除。

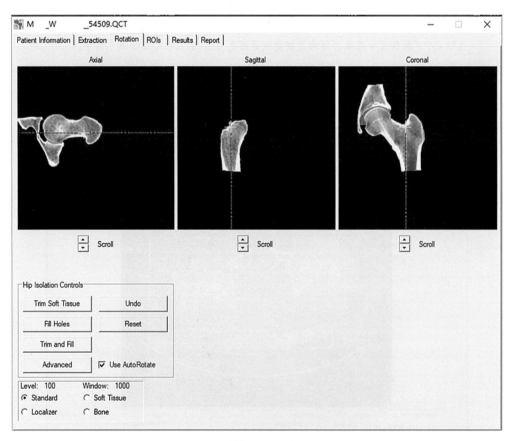

图 13-3-5　股骨近端轴位、冠状位、矢状位 3 幅视图

Trim Soft Tissue:去除软组织影;Fill Holes:填充图像上黑色缺损区;Trim and Fill:去除软组织影同时填充黑色缺损区;Undo:撤销上一步;Reset:图像重置。

3. 填充骨骼空洞示例（图 13-3-8），如果骨骼空洞存在，点击 "Fill Holes"。如果空洞位于感兴趣区外，无须进行填充步骤。

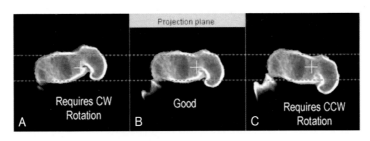

图 13-3-6 股骨颈旋转示例

A. 股骨颈需顺时针方向旋转；B. 股骨颈平行示例；C. 股骨颈需逆时针方向旋转。

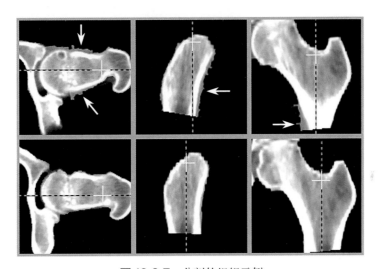

图 13-3-7 分割软组织示例

下排图像为去除软组织后。

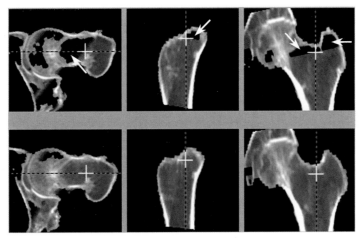

图 13-3-8 填充骨骼空洞示例

下排图像为填充后。

（五）感兴趣区

类似于 DXA 髋关节成像，CTXA 髋关节模块通常使用 CTXA 二维投影图像来估计 ROI 的位置。这些标准 ROI 包括股骨颈（FN）、转子（trochanter，TR）、转子间（IT）和全髋关节。为了避免髋臼和股骨颈的重叠，股骨颈 ROI 并非包含整个股骨颈，而是由一厚度为 10mm 或 15mm 的矩形框构成，即图 13-3-9 中的矩形框。操作者可在下方根据需要调节股骨颈 ROI 的高度。

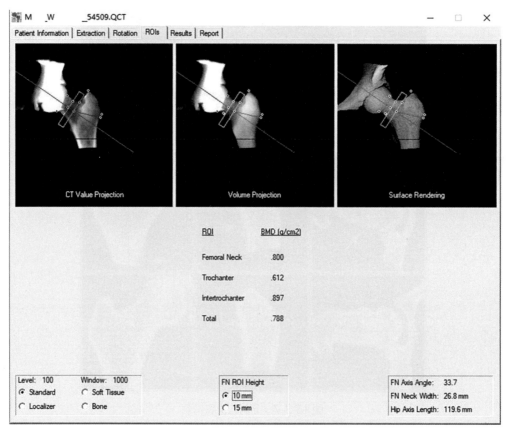

图 13-3-9　股骨颈 ROI

斜长线：股骨颈轴；斜短线：股骨粗隆与粗隆间的分割线；水平线：转子间 ROI 的底边所在的水平线；矩形框：股骨颈 ROI；图像下方为各个感兴趣区的面积骨密度；左下角选框：调节窗宽窗位；中间选框：调节股骨颈 ROI 高度；右下角数据框：股骨颈轴线角度、股骨颈宽度、髋关节轴线长度的数值。Femoral Neck：股骨颈；Trochanter：股骨粗隆；Intertrochanteric：股骨粗隆间；Total：全髋关节。

QCT Pro 会自动定义 ROI，用户需要验证各参考线及股骨颈 ROI 的位置是否正确，必要时进行调整（图 13-3-10）。以下为注意事项：①斜长线为软件自动算出的股骨颈轴线，视觉上应穿过股骨颈底边的中点并平分股骨颈与股骨头。若自动定义的轴线有偏差，可鼠标左键选中该线进行移动以调节轴线的角度。②水平线代表转子间 ROI 的底边，需放置在小转子的基底部。如果自动定义的位置不满意，同样可以鼠标左键选中该线并将其移到合适位置。③矩形框代表股骨颈 ROI，可沿股骨颈轴线移动，其位置以右下角刚刚接触到大转子为宜，且尽可能避免覆盖股骨头或者髋臼等部位。必要时需要改变矩形框高度。

ROIs 定位满意后,点击屏幕上方 "Results" 进入下一步。

（六）结果与报告

Results and Reports:结果与报告,如图 13-3-11 和图 13-3-12。

结果界面可以看到受试者 BMD 值与同龄人 BMD 值的对比图以及测量侧股骨近端的各个感兴趣区的 T 值等数据。结果界面无须操作,可直接点击屏幕上方 "Reports" 进入下一步查看报告。

报告界面给出直接诊断,如骨量正常、骨量减低或骨质疏松。根据需要补充患者信息,保存和/或打印诊断报告,上传结果至影像存储与传输系统（picture archiving and communication system,PACS）。

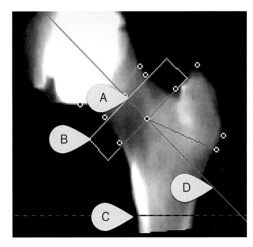

图 13-3-10　ROI 调整

A. 股骨颈 ROI 垂直股骨颈长轴放置;B. 股骨颈 ROI 高度（15 或 10mm）;C. 粗隆间下界;D. 股骨颈 ROI 角。

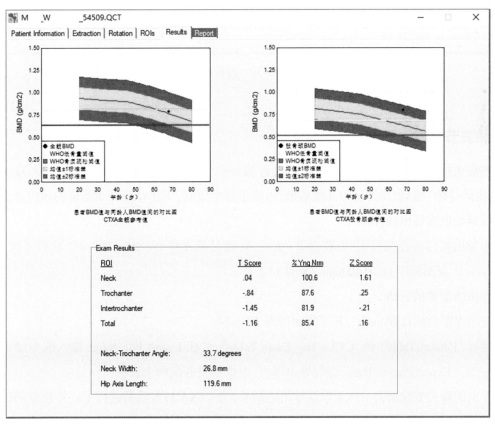

图 13-3-11　结果界面

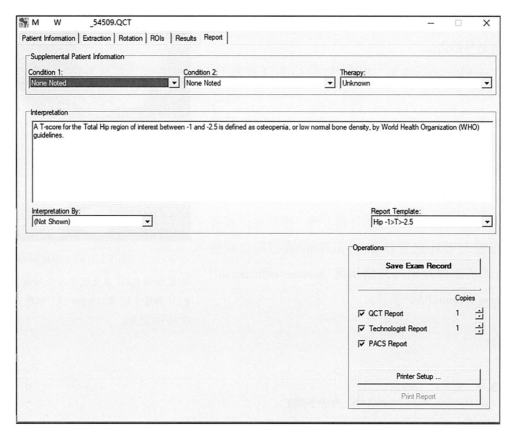

图 13-3-12　报告界面

二、髋关节详细结果导出

除提供临床报告之外,CTXA 还可提供股骨近端各个感兴趣区的总体(面)积与骨量、皮质骨体(面)积及骨量、松质骨体(面)积及骨量等详细结果,以便于科学研究,下面介绍详细结果的导出方法。

(一) 找到数据库导出插件

数据库导出插件所在路径为:安装盘符(如 C：)\ 根目录文件夹(如 QCT Pro)\ 数据库导出(英文路径为 DBExport)\ 应用程序 QCTDBDump,如图 13-3-13。

(二) 导出所需要的表格

双击应用程序 "QCTDBDump",显示界面如图 13-3-14。

分次选择 "Patient Table" 和 "CTXA Hip Exam Table",可在 Export File Name 输入框中设定导出路径与文件名,点击 "Export Patient Data" 进行导出即可,根据需要匹配两个表格。

此时导出的髋关节数据为 CTXA 默认导出的结果,为 CTXA 对皮质骨进行了一定程度的校正后产生的数据。此外,还可以导出未经校正的原始数据和对松质骨进行校正的数据,具体方法为:选择 "CTXA Hip Exam Table" 后,在下方的 "Export Options" 框的 "Hip" 栏选中想要的数据进行导出。"Raw Data" 为未经校正的原始数据;"New Data" 为对松质骨进行校正的数据。

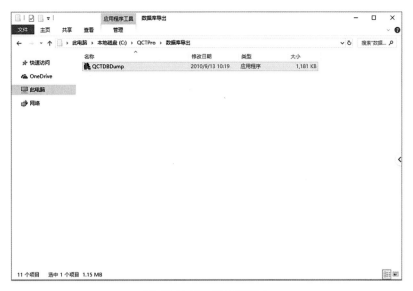

图 13-3-13　数据库导出

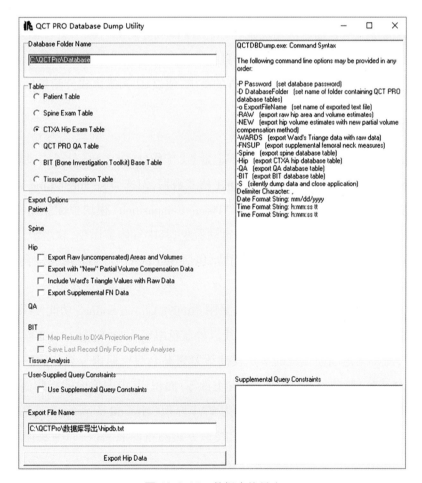

图 13-3-14　数据表格导出

Patient Table：患者信息；Spine Exam Table：腰椎 BMD 数据；CTXA Hip Exam Table：髋关节 BMD 数据；QCT PRO QA Table：QA 数据；Tissue Composition Table：体质成分测定数据。

（王　玲　程晓光）

第四节　QCT 体成分测量规范

肥胖是危害公共健康的常见慢性病之一，可增加高血压、糖尿病、脂肪肝、代谢综合征及骨质疏松等多种疾病的患病风险。根据脂肪组织在人体中异常增多的形式和部位，肥胖分为全身型肥胖和腹型肥胖（又称内脏型肥胖）；其中腹型肥胖又包括皮下脂肪（SAT）增多、内脏脂肪（VAT）增多以及 VAT 和 SAT 均增多 3 种形式。不同形式和部位的脂肪异常增多对肥胖相关性疾病的发生影响不同。相较于 SAT 增多，VAT 增多与肥胖相关性疾病的发生更为密切，对人体健康的危害更大。

定量 CT 基于单层面 CT 图像测量体成分，可精准评价人体多个部位的骨骼、肌肉及脂肪的分布及含量。由于目前定量 CT 在体成分测量中以 VAT 测量应用最广泛，故本节以 Mindway 公司的骨密度测量分析软件（QCT Pro）测量腹部内脏脂肪面积为例介绍定量 CT 体成分测量。

一、CT 图像扫描

定量 CT 体成分测量应结合临床应用场景，有效测量体成分的同时减小患者辐射暴露、检查次数及医疗成本。当患者近期有其他临床 CT 检查需求且扫描范围包含体成分测量层面时，建议联合两种检查实施一次 CT 扫描；当患者近期无其他临床 CT 检查的需求，建议 CT 扫描体成分测量层面处的 1~2 层图像。

二、定量 CT 体成分测量具体操作

将 CT 机扫描获得的 DICOM 格式数据传输到定量 CT 工作站，QCT Pro 软件自动转换成 QCT 格式数据。用 QCT Pro 软件中的 "Slice Pick" 模块打开 QCT 格式数据，勾选 "Use Single Line Mode"，移动定位线，在定位像上选取体成分的测量层面（图 13-4-1）。"Tissue Composition" 模块根据预先设定好的密度阈值，按照组织的密度高低，对测量层面中的各种组织自动着色；其中气体着黑色，软组织（包括皮肤、肌肉、胃肠道管壁、腹腔内实质性脏器、血管等）着黄色，脂肪（包括 SAT、VAT、胃肠腔内脂性食糜等）着蓝色，皮质骨着绿色，松质骨着紫色（图 13-4-2）。

经过皮肤修剪（Trim Skin）等后处理步骤后，采用 "Active Closed Spline" 功能使绿色闭合曲线自动圈定腹壁肌肉外缘。曲线以内蓝色组织为 VAT；曲线以外蓝色组织为 SAT（图 13-4-3）。当绿色闭合曲线偏离腹壁肌肉外缘时，需手动拖动曲线上的节点使曲线紧密贴合腹壁肌肉外缘。软件自动计算输出图像内和闭合曲线内的体成分（脂肪、肌肉、松质骨、皮质骨等）面积；其中图像内的脂肪面积为腹部脂肪面积（total adipose area，TAA），闭合曲线内的脂肪面积为 VAT 面积（visceral adipose area，VAA），两者的差值为 SAT 面积（subcutaneous adipose area，SAA）。按照类似方法测量四肢、脊柱周围及盆腔等其他部位的体成分。

三、定量 CT 体成分测量注意要点

1. 患者 CT 扫描前 2d 内应避免摄入大量高脂性食物；否则肠腔中积聚的外源性脂性食糜会干扰测量，导致 VAT 测量值偏高。

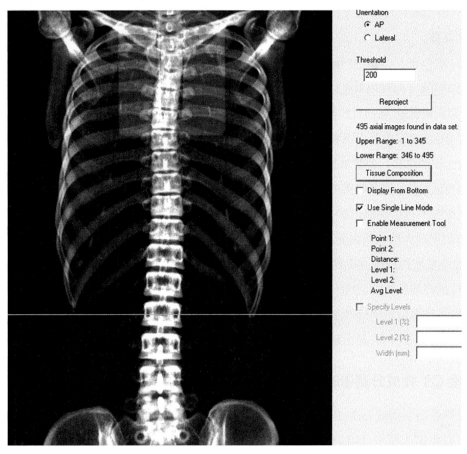

图 13-4-1　在 Slice Pick 模块中选取测量层面

定位线置于要测量的层面(如 L_2 中心层面)。

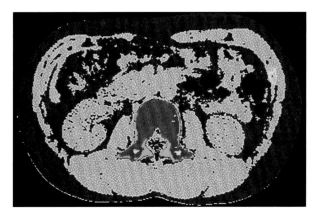

图 13-4-2　Tissue Composition 模块根据组织密度高低对各种组织自动着色

脂肪着蓝色,软组织着黄色,皮质骨着绿色,松质骨着紫色,气体着黑色。

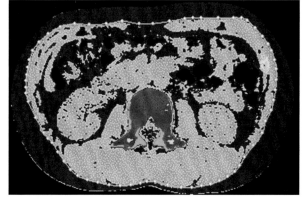

图 13-4-3　QCT Pro 软件自动圈定腹壁肌肉外缘以区分 VAT 和 SAT

绿色闭合曲线内蓝色组织为 VAT,绿色闭合曲线外蓝色组织为 SAT。

2. QCT Pro 软件对椎体皮质骨及松质骨区域识别误差较大,所得椎体皮质骨及松质骨面积测量值目前尚不够可靠。

3. 着相同颜色的区域代表分布着相同的组织;而上述操作中闭合曲线内黄色组织包括腹壁肌肉、椎旁肌肉、胃肠道管壁、实质性脏器及血管等。因此,软件输出的闭合曲线内肌肉面积并不是腹壁肌肉与椎旁肌肉面积的总和。若要单独测量椎旁肌肉含量,应使闭合曲线圈定椎旁肌肉外缘。此时闭合曲线内的黄色组织不包括其他组织,软件输出的闭合曲线内肌肉面积则为椎旁肌肉面积(图 13-4-4)。

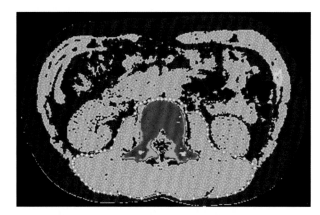

图 13-4-4　QCT Pro 软件测量椎旁肌肉面积
绿色闭合曲线内黄色组织为椎旁肌肉

4. 人体腹壁皮肤的厚度并不均匀一致。在皮肤修剪骤中,当皮薄处无皮就要停止修剪,继续修剪会剪掉部分 SAT,最终导致 SAT 测量值偏小。

5. 闭合曲线与腹壁肌肉外缘的贴合程度直接决定 QCT Pro 软件区分 SAT 与 VAT 的准确性。部分患者腹壁前侧肌肉比较薄弱,易出现闭合曲线偏离,须手动调整闭合曲线使其与腹壁肌肉外缘良好贴合。

四、定量 CT 体成分测量的最佳层面

既往常选择肚脐层面或 L_4/L_5 椎间盘层面测量 VAT,但近来越来越多研究认为测量 VAT 的最佳层面位于上腹部。在中国人群中,L_2/L_3 椎间盘层面的 VAT 面积与人体全腹 VAT 体积的相关性最强,可能是测量 VAT 的最佳层面;但基于 L_2/L_3 椎间盘与肚脐层面测量的 VAT 面积对心血管代谢风险的预测效果并没有明显差异。除 VAT 外,对其他体成分最佳测量层面的研究目前较少。

五、定量 CT 体成分测量的适应证与禁忌证

(一)适应证

定量 CT 体成分测量主要适用于确诊或怀疑腹型肥胖或肌少症风险者。包括:①体重指数正常伴肥胖相关性疾病的中年男性和绝经后女性;②明确全身型肥胖和腹型肥胖者是 VAT 还是 SAT 增多引起的肥胖,准确判断肥胖亚型和严重程度,评估肥胖相关性疾病患病风险,为病情危险程度分级提供依据。

(二)禁忌证

禁忌证:备孕期、怀孕及哺乳期妇女。

另外,由于以下两种因素可能导致测量结果不准确,检查前也应充分考虑:

(1)图像中存在金属植入物和对比剂干扰测量;

(2)特别肥胖的患者,超出 CT 扫描视野。

六、定量 CT 与其他体成分测量方法比较

临床常用的评价肥胖程度及类型的人体测量学指标包括体重指数、腰围、腰围身高比及腰臀比等。

人体测量学指标操作简便、经济、无创,能粗略评价肥胖的类型和程度,但无法分辨是 VAT 还是 SAT 增多引起的肥胖。超声测量 VAT 厚度属于单点信息采集,即测量肚脐平面上腹壁肌肉内缘至腹主动脉前壁的距离,仅能粗略估计 VAT 含量。生物电阻抗法(4 电极 VAT 和 SAT 总电阻抗信息检测)通过调节电流激励电极和电压测量电极之间距离测量 SAT 和 VAT 电阻抗。当电流激励电极之间距离适当调节短,而电压测量电极之间距离适当调节长时,测得 SAT 对应的电阻抗;反之测得 SAT 和 VAT 对应的总电阻抗,VAT 电阻抗=总电阻抗–SAT 电阻抗。由于被测者体型差异,生物电阻抗法测量操作时很难确定电流激励电极和电压测量电极的最佳相对距离。相较于定量 CT,超声和生物电阻抗方法都无电离辐射,检查费用相对较少,但测量 VAT 的准确性较低。磁共振成像和定量 CT 是目前公认的定量测量 VAT 的"金标准"。磁共振无辐射暴露,但扫描时间长,检查费用更高。定量 CT 扫描快速,可避免腹部肠管移动对测量的影响。一般建议定量 CT 与临床常规 CT 联合运用,不增加辐射,有效减少患者扫描次数和医疗成本,实现体成分精确测量。

七、腹型肥胖的 CT 诊断标准

既往研究在肚脐平面测量 VAT,明确了 VAT 面积预测代谢综合征患病风险的最佳临界值。脂肪分布及含量具有人种和地域差异性,故不同国家报道的 VAT 面积预测代谢综合征患病风险的最佳临界值不同。日本的 VAT 增多诊断标准如下:男性和女性肚脐层面 VAT 面积>100cm^2 为 VAT 增多。我国的研究显示人体腹部脂肪的分布有规律,测量其中一个层面的 VAT 面积与 VAT 体积高度相关。可以选取腹部的一个层面测量 VAT 面积评价腹型肥胖的程度。为了能与低剂量胸部 CT 肺癌筛查相结合,提出 L_2 椎体中央层面作为测量的层面。近期完成的我国 QCT 腹部脂肪大数据研究证明不同性别、不同年龄的 VAT 差异。这些大样本数据为制订我国腹型肥胖的 VAT 标准提供了依据。

八、定量 CT 测量体成分体积

定量 CT 直接测量的是单层面图像中的体成分面积。当需测量某部位的体成分体积时,一般采用定量 CT 测量该部位若干层面的体成分面积,并测量相邻层面间的距离,最终运用公式计算该部位的体成分体积。如采用定量 CT 测量全腹 VAT 体积时,分别在 L_1/L_2、L_2/L_3、L_3/L_4、L_4/L_5、L_5/S_1 椎间盘层面测量 VAT 面积(VAA),再测量 T_{12}/L_1 至 L_5/S_1 相邻两个椎间盘层面间的距离,分别记为 d_1、d_2、d_3、d_4、d_5,根据公式计算:

$$全腹\ VAT\ 体积=VAA_{L_1/L_2}×d_1+VAA_{L_2/L_3}×d_2+VAA_{L_3/L_4}×d_3+VAA_{L_4/L_5}×d_4+VAA_{L_5/S_1}×d_5 \qquad 式13\text{-}4\text{-}1$$

求得全腹 VAT 体积。同样的方法可求得全腹 SAT 体积。这种方法是把人体腹部看作是由若干个圆柱体拼接而成。因此,全腹腹内或 SAT 体积测量值与实际值之间存在差异,可以通过增加测量层面的数量或缩短相邻测量层面的间距,减小两者的差异。

(潘亚玲　过　哲)

第五节 QCT 测量结果及诊断标准

规范化的 QCT 扫描及影像分析测量是得到准确结果的前提。

一、QCT 测量报告所包含内容

QCT 测量报告分两页显示(图 13-5-1,图 13-5-2),应包含标题和患者信息、扫描参数、图像和分析信息、分析结果及结论四部分内容。

(一)标题和患者信息

患者信息应包括:①姓名;②性别;③年龄;④身高、体重或 BMI;⑤检查编号;⑥检查日期。

(二)扫描参数

扫描参数信息包括:①扫描条件(管电压、管电流、视野);②扫描床高度;③扫描野均匀性校准系数;④分析的椎体及各椎体感兴趣区参数(面积、宽度、高度、深度)。

(三)图像和分析信息

1. 脊柱 QCT 显示各测量椎体的感兴趣区在轴位及冠状、矢状重建图像上的范围。合格影像标准:①被测椎体位于 QCT 体模上方;②被测椎体无压缩、骨质破坏;③被测椎体影像上无体内、外异物伪影;④感兴趣区位于椎体中央的松质骨区,平行于椎体上、下终板,避开椎体周边的皮质骨及椎体后部的椎体静脉走行区。

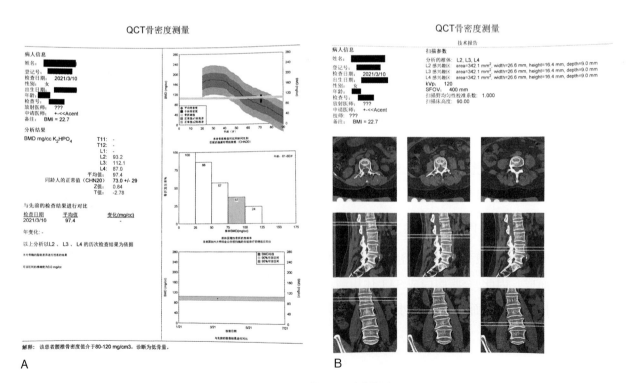

图 13-5-1 腰椎 QCT 诊断报告

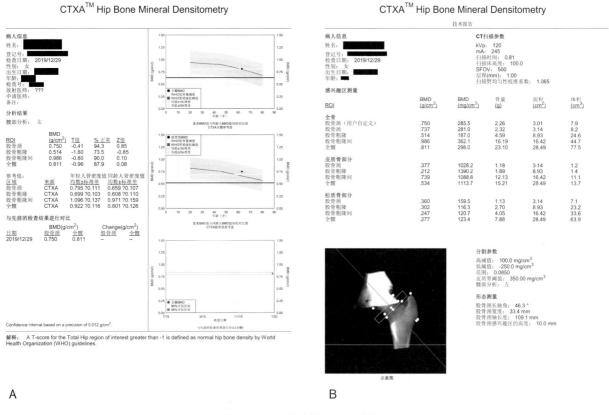

图 13-5-2　髋关节 QCT 诊断报告

2. 髋关节 QCT　显示髋部模拟 DXA 投影图像及股骨颈、股骨粗隆、股骨粗隆间及全髋感兴趣区测量参数,包括各感兴趣区的面积骨密度(g/cm^2)和体积骨密度(mg/cm^3)、骨量(g)、面积(cm^2)及体积(cm^3)。合格影像标准:髋部感兴趣区无过多软组织,无骨骼空洞,无骨折及骨质破坏。

(四) 分析结果及结论

1. 骨密度测量结果

(1) 脊柱 QCT　分别显示各被测椎体的松质骨体积骨密度(mg/cm^3)及平均骨密度;显示根据骨密度分析软件内置参考数据库测得的 T 值和 Z 值。

(2) 髋关节 QCT　分别显示股骨颈、股骨粗隆、股骨粗隆间及全髋感兴趣区面积骨密度(g/cm^2)及其 T 值和 Z 值。

2. 与先前检查结果进行对比　分别显示同部位 QCT 骨密度测量的历次检查结果,包括检查日期及其对应的骨密度检查结果;显示不同检查间的骨密度变化及可信区间的精确度。

3. 参考图表检查结果

(1) 患者骨密度值与同龄人骨密度值间的对比图:圆点代表患者骨密度测量值,纵、横坐标分别对应患者 BMD 和年龄。黑色曲线各年龄段平均骨密度,其两侧的深色和浅色区域分别对应各年龄段 ±1SD 和 ±2SD 范围(图 13-5-3)。

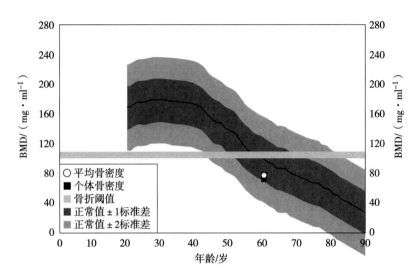

图 13-5-3　患者骨密度值与同龄人骨密度值间的对比图

（2）与先前的检查结果进行对比：圆点代表患者骨密度测量值，纵、横坐标分别对应患者 BMD 和检查日期。不同着色区域分别对应 90% 和 95% 可信区间（图 13-5-4）。

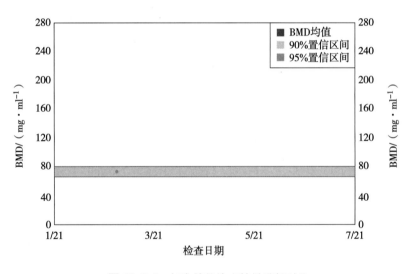

图 13-5-4　与先前的检查结果进行对比

（3）椎体压缩性骨折的发生率　脊柱 QCT 报告中，根据美国加利福尼亚大学旧金山分校的一项针对绝经后女性的研究结果，对被测患者椎体压缩性骨折的发生率进行预测。纵、横坐标分别对应骨折发生率和患者椎体 BMD（图 13-5-5）。

4. 结论　依据 QCT 检查结果，脊柱采用 ISCD 和中国老年学会骨质疏松分会等多个国内外 QCT 专家共识推荐的诊断标准。髋关节采用 WHO 推荐的 DXA 诊断标准，对患者的测量结果给出诊断意见。

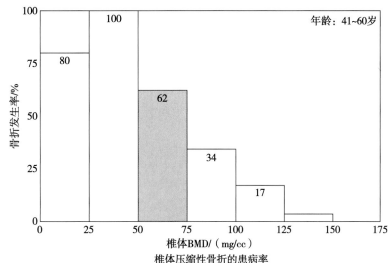

图 13-5-5 椎体压缩性骨折的患病率

60 岁女性腰椎 QCT 测得椎体松质骨平均骨密度为 74.5mg/cm³,诊断为骨质疏松,预测该患者发生椎体压缩性骨折的发生率约为 62%。1cc=1ml。

二、QCT 测量正常值及诊断标准

(一) QCT 测量正常值

如前所述,由 T 值的计算公式可知 DXA 正常参考数据库的选择对诊断结果有至关重要的影响。在我国相关领域专家学者们的努力下,目前国内已建立了数据量大、覆盖面广的具有权威性的 DXA 正常参考数据库。近年来,QCT 骨密度测量技术发展迅速,在国际和国内的科研和临床应用日益广泛,并建立了相关诊断标准,同样也需要建立正常参考值范围数据库。在国际上,QCT 的正常参考数据库不如 DXA 完善。在国内,早期的中国人 QCT 正常参考值数据库是由秦明伟教授于 1996 年通过采集的 445 例样本建成;这些数据库也有样本量不够大、人群代表性有限等缺陷,影响了其广泛推广和应用。

2019 年,李凯、程晓光等建立了一个涵盖华北、华东、华南、华中、西南地区的多中心 QCT 正常参考数据库,年龄范围在 20~83 岁,共计 5 436 例。20~40 岁正常青年人的腰椎骨密度为男性(163.26±28.82)mg/cm³;女性(174.45±29.24)mg/cm³。女性平均骨密度高于男性,且差别具有统计学意义。男性在 20~30 岁年龄段骨密度达峰值;女性在 30~40 岁年龄段骨密度达峰值,随后骨密度均随年龄增加而下降。女性绝经后(50 岁前后)骨密度下降速度明显增加,使得其后各年龄段女性的平均骨密度均低于男性(图 13-5-6)。该数据库是目前国内也是国际上最大样本量的 QCT 正常参考数据库,覆盖区域广泛,为我国建立 QCT 骨质疏松诊断标准和开展 QCT 临床应用提供了数据基础,对我国骨质疏松的诊断和监测具有重要意义。

由于 QCT 是采用 CT 断层图像测量椎体的体积骨密度,具有其技术优势,其测量值不受身高体重的影响,不同性别、不同人种、不同地区人群之间的骨密度差异小。因此,QCT 无须像 DXA 一样需要建立不同地区人群正常数据库,建立一个有代表性的参考数据库就可以了。

（二）QCT骨质疏松症诊断标准

长期以来,国际和国内各骨质疏松症诊疗指南中均推荐DXA骨密度测量作为骨质疏松症诊断的标准之一;但由于DXA在技术上属于前后重叠的平面投影,其测得的骨密度结果包含皮质骨和松质骨,且容易受到骨质增生等因素的影响出现假阴性结果,在临床工作中有时会出现已发生骨质疏松性骨折的患者DXA检查结果未诊断骨质疏松症的情况。

20世纪80年代出现的QCT骨密度测量技术可以选择性地测量松质骨的体积骨

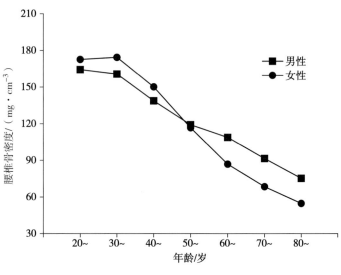

图 13-5-6　年龄与 QCT 骨密度关系

密度,与DXA不同,其测量结果不包括皮质骨,不受椎体大小、肥胖、骨质增生等因素的影响,是目前最准确的骨密度测量方法;因此,腰椎QCT的骨质疏松诊断标准不应采用WHO的DXA诊断标准。随着近年来CT技术的快速发展、CT机在各级医疗机构的逐渐普及,以及在体检和临床工作中将QCT与胸部、腹部等常规CT扫描相结合的思路模式的逐步推广,QCT在国际和国内的应用越来越广泛。国际临床骨密度学会(ISCD)和美国放射学院(ACR)分别在2007年和2008年发布了QCT骨质疏松症诊断标准(表13-5-1)。该诊断标准发布后,国内相关领域学者们采用我国QCT骨密度测量数据对这一诊断标准是否适合中国人群进行了多方验证。《中国定量CT(QCT)骨质疏松症诊断指南(2018)》和《骨质疏松的影像学与骨密度诊断专家共识》等多个国内骨质疏松症诊疗指南和专家共识中也推荐使用该诊断标准。

表 13-5-1　脊柱 QCT 骨密度测量骨质疏松症诊断标准

脊柱 QCT 骨密度	诊断
BMD>120mg/cm³	正常
80mg/cm³≤BMD≤120mg/cm³	低骨量
BMD<80mg/cm³	骨质疏松

应注意该诊断标准适用于绝经后女性和老年男性。年轻人出现骨密度降低,应结合临床进一步检查除外继发性原因。当患者存在明确的脆性骨折病史和/或临床影像明确诊断时,即使骨密度未达上述骨质疏松症诊断标准,也应根据骨折作出骨质疏松症的诊断。

髋关节QCT骨密度测量采用的是类似DXA的重叠投影技术,测量的骨密度结果与DXA的面积骨密度等效;因此,其结果判读沿用WHO推荐的DXA T值诊断标准,同样需要根据中国人群的正常参考值计算T值。

（李　娜　程晓光）

第六节　QCT 临床应用

　　定量 CT(QCT)骨密度测量是目前临床早期诊断骨质疏松的常用骨密度测量方法之一。尽管 QCT 技术几乎是与双能 X 射线吸收法(DXA)同一时期出现,但 DXA 以其操作简便、辐射剂量低的优势脱颖而出,成为临床及骨质疏松研究中骨密度测量的主要技术手段,并在长期的应用中积累了大量的正常值、流行病学及骨质疏松药物临床试验数据,成为世界卫生组织(WHO)推荐的骨质疏松诊断标准。近年来,随着 CT 技术的高速发展,特别是螺旋 CT 在临床的广泛应用,使对除了脊柱之外其他部位(如:髋部)的容积扫描和采集成为可能。而 QCT 扫描仅需在普通 CT 机上加装特定的体模和图像分析软件即可使用,因此几乎可以用于所有的临床 CT 机。鉴于上述优势,QCT 在临床骨质疏松的诊断和疗效监测中具有了越来越重要的作用。

　　多排螺旋 CT 技术在临床和科研工作中的广泛应用,使得与之密不可分的 QCT 技术也相应取得了长足进展。从早期的单层轴位骨密度测量发展成目前的利用多排螺旋 CT 机采集的具有各向同性的薄层容积数据在 QCT 工作站上进行三维体积骨密度测量,并可同时测量除骨密度信息之外的体质成分分析,可测量的部位也从早期的主要用于脊柱拓展至髋关节、膝关节、前臂等部位;后二者常被称为外周定量 CT(pQCT)。此外,3D-QCT 采集的图像还可以提供骨小梁数、骨小梁与皮质的厚度、骨小梁间距及骨内膜表面等微结构信息。由于几何学参数同时考虑了骨成分和骨结构对空间结构的影响,而不是单纯考虑骨量,其对骨结构强度的预测更精确,与骨折最大荷载有着很高的相关性,如:椎体横断面、终板区及表面积均可提高 BMD 与骨折荷载的相关性,具有良好的应用前景。这一系列的进展使得 QCT 骨密度测量技术在临床和骨质疏松及体质成分测量研究中的应用日益广泛。国际临床骨密度学会(ISCD)、美国放射学院(ACR)及中国老年学和老年医学学会骨质疏松分会分别发布了 QCT 临床应用的共识,对 QCT 的临床应用价值做出了充分的肯定。

一、骨密度测量

　　定量 CT 骨密度测量是在临床 CT 机的基础上,加装外置的校准体模,利用 X 线通过不同密度的物质发生不同程度衰减的原理,将扫描图像中感兴趣区的 CT 值精确转换为羟基磷灰石等效密度。由于标准体模与患者在完全相同的条件下同时完成扫描,因此可以有效减少外界因素对测量值的影响,如消除不同体型患者对 X 线吸收程度的差异,以及修正 CT 机本身参数改变的影响;同时标准体模的应用也为骨定量测定提供了恒定的参照标准。与 DXA 等传统骨密度测量方法相比,QCT 因其基于 CT 断层图像的特点而具有其先进性和优越性:首先,QCT 测量的是真正的体积骨密度,不受骨骼大小、形态的影响,而 DXA 是类似 X 线平片的重叠投影,测量的是面积骨密度。当体积骨密度相同时,由于骨骼的形状、大小或位置(即检测时 X 线的方向)的不同,也会使计算得到的面积骨密度结果存在非常大的差异。其次,QCT 可以精确选择测量感兴趣区,根据临床需要精确测量松质骨区的骨密度,其测量结果不受周围皮质骨、椎体附件骨、脊柱骨质增生退变,以及椎前腹主动脉硬化和软组织钙化等因素的影响。而 DXA 测量结果反映的是皮质骨和松质骨的综合骨密度,常常受到测量部位退行性改变(骨质增生硬化等)和周围软组织内钙化(如:腹主动脉钙化)的影响,使测量值产生误差,从而得到偏高的 BMD,并进一步影响诊断结果。与之相应,QCT 的辐射剂量相对较高,在临床应用中,应严格按照 QCT 测量规范进行操作。此外,在临床实际工作中,可选择将 QCT 骨密度测量与健康体检或临床必需的 CT 检查相结合,从而实现患者不增加辐射,一举两得,是拓展 QCT 临床应用的有益思路。

(一)骨质疏松症诊断

QCT 是临床认可的骨密度测量方法,可用于评估引起骨密度异常的疾病病情和疗效监测,并可预测骨质疏松性骨折风险。国际临床骨密度学会(ISCD)在 2007 年发表了 QCT 临床应用专家共识。美国放射学院(ACR)在 2008 年发表了 QCT 临床应用指南,并于 2013 年进行了修订,发布了 QCT 骨质疏松症诊断标准。《中国定量 CT(QCT)骨质疏松症诊断指南(2018)》和《骨质疏松的影像学与骨密度诊断专家共识》等多个国内骨质疏松症诊疗指南和专家共识中亦建议使用 QCT 对骨质疏松症进行诊断。使用 QCT 骨密度测量诊断骨质疏松症可选用的测量部位包括脊柱椎体松质骨和髋部,可根据临床需要选择其中一个部位即可。

1. 椎体松质骨 QCT　基于 CT 扫描技术的断层影像,是 QCT 与其他骨密度测量技术相比较的最主要优势。目前临床主流的多排螺旋 CT 扫描均可采集到低至 0.5mm 层厚的具有各向同性的三维容积数据,其图像像素可以在 X 轴、Y 轴、Z 轴方向保持大小一致,因此可以在三维工作站上保证重建出的冠状、矢状以及斜面、曲面图像质量与采集到的横断面图像一致。利用这种各向同性的三维容积数据,可以在骨密度测量工作站上通过冠状、矢状和轴位三个平面更精确地选择测量感兴趣区;尤其是对测量部位骨骼变形者(如:严重脊柱侧弯)(图 13-6-1)更具优势,而此类患者常因骨骼变形重叠投影而难以得出准确的 DXA 骨密度测量结果。

由于松质骨的代谢和转换率远高于皮质骨,因此,早期骨质疏松症的骨丢失主要发生在松质骨。而 DXA 的平面投影技术可能由于皮质骨、附件骨质重叠等因素,导致其结果对骨质疏松症早期以松质骨丢

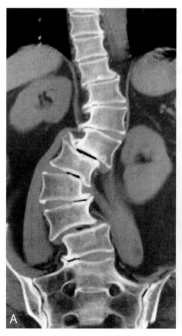
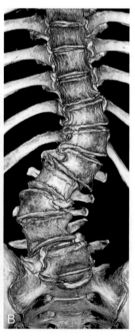

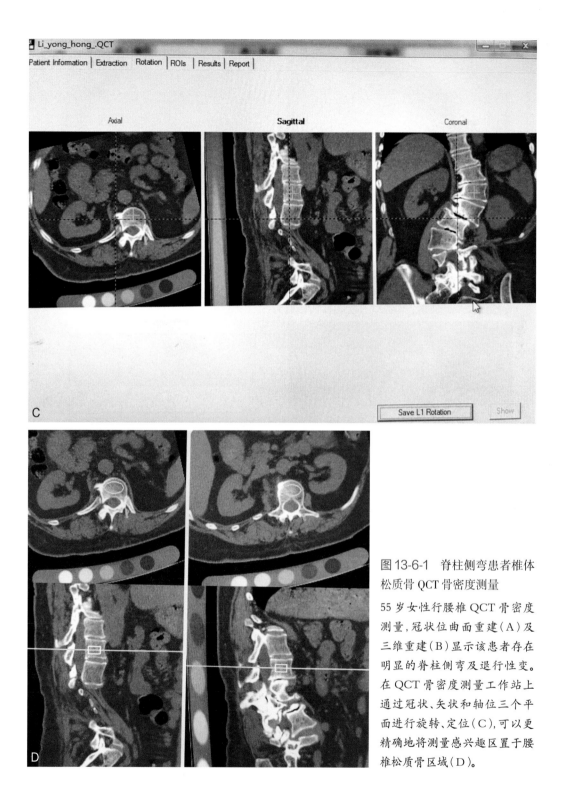

图 13-6-1　脊柱侧弯患者椎体松质骨 QCT 骨密度测量

55 岁女性行腰椎 QCT 骨密度测量，冠状位曲面重建（A）及三维重建（B）显示该患者存在明显的脊柱侧弯及退行性变。在 QCT 骨密度测量工作站上通过冠状、矢状和轴位三个平面进行旋转、定位（C），可以更精确地将测量感兴趣区置于腰椎松质骨区域（D）。

失为主的情况缺乏灵敏度；甚至由于同属老年人高发疾病的退行性骨关节病骨质增生硬化等重叠影响，导致部分已发生椎体脆性骨折的骨质疏松症患者的 DXA 结果出现假阴性的情况，并进一步影响对患者的及时诊治。采用 QCT 骨密度测量可以选择性地测量椎体的松质骨区域的骨密度，可较 DXA 更灵敏地检出骨质疏松早期松质骨的骨丢失，并避免脊柱退行性变导致的 DXA 假阴性结果（图 13-6-2）。

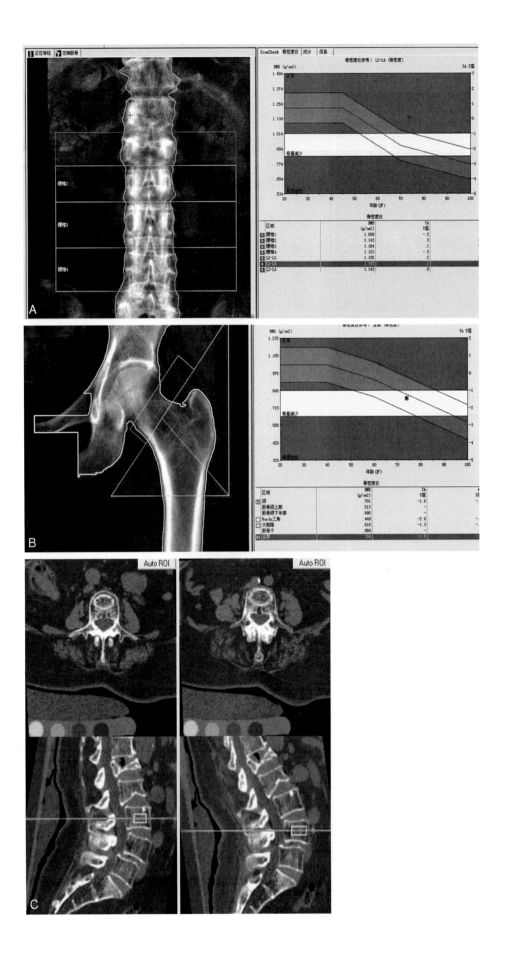

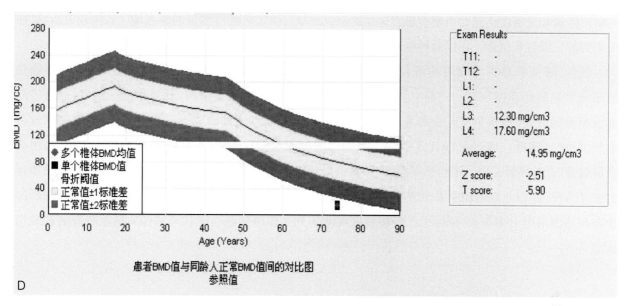

图13-6-2　已发生椎体骨折的骨质疏松症患者 DXA 和 QCT 骨密度测量结果不一致

74 岁女性因腰痛前来就诊,行腰椎(A)及髋部(B)DXA 检查,测得骨密度结果为:L_{2-4} 1.143g/cm²,T 值 0.1SD;股骨颈 0.701g/cm²,T 值-1.9SD;全髋 0.784g/cm²,T 值-1.5SD;DXA 骨密度测量诊断结果为:低骨量。该患者行腰椎 QCT 检查,采集到的图像显示该患者已有 L_1、L_2 椎体压缩骨折(C),测量 L_3、L_4 椎体松质骨的平均骨密度为 14.95mg/cm³(D),诊断为骨质疏松。QCT 图像显示该患者腰椎有明显骨质增生及椎小关节的增生退变,可能是造成 DXA 腰椎骨密度升高的原因。

2. 髋部 QCT　髋关节脆性骨折是最严重的脆性骨折,严重影响老年人的生活质量,并可导致老年人病死率上升。导致髋关节脆性骨折的力学性能变化与骨密度、骨强度及骨微结构等多种因素有关。目前,骨密度是被临床接受的衡量髋关节骨折风险的唯一指标。

与椎体松质骨 QCT 测量的体积骨密度不同,髋部 QCT 骨密度测量是基于 CT 三维容积数据采集的骨密度分析测量技术,使用骨密度测量软件的髋关节分析模块(CTXA),模拟 DXA 投影成像的原理,测得与 DXA 相似的髋部面积骨密度。研究表明髋关节 CTXA 与 DXA 对髋部骨密度测量结果有较高的一致性,同样可提供临床所需的骨密度测量信息,可用于骨质疏松症诊断及疗效监测;其结果判读亦采用世界卫生组织(WHO)推荐的 DXA 骨质疏松症诊断标准。

除可获得 BMD 结果外,QCT 新研发的骨结构分析系统(bone investigational toolkit,BIT)还可基于 CT 采集的髋关节完全的三维信息用以观察骨的几何结构及分辨微细结构,提供股骨近端骨质结构的数据。QCT 可测量的股骨近端骨皮质结构包括股骨颈横断面各象限骨皮质厚度、骨量及横断面积等参数,用于髋部骨折风险预测。研究表明股骨颈平均骨皮质厚度是预测髋部骨折风险的一个独立的风险因素。

由于髋部 QCT 扫描辐射剂量较大,高于 DXA 和腰椎 QCT,因此,不建议首选髋部 QCT 骨密度测量进行骨质疏松症诊断,可与临床所需的髋关节常规 CT 检查同时进行以避免额外增加辐射剂量。

(二) 骨科术前评估

多数骨科疾患术前需行 CT 检查以观察术区骨质情况及解剖细节,方便术前拟定适宜的手术方案。QCT 骨密度测量可与常规骨科术前 CT 扫描同时进行,只需在扫描前将 QCT 体模放置在扫描部位下方,扫描完成后将采集到的数据传到 QCT 工作站进行骨密度测量分析即可;一次扫描就可以同时得到骨结构解剖图像和骨密度信息而不增加患者所受的辐射剂量。QCT骨密度测量的感兴趣区勾画较灵活,可在采集到的三维容积图像上根据骨科临床需要进行相应部位的骨密度测定。

例如,膝关节QCT骨密度测量可用于前交叉韧带损伤患者术前骨密度评估。前交叉韧带损伤是临床最常见的运动损伤之一。前交叉韧带是维持膝关节稳定的重要结构;其发生损伤后,可能通过局部血流量的改变、局部负重改变和关节松弛度增加等关节力学上的改变,导致局部骨吸收增加和骨质重塑,骨密度降低。通过在QCT工作站上采用三维容积数据在冠状、矢状和轴位图像结合观察,精确选取股骨内、外侧髁及胫骨平台感兴趣区,可测量局部松质骨骨密度,达到术前评估拟钻取隧道处松质骨骨密度情况,并据此制订相应手术方案的目的(图13-6-3)。此外,由于骨密度实际上反映了患肢的肌肉状态和功能情况。多年来,国际上已经将骨密度测定列为监测患肢功能状态和伤后康复状况的客观指标之一。

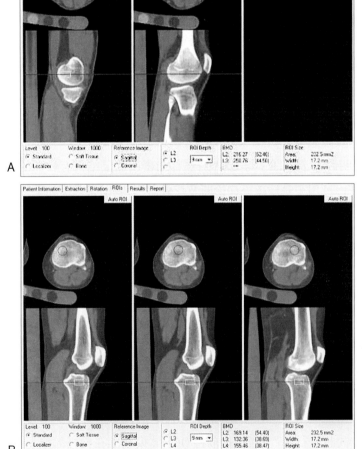

图13-6-3 膝关节QCT骨密度测量

在QCT工作站上测量前交叉韧带损伤患者的股骨内、外髁(A)及胫骨平台(B)不同区域的松质骨骨密度。测量感兴趣区仅选择松质骨区域,避开皮质骨,厚度选择为9mm。

脊柱 QCT 骨密度测量除用于骨质疏松症诊断之外，在脊柱骨科手术方案的制订中也可发挥重要的作用。不少脊柱骨科手术需要使用螺钉进行固定。部分学者的研究表明椎体骨密度影响椎弓根螺钉的稳定性，与椎弓根螺钉内固定术后螺钉的轴向拔出力具有显著相关性。在正常生理负荷下，骨密度低于 90mg/cm³ 时易导致椎弓根螺钉松动，骨密度每降低 10mg/cm³，螺钉最大拔出力降低 60N。骨质疏松症患者由于椎体骨床稀疏，骨对螺钉的把持力不足，易出现螺钉松动、脱出，导致固定失败。骨密度对椎弓根螺钉的稳定性有重要影响，是预测螺钉稳固程度的重要指标。因此，术前行椎体松质骨骨密度测量有助于帮助骨科医生根据骨密度高低选择不同的手术方式：椎体松质骨骨密度较低的患者术中需要在打螺钉的部位先打骨水泥进行加固，防止术后螺钉松动、移位等并发症的发生；而骨密度较高的患者则不需要先打骨水泥（图 13-6-4）。

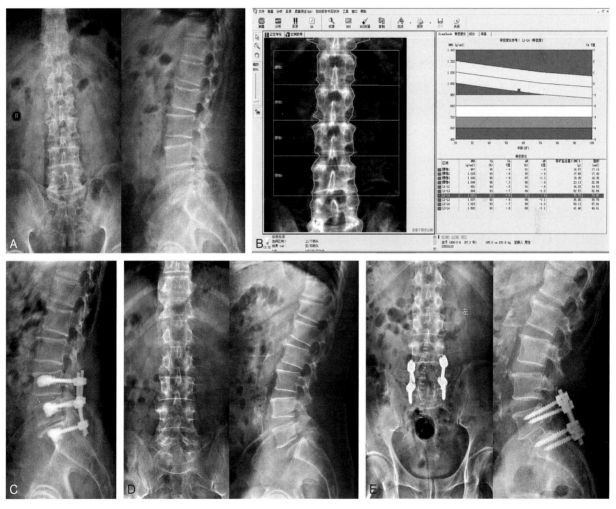

图 13-6-4　腰椎骨密度测量结果影响手术方案的制订

病例一，57 岁男性，因腰痛就诊，腰椎正、侧位 X 线平片（A）示 L₅ 峡部裂；术前行腰椎 DXA 骨密度测量（B），结果为 $L_{1\sim4}$ 1.01g/cm²，*T* 值 -0.6*SD*，诊断骨密度正常；行腰椎 QCT 骨密度测量结果为椎体松质骨平均骨密度 36mg/cm³，诊断为骨质疏松；术中在螺钉部位先加骨水泥进行加固（C）。

病例二，59 岁男性，因腰痛就诊，腰椎正、侧位 X 线平片（D）示 L₅ 峡部裂；术前行腰椎 QCT 骨密度测量，结果为椎体松质骨平均骨密度 120mg/cm³，诊断为骨密度正常；术中直接打入螺钉，不加骨水泥（E）。

QCT 骨密度测量亦可用于髋部骨折术前评估。对股骨颈或股骨粗隆间骨折需行内固定治疗的患者来说，其股骨头骨质情况直接影响内固定材料的选择，拉力螺钉可为骨折端加压，促进骨折愈合；但其需要股骨头拥有良好的骨质以提供足够的把持力，否则加压过程将由于螺钉的拔出而无法实现。螺旋刀片在被打入时可起到加压植骨的作用，以增加局部骨密度；但其对于骨质良好的患者将造成骨折端分离。髋部 QCT 可以通过对股骨头 BMD 进行直接评估，并进而指导内固定物头钉的合理选择。

（三）其他临床应用

除用于骨质疏松相关疾病的诊断及疗效监测之外，QCT 也可用于 BMD 病理性升高疾病，如石骨症或氟骨症的诊断、分期和随访。

儿童处于骨骼快速生长期。DXA 不能区分在儿童生长期身体和骨骼的明显变化，不能用于儿童 BMD 随访观察。而 QCT 可以准确测量躯干或四肢骨的骨密度和体积，不受身体或骨骼大小的影响，因此，在评价患有影响儿童骨骼生长疾病（如：儿童恶性肿瘤放疗和化疗、原发或继发性甲状旁腺功能亢进症、成骨不全或石骨症及生长激素不足、感染性肠道疾病或 HIV 治疗的监测）患儿的 BMD 变化情况时，QCT 测量可能比 DXA 更有用，测量部位常选用腰椎。

采用 QCT 骨密度测量进行随访观察、与以前的结果进行比较时应注意：①测量部位为同一部位；②前后两次检查使用同一 QCT 系统；③前后两次检查使用同一公司的产品；④如前后两次检查为不同的机器，应报告标准化结果。

二、体成分分析

体成分是指人体总重量中不同身体成分的构成比例。人体体质成分主要包括骨骼、肌肉组织和脂肪组织。体质成分的分析测定有助于生长发育的研究以及对肥胖、代谢综合征等疾患的诊断和评估，并对评价治疗方法的有效性和改进临床治疗效果具有重要意义。

体质成分测定方法包括体重指数（BMI）、腰围、臀围、腰臀比、皮褶厚度法、水下称重法、生物电阻抗法、超声、双能 X 射线、定量 CT、磁共振等。BMI、腰围、臀围、腰臀比、皮褶厚度等属于人体测量学参数，在实际应用中测量简单方便、经济且方法易于掌握；但其缺点也很明显，无法对肌肉、SAT、VAT 等不同体成分进行区分，不能对体质成分进行定量分析。生物电阻抗法主要是利用体内的水与电阻抗呈反向相关的原理，通过引入体内小量交流电，计算电流在体内不同组织中的传导及阻抗信息，进而对不同体成分进行推算分析。其主要局限性在于测量结果容易受机体含水量、温度变化、出汗等多种因素影响。

超声可用于测量 SAT 厚度、肌肉和 VAT，测量方法比较简单；但测不同部位的 SAT 可靠性不确定。双能 X 射线吸收法（DXA）是利用体内不同组织对高、低两种不同能量的 X 线的吸收率存在一定差异。通过测定 X 线吸收情况来推断体成分，可对全身或局部脂肪、肌肉和骨矿物质含量进行测量分析，具有操作便捷、费用低、辐射低、重复性高的优点。

定量 CT 和磁共振成像（MRI）是目前定量测量体成分最准确的方法。定量 CT 主要依据不同组织的 CT 值不同而通过软件加以测量区分；其中脂肪组织 CT 值为 -190~-30Hu；肌肉组织 CT 值为 -29~150Hu；骨组织 CT 值为 152~1 000Hu。CT 可根据需要选择适宜的层面进行测量，不宜进行大范围或全身扫描。MRI 的组织分辨率较 CT 更高，可清晰显示扫描层面的脂肪、肌肉组织轮廓和肌内脂肪成分，测量重复性好,和 CT 一样可以精确判断脂肪、肌肉组织的分布,计算出 VAT 的面积和体积。磁共振波谱(MRS)技术还可测量内脏及骨骼肌内的脂肪含量。因 CT 扫描速度快,可较 MRI 更好地避免腹部肠管蠕动对测量的影响;因此,一般认为 CT 较 MRI 在测量腹部脂肪方面更准确快捷。但 CT 较高的辐射限制了其在临床的应用;与临床其他检查或体检、低剂量筛查等方法相结合进行是有助于拓宽其临床应用的有益思路。

(一)腹部脂肪测量

目前,肥胖在发展中国家和发达国家呈逐渐增多之势,已成为一个重大的公共卫生问题。肥胖被认为与包括糖尿病、高血压、高脂血症、冠心病、脑卒中在内的多种心血管疾病、代谢类疾病及肿瘤性疾病相关。有研究表明腹部脂肪过多堆积与健康损害的相关性很强,局部脂肪分布比总体脂肪量在预测心血管疾病及代谢性疾病方面更有提示意义。VAT 的增加比 SAT 的增加更容易导致肥胖相关性疾病。

BMI 被广泛用于描述诊断肥胖。根据世界卫生组织的标准,$BMI>25kg/m^2$ 即为超重,$BMI>30kg/m^2$ 为肥胖。但采用 BMI 这一简单标准并不能对肥胖类型进行区分,不能对与心血管疾患和代谢综合征关联更高的腹型肥胖进行检出。腰围能够同时反映 SAT 和 VAT 含量;臀围可反映 SAT 含量。DXA 亦无法对SAT 和 VAT 进行区分。由于脂肪自身的低衰减、易在图像上识别的特征,使得定量 CT(QCT)能够测量出横断面图像上的 VAT 面积和 SAT 面积(图 13-6-5),并据此对腹型肥胖者进行检出。QCT 工作站中的体脂分析模块可自动区分腹内及 SAT,并自动获得脂肪面积结果,测量单层面的腹部脂肪面积仅需约 5min,准确快速,便于临床操作。出于辐射剂量、精确性和经济性等方面的考量,许多研究者建议使用单一横截面脂肪面积来代表总 VAT,推荐采用 L_2/L_3 椎间隙水平层面进行测量。2002 年,日本学者将脐水平 CT 测量 VAT 面积 $>100cm^2$ 作为腹型肥胖的诊断标准之一。

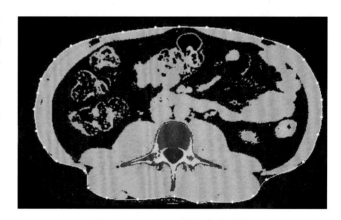

图 13-6-5　QCT 腹部脂肪测量

采用 QCT 骨密度测量分析软件(QCT Pro)工作站中的体脂分析模块测量腹部脂肪面积。伪彩图中的蓝色区域为脂肪组织,黄色区域为肌肉及软组织,点状绿色套索外为 SAT,点状绿色套索内为 VAT,绿色和紫色区域为椎体及附件。

在骨质疏松症相关研究中,有学者发现女性腰椎 BMD 与腹部内脏脂肪(VAT)呈负相关,而与皮下脂肪(SAT)无明显相关性;可能是由于 VAT 与 SAT 在形态学和功能上有明显区别,其基因表达有差异,对骨的效应也不同。脂肪组织不仅是能量储存中心,且能够分泌较多的细胞炎症因子,具有强大的内分泌功能。这些因子可能介导脂肪与骨间的联系,且在基因表达上具有部位特异性。

在临床实际工作中,可将 QCT 腹部脂肪测量与腰椎骨密度测量或腹部 CT 检查相结合,采用同一组 CT 影像数据,实现一次检查获得多个测量结果。

(二)脂肪肝评估

脂肪肝是临床常见的一种慢性肝脏疾患,以肝脏内脂肪沉积为特点,与肥胖、糖尿病、高脂血症等代谢综合征和心血管疾患的发生有相关性。目前可用于评估肝脏脂肪变性的影像学方法包括超声、CT、MRI 和磁共振波谱。

作为一种简单、客观的方法，CT评估肝脏脂肪变性是通过测量肝组织的CT值来实现的。在CT扫描图像中，肝脏的衰减值在正常人中一般是高于脾脏。肝实质内脂肪沉积导致肝脏CT值下降；而脾脏的CT值相对稳定。利用肝脾CT值差值（attenuation between liver and spleen）、肝脾CT值比值（ratio of hepatic attenuation to splenic attenuation，$CT_{L/S}$）、肝脏衰减指数（hepatic attenuation index，HAI）等一系列CT参数可对肝脏脂肪变性进行定量评估。传统的标准中，若肝脾CT值差值低于5Hu可以预测0~5%的脂肪变性。肝脾比值是最常用的诊断标准之一。$CT_{L/S}<1.0$即可诊断为脂肪肝；$0.7<CT_{L/S}≤1.0$者为轻度；$0.5<CT_{L/S}≤0.7$为中度；$CT_{L/S}≤0.5$为重度。由于脾脏的CT值存在个体间差异，并且包括管电压、X线滤过、受检者体型大小等因素均有可能影响感兴趣区内的CT值，因此，使用$CT_{L/S}$对人群进行肝脏脂肪含量的测量和治疗效果的评估并不准确。

QCT通过使用体外校准体模，大大降低来自CT扫描仪和受检者本身差异对测量结果的影响。通过校准体模将组织的CT值转化为物理密度，能够比较不同个体之间的肝脏脂肪含量，并能够检测其变化。QCT测量肝脏脂肪含量的原理是将肝脏组织视为纯脂肪和纯肝脏组织两种成分的混合物，而纯脂肪和纯肝脏组织又可被转换为由一定比例的H_2O和K_2HPO_4所构成，故测量ROI的CT值可通过外在体模的校准转换为H_2O和K_2HPO_4的比例，并进一步依据公式转换为纯脂肪和纯肝脏组织的体积比，对肝脏脂肪含量进行定量评估（图13-6-6）。

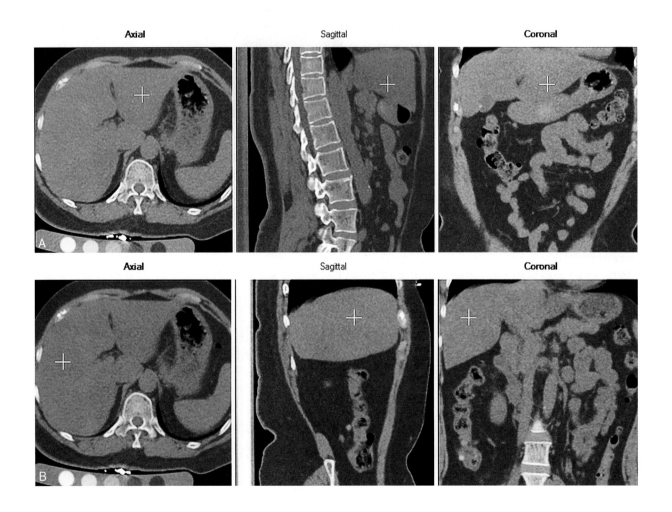

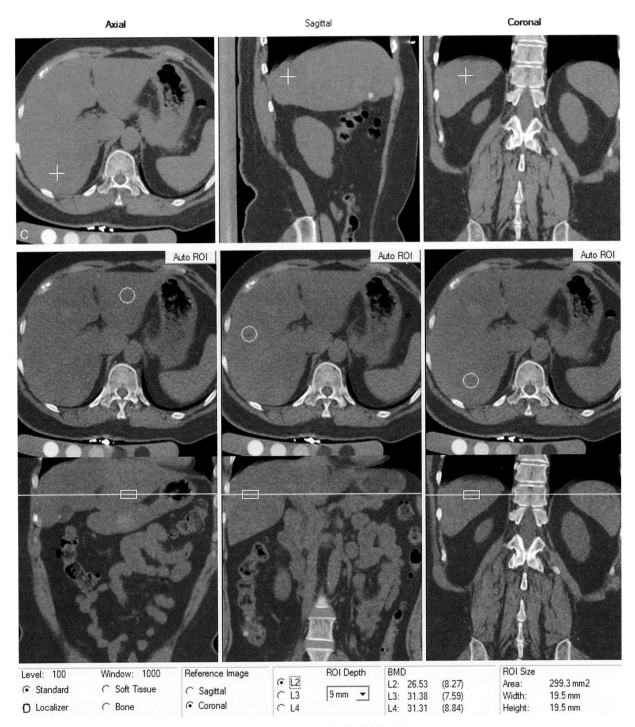

图 13-6-6　QCT 测量肝脏脂肪含量

在 QCT 工作站的自动载入 3D 图像上选取门静脉右支进入肝脏层面,分别于肝左叶、右前叶和右后叶中心区域选取 ROI。A. 在肝左叶中心区域选取 ROI;B. 在右前叶中心区域选取 ROI;C. 在右后叶中心区域选取 ROI;D. 在轴位和冠状位图像上设置 ROI 面积为 290~310mm²,层厚为 9mm。Axial:水平面;Sagittal:矢状面;Coronal:冠状面。

出于减低受检者所受辐射剂量的考虑,在临床实际应用中,可考虑与腰椎骨密度测量、腹部脂肪面积测量、肺癌低剂量 CT 筛查、或临床所需腹部 CT 扫描等项目相结合进行。

(三)肌肉评估

肌少症是随着年龄增长出现的骨骼肌量减少,肌肉内脂肪堆积,肌力下降的一种老年综合征。因其与骨质疏松性骨折的发生密切相关,作为跌倒及骨质疏松性骨折的独立危险因素,严重影响老年人群的身体健康及生活质量。近年来日益引起各国学者的高度重视。

肌肉含量的减少体现在两个方面:一是由于肌纤维的萎缩和减少导致的肌肉横截面积减小;另一方面是由于以脂肪为主的结缔组织等成分的增生浸润导致肌肉密度减低,包括肌细胞内的脂质沉积和肌细胞间的脂肪细胞增生,在 CT 上即表现为肌肉的 CT 值减低。CT 可通过测量肌肉的横截面积(CSA)和肌肉的平均 CT 值,即肌肉密度来对人体特定部位的肌肉质量和结构进行精确评估。CT 测量的感兴趣区选择较为灵活,可根据需要选择大腿中部、小腿、中轴部的椎旁肌群(图13-6-7)等。目前,其在肌少症方面的研究缺少正常参考范围和诊断界值,不适用于大样本的人群筛查,在临床上尚未广泛应用。

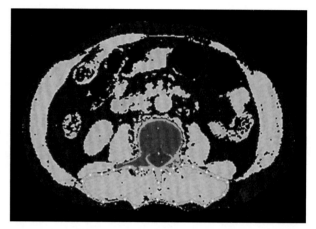

图13-6-7　QCT 椎旁肌群测量

在 QCT 工作站上手动圈定椎后肌群范围,根据预设阈值自动区分脂肪成分(蓝色区域)和肌肉成分(黄色区域)。

(李 娜　程晓光)

第七节　QCT 和 DXA 的比较

1963 年 Cameron 和 Sorenson 利用单光子骨密度仪测量人体前臂尺桡骨的面积骨密度,开创了骨密度测量的先河;之后相继有双光子吸收法、康普顿散射法、相干散射法、定量 CT 法、双能 X 射线吸收法和超声波测量法等方法不断得到应用。但是,目前应用最广泛的只有 DXA 和 QCT 两种方法。

1980 年,美国加利福尼亚大学旧金山分校(UCSF)的研究团队研究了 QCT 测量椎体松质骨体积 BMD 的技术。QCT 测量又可分为单能 QCT 和双能 QCT,单能 QCT 测量的准确性受椎体内脂肪含量等因素的影响;其测量结果常低于实际体内的骨矿物质含量。双能 QCT 虽然可以减少椎体内脂肪含量所带来的测量误差,但是精确性不如单能 QCT,且增加了被测试者的放射剂量,所以目前仍处于研究试用阶段。

1987 年,Hologic 公司生产的第一台双能 X 线骨密度仪面世。由于 DXA 具有辐射剂量低、可以做全身 BMD 测量、准确性和重复性相对较好等优点,很快在临床上得到了广泛应用,并成为诊断骨质疏松、监测疗效和预测骨折风险的主要方法。随着技术的进步和研究的不断深入,学者对 DXA 面积 BMD 测量技术的局限性也有了进一步的认识。DXA 测量在老年人群受脊柱退变、骨折、血管钙化和骨刺增生等影响;

而采用目前广泛应用的 DXA 骨质疏松诊断的标准（T值$\leqslant -2.5SD$）会造成约 1/3 的脊柱骨折的人群漏诊。

现在主要从以下几个方面比较 QCT 和 DXA。

一、测量原理

DXA 是利用同一射线穿过不同密度的人体组织时衰减剂量不同以及不同射线（70keV 的高能 X 射线和 38keV 的低能 X 射线）穿过相同组织衰减剂量不同的原理；消除软组织对测量精度的影响后，通过一定的方法将 X 射线穿过骨组织的衰减剂量换算成骨密度。

QCT 分为有体模法和无体模法。有体模法 QCT 是用临床 CT 机同时扫描人体和国际通用的定量体模，再通过专用的软件分析图像，将人体的骨密度和体模进行比对，测量得到骨密度数值（详见本章第一节）。无体模法 QCT 的测量原理是：在工作站获得 QCT 数据之后，首先在椎体中心的横断面分别设定 ROI 区（包括腰椎松质骨、SAT 和椎旁肌肉三个 ROI 区），再用寻峰法对所选 ROI 中的像素进行直方图分析，以找到该区域内的最高频率的脂肪和肌肉组织 CT 值作为纯脂肪和肌肉的 CT 值。根据最高频率的脂肪和肌肉组织 CT 值以及脂肪、肌肉、水三者的衰减系数的一致性原理校准整个图像的 CT 值，直至水的 CT 值为 0，最后校准腰椎松质骨 ROI 的 CT 值，建立 BMD 与腰椎松质骨 CT 值的相关性，从而求得测量区域的 BMD 数值。由于不同人之间脂肪和肌肉密度的差异远远小于骨骼密度的差异，而且是利用最高频率的脂肪和肌肉组织的 CT 值而不是每一处脂肪、肌肉的平均 CT 值，所以能够将组织不均一、部分容积效应以及肌肉密度的差别等原因的影响减到最小。

二、诊断标准

DXA 与 QCT 测量骨密度的原理不同，其在临床工作中用于骨质疏松症诊断的标准亦不相同，具体见前文表 12-5-1 和表 13-5-1。

（一）DXA 骨质疏松症诊断标准

WHO 专家组根据白种人群绝经后妇女的数据制订了 DXA 诊断骨质疏松症的标准；即采用 DXA 测量腰椎和髋部 BMD，如果 T 值 $\leqslant -2.5SD$ 即可诊断为骨质疏松症。这个诊断标准也被中华医学会骨质疏松和骨矿盐疾病分会的骨质疏松症诊疗指南所采用，并广泛应用于中国临床。

（二）QCT 骨质疏松症诊断标准

国际临床骨密度学会（ISCD）和美国放射学院（ACR）分别于 2007 年和 2008 年制订了 QCT 骨质疏松症诊断标准。诊断采用腰椎椎体松质骨平均骨密度值进行判断；腰椎椎体松质骨 BMD<80mg/cm³ 即诊断为骨质疏松症。需要指出的是，无体模 QCT 不适用该诊断标准。

三、QCT 与 DXA 测量方法的优劣比较

由于脊柱松质骨的更新率每年在 20%~25%；而皮质骨只有 1%~3%。所以松质骨能更好、更敏感地反映骨密度的变化。QCT 测量方法可以选择性地测量松质骨部分；DXA 不能区分松质骨和皮质骨。

在人群中，脊柱松质骨骨密度值的生物分布范围比较广，从 0 到接近 200mg/cm³；而其他骨密度测量方法只能同时测定松质骨和皮质骨的共同密度。因此，骨密度值的生物分布范围比较狭小。

DXA 测量的为面积骨密度,是松质骨和皮质骨共同叠加后的密度投影,无法区分两者,导致其检测的敏感性低。QCT 测量的是真正的体积 BMD,不受骨体积大小的影响。这也是 QCT 在过度肥胖和低 BMI 的人群中测量结果往往更加准确的原因。DXA 容易受骨骼外形、几何尺寸以及骨质增生、(软)骨岛、椎小关节退变(退行性脊柱关节病)、腹主动脉壁钙化、椎体压缩骨折、口服对比剂、服用含有足量钙或者重金属、矿物质的食物或者膳食补充剂等的影响造成假阴性结果,漏诊骨质疏松症。QCT 测量的感兴趣区域仅为椎体中部的松质骨,不包括退行性脊柱关节病任何部分的任何改变(如:椎体、棘突、椎小关节的骨质增生和硬化等),所以其测量结果不受骨关节病的影响;而 DXA 的二维面积骨密度测量的感兴趣区包括了发生退行性脊柱关节病的这些部位,会导致 DXA 骨密度测量值的增高,其测量结果用于评估骨质疏松状况时会导致低估实际骨质疏松的程度。李娜等人在 108 例老年人群中的单因素及多因素分析结果表明,重度椎体骨赘形成可造成腰椎正位 DXA 对骨质疏松的检出率低于腰椎 QCT,而年龄、小关节增生、棘突骨质增生、终板硬化、椎体变形及腹主动脉钙化对骨质疏松症的检出率无显著影响。

由于 DXA 的平面投影性质,椎体骨折后椎体投影面积缩小,BMD 也可能会增高。这样就可能出现对于已经发生骨质疏松性骨折的患者,DXA 测量结果是相对正常的情况,造成假阴性的诊断。而对于椎体骨折,QCT 可以同时进行定性和定量诊断,能够显著减少骨质疏松症的漏诊,特别是减少已经合并有骨质疏松性骨折患者的漏诊。

DXA 的射线吸收剂量仅为一张胸片的 1/30。QCT 与 DXA 相比,患者花费相对较多,检查时间相对较长,接受的电离辐射剂量相对较高。

四、QCT 与 DXA 诊断结果的比较

由于 DXA 与 QCT 的检查原理不同,测量结果一个为面积骨密度,一个为体积骨密度,所以二者的测量结果之间无法进行直接的比较。目前 DXA 与 QCT 的比较研究多是针对以下几个方面:①准确性的比较,二者测量结果与灰重、灰重密度的相关性;②二者对骨质疏松的检出率之间的比较;③二者测量椎体间 BMD 值差异的比较;④二者测量骨丢失的比较;⑤二者测量结果一般规律的比较。

(一)准确性比较

DXA 与 QCT 测量准确性的比较研究通常需要结合离体实验进行,原因为灰重和灰重密度的测量需要依赖离体实验的结果。杨小明等人利用 DXA 和 QCT 在 20 例猪腰椎骨中进行测量的结果表明,QCT 松质骨和皮质骨骨密度与灰重密度线性相关性较好(松质骨,$r=0.80$;皮质骨,$r=0.79$);DXA 骨密度的相关性较差($r=0.41$)。刘珺等人在猪的半随机对照试验中发现,松质骨密度与灰重、灰重密度的相关系数分别为 0.976 1 和 0.930 7;皮质骨密度与灰重、灰重密度的相关系数分别为 0.943 6 和 0.939 7。DXA 测得的 BMC 与椎体灰重的相关系数为 0.999 5;DXA 测得的 BMD 与椎体灰重、灰重密度的相关系数分别为 0.919 3 和 0.917 4;DXA 测得的总骨矿物质含量与椎体灰重密度的相关系数为 0.859 5。DXA 测得的面积 BMD 和 QCT 测量得到的体积 BMD 单位不一样。用 DXA 测得的 BMC 除以椎体体积,得到 DXA 测得的体积骨密度(g/cm^3),以便于比较。QCT 测量出的松质骨密度的偏离度[偏离度=(体积骨密度-灰重密度)/灰重密度×100%](平均值 0.148 9)明显低于 DXA 测量得到的体积骨密度的偏离度(平均值 0.270 8),更接近于代表标准密度的灰度密度。所以,可以认为 QCT 测量出的松质骨密度的准确度高于 DXA 测量

得到的体积骨密度的准确度。QCT测量骨密度能更好、更准确地反映骨质疏松症的骨密度下降情况。

（二）对骨质疏松症检出率的比较

1996年，杨小明等人在181例绝经后妇女人群中利用单光子吸收法（SPA）、DXA、QCT三种方法诊断47例骨质疏松症人群的结果表明，三种方法测量骨密度的均值分别低于峰值骨量的9%、21.4%和21%，且DXA和自制体模QCT两种方法测量的均值都在骨折阈值范围内，所以认为DXA和QCT诊断47例骨质疏松之间无显著性差异。需要指出的是，该研究中作者首先利用SPA测量桡骨远端1/3的BMD；低于峰值BMD 2个标准差者诊断为骨质疏松症，共计47例，然后在47例骨质疏松人群中分别利用无体模法QCT和DXA测量BMD；观察测量值相对于峰值BMD的分布区间。所以，从某种程度上讲，该研究主要是探讨在骨质疏松症人群中利用QCT和DXA测量BMD的可信度，应该隶属于QCT和DXA测量结果准确性的研究。

几乎所有针对QCT和DXA骨质疏松症检出率的比较研究结果都表明，QCT对骨质疏松症的检出率高于DXA。张望等人用无体模法QCT在83例中老年（60.89岁±9.94岁）志愿者中进行腰椎BMD测量结果表明，QCT和DXA的骨密度测量结果之间具有高度相关性（相关系数0.930）；QCT对骨质疏松症的检出率（38.6%）较DXA（26.5%）高，且结果可重复性好、稳定可靠，具有临床使用价值。一项在200例健康无症状老年人（64.1岁±5.9岁）中的研究结果表明，标准体模QCT法对骨量减少及骨质疏松症的检出率（骨量减少，29.00%；骨质疏松，16.00%）与DXA（骨量减少，12.00%；骨质疏松，4.50%）比较，差异均具有统计学意义。李娜等人在108例老年人群（61.1岁±10.4岁）中研究发现，腰椎正位DXA对骨质疏松症的检出率为17.6%，腰椎QCT为44.4%，检出率差异具有统计学意义。另外一项在313例男性老年（年龄≥60岁，79.6岁±7.2岁）人群的研究中，胥晓明等人发现，DXA和QCT对骨质疏松的检出率（DXA，10.9%；QCT，45.1%）之间具有显著差异。研究者还将两种方法诊断骨质疏松症只有一个分类差别（如：一种方法诊断为骨量正常另一种方法诊断为骨量减低；或者一种方法诊断为骨量减低，而另一种方法诊断为骨质疏松）称为小差异；将一种方法诊断为骨质疏松，而另一种方法诊断为骨量正常称为大差异。DXA和QCT诊断的大差异、小差异和诊断一致比率分别为8.3%、50.8%和40.9%。此外，李凯等人在614例老年人群（76.3岁±26.0岁）研究中，DXA和QCT对骨质疏松症的检出率（DXA，11.6%；QCT，57.3%）之间具有显著差异；DXA和QCT诊断的大差异、小差异和诊断一致比率分别为5.9%、46.9%和47.2%。

（三）椎体间BMD值差异的比较

针对两种方法对椎体间BMD值差异的比较研究相对不多。张昕等人利用DXA测量362例（男性170例，女性192例）志愿者L_{2-4}椎体间BMD值的差异有统计学意义（男性，$F=74.450$，$P<0.05$；女性，$F=605.388$，$P<0.05$），从L_{2-4}呈增加趋势；QCT测量椎体间BMD值差异无统计学意义（男性，$F=1.291$，$P>0.05$；女性，$F=1.653$，$P>0.05$）。

（四）骨丢失的比较

1998年，伍贤平等人在1 664例健康女性志愿者（15~96岁）中，按5岁年龄段为一组，用DXA测量不同部分的BMD值。研究发现，腰椎椎体在绝经后10年内，髋部和桡骨在绝经后15年内为快速丢失期，然后进入缓慢丢失阶段；接着在≥75岁（约绝经后25年）又呈现快速丢失。2015年，李娜等人利用QCT

与 DXA 评价北京地区社区女性人群与年龄相关骨丢失的研究发现,BMD 在绝经期后(50~69 岁年龄段)的骨丢失率较绝经期前年龄组均明显增高;BMD 线性丢失以腰椎松质骨 QCT 最明显;其后依次为股骨颈 DXA、全髋部 DXA 和腰椎正位 DXA。这与各部位随年龄升高的累计骨丢失率变化趋势相一致。研究结果表明,与 DXA 相比,腰椎 QCT 可以更早、更准确地显示中老年女性的骨丢失情况,对增龄性骨丢失更敏感。综上,针对女性绝经后骨丢失速率增快的结论国内外研究基本保持一致。

(五)二者测量结果的一般规律

DXA 测量面积 BMD 结果的一般规律是:美国白种人的平均面积 BMD 高于中国人;中国北方人的面积 BMD 高于南方人;男性人群的面积 BMD 高于女性人群。QCT 测量体积 BMD 结果的一般规律是:中国青年人的体积 BMD 与美国青年人群差别不大;女性的体积 BMD 略高于男性;北方人群的体积 BMD 略低于南方人群。

五、QCT 和 DXA 测量过程中存在的问题

DXA 在临床推广应用的过程逐渐反映出 T 值≤-2.5SD 作为骨质疏松症诊断标准的局限性。DXA 诊断标准的核心是 T 值;而 T 值是根据患者的 BMD 值与 DXA 厂家设定的正常参考值和标准差计算出来的。不同 DXA 厂家设定的正常参考值不同,所以,同一患者在不同 DXA 机器上所测量的 T 值可能有所不同,有时候差别会很大。比如同一患者在一台 DXA 上检查结果是骨质疏松;而另外一台 DXA 检查结果可能是正常或者低骨量,会给临床带来很大的困惑。解决这一问题的办法就是需要各个 DXA 厂家之间实现标准化,采用相对统一的正常参考值。鉴于 DXA 的上述局限性,国际上已经逐渐转向采用综合骨折风险因素包括 BMD 的骨折风险评估工具(FRAX)来指导骨质疏松症的诊断和治疗。

(李　凯　程晓光)

建议阅读

[1] YAO W J, Guo Z, Wang L, et al. Pancreas fat quantification with quantitative CT: an MRI correlation analysis [J]. Clinical Radiology, 2020, 75(5): 397.

[2] CHENG X, BLAKE G M, GUO Z, et al. Correction of QCT vBMD using MRI measurements of marrow adipose tissue [J]. Bone, 2019, 120: 504-511.

[3] 程晓光, 王亮, 曾强, 等. 中国定量 CT 骨质疏松症诊断指南(2018)[J]. 中华健康管理学杂志, 2019, 13(3): 195-200.

[4] VARELA A, JOLETTE J. Bone toolbox: biomarkers, imaging tools, biomechanics, and histomorphometry [J]. Toxicologic Pathology, 2018, 46(5): 511-529.

[5] 马远征, 王以朋, 刘强, 等. 中国老年骨质疏松症诊疗指南(2018)[J]. 中华健康管理学杂志, 2018, 12(6): 484-509.

[6] 中华医学会骨质疏松和骨矿盐疾病分会. 原发性骨质疏松症诊疗指南(2017)[J]. 中华骨质疏松和骨矿盐疾病杂志, 2017(5): 413-443.

[7] 马剑雄, 赵杰, 何伟伟, 等. 高分辨率外周定量计算机断层扫描评估骨小梁微结构和骨强度的研究进展 [J]. 生物医学工程学杂志, 2018(3): 468-474.

[8] LEE D C, Hoffmann P F, Kopperdahl D L, et al. Phantomless calibration of CT scans for measurement of BMD and bone strength-Inter-operator reanalysis precision [J]. Bone, 2017, 103: 325-333.

[9] BROWN J K, TIMM W, BODEEN G, et al. Asynchronously calibrated quantitative bone densitometry [J]. Journal of

Clinical Densitometry,2017,20（2）:216-225.

[10] GARNER H W,PATURZO M M,GAUDIER G,et al. Variation in attenuation in L$_1$ trabecular bone at different tube voltages:caution is warranted when screening for osteoporosis with the use of opportunistic CT[J]. American Journal of Roentgenology,2017,208（1）:165-170.

[11] YI C,WANG M,WEI J,et al. Preoperative QCT assessment of femoral head for assessment of femoral head bone loss[J]. Experimental and Therapeutic Medicine,2017,13（4）:1470-1474.

[12] CHENG X,BLAKE G M,BROWN J K,et al. The measurement of liver fat from single-energy quantitative computed tomography scans[J]. Quantitative Imaging in Medicine and Surgery,2017,7（3）:281-291.

[13] ENGELKE K,LANG T,KHOSLA S,et al. Clinical use of quantitative computed tomography（QCT）of the hip in the management of osteoporosis in adults:the 2015 ISCD official positions-part I[J]. Journal of Clinical Densitometry,2015, 18（3）:338-358.

[14] LINK T M,LANG T F. Axial QCT:clinical applications and new developments[J]. Journal of Clinical Densitometry, 2014,17（4）:438-448.

[15] RUBIN C D. Emerging concepts in osteoporosis and bone strength[J]. Current Medical Research and Opinion,2005,21 （7）:1049-1056.

[16] 程晓光. 骨密度测量和骨质疏松诊断 [J]. 国际内分泌代谢杂志,2005,25（5）:308-310.

[17] 张光,韩邑,崔琦,等. 骨密度定量 CT 测量用固体标准件的研究 [J]. 中华放射学杂志,1998,32（8）:561-563.

[18] 廖二元,曹旭. 湘雅代谢性骨病学 [M]. 北京:科学出版社,2013.

[19] 王钰,彭静娴,程晓光,等. DXA 与 QCT 预测骨折风险的进展:非骨密度测量指标 [J]. 中国骨质疏松杂志,2018,24 （5）:561-566

[20] 程晓光,李娜,余卫. 美国放射学院（ACR）关于定量 CT（QCT）骨密度测量操作指南 [J]. 中国骨质疏松杂志,2013, 19（9）:991-997.

[21] GEZER N S,BALCI A,KALEMCI O,et al. Vertebral body bone mineral density in patients with lumbar spondylolysis:a quantitative CT study[J]. Diagnostic and Interventional Radiology,2017,23（5）:385-389.

[22] SAMELSON E J,CHRISTIANSEN B A,DEMISSIE S,et al. QCT Measures of Bone Strength at the Thoracic and Lumbar Spine:The Framingham Study[J]. Journal of Bone and Mineral Research,2012,27（3）:654-663.

[23] WU Y,JIANG Y,HAN X,et al. Application of low-tube current with iterative model reconstruction on Philips Brilliance iCT Elite FHD in the spinal QCT using a European spine phantom[J]. Quantitative Imaging in Medicine and Surgery, 2018,8（1）:32-38.

[24] 徐苓. 骨质疏松症 [M]. 上海:科学技术出版社,2011.

[25] CHENG X,ZHANG Y,WANG C,et al. The optimal anatomic site for a single slice to estimate the total volume of visceral adipose tissue by using the quantitative computed tomography（QCT）in Chinese population[J]. European Journal of Clinical Nutrition,2018,72（11）:1567-1515.

[26] LEE A,KIM Y J,OH S W,et al. Cut-off values for visceral fat area identifying Korean adults at risk for metabolic syndrome[J]. Korean Journal of Family Medicine,2018,39（4）:239-246.

[27] 张晨鑫,张勇,王玲,等. 定量 CT 与 MRI 测量腹部脂肪面积及分布的比较 [J]. 重庆医学,2016,45（30）:4179.

[28] HUO L,LI K,DENG W,et al. Optimal cut-points of visceral adipose tissue areas for cardiometabolic risk factors in a Chinese population:a cross-sectional study[J]. Diabetic Medicine,2019,36（10）:1268-1275.

[29] ZENG Q,WANG L,DONG S,et al. CT-derived abdominal adiposity:Distributions and better predictive ability than BMI in a nationwide study of 59,429 adults in China[J]. Metabolism,2021,115:154456.

[30] ENGELKE K,ADAMS J E,ARMBRECHT G,et al. Clinical Use of Quantitative Computed Tomography and Peripheral Quantitative Computed Tomography in the Management of Osteoporosis in Adults:The 2007 ISCD Official Positions[J]. Journal of Clinical Densitometry,2008,11（1）:123-162.

[31] 马远征,王以朋,刘强,等. 中国老年骨质疏松症诊疗指南（2018）[J]. 中国实用内科杂志,2019,39（1）:38-61.

[32] 张智海,刘忠厚,李娜,等. 中国人骨质疏松症诊断标准专家共识（第三稿·2014 版）[J]. 中国骨质疏松杂志,2014（9）: 1007-1010.

[33] 李凯,吴艳,张郡,等. 中国人群定量 CT(QCT)脊柱骨密度正常参考值的建立和骨质疏松症 QCT 诊断标准的验证 [J]. 中国骨质疏松杂志,2019,25(9):1257-1262.

[34] 程晓光,王亮,曾强,等. 中国定量 CT(QCT)骨质疏松症诊断指南(2018)[J]. 中国骨质疏松杂志,2019,25(6):733-737.

[35] SHEPHERD J A,SCHOUSBOE J T,BROY S B,et al. Executive Summary of the 2015ISCD Position Development Conference on Advanced Measures From DXA and QCT:Fracture Prediction Beyond BMD[J]. Journal of Clinical Densitometry,2015,18(3):274-86.

[36] ENGELKE K,LANG T,KHOSLA S,et al. Clinical Use of Quantitative Computed Tomography-Based Advanced Techniques in the Management of Osteoporosis in Adults:the 2015 ISCD Official Positions-Part Ⅲ[J]. Journal of Clinical Densitometry,2015,18(3):393-407.

[37] ENGELKE K,FUERST T,DARDZINSKI B,et al. Odanacatib treatment affects trabecular and cortical bone in the femur of postmenopausal women:results of a two-year placebo-controlled trial[J]. Journal of Bone and Mineral Research,2015,30(1):30-38.

[38] ENGELKE K. Quantitative computed tomography-current status and new developments[J]. Journal of Clinical Densitometry,2017,20(3):309-321.

[39] ZHANG Y,ZHOU Z,WU C,et al. Population-stratified analysis of bone mineral density distribution in cervical and lumbar vertebrae of Chinese from quantitative computed tomography[J]. Korean Journal of Radiology,2016,17(5):581-589.

[40] YU A,CARBALLIDO-GAMIO J,WANG L,et al. Spatial differences in the distribution of bone between femoral neck and trochanteric fractures[J]. Journal of Bone and Mineral Research,2017,32(8):1672-1680.

[41] XU X M,L N,LI K,et al. Discordance in diagnosis of osteoporosis by quantitative computed tomography and dual-energy X-ray absorptiometry in Chinese elderly men[J]. Journal of Orthopaedic Translation,2018,18:59-64.

[42] WANG L,MUSEYKO O,SU Y,et al. QCT of the femur:Comparison between QCTPro CTXA and MIAF Femur[J]. Bone,2019,120:262-270.

[43] 程晓光,李勉文,李娜,等. 定量 CT 骨密度测量(QCT)在骨质疏松症诊治中的临床应用 2007 国际临床骨密度学会(ISCD)共识摘录 [J]. 中国骨质疏松杂志,2012,18(11):969-974.

[44] ENGELKE K,ADAMS J E,ARMBRECHT G,et al. Clinical use of quantitative computed tomography and peripheral quantitative computed tomography in the management of osteoporosis in adults:the 2007 ISCD Official Positions[J]. Journal of Clinical Densitometry,2008,11(1):123-162.

[45] 程晓光,李娜. 美国放射学院(ACR)关于定量 CT(QCT)骨密度测量操作指南 [J]. 中国骨质疏松杂志,2013,19(9):991-997. http://www.acr.org/~/media/ACR/Documents/PGTS/guidelines/QCT.pdf.

[46] 张智海,刘忠厚,李娜,等. 中国人骨质疏松症诊断标准专家共识(第三稿·2014 版)[J]. 中国骨质疏松杂志,2014,(9):1007-1010.

[47] 李娜,李新民,孙伟杰,等. 腰椎定量 CT 与双能 X 线骨密度测量对老年患者骨质疏松检出率的比较分析 [J]. 中华骨质疏松和骨矿盐疾病杂志,2012,5(2):83-88.

[48] 李凯,李新民,闫东,等. 腰椎 QCT 与 DXA 对老年骨质疏松的诊断差异 [J]. 中华骨质疏松和骨矿盐疾病杂志,2017,10(3):271-276.

[49] LI N,LI X,XU L,et al. Comparison of QCT and DXA:osteoporosis detection rates in postmenopausal women[J]. Int J Endocrinol,2013,2013:895474.

[50] 王予生,过哲,李端端,等. 定量 CT 腰椎骨密度测量的低剂量研究 [J]. 中国骨质疏松杂志,2012,18(11):992-995.

[51] DAMILAKIS J,ADAMS J E,GUGLIELMI G,et al. Radiation exposure in X-ray-based imaging techniques used in osteoporosis[J]. European Radiology,2010,20(11):2707-2714.

[52] Examination Committee Of Criteria For'obesity Disease'in Japan,Japan Society for the Study of Obesity. New criteria for'obesity disease'in Japan[J]. Circulation Journal:Official Journal of The Japanese Circulation Society,2002,66(11):987-992.

[53] 张晓东,赵文吉,陈焱君,等. 腰椎骨质密度与年龄,性别,体质参数及腹部脂肪的相关性[J]. 中国医学影像技术,

2015,31(5):762-765.

[54] 程晓光,王玲,苏永彬,等. 重视老年髋部骨折患者术前骨密度与骨结构的影像学评价[J]. 中国骨与关节杂志,2017,6(8):561-564.

[55] WU Y,JIANG Y,HAN X,et al. Application of low-tube current with iterative model reconstruction on Philips Brilliance iCT Elite FHD in the accuracy of spinal QCT using a European spine phantom[J]. Quantitative Imaging in Medicine and Surgery,2018,8(1):32-38.

[56] 端木羊羊,余永强,程晓光,等. 人体测量学参数与定量 CT 测量腹部脂肪的相关性与预测误差[J]. 重庆医学,2016,45(30):4182-4185.

[57] 余卫,程晓光,袁凌青. 肌少症的评估方法[J]. 中华骨质疏松和骨矿盐疾病杂志,2016,9(3):240-246.

[58] 薛瑜,王鸥,邢小平. 肌少症筛查工具[J]. 中华骨质疏松和骨矿盐疾病杂志,2017(5):483-490.

[59] 徐黎,端木羊羊,张勇,等. 定量 CT 测量动物肝脏脂肪含量的实验研究[J]. 放射学实践,2017,32(5):466-470.

[60] XU L,DUANMU Y,BLAKE G M,et al. Validation of goose liver fat measurement by QCT and CSE-MRI with biochemical extraction and pathology as reference[J]. European Radiology,2018,28(5):2003-2012.

[61] CHENG X,ZHANG Y,WANG C,et al. The optimal anatomic site for a single slice to estimate the total volume of visceral adipose tissue by using the quantitative computed tomography(QCT)in Chinese population[J]. European Journal of Clinical Nutrition,2018,72(11):1567-1575.

[62] 陈祥述,程晓光,彭俊红,等. 采用欧洲腰椎体模对多中心腰椎定量 CT 的精密度和准确度评估[J]. 中国医学影像学杂志,2011,19(12):912-917.

[63] LEES B,GARLAND S W,WALTON C,et al. Evaluation of the European Spine Phantom in a multi-centre clinical trial[J]. Osteoporosis International,1997,7(6):570-574.

[64] 张昕,王峻,苏晋生,等. 定量 CT 与双能 X 线吸收测定仪测量腰椎各椎体间骨密度差异性研究[J]. 中国医学影像学杂志,2011,19(12):884-886.

[65] 邓德茂,何欣,李家言,等. 绝经妇女腰椎及髋关节定量 CT 骨密度测量诊断骨质疏松的初步研究[J]. 中国骨质疏松杂志,2012,18(11):1008-1010.

[66] CHENG X,WANG L,WANG Q,et al. Validation of quantitative computed tomography-derived areal bone mineral density with dual energy X-ray absorptiometry in an elderly Chinese population[J]. Chinese Medical Journal,2014,127(8):1445-1449.

[67] 程晓光,闫东. 骨质疏松症的影像学诊断进展. 中国骨肿瘤骨病,2009,8(5):307-309.

[68] 李佳录,嵇辉,陈星佐,等. 定量 CT 测量膝关节骨密度的重复性研究[J]. 中国骨质疏松杂志,2012,18(11):988-991.

[69] 危杰,伊辰,王满宜,等. 股骨近端骨密度定量 CT 测量及其在骨折手术前评估的作用[J]. 中国骨与关节杂志,2014,3(11):830-834.

[70] 徐黎,GLEN MBLAKE,过哲,等. 定量 CT 与 MR mDixon-quant 测量肝脏脂肪含量的相关性研究[J]. 放射学实践,2017,32(5):456-461.

[71] 李凯,马毅民,刘丹,等. 定量 CT 骨密度测量诊断中国老年男性人群骨质疏松[J]. 中国医学影像技术,2015,31(10):154-156.

[72] 李娜,唐海,张勇,等. 双能 X 线吸收与定量 CT 对比评价北京地区中老年女性与年龄相关的骨丢失[J]. 中国医学影像技术,2015,31(10):1487-1491.

[73] 李娜,李新民,孙伟杰. 腰椎定量 CT 与双能 X 线骨密度测量对老年患者骨质疏松检查率的比较分析[J]. 中华骨质疏松和骨矿盐疾病杂志,2012,5(2):83-88.

[74] 李晓玉,李娜,苏永彬. 腰椎定量 CT 与双能 X 线骨密度测量对老年男性骨质疏松的诊断效能比较[J]. 中国骨质疏松杂志,2012,18(11):980-983.

[75] 刘珺,王维,童琼娟,等. 双能 X 线骨密度仪(DXA)与定量 CT(QCT)测量骨密度的比较研究[J]. 临床放射学杂志,2007,26(5):504-507.

[76] 程克斌,王玲,王倩倩,等. 定量 CT 与 DXA 测量近段股骨面积骨密度及 T 值的比较研究[J]. 中国骨质疏松杂志,2015,21(3):259-263.

[77] 杨小明,杨定焯,李金祥,等. DXA、QCT 和 SPA 方法测量 47 例绝经后妇女骨质疏松症的比较[J]. 中国骨质疏松杂

志,1996,2(3):52-54.

[78] 黄刚,徐香玖,郭青,等.VQCT 与 DXA 测量骨密度的相关性研究 [J].实用放射学杂志,2003,19(5):440-442.

[79] 陈强,曾金明,徐伟健.老年腰椎骨松质 QCT 值与双能 X 线骨密度的相关性分析 [J].中国康复,2012,27(5):368-369.

[80] 文晓林,吕远栋,葛焕祥,等.双能 X 线吸收法与定量计算机断层照相术测量腰椎骨密度水平及相关性分析 [J].浙江实用医学,2010,5(6):457-461.

[81] 王学松,杨涛,郭吉敏.腰椎定量 CT 与双能 X 线骨密度仪对骨质疏松症诊断价值的对比研究 [J].中国中西医结合影像学杂志,2017,15(6):700-702.

[82] 于爱红,陈祥述,孙伟杰,等.体重、身高及体重指数与双能 X 线骨密度仪和定量 CT 测量腰椎骨密度的关系 [J].中国医学影像学杂志,2011,19(12):909-911.

[83] 程晓光,于爱红,余卫,等.骨健康的影像学评价 [J].中国医学影像技术,2015,31(10):1451-1453.

[84] 张昕,王峻,苏晋生,等.定量 CT 与双能 X 线吸收测定仪测量腰椎各椎体间骨密度差异性研究 [J].中国医学影像学杂志,2011,19(12):884-886.

登录中华临床影像库步骤

| 公众号登录 >>

扫描二维码
关注"临床影像及病理库"公众号

点击"影像库"菜单
进入中华临床影像库首页

| 网站登录 >>

输入网址 medbooks.ipmph.com/yx
进入中华临床影像库首页

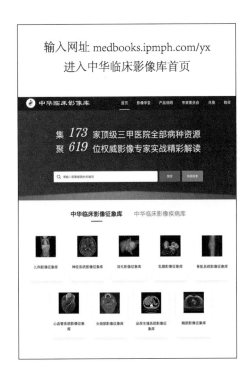

进入中华临床影像库首页

· ·

注册或登录

PC 端点击首页"兑换"按钮
移动端在首页菜单中选择"兑换"按钮

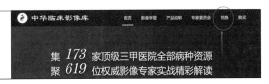

输入兑换码,点击"激活"按钮
开通中华临床影像库的使用权限